新 体 系
看 護 学
全 書

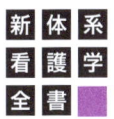

別巻　機能障害からみた成人看護学❸

内部環境調節機能障害／身体防御機能障害

メヂカルフレンド社

内部環境調節機能障害

◎編集

野口 美和子　　前沖縄県立看護大学学長
中村 美鈴　　　東京慈恵会医科大学医学部看護学科教授

◎執筆（執筆順）

体温調節機能障害をもつ成人の看護
内海 香子　　岩手県立大学看護学部教授　　第1～4章
友竹 千恵　　目白大学看護学部准教授　　　第1～3章

pH調節機能障害をもつ成人の看護
大塚 由美子　日光市民病院看護部　　　　第1章, 第2章
内海 香子　　岩手県立大学看護学部教授　　第3章, 第4章

血糖調節機能障害をもつ成人の看護
内海 香子　　岩手県立大学看護学部教授　　第1～4章
友竹 千恵　　目白大学看護学部准教授　　　第1章, 第2章
大倉 瑞代　　京都大学医学部附属病院看護部　　第3章②-8

身体防御機能障害

◎編集

野口 美和子　　前沖縄県立看護大学学長
中村 美鈴　　　東京慈恵会医科大学医学部看護学科教授

◎執筆（執筆順）

大塚 由美子　日光市民病院看護部　　　　第1章, 第2章
内海 香子　　岩手県立大学看護学部教授　　第3章, 第4章①, ②-B, D～F, ③
髙岡 恵美子　自治医科大学附属病院看護部　　第3章②-B-4-3), 第4章②A, C

まえがき

　「成人看護学」の枠組みを機能障害として世に問うたのは4年前のことであった．その初版の刊行以来，教育現場からは大きな反響があり高い評価を得てきた．しかし，新たな枠組みであるだけに様々なご意見もいただいた．

　今回，改訂の機会を得て，全体の見直しを行ったわけであるが，その主な内容は教育現場の声に応えることを主眼とし，機能障害の考え方をより明確に打出すことを目標とした．以下，「成人看護学」の総論・各論の位置づけ・内容および見直しの要点を示す．

　まず，成人看護の総論として，成人期にある人の特徴と，それらの人が抱える健康問題とその看護の考え方を『成人看護概論・成人保健』（本巻第14巻）で整理した．

　次に，機能障害をもつ成人の看護の切り口で構成した．

　『呼吸機能障害／循環機能障害』

　『消化・吸収機能障害／栄養代謝機能障害』

　『内部環境調節機能障害／身体防御機能障害』

　『脳・神経機能障害／感覚機能障害』

　『運動機能障害／性・生殖機能障害』

　このシリーズを上記のような構成にしたのは，看護職が働きかける対象が，疾病や臓器ではなく，疾病により様々な機能障害を抱え，それぞれの機能に特有な生命の危機あるいは生活上の障害を合わせもっている人であるからに他ならない．つまり，生活者の健康の維持・回復に向けた看護実践を展開するうえで，"機能障害別の看護"は看護活動の必要性と内容を最も的確に示すことができる枠組みであり，看護の対象である人の健康生活の実現に向けての働きかけを最も適切に表現できると考えたからである．事実，現実の臨床では一人ひとりの患者に，また経過に沿って看護活動を適合させ実践していくのが看護専門職の働き方である．そのような看護の展開においては，看護目標の設定やケア方法の選択はこの枠組みで考えられ，判断されているという実感があったからに他ならない．

　各機能障害の具体的な展開をみてみる．

　第1章「機能とその障害」では，それぞれのメカニズムや担い手と，その障害された状況を，特に健康生活の支援という視点から捉えた．医学的視点から看護的視点への転換である．今改訂では，機能が障害された場合，どのような状態が起こるかをより明らかに示し，第2章とのつながりをより強調した．

　第2章「機能障害の把握と看護」では，第1章で学んだ機能障害によって，現れてくる状態（症状）別に看護活動を説明した．ここでのアセスメントは第1章で示された状態像が生かされるわけであるが，その点を今改訂でも重要視し，第1章と第2章のつながりが

明確になるよう配慮した．

　そして，第3章「検査・治療に伴う看護」，第4章「機能障害と看護」では，第1章，第2章で学んだ知識を臨床現場につなぐ内容となっている．ここでも，機能障害という視点がより明確に出るような記述を心がけた．

　このシリーズで示した，機能障害の枠組みに基づく成人看護の考え方は，机上の空論ではない．臨床現場を大切にしなければならない看護にとって最も適した考え方であることを確信している．本シリーズは，今後も，教育現場の皆様方のご意見を頂戴しつつ，成長を続けていきたいと考えている．忌憚のないご意見をお待ちする次第である．

　なお，今回より自治医科大学看護学部の中村美鈴教授と共同で編集を担当させていただいたことを申し添える．

2006年12月

野口　美和子

目次

内部環境調節機能障害をもつ成人の看護

■体温調節機能障害をもつ成人の看護

第1章　体温調節機能障害と日常生活　　7

① 体温調節機能とその役割　——　8
A　体温調節機能とは何か……………8
B　体温調節機能と生命・生活………9

② 体温調節機能とその障害　——　10
A　体温調節機能とその担い手………10
　1．視床下部の働き　11
　2．温度受容器の働き　13
　3．伝達役（神経）の働き　13
　4．調節役（ホルモン）の働き　14
　5．効果器（立毛筋, 汗腺, 毛細血管, 骨格筋, 全身の細胞, 呼吸器）の働き　15
　6．体温の伝導役（血流, 深部組織・器官）の働き　16

B　体温調節機能障害とその要因 ……16
　1．要因となる疾患　16
　2．治療による影響　19
　3．事故による影響　20
　4．外部環境の影響　20

③ 体温調節機能障害が生命・生活にもたらす影響　——　20
　1．障害の生命への影響　21
　2．障害の生活への影響　21

第2章　体温調節機能障害の把握と看護　　23

A　高体温（発熱とうつ熱）……………24
　1．高体温（発熱とうつ熱）の要因　24
　2．高体温状態にある人のアセスメント　26
　3．高体温状態にある人の看護　28

B　低体温 ………………………………29
　1．低体温の要因　29
　2．低体温状態にある人のアセスメント　31
　3．低体温状態にある人の看護　32

第3章　体温調節機能障害の検査・治療に伴う看護　　33

① 体温調節機能の検査に伴う看護　——　34
A　体温の逸脱状況を調べる検査 ……34
B　体温調節機能障害の原因を調べる検査 … 34

② 体温調節機能障害の治療に伴う看護　——　37
A　高体温の治療に伴う看護　——　37
　1．薬物治療　37
　2．冷却法（体表冷却法と体腔冷却法）　39
B　低体温の治療に伴う看護 ……………40

第4章　体温調節機能障害をもつ患者の看護　45

A　薬物療法を受けるバセドウ病（体温調節機能障害）患者の看護 …………… 46
B　外科的治療を受けるバセドウ病（体温調節機能障害）患者の看護 …………… 50

■pH調節機能障害をもつ成人の看護

第1章　pH調節機能障害と日常生活　59

① **pH調節機能とその役割** ── 60
A　pH調節機能とは何か ………… 60
B　pH調節機能と生命・生活 ………… 60
② **pH調節機能とその障害** ── 61
A　pH調節機能の担い手とメカニズム ……… 61
　1．血液緩衝系による緩衝　63
　2．肺胞による二酸化炭素（CO_2）の排出　63
　3．腎臓の尿細管による調節　63
B　pH調節機能障害発生の要因とプロセス … 65
　1．肺胞によるpH調節機能障害の要因とプロセス　65
　2．腎尿細管によるpH調節機能障害の要因とプロセス　66
③ **pH調節機能障害がもたらす生命・生活への影響** ── 68
　1．生命の危機　68
　2．生活への影響　68

第2章　pH調節機能障害の把握と看護　69

A　呼吸性アシドーシス ………… 70
　1．呼吸性アシドーシスの要因　70
　2．呼吸性アシドーシスのある人のアセスメント　70
　3．呼吸性アシドーシスのある人の看護　71
B　代謝性アシドーシス ………… 72
　1．代謝性アシドーシスの要因　72
　2．代謝性アシドーシスのある人のアセスメント　74
　3．代謝性アシドーシスのある人の看護　74
C　呼吸性アルカローシス ………… 75
　1．呼吸性アルカローシスの要因　75
　2．呼吸性アルカローシスのある人のアセスメント　76
　3．呼吸性アルカローシスのある人の看護　76
D　代謝性アルカローシス ………… 76
　1．代謝性アルカローシスの要因　76
　2．代謝性アルカローシスのある人のアセスメント　77
　3．代謝性アルカローシスのある人の看護　77

第3章　pH調節機能障害の検査・治療に伴う看護　　79

① pH調節機能の検査に伴う看護 ── 80
A　pHを調べる検査 …………………… 81
  1．pH　81
B　血液緩衝系と関連因子の状態を調べる検査
　　…………………………………………… 81
  1．重炭素イオン（HCO_3^-）　81
  2．塩基過剰（ベースエクセス，BE）　81
  3．アニオンギャップ（AG）　82
C　肺胞によるpH調節機能を調べる検査 …… 82
  1．動脈血酸素分圧（Pao_2），動脈血二酸化炭素分圧（$Paco_2$）　82
  2．動脈血酸素飽和度（Sao_2）　82

D　腎臓によるpH調節機能を調べる検査 …… 84
  1．腎機能を調べる検査　84
  2．腎の形態を調べる検査　97

② pH調節機能障害の治療に伴う看護 ── 100
A　pHの補正 ……………………………… 100
B　肺胞によるpH調節機能を維持する治療 … 101
C　腎によるpH調節機能を維持する治療 …… 102
  1．薬物治療　102
  2．食事療法　108
  3．安静療法　115
  4．透析療法　116
  5．腎移植　126

第4章　pH調節機能障害をもつ患者の看護　　131

A　急性腎不全（pH調節機能障害）患者の看護
　　…………………………………………… 132

B　慢性腎不全（pH調節機能障害）患者の看護
　　…………………………………………… 138

■血糖調節機能障害をもつ成人の看護

第1章　血糖調節機能障害と日常生活　　151

① 血糖調節機能とその役割 ── 152
A　血糖調節機能とは何か ………………… 152
B　血糖調節機能と生命・生活 …………… 153

② 血糖調節機能とその障害 ── 154
A　血糖調節機能とその担い手 …………… 154
  1．血糖値を上げるように働くホルモン　154
  2．血糖値を下げるように働くホルモン（インスリン）　155
  3．効果器　156

  4．血糖のセンサー　157
  5．血糖調節機能の中枢　158
B　血糖調節機能障害とその要因 ………… 158

③ 血糖調節機能障害がもたらす生命・生活への影響 ── 163
A　健康への影響 ─────────── 163
  1．生命への影響　163
  2．生活への影響　164
  3．心理的な影響　165

B　障害と影響の程度 …………… 166
　1．高血糖による影響の程度　166
　2．低血糖による影響の程度　167

第2章　血糖調節機能障害の把握と看護　169

A　高血糖 ……………………… 170
　1．高血糖の要因　170
　2．高血糖のある人のアセスメント　170
　3．高血糖のある人の看護　178

B　低血糖 ……………………… 180
　1．低血糖の要因　180
　2．低血糖のある人のアセスメント　181
　3．低血糖のある人の看護　184

第3章　血糖調節機能障害の検査・治療に伴う看護　187

① 血糖調節機能の検査に伴う看護——188
A　血糖の状態を調べる検査 …………… 188
　1．血糖値　188
　2．長期間の血糖コントロールを把握するための検査　193
　3．75g経口ブドウ糖負荷試験　196
　4．尿糖検査（定性・定量）　197
　5．尿ケトン体　198
B　血糖値を下げるホルモンの分泌状態および能力を調べる検査 …………… 198
　1．インスリン分泌を調べる検査　199
　2．インスリン抵抗性検査　200
C　血糖を上げるホルモンの分泌状態を調べる検査 …………… 201
　1．成長ホルモン（GH）検査　201
　2．糖質コルチコイド（コルチゾール）検査　201
　3．尿中カテコールアミン（アドレナリン，ノルアドレナリン）検査　202
　4．血中カテコールアミン検査　202
　5．グルカゴン測定　203
D　血糖調節の司令塔の病変を調べる検査 …………… 203
　1．磁気共鳴画像（MRI）検査　203
　2．CT検査　204

② 血糖調節機能障害の治療に伴う看護——204
　1．摂取エネルギーの調整　204
　2．運動療法によるインスリン抵抗性の改善　208
　3．インスリンの分泌を促進する治療　210
　4．エネルギーの貯蔵促進および供給抑制のための治療　213
　5．インスリン抵抗性を改善する治療　214
　6．エネルギー摂取後の血糖上昇を緩徐にするための治療　214
　7．インスリン補充　216
　8．血糖調節機能の回復（膵島移植治療）　225

第4章　血糖調節機能障害をもつ患者の看護　　229

A　2型糖尿病（血糖調節機能障害）患者の
　　看護 …………………………………… 230

B　1型糖尿病（血糖調節機能障害）患者の
　　看護 …………………………………… 236

身体防御機能障害をもつ成人の看護

第1章　身体防御機能障害と日常生活　　243

① **身体防御機能とその役割** ─────── 244
A　身体防御機能とは何か ……………… 244
B　身体防御機能と生命・生活 ………… 245
② **身体防御機能とその障害** ─────── 246
A　1次バリアとその障害 ……………… 246
　　1．1次バリアの担い手　246
　　2．1次バリア障害の要因　251
B　2次バリア（免疫）とその障害 ……… 253

　　1．2次バリアの担い手　255
　　2．2次バリア障害発生のプロセス　260
　　3．2次バリア障害の要因　260
C　サポート機能とその障害 …………… 262
　　1．サポート機能の担い手　262
　　2．サポート機能障害の要因　263
③ **身体防御機能障害と生命・生活** ──── 265

第2章　身体防御機能障害の把握と看護　　269

① **1次バリア障害** ─────────── 270
A　発　疹 ………………………………… 270
　　1．発疹の要因　271
　　2．発疹のある人のアセスメント　272
　　3．発疹のある人の看護　273
B　創　傷 ………………………………… 274
　　1．創傷の要因　274
　　2．創傷のある人のアセスメント　275
　　3．創傷のある人の看護　275
C　褥　瘡 ………………………………… 277
　　1．褥瘡の要因　279

　　2．褥瘡のある人のアセスメント　280
　　3．褥瘡のある人の看護　281
D　熱　傷 ………………………………… 281
　　1．熱傷の要因　282
　　2．熱傷のある人のアセスメント　283
　　3．熱傷のある人の看護　284
E　感染（皮膚・粘膜の障害による）……… 285
　　1．感染（皮膚・粘膜の障害による）の
　　　　要因　285
　　2．感染（皮膚・粘膜の障害による）の
　　　　ある人のアセスメント　286

3．感染（皮膚・粘膜の障害による）の
　　ある人の看護　286
② **2次バリア（免疫機能）障害**────286
A　アレルギー ………………………… 287
　1．アレルギーの要因　287
　2．アナフィラキシーショック時のアセス
　　メント　289
　3．アナフィラキシーショック時の救急看
　　護　291
B　自己免疫疾患 ……………………… 292
　1．自己免疫疾患の要因　292
　2．自己免疫疾患のある人のアセスメント　293
　3．自己免疫疾患のある人の看護　296

C　免疫不全 …………………………… 297
　1．免疫不全の要因　298
　2．免疫不全のある人のアセスメント　298
　3．免疫不全のある人の看護　301
③ **サポート機能障害**────304
A　中　　毒 …………………………… 304
　1．中毒の要因　304
　2．中毒のある人のアセスメント　304
　3．中毒のある人の看護　305
B　出血傾向 …………………………… 305
　1．出血傾向の要因　305
　2．出血傾向のある人のアセスメント　306
　3．出血傾向のある人の看護　307

第3章　身体防御機能障害の検査・治療に伴う看護　309

① **身体防御機能の検査に伴う看護**──310
A　1次バリア（皮膚・粘膜）の検査に伴う
　看護 …………………………………… 310
B　2次バリア（免疫機能）の検査に伴う看
　護 ……………………………………… 313
　1．アレルギー検査　313
　2．自己免疫の検査　315
　3．免疫不全の検査　318
C　サポート機能の検査に伴う看護 ……… 321
　1．肝臓中毒の検査　321
　2．出血傾向の検査　321
② **身体防御機能障害の治療に伴う看護**
　　────────────323

A　1次バリア（皮膚・粘膜）障害の治療に
　伴う看護 ……………………………… 324
　1．外用薬による治療　324
　2．理学療法，手術療法　325
B　2次バリア（免疫機能）障害の治療に伴
　う看護 ………………………………… 328
　1．減感作療法　328
　2．自己免疫疾患の薬物による治療　329
　3．血漿交換療法　332
　4．免疫不全の治療　333
C　サポート機能障害の治療に伴う看護 … 350
　1．中毒の治療　350
　2．出血傾向の治療：血小板輸血　352

第4章　身体防御機能障害をもつ患者の看護　355

1　1次バリア障害をもつ患者の看護 —356
A　アトピー性皮膚炎（1次バリア障害）患者の看護 …………………………… 356
B　皮膚癌（1次バリア障害）患者の看護 ……………………………………… 360

2　2次バリア障害をもつ患者の看護 —362
A　MRSA感染症（2次バリア障害）患者の看護 ………………………………… 362
B　全身性エリテマトーデス（2次バリア障害）患者の看護 ……………………… 364
C　HIV/AIDS（2次バリア障害）患者の看護 ………………………………… 373
D　急性白血病（2次バリア障害）患者の看護 ………………………………… 381
E　慢性白血病（2次バリア障害）患者の看護 ………………………………… 386
F　悪性リンパ腫（2次バリア障害）患者の看護 ………………………………… 389

3　サポート機能障害をもつ患者の看護 —392
A　播種性血管内凝固（DIC）症候群（サポート機能障害）患者の看護 ………… 392

索 引 —————————————————— 397

内部環境調節機能障害をもつ成人の看護

私たちは生命や日常活動を維持していくために，酸素や栄養素を外部から取り入れている．酸素や栄養素は細胞一つひとつの代謝というプロセスには欠かせない物質である．それらの物質を体内に取り入れ，気温や食物などの外部環境や精神的な刺激によって身体に影響を受けたとしても，生命維持のための体内の活動が，常に同じように行われなければならない．そして生み出されたエネルギーが，身体のあらゆる細胞にくまなく行きわたるようにする機能が内部環境調節機能である．

　生命と活動維持のためのエネルギー産生を行う代謝には，酵素がかかわっている．代謝がおだやかにスムーズに進行するためには，ある一定の範囲内でのpHの維持，体温の維持，グルコースの供給維持，および血中酸素分圧の維持が必要である．

　血中の酸素は，体内に蓄積しておくことができないため，呼吸機能や循環機能によって，厳格に一定の分圧を維持するよう設定されている．

　一方，体外から取り入れられたグルコースが過剰な場合は，形を変えて貯蔵されるようになっている．エネルギーをつくる代謝の過程ではグルコース（ブドウ糖）しか利用できないため，血中のグルコース濃度は，この貯蔵されたグルコースとのやりとりによって60〜140mg/dlの範囲に調整さ

図1●内部環境調節機能の概要

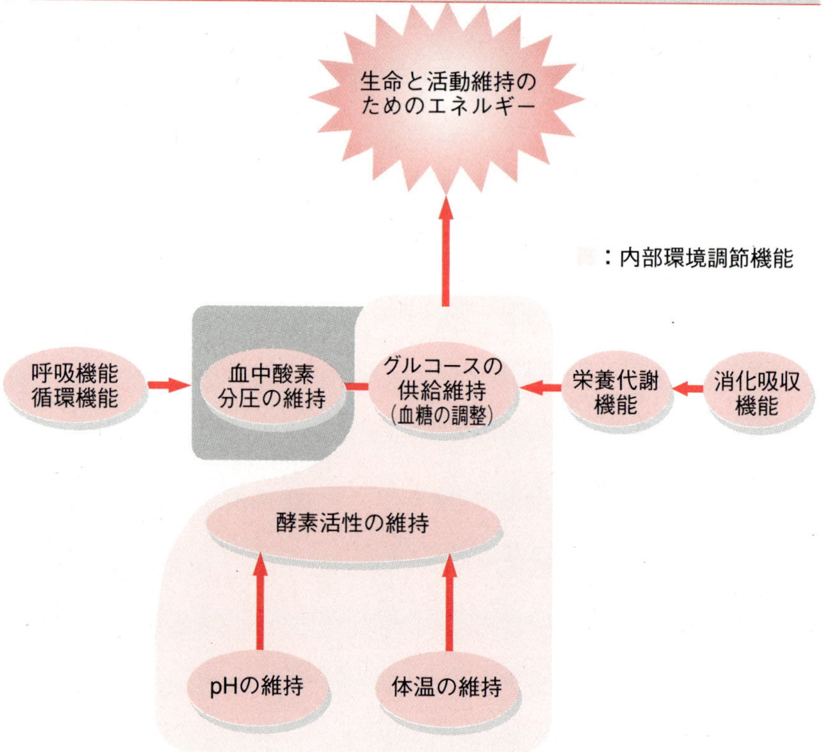

れている．

　グルコースを人が活動するためのエネルギーに変える代謝を進めるのは酵素である．酵素が十分に働くためには体温が37℃，pHが7.35～7.45の範囲に維持されている必要がある．また，すべての細胞はたんぱく質からできており，体温が高すぎても低すぎても細胞は円滑に活動することができないため，身体の深部の体温（核心温）は約37℃に設定されている．

　このように，体温，pH，グルコースがそれぞれ一定範囲内に維持されてはじめて，内部環境調節機能が十分に働き，生体が常に必要としているエネルギー産生が維持されるのである（図1）．つまり，体温調節機能，pH調節機能，血糖調節機能は，ほかの身体の機能を支えているといえる（図2）．

　pHや体温が一定の範囲に維持できなかったり，グルコースの濃度調節

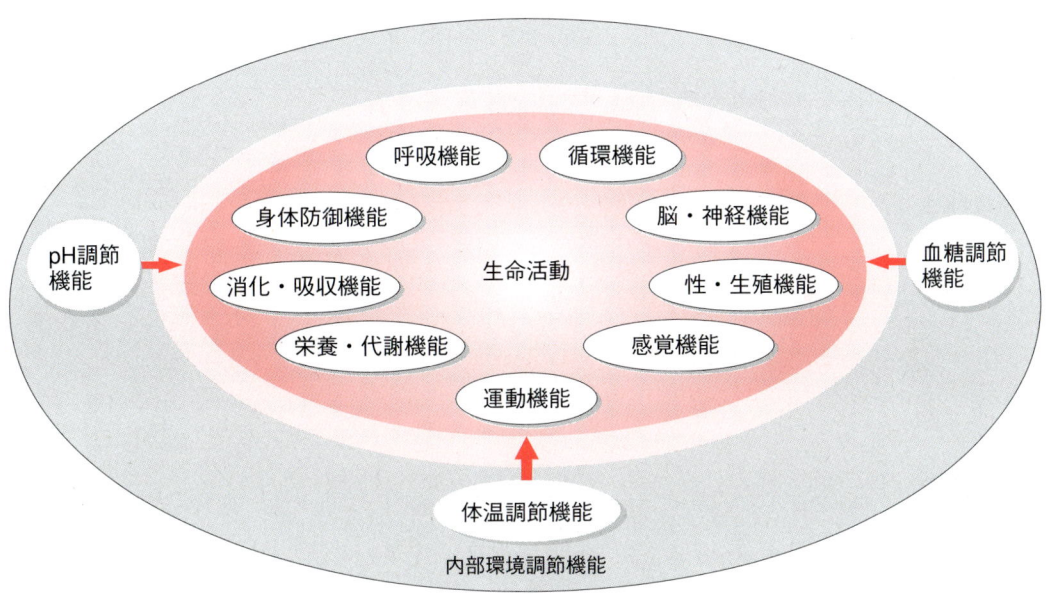

図2●内部環境調節機能と生命活動

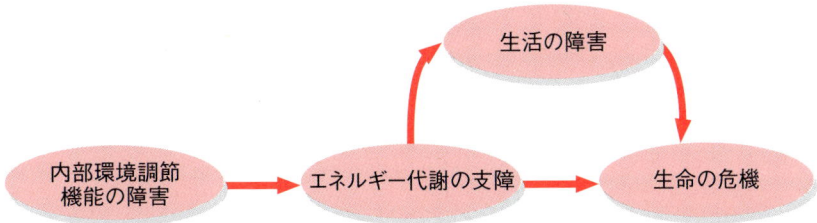

図3●内部環境調節機能の障害による影響

が崩れ，本来維持されるべき範囲から逸脱すると，日常活動を営むことが困難となることはもちろん，生命が危機的状態に陥ることになる（図3）．したがって，内部環境調節機能を障害する要因を把握し，それを取り除く治療を支援するとともに，その治療の過程においても常に内部環境を維持するためのセルフケアが必要となる．看護はそのようなセルフケアを支援し，補完する．

内部環境調節機能障害をもつ成人の看護

体温調節機能障害をもつ
成人の看護

第1章　体温調節機能障害と日常生活　　　7

① 体温調節機能とその役割 ———— 8
② 体温調節機能とその障害 ———— 10
③ 体温調節機能障害が生命・生活にもたらす影響 ———— 20

第2章　体温調節機能障害の把握と看護　　　23

第3章　体温調節機能障害の検査・治療に伴う看護　　　33

① 体温調節機能の検査に伴う看護 ———— 34
② 体温調節機能障害の治療に伴う看護 ———— 37

第4章　体温調節機能障害をもつ患者の看護　　　45

第1章

体温調節機能障害と日常生活

1 体温調節機能とその役割

A 体温調節機能とは何か

　体温とは身体の温度であり，身体の温度とは体内の温度のことをいう．
　体温は外部環境により左右されるが全身すべてに同じではない．つまり環境によって左右されるものの，核心部とよばれる身体の中心の温度（**核心温**）は，ほぼ37℃と一定に保たれている．
　体温調節機能とは，体温を一定に保つ働きのことであり，私たちの身体には体温調節のために働き続ける仕組みが備わっている．これを**体温調節機能**という．体温調節機能は，体熱の産生と放散のバランスをとることで，体温を一定の範囲に調節している．
　核心温は，視床下部の体温調節中枢により設定されている．視床下部が設定する温度を，設定温度またはセットポイントという．通常であれば設定温度はほぼ37℃である．核心温が設定温度より低くなると体熱を産生し，核心温が設定温度より高くなると体熱を放散する（図1-1）．身体の温度は，隣接する器官や組織への伝導，あるいは血流による全身への伝導により伝えられる．体温は環境やホルモン，身体活動，年齢，性差などにより変動しているが，常にほぼ1℃以内で保持されている．これは体温調節中枢により決められている調節レベルと，実際の値のズレがないことを示している．
　体温調節には，意識しなくても身体内部の生理的な働きで体温を調節する自律性体温調節と行動性体温調節がある．行動性体温調節とは，人間が意図的に体熱の産生と放散の調節に有効な行動を行うことである．人間の

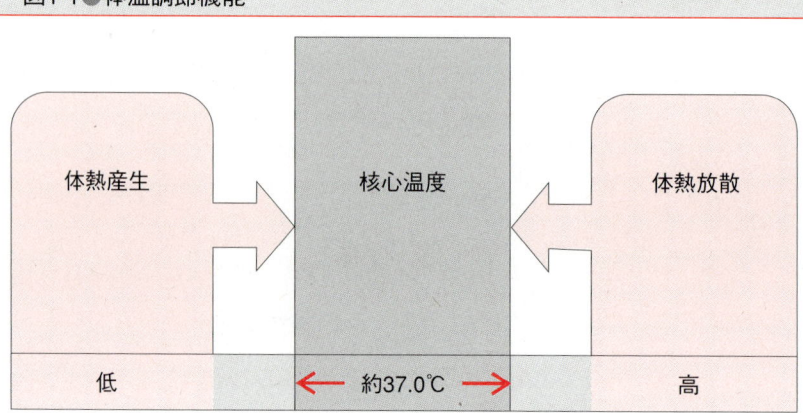

図1-1 ●体温調節機能

体温はこの2つの調節により保持されている．

　体温を一定に保つ理由は，細胞の活動と酵素に最適な温度を保ち，生命や活動を維持するために必要なエネルギー代謝がスムーズに行われ，常にエネルギーを産み出し，活用するためである．体温が高すぎたり低すぎたりすると，エネルギーの産生にかかわる酵素の十分な働きが得られなくなる．

B 体温調節機能と生命・生活

　体温調節機能は，内部環境調節機能の一部である．体温調節機能により生命の維持や成長・発達，日常生活活動に必要なエネルギーを産み出す代謝を円滑に行うことができる．また，生命の維持，日常生活活動を行うことで人間は自己実現を果たすことができる（図1-2）．

　行動性体温調節は，人間の行動による調整の影響を大きく受け，日常生活との結びつきが強い．たとえば人は寒さや暑さを感じると，衣服の着脱を行う．また，暑いときには冷たい食べ物や飲み物を摂取し，反対に寒いときには熱い飲み物や食べ物を摂取する．外気温の寒さや暑さを感じたら

図1-2●体温調節機能と生命・生活

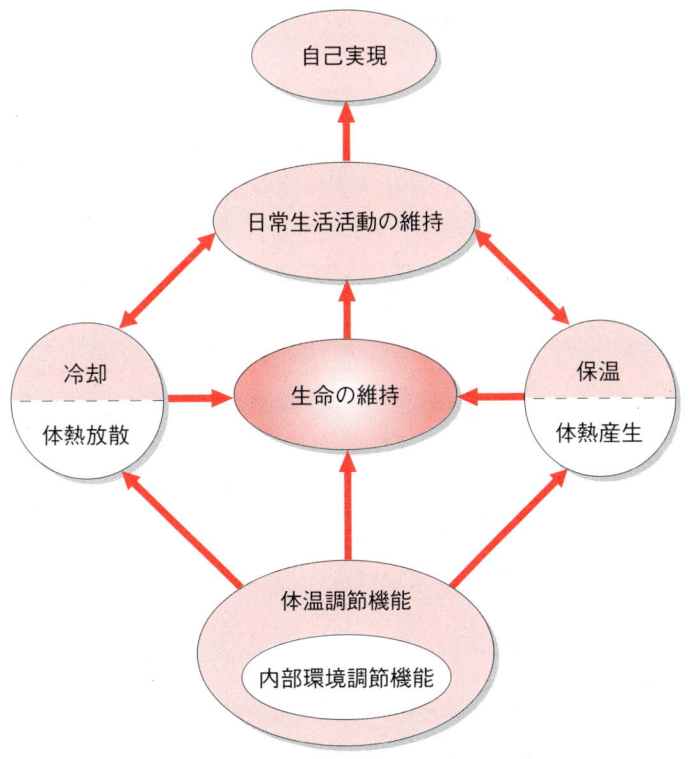

冷暖房や外気を取り入れ室温を調節し，不快な外気温の場所から移動することにより，外部環境を調節することができる．また，運動や活動量を意図的に増やすことで体熱を産生することもできる．このように人間は行動による調節で，体表面を保温・冷却することや，運動による熱の産生を増すことで体温を一定に維持しようとする．したがって，身体の体温調節機能が正常であっても，人間の行動による調節がうまく果たせなければ体温調節はうまく行われなくなる．

　もし体温調節の仕組みのどこかに障害があると，体温調節が不十分となり，体温は一定に保持されず，活動のために必要な代謝に影響を及ぼす．その結果，食べること，休養することといった生きるための行動だけでなく，思いどおりに活動することや，ものを考えるなどといったそれまでの生活すべてに支障をきたす．また，核心温はホルモンの日内変動に伴い変動する．一般的に夜間は低く，日中は上昇する．この変動による差は1℃以内である．また，排卵期や妊娠時などにもわずかだが核心温の変動がみられる．

2 体温調節機能とその障害

A 体温調節機能とその担い手

　体温調節機能の担い手は，調節中枢として指令を出す体温調節中枢（視床下部），センサーとしての視床下部，温度受容器（皮膚，深部組織・器官にある），指令の伝達の役割を担う自律神経，運動神経，温度受容器が感知した体温を伝達する感覚神経，効果器の調節を担う副腎髄質と甲状腺から分泌されるホルモン，汗腺，毛細血管，骨格筋，立毛筋，全身の細胞（代謝速度），体温の伝導を担う血流，深部組織・器官などである．効果器とは，体熱の産生・放散を直接担う組織や器官を指す（**表1-1**）．

　体熱は細胞の代謝の副産物であり，代謝が活発であれば熱産生が多くなる．そのため代謝が活発な肝臓，脳，心臓，運動時の骨格筋肉は熱の産生が多い．

　体熱の産生は，震えによらない熱産生（非震え熱産生）と震えによる熱産生（震え熱産生）がある．非震え熱産生は，全身の皮膚毛細血管の収縮，臓器，脂肪組織の代謝，基礎代謝など全身の細胞の代謝亢進，食物を摂取したときに起こるエネルギー産生のための代謝の亢進により生じる．震え熱産生は骨格筋の収縮がある．外部環境と熱を交換する物理的な方法として，輻射，物体・空気への熱伝導，対流（空気の流れ），蒸発があり，体

表1-1 ● 体温調節機能の担い手と役割

役割		担い手
指令		視床下部
センサー		視床下部　温度受容器（皮膚，深部組織・器官）
伝達	指令	自律神経，運動神経
	温度	感覚神経
効果器		汗腺，毛細血管，骨格筋，立毛筋，全身の細胞
体温の伝導		血流・隣接する深部組織・器官
調節		アドレナリン，ノルアドレナリン，サイロキシン，トリヨードサイロニン

熱の放散はこの原理を利用して行われている．

体熱の放散は，汗や呼吸器・皮膚・粘膜からの不感蒸泄による蒸発，体温よりも低い外気温にさらされたときに輻射，物体・空気への熱伝導，対流が起こり体熱が放散する．また，尿，便の排泄時にも体熱は喪失する．

体温よりも低い外気温にさらされたときに体熱が放散するのは，皮膚が冷却されることで，皮膚の静脈叢に多数存在する毛細血管を流れる血液の温度が下がり，体熱の冷却につながるという仕組みによる．これは輻射の仕組みを利用して体熱を放散しているといえる．また，物体・空気への伝導は，皮膚表面や衣服が体温より低い温度の外気に接触することで起こる．一方，対流は，体温より低い空気が身体に当たることや，身体を動かすことで空気の流れが生じることで起こり，このとき，体熱が奪われる．

体熱の産生・放散の指令は自律神経，運動神経をとおして効果器に伝達される（図1-3）．

1 視床下部の働き

視床下部には体温調節中枢があるが，その体温調節中枢には温熱中枢と寒冷中枢がある．体温調節中枢の働きには，体温変化をとらえるセンサーとしての役目と，効果器に対して体温調節の指令を出す役目がある．この2つの働きによって，体温は常に一定に維持されている．体温調節中枢は核心温を設定するが，この設定温度は，通常であればほぼ37℃である．

体温調節中枢は脳血流から体温を感知するが，設定温度と体温（核心温）とのズレを感知した場合は，皮膚や血流の温度変化を調節して設定温度に戻そうとする．このことを**体温調節反射**といい，設定温度と比較して体温を「低い」と感知した場合には熱を産生するように，逆に「高い」と感知した場合には熱を放散するように指令を出す．このように視床下部でとら

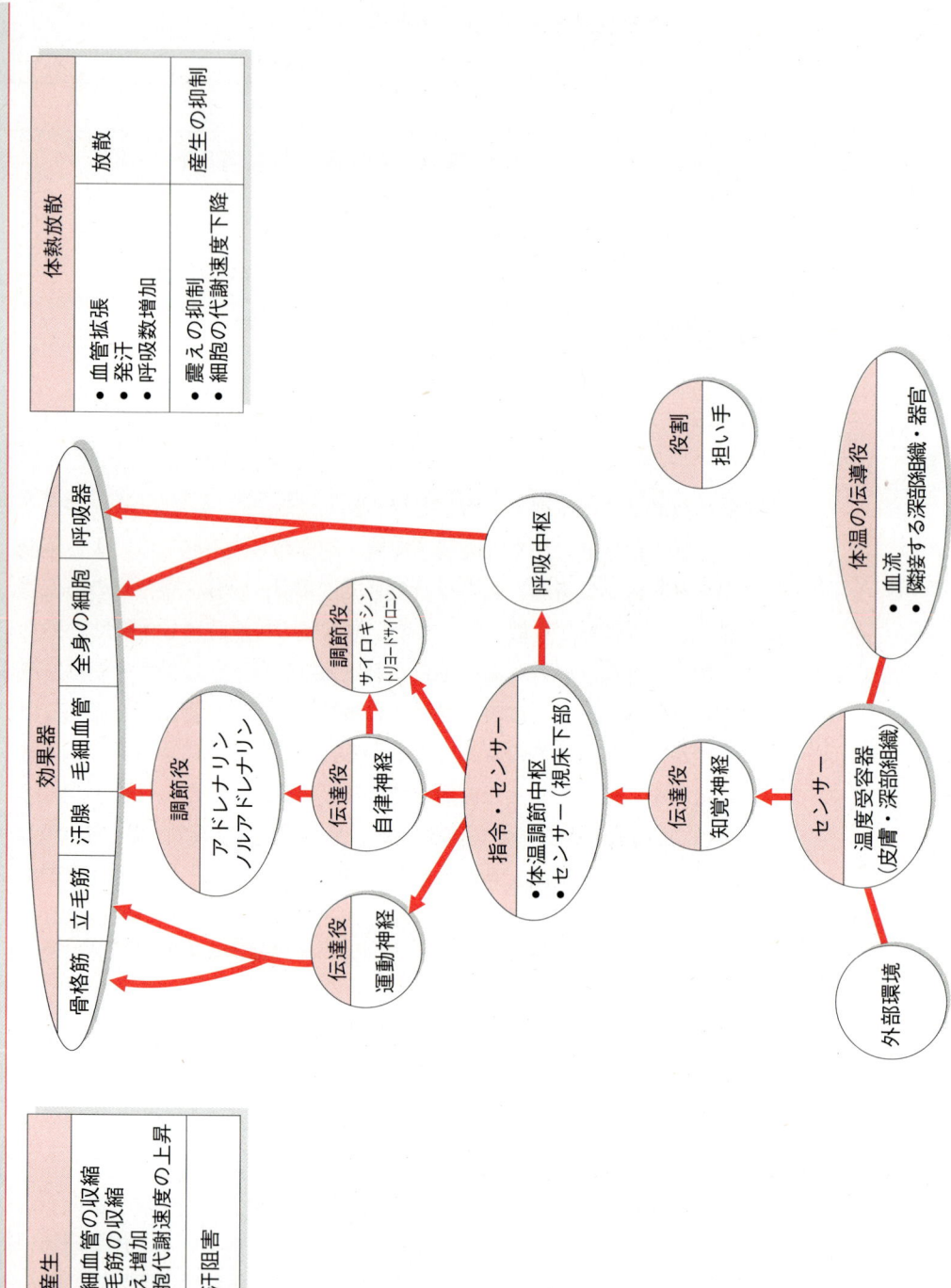

図1-3 ● 体温調節機能の担い手と仕組み

えられた体温の変化は，視床下部からのホルモン分泌の指令や神経によって伝達され，効果器による調節が瞬時に行われる．

したがって，指令に基づいた調節ができない場合や，指令そのものが出ない場合には生命の危機を招くことになる．

2 温度受容器の働き

温度受容器は，皮膚，深部組織・器官にあるが，全身の皮膚における冷点，温点の分布の度合いを**表1-2**に示した．センサーである温度受容器が，外部環境と接している皮膚や深部組織・器官から身体内部の体温をとらえるのである．

外部の温度を皮膚によって「冷たい」と感じるのは冷感受容器の働きであり，「温かい」と感じるのは温感受容器の働きである．しかし，「凍るような冷たさ」「焼けるような熱さ」と感じるのは，冷感受容器や温感受容器に加え感覚受容器の働きによる感覚である．受容器が感じ取った外部の温度を刺激としてとらえると，それが電気的な情報として感覚神経から中枢に伝達される．視床下部にあるセンサーによって得られた体温変化の情報と，皮膚，深部組織・器官の温度受容器によって得られた情報は，体温調節中枢で司令塔としての判断に用いられる．

3 伝達役（神経）の働き

体温調節には感覚神経，自律神経（交感神経・副交感神経），運動神経

表1-2● 全身の皮膚における冷点と温点の分布

部位	冷点（1cm²当たりの個数）	温点（1cm²当たりの個数）
前額	5.5～8	
鼻	8～13	
口	16～19	1
顔面	8.5～9	
胸	9～10.2	1.7
腹	8～12.5	0.3
背	7.8	
上腕	5～6.5	
前腕	6～7.5	
手の甲	7.4	0.3～0.4
手掌	1～5	0.5
指（掌側）	2～4	0.4
指（背側）	7～9	1.6
大腿	4.5～5.2	1.7
下腿	4.3～5.7	0.4
足背	5.6	
足底	3.4	

(Straghold, Porz, Reinより)

が関与している．これらの神経は伝達の役割を担う．感覚神経は，温度受容器が感知した体温を視床下部に伝達する役割を担う．自律神経は，視床下部からの命令を副腎，甲状腺に伝達する．その結果，熱の産生と放散のために，副腎からアドレナリン・ノルアドレナリンのホルモン，甲状腺からサイロキシン，トリヨードサイロニンが分泌される．

また，運動神経は，視床下部からの命令を骨格筋に伝達し，震えを起こさせる．

4 調節役（ホルモン）の働き

1）アドレナリン，ノルアドレナリンの働き

アドレナリン，ノルアドレナリンは効果器に対する調整役を担っている．

アドレナリン，ノルアドレナリンとは，副腎髄質から分泌されるホルモンでカテコールアミンのことである．カテコールアミンの80%はアドレナリンで，20%はノルアドレナリンであり，身体的・精神的脅威にさらされたときなど交感神経系の刺激に対しストレス対処を目的に分泌される．血管の収縮や拡張，心臓への刺激，肝臓や筋におけるグリコーゲン分解をとおして代謝を亢進させ，全身の細胞に働くことで熱の産生を増加させる．

また，脂肪組織である褐色脂肪組織に対し交感神経を通じて刺激を与え，熱の産生を促す．褐色脂肪組織は，新生児期に存在する脂肪組織であり，寒冷刺激が加わると大量の熱が産生される．褐色脂肪組織は，成人にはわずかしかないため，新生児に比較して熱の産生には重要な役割を果たさない．

2）サイロキシン，トリヨードサイロニン（甲状腺ホルモン）の働き

視床下部や自律神経から伝達を受け分泌された甲状腺ホルモンは，効果器である全身の細胞の代謝速度の調節を担っている．

甲状腺ホルモンのうち約93%はサイロキシンであり，7%がトリヨードサイロニンである．サイロキシンとトリヨードサイロニンの機能は同じである．甲状腺ホルモンは視床下部から分泌される甲状腺刺激ホルモン放出ホルモン（TRH）の刺激を受け，下垂体前葉から分泌される甲状腺刺激ホルモン（TSH）によって調節されている（図1-4）．

甲状腺ホルモンは，全身の細胞に働いて細胞の酸素消費を増大させ，グルコースを燃焼させて代謝を促進する働きがある．グルコースが燃焼するとエネルギーが産生され，熱に変換される．この変換の速度を調節することで，エネルギー産生速度を調整し，体温を一定に維持するのが甲状腺ホ

図1-4 ● 甲状腺ホルモンの分泌調節

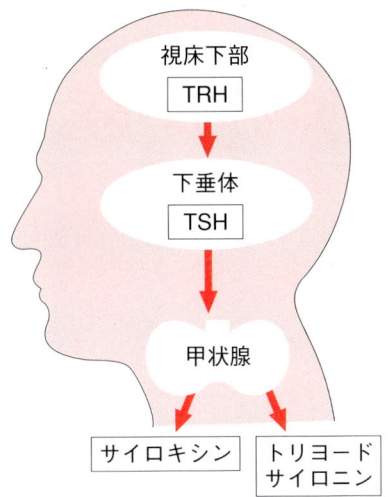

ルモンの働きである．甲状腺ホルモンの分泌は，視床下部にある甲状腺刺激ホルモン放出ホルモン（TRH）産生ニューロンによって調節されている．このTRH産生ニューロンは，自律神経を介して体温調節に関与している．

5 効果器（立毛筋，汗腺，毛細血管，骨格筋，全身の細胞，呼吸器）の働き

1）体熱の産生を抑制，放散しようとする働き

体温が設定温度よりも高くなりすぎた場合や，体温より外気温が高い場合には，視床下部から体熱の産生抑制，放散という指令が下る．

この場合には副交感神経が促進的に働くため，アドレナリンの分泌が抑制され，筋肉の緊張が低下し，熱の産生は抑制される．また，皮膚の毛細血管拡張，汗腺の拡張による発汗の促進，呼吸数の増加により，体熱の放散が促進される．

2）体熱を保持，産生しようとする働き

体温が設定温度よりも低くなりすぎた場合や，体温より外気温が低い場合には，視床下部から体熱の保持，産生という指令が下る．

この場合には交感神経が促進的に働き，アドレナリンの分泌が促進され，ノルアドレナリンとともに内臓の細胞における代謝を促進し，熱の産生を増加させる．骨格筋の緊張による震えにより熱が産生される．汗腺の収縮による発汗の抑制，毛細血管の収縮によって体熱の放散が抑制される．

また，平滑筋である立毛筋は毛囊に付着しており，寒さを感じると収縮

し体毛を直立させる．体毛が直立することで体熱の外界への伝達が抑制される．一般にこの立毛筋が収縮し毛が立つことを鳥肌とよんでいる．
　立毛筋と汗腺は交感神経の支配のみを受けている．

6 体温の伝導役（血流，深部組織・器官）の働き

　産生された体熱や核心温は，全身を流れる血流や隣接する深部組織・器官から全身に伝導される．皮下脂肪は熱の絶縁体であるが，血管は皮下脂肪組織にも通じているため，深部器官から体表面を循環する血流は，体温の伝導役として大きな役割を担っている．たとえば外気温と触れる体表面を広くすることで毛細血管を流れる血液の温度の冷却や保温を行い，体温調節をサポートすることができる．看護師が通常行う解熱のための冷罨法や身体を温めるために温罨法が行われることもこの仕組みの利用による．

B 体温調節機能障害とその要因

　体温調節機能は，体温調節中枢の障害や伝達の障害，効果器の障害を起こす疾患，治療，外部環境によって影響を受ける（図1-5）．

1 要因となる疾患

1）体温調節制御の障害を起こす疾患

　体温調節中枢が機能障害を起こすと体温調節が制御できなくなる．このような障害を引き起こす疾患には，腫瘍，脳血管障害，頭蓋底骨折などの脳の外傷，脊髄損傷などがあり，これらの原因により視床下部への圧迫，損傷のような物理的な刺激が与えられるため体温調節の制御が障害される．

　体温調節の制御ができないと中枢性の過高熱が生じる．伝達路や効果器における調節も機能しないため，外気温などの外部環境によって体温が容易に変動するのが特徴である．中枢性の過高熱の場合，39℃以上の熱が出ることがある．しかし，高熱にもかかわらず四肢，腹部などの発汗がみられず，皮膚の血管も放熱のため拡張することもなく，皮膚温が低下している（手足が冷たい）場合がある．

2）体温調節レベルの変化を起こす疾患

　何らかの要因により，体温調節中枢が障害されると，体温調節のレベルが変化し，設定温度が高温値に設定されることがある．設定温度が高温値に設定されると正常な血流の温度を低くとらえてしまい，視床下部のセン

図1-5 ● 体温調節機能障害とその要因

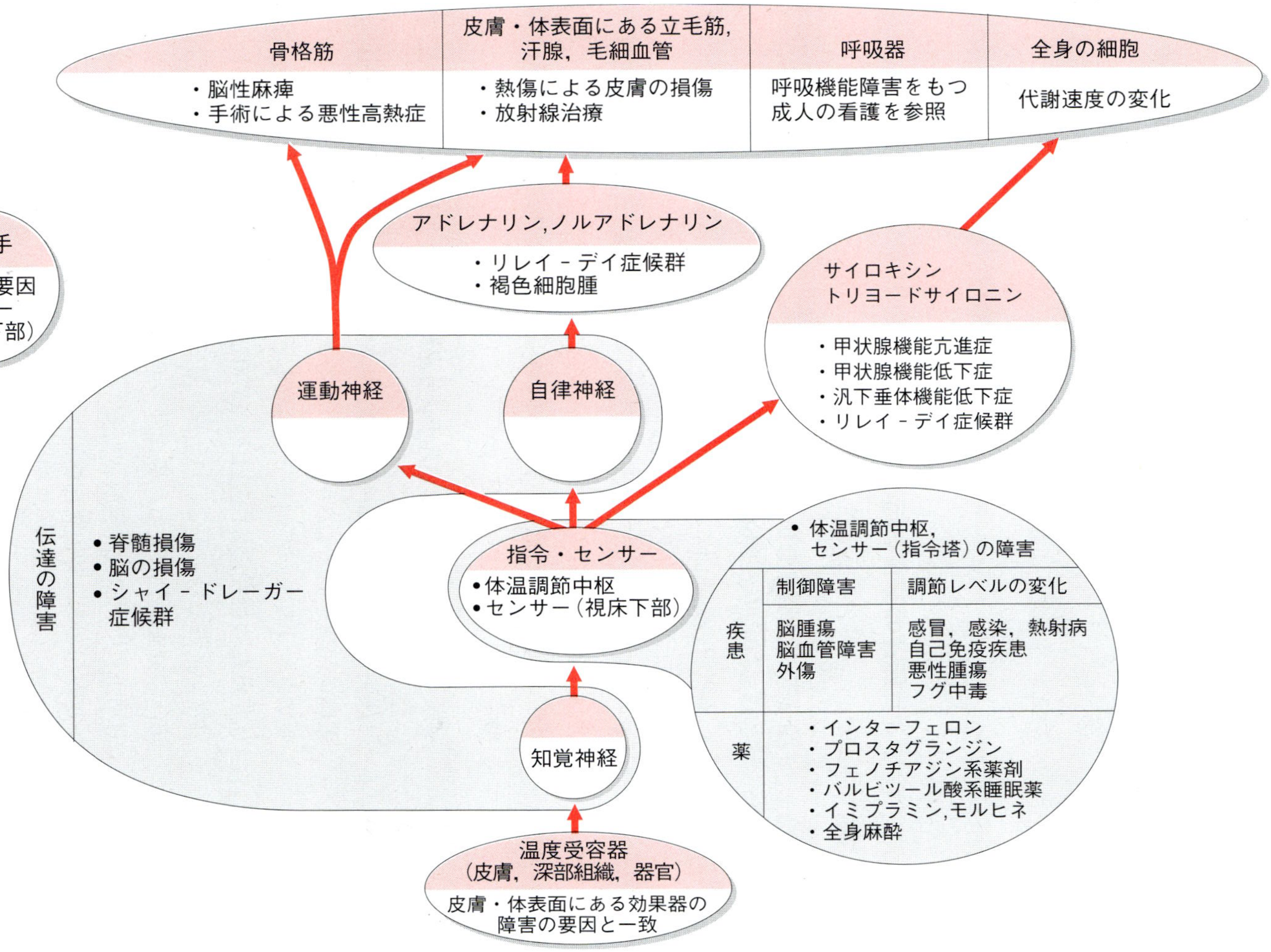

担い手
- 障害の要因
- センサー（視床下部）

伝達の障害
- 脊髄損傷
- 脳の損傷
- シャイ-ドレーガー症候群

温度受容器（器官）
（皮膚・体表面にある効果器の障害の要因と一致）
温度、深部組織

知覚神経

指令・センター
体温調節中枢センサー（視床下部）

疾患	調節中枢（指令塔）の障害	調節レベルの変化
	制御障害	感冒、自己免疫疾患、悪性腫瘍、フグ中毒、熱射病
	脳腫瘍、脳血管障害、外傷	
薬		インターフェロン、プロスタグランジン、フェノチアジン系薬剤、バルビツール酸系睡眠薬、イミプラミン、モルヒネ、全身麻酔

自律神経
・リレーディ症候群
・褐色細胞腫

運動神経

アドレナリン, ノルアドレナリン

サイロキシン、トリヨードサイロニン
・甲状腺機能亢進症
・甲状腺機能低下症
・汎下垂体機能低下症
・リレーディ症候群

骨格筋
・脳性麻痺
・手術による悪性高熱症

皮膚・体表面にある立毛筋、汗腺、毛細血管
・熱傷による皮膚の損傷
・放射線治療

呼吸器
呼吸機能障害をもつ成人の看護を参照

全身の細胞
代謝速度の変化

2 体温調節機能とその障害　17

サーが体熱を産生し，体温を上昇させるよう調節してしまう．体温調節に影響する要因がなくなると，設定温度の調節レベルは元に戻る．

しかし，感冒，感染，悪性腫瘍，自己免疫疾患などによりウイルスや細菌，腫瘍や自己の細胞を生体が非自己と認識すると，免疫系の細胞がサイトカインという内因性の発熱物質を産生する．発熱物質は視床下部でプロスタグランジンの合成を促進し，体温調節レベルを上昇させる．その結果，体温が上昇する．この体温上昇は非自己と認識されたものの活性を抑え，病気を治すようにあるいは自己の細胞を破壊するように働くので，調節レベルの変化があると，体温調節中枢や伝達，担い手はそれに見合った対応をしてしまう．

3）伝達の障害を起こす疾患

体温の一番の伝達路である自律神経や体性神経が障害される疾患には，脊髄損傷，脳血管疾患による片麻痺，シャイ-ドレーガー症候群がある．これらの疾患では視床下部からの指令の伝達が障害されるため，担い手である皮膚の体表面による調節がきかない．

特に毛細血管の収縮・拡張や汗腺の収縮・拡張がうまく行えず，発汗による体温調節が低下するため，体内の熱が十分に放散できず，蓄積した状態（うつ熱）になりやすい．外気温に身体が適応して体温を一定範囲に維持できないのが特徴で，真夏には体温が38℃くらいにまで上昇することもある．

4）体温調節にかかわるホルモン分泌量の過・不足による障害を起こす疾患

代謝による体温調節の障害は，ホルモン分泌量との関連が深い．全身の細胞の代謝を促進する甲状腺ホルモン，副腎髄質からのアドレナリンやノルアドレナリンが過剰に分泌されると，代謝が亢進し，産生される熱も増加するため軽度に体温が上昇（37.0℃～37.5℃）する．甲状腺ホルモンの分泌が促進される疾患には，甲状腺機能亢進症がある．反対に甲状腺ホルモンの分泌が低下する疾患には，甲状腺機能低下症がある．また，下垂体前葉から甲状腺機能刺激ホルモンが分泌されているため，汎下垂体機能低下症が起こると体温調節機能にも影響が生じる．

アドレナリンやノルアドレナリンの分泌が過剰となる疾患には，リレイ-デイ症候群などがある．

5）皮膚・体表面の調節にかかわる障害を起こす疾患

皮膚には効果器である汗腺，毛細血管，立毛筋が多数存在するが，皮膚の損傷が原因で体温調節機能に影響が及ぶことは少ない．しかし，例外と

して熱傷などで広範囲に皮膚が損傷されると，汗腺や毛細血管の収縮による熱の発散にも影響を及ぼし，うつ熱を引き起こすことがある．また，放射線療法などで汗腺が損傷した場合や，糖尿病の合併症による自律神経障害を生じると足底から下半身にかけて発汗しなくなることもある．

発汗障害を起こすと発汗による体温調整が困難になりやすい．

6）骨格筋の収縮調節にかかわる障害を起こす疾患

骨格筋の収縮が要因となる体温調節の障害は，骨格筋の不随意運動（筋収縮の過剰）によって起こるが，成人期の場合，これが直接的な原因となって体温調節を障害することは少ない．脳性麻痺がある場合にみられる骨格筋の不随意運動がある．

2 治療による影響

設定温度を上昇させる薬物には，インターフェロン，プロスタグランジンがある．インターフェロンの投与時にも設定温度の上昇がみられ，投与開始後しばらくの間は高体温になるが，次第に設定温度は通常の調節レベルに戻る．大量の三環系抗うつ薬の使用の急性中毒として高熱が起こることがある．

設定温度を低下させる要因としては，フェノチアジン系の薬剤，バルビツール酸系睡眠薬，イミプラミン（三環系抗うつ薬），モルヒネなどの薬物の投与がある．

手術の際に使用する麻酔薬によって体温調節中枢が抑制され，変温性となり，体温が低下する．吸入麻酔薬による全身麻酔導入後，1～2時間で核心温が0.5～1.5℃低下する．これは血管拡張により体内の核心部から冷たい末梢組織へ血流の再分布が起こり，核心部の熱が体表面へと運ばれるために起こるといわれている（再分布性低体温）．

また，硬膜外麻酔や脊椎麻酔によっても体温が低下する．これは末梢からの温度刺激が遮断され，体温調節中枢が実際よりも高い温度として感知し，体温を低下させようとするためと考えられている．

手術中，手術後は，患者自身の行動性体温調節は難しく，また，身体の自律的な体温調節機能も低下するために，体温が下がりすぎないように体温調節機能の補完を看護師が行わなくてはならない．特に脳神経外科手術で一時的な脳血流遮断が必要な場合や，心臓の手術で体外循環（人工心肺）を使用する開心術などの際に，人為的に体温を生理的範囲以下（30～15℃）に低下させる低体温麻酔法が行われることがある．低体温麻酔法は，細胞の酸素需要を減らすために代謝活動を抑制することができる．

低体温の程度や血流遮断時間は適応手術によっても異なるが，細胞への

ダメージが強くなるまで体温を下げすぎては危険であるため，手術中には体温の観察が重要であり，モニターにより核心温と末梢温を同時に測定する必要がある．

また，手術時の合併症として悪性高熱症がある．悪性高熱症は，揮発性吸入麻酔薬，筋弛緩薬などを用いた全身麻酔時にみられるものであり，原因として筋小胞体の先天性異常があるといわれている．特徴は筋肉の硬直による発熱であり，多くの場合，体温が40℃以上になると同時に頻脈，不整脈，ショックをきたし，骨格筋の崩壊により全身の筋萎縮（筋力低下）が生じる．

放射線治療などで汗腺が損傷した場合には発汗障害が起こり，体熱の放散に支障が生じる．

3 事故による影響

皮膚の損傷が原因で体温調節機能に影響が及ぶことは少ないことについては前述したが，熱傷などにより広範囲に皮膚の面積が減少すると，外部環境のセンサーである温度受容器も減少する．また，汗腺，立毛筋，皮膚にある毛細血管も損傷される．このような場合には，体温調節機能への影響の程度を把握することが必要となる．

また，外傷後の体温変化として，受症直後の代謝低下期に体温低下（35℃以下）と，その後の代謝亢進期に体温上昇（39℃以上）が起こる．

4 外部環境の影響

外部環境の変化が大きすぎるため体温調節が間に合わなくなり，高体温，低体温が持続することで設定温度が変動することがある．たとえば日射病と熱射病である．日射病の段階では，体温調節機能の働きがみられるが，熱射病では高体温が持続した結果，設定温度も変化し，さらに高体温となる．また，体温調節機能の能力を超えた極端に高い，または低い外気温にさらされた場合には，体温調節中枢が機能しないため生命の危機となる．

戦争や旱魃などで食料が不足し，著しい低栄養（飢餓）の場合には，熱産生が低下するため低体温となる．また，フグ中毒では設定温度が低下するため低体温をもたらす原因となる．

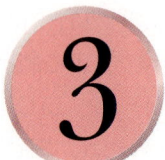

3 体温調節機能障害が生命・生活にもたらす影響

身体の細胞は，たんぱく質で構成されているため，体温調節機能が障害されると細胞の活動が障害され，生命や生活に様々な支障が生じる．体温

調節機能の司令塔である視床下部が障害された場合，生命に及ぼす影響が大きい．伝達の役割を果たす自律神経，体性神経の障害は，その程度により生命・生活に影響を及ぼす．ホルモン，効果器である皮膚，骨格筋などの障害は，直接的な生命への危険性は少ないが，日常生活への影響が生じる．

1 障害の生命への影響

体温調節中枢の機能が停止すると，エネルギー産生の場である細胞の代謝は行われず，生命を維持することができない．体温は34℃以下に下降すると重症な不整脈が出現し，40～42℃以上になると中枢の働きが停止し，発汗がなくなる．体温が44～45℃になると身体を構成する細胞がいずれもショック状態を引き起こす危険な状態となる．

体温調節機能に影響するのは，外気温や湿度といった外部環境である．本来であれば体温調節中枢は，神経やホルモン，効果器である皮膚，骨格筋を動員し，外部環境の変化に対応して体温調節をしている．ところが中枢そのものに障害がみられる場合には，指令に基づく調節が発揮できないため，生体が外部環境の変化に曝されると生命の危機が生じる．したがって，看護師は，体温調節中枢による制御がきかない患者の場合には，障害の原因に対する治療が受けられるよう援助し，体温調節の制御をセルフケアで調整できるように指導する．また，患者のセルフケアだけでは体温調節の制御が難しい場合には，看護により環境の温度を調整することで制御の代行をする．

体温調節レベルの変化に対しては，レベルの変化に伴う症状や苦痛の緩和と，必要に応じた環境の調整によって体温調節を助ける．これを行いながらレベルの変化をもたらした原因となる疾患の治療が，苦痛なく，安全に受けられるよう援助し，回復を目指すことになる．

体温調節機能が障害されると全身の細胞の代謝活動に影響が及び，身体機能の働きが障害されやすくなる．また，そのために食欲不振，倦怠感，悪心・嘔吐，冷感，体熱感などの症状が起こり，苦痛や不快な気分が生じる．

2 障害の生活への影響

生活への影響は，効果器であるホルモンや皮膚，骨格筋などの障害や伝達機能が妨げられることによって起こる．単独の障害が生命維持に影響を及ぼすことは少ないが，影響が重なり合うことで生命への危険が増すことになる．また，これらは，体温調節のみに影響を及ぼすだけではない．たとえば甲状腺ホルモンの分泌が過剰な場合，微熱のほかに発汗，動悸など，

代謝の亢進全体への影響が出現する．効果器や伝達が担う役割が体温調節のみではないためである．

　したがって生活への影響も，その人が抱える症状の種類や程度によって異なる．看護として生活への影響に対する援助，そして原因や症状の把握と，症状によってもたらされる苦痛の緩和，効果器や伝達の障害を代行し，衣服の調節や清拭により熱の放散を助けるほか，外部環境の調整を行う．

第2章

体温調節機能障害の把握と看護

体温調節の指令を出す体温調節中枢に障害が起きると，体温調節レベルの変化や体温調節の制御がきかないために，体温を一定に維持することができない．また，効果器における調節や伝達の障害も体温調節機能に影響を及ぼす．体温調節機能が障害された結果，高体温や低体温の症状が出現する．

A 高体温（発熱とうつ熱）

体温が正常範囲を逸脱して高くなると高体温となるが，この高体温は，発熱とうつ熱の結果引き起こされた症状である．

発熱とは，体温調節レベルが高く設定された結果，体温が上昇している状態をいい，うつ熱とは，熱の放散が妨げられるにもかかわらず，熱の産生が行われている状態をいう．

1 高体温（発熱とうつ熱）の要因

1）発熱の要因

発熱の要因は，感染症や悪性腫瘍，自己免疫疾患のために体温調節レベルが変化するものと，頭蓋底の骨折，腫瘍，脳血管障害などによって体温調節中枢が刺激されるもの，サイロキシン，トリヨードサイロニン（甲状腺ホルモン）や，アドレナリン，ノルアドレナリンの分泌過剰によるものなどがある（表2-1）．

（1）体温調節レベルの変化（図2-1）

感染症などに罹患すると，白血球はサイトカインといわれる内因性発熱物質を産生する．サイトカインには，インターロイキン1，インターロイキン6，腫瘍壊死因子，インターフェロンなどがある．これらが視床下部の体温中枢に作用すると，視床下部内でプロスタグランジンEを産生し，体温を上昇させる．そして，プロスタグランジンEの産生量に応じて体温調節レベルが上昇し発熱する．

体温調節レベルが高いほうへ切り換えられると，置き換えられた設定温度と実際の体温の差を埋めるため，体温調節中枢が体温を上げるよう効果器である皮膚や骨格筋に向けて指令を出す．そのため悪寒・戦慄が起こり立毛筋の収縮による鳥肌が立ち，筋肉の収縮による震えが起こり寒気を感じ，末梢血管が収縮し顔色が青くなる．

設定温度にまで上昇すると熱いと感じる．これは発熱によって代謝がふだん以上に亢進していることの現れである．

体温調節レベルが再び正常値に置き換えられるのは，体温上昇の原因と

表2-1 ● 発熱の要因

担い手	要因
体温調節中枢	〈制御の障害〉 ● 脳の損傷（頭蓋底の骨折，腫瘍，脳血管障害）
	〈調節レベルの変化〉 ● 感染症（ウイルス，細菌からの発熱物質） ● 悪性腫瘍（腫瘍細胞からの発熱物質，腫瘍による組織破壊からの発熱物質，腫瘍に伴う感染） ● 自己免疫疾患（抗原抗体複合体による組織の破壊，広範な血管炎
体温調節にかかわるホルモンの分泌過剰	アドレナリン / ノルアドレナリン ● 褐色細胞腫
	サイロキシン / トリヨードサイロニン ● 甲状腺機能亢進症

図2-1 ● 体温調節レベル（設定温度）の切り換え

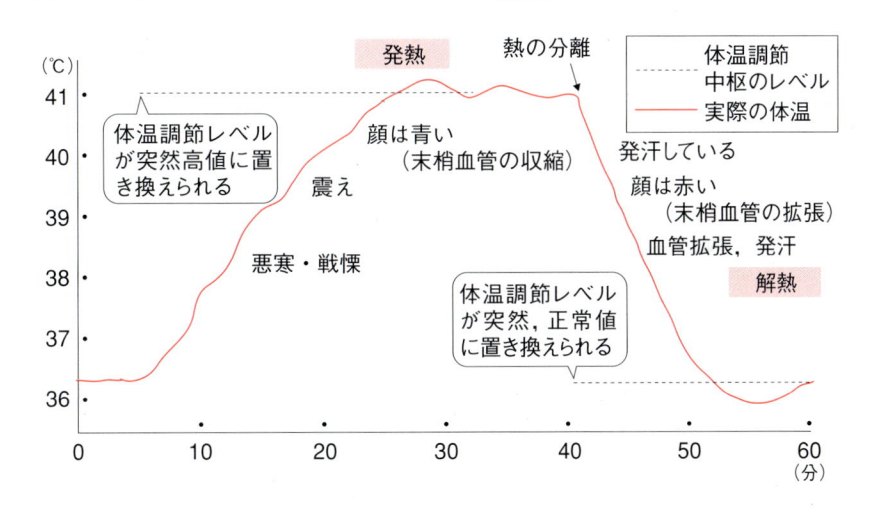

なるものが一段落したときである．この時点では血液の温度はまだ高いため，末梢血管は拡張し，顔色が赤くなったり，汗腺の拡張による発汗によって解熱する．

(2) 体温調節中枢への刺激

脳血管障害や腫瘍，頭蓋底の骨折が体温調節中枢に圧迫，損傷を及ぼすため，それが刺激となり，体温調節が障害される．

(3) ホルモンの分泌過剰

表2-2 ● うつ熱の要因

担い手	要因
体温調節中枢 (視床下部)	〈制御ができないことによる障害〉 ● 脳の損傷（頭蓋底の骨折,腫瘍,脳血管障害） ● 熱射病
自律神経 体性神経 (知覚神経,運動神経)	〈伝達の障害〉 ● 脊髄損傷 ● シャイ-ドレーガー症候群

　サイロキシン，トリヨードサイロニン（甲状腺ホルモン）は，基礎代謝を亢進させ，熱の産生を増加させるため，分泌が過剰な場合は，熱の産生も過剰となる．アドレナリンやノルアドレナリンの分泌過剰によって，交感神経を通じて刺激を受けた褐色細胞での熱の産生が過剰となり，基礎代謝率の上昇が起こる．

2）うつ熱の要因

　成人のうつ熱の要因には，脊髄損傷など伝達の障害に起因するものと，脳の損傷や熱射病などで体温の制御ができないために生じるものとがある（表2-2）．

　脊髄損傷の場合，脊髄のどの部位が損傷を受けたかによって伝達の障害の程度が異なってくる．たとえば自律神経の損傷により影響を受けた麻痺域に発汗障害がみられる．また，神経変性疾患の一つであるシャイ-ドレーガー症候群でも発汗障害が起こり体温異常を生じやすい．

　脳腫瘍や頭蓋骨内出血などの脳の損傷のうち，視床下部への影響が大きい場合や，熱射病によって体温調節中枢が障害を受けると，体温の産生に放散が追いつかず調節がつかない．このように体内に熱が蓄積しているのに発汗がみられない状態のところに，外気温が高かったり布団や衣服が多すぎると，体温調節機能の維持はますます困難となる．

2 高体温状態にある人のアセスメント

1）高体温による障害の程度と原因の把握

　高体温の原因を把握し，関連する要因について情報収集する．
　体温上昇のパターンを把握するために，体温の変動や持続時間，発汗や悪寒などの症状を観察する．熱型には稽留熱，弛張熱，間欠熱，二峰性発熱などがある．熱型は疾患の特徴を示していることがあり，原因の把握につながる（図2-2）．

図2-2 ●熱型と原因疾患

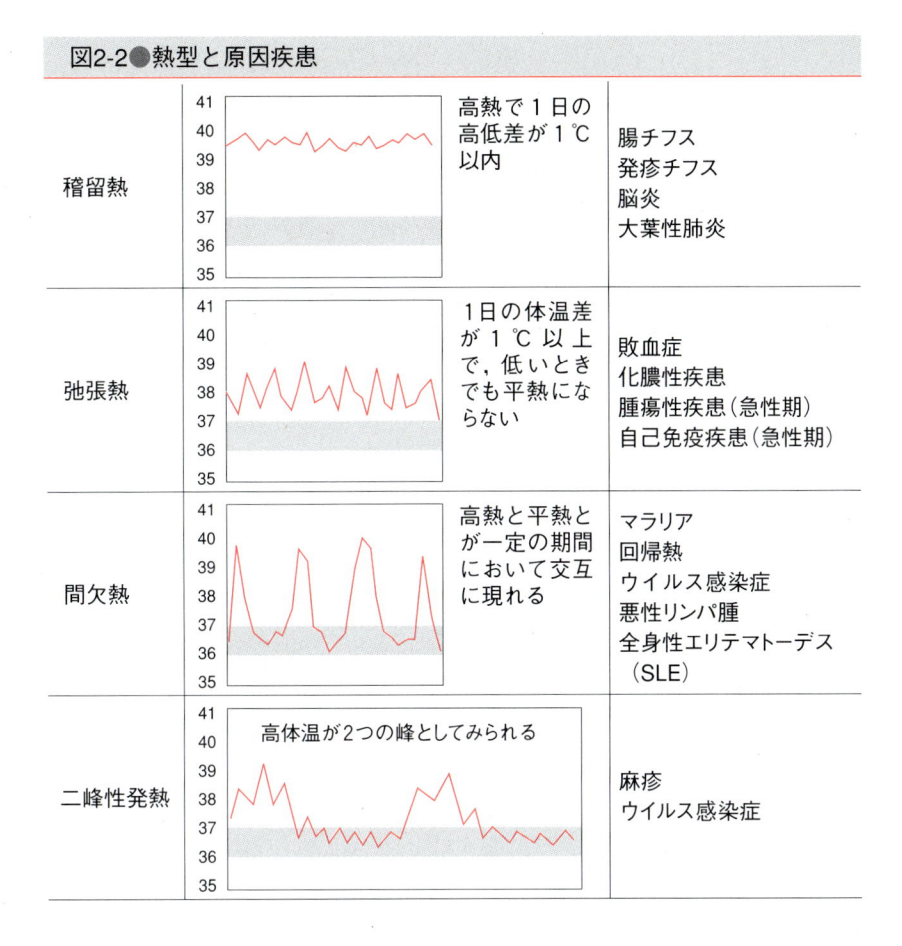

熱型	グラフ	特徴	原因疾患
稽留熱		高熱で1日の高低差が1℃以内	腸チフス 発疹チフス 脳炎 大葉性肺炎
弛張熱		1日の体温差が1℃以上で、低いときでも平熱にならない	敗血症 化膿性疾患 腫瘍性疾患（急性期） 自己免疫疾患（急性期）
間欠熱		高熱と平熱とが一定の期間において交互に現れる	マラリア 回帰熱 ウイルス感染症 悪性リンパ腫 全身性エリテマトーデス（SLE）
二峰性発熱		高体温が2つの峰としてみられる	麻疹 ウイルス感染症

体温上昇の程度は，患者のふだんの体温と比較することにより，その人にとっての体温調節変化のレベルを把握することが可能である．

2）高体温の程度と心身への影響の把握

高体温の程度を把握するために体温を測定する．体温調節機能障害の部位を把握し，高体温によって生じる体力の消耗や苦痛・不快の軽減の必要性を検討するために，症状の有無や程度を観察する．高体温による症状には，代謝の亢進による体力の消耗，食欲不振，悪心・嘔吐による体力の消耗，震えや悪寒，熱感による苦痛，倦怠感による苦痛，発汗による不快感などがある（図2-3）．

発熱による高体温の場合には，代謝の亢進に伴い不感蒸泄や発汗が増加し，水分の欠乏から脱水を引き起こすことがある．交感神経が優位であり，空腹感を感じにくい状態のため，食欲が低下するだけでなくエネルギーの消耗が加わり体力の低下を招く．

したがって，発熱をもたらす要因のそれぞれを把握することと，発熱に

図2-3 ● 高体温の原因と症状

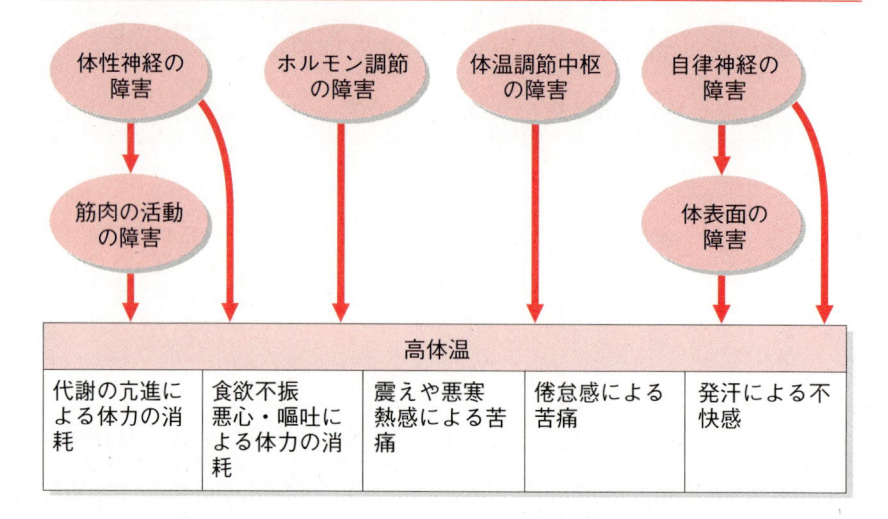

体性神経の障害	ホルモン調節の障害	体温調節中枢の障害	自律神経の障害

↓ ↓ ↓ ↓ ↓

筋肉の活動の障害　　　　　　　　　　　　　　　体表面の障害

↓ ↓ ↓ ↓ ↓ ↓

高体温

代謝の亢進による体力の消耗	食欲不振 悪心・嘔吐による体力の消耗	震えや悪寒熱感による苦痛	倦怠感による苦痛	発汗による不快感

よる症状の苦痛が緩和できるよう援助する必要がある.

3 高体温状態にある人の看護

1）代謝の亢進による消耗を防ぐための援助

　体温が上昇すると，全身の代謝の亢進や酸素消費の増加が起こるため，酸素の運搬能を上げようと心拍数が増加したり，呼吸数が増える．高熱による体力の消耗を最小限にするために患者の希望を取り入れた安楽な体位を保持し安静を促すとともに，呼吸状態の観察や脈拍，血圧の測定によってバイタルサインへの影響の程度を把握する．

　体内のエネルギーは消費されるが，食欲不振や悪心・嘔吐のために自力で栄養を取り入れることができないと体力はさらに消耗する．体温の上昇によって失われたエネルギーを補うため，消化に優れた高エネルギー，高たんぱく質の飲食物の摂取を促す．発汗や不感蒸泄の増加によって失われた体内の水分や，電解質を補い脱水の予防に努める必要性があるため，十分な飲水を促す．経口摂取での補給が難しい場合には，医師の指示のもとで点滴治療が行われる．

2）震え，悪寒，熱感，倦怠感による苦痛を緩和するための援助

　震えや悪寒は，体温上昇期にみられる．皮膚の血管や立毛筋の収縮により熱を発生させる仕組みであるが，患者に我慢できない寒気として自覚される．体温調節レベルに体温が近づくことで寒気が軽減するため，身体の保温や室温を高くすることで体温の上昇を図る．

患者が熱感を感じたら，熱の放散を促すことで体温の低下を図る．

熱伝導を利用して，身体を流れる血液を冷却させる目的で冷罨法を行ったり，アルコールや水での清拭，環境の調節を行う．また，室温を10℃くらい下げ，湿度を55～70%程度にし，換気をする．

倦怠感があると日常生活活動を行うことも大変となる．身体の向きを変えることさえ困難な場合があるため，安楽かつ安静が保てるような体位での休息を促す．いつでも飲食物が摂取できるよう手の届く位置に置いておく．また，必要があればベッド周囲またはベッド上での排泄ができるように援助する．

3）発汗による不快を軽減するための援助

体内の水分が欠乏すると脱水に陥ることがあるが，発汗の促進がなければ高体温も改善しない．また，発汗によって皮膚や粘膜の汚れが生じ，汗腺の機能や不感蒸泄を妨げる．さらに発汗により不快感も生じやすい．そこで発汗がみられた場合には汗を拭き取り，吸湿性のよい衣服や寝具を用意したり，部屋の温度や湿度を整え，体熱の放散を促す．

B 低体温

低体温とは，体内温度が35℃以下になる状態で，場合によっては死に至ることもある．

1 低体温の要因

低体温の要因には手術によるもの，甲状腺ホルモンの分泌低下によるもの，外部環境，日常生活によるものなどがある（表2-3）．

1）手術による要因

手術中に低体温になる要因としては，麻酔薬による作用，体表面の露出，輸液の温度，室内の温度や換気などがある（図2-4）．

麻酔薬には，体温調節中枢の機能を下げる働きがある．そのため患者は，自らの力で体温調節をすることができない状態となる．

ハロタン，ドロペリドールなどの麻酔薬は末梢血管を拡張させる作用をもつ．末梢血管の拡張は体温の下降を助長する．

手術室の室温が保たれていても，体表の露出範囲が広いため熱が放散されやすい．手術中は輸液や輸血を患者の状態に応じて緊急に行うことが多いが，そのときの準備が不十分だと，急速に冷たい点滴を行うことになり，体温を低下させる．

表2-3 ● 低体温の要因

担い手	要因
・体温調節中枢	〈制御ができないことによる障害〉 ・麻酔薬
・サイロキシン ・トリヨードサイロニン	・甲状腺機能低下症
・血流 ・隣接する深部組織・器官	・飲酒 ・栄養不良 ・寒冷の外部環境 ・輸液温度の低下

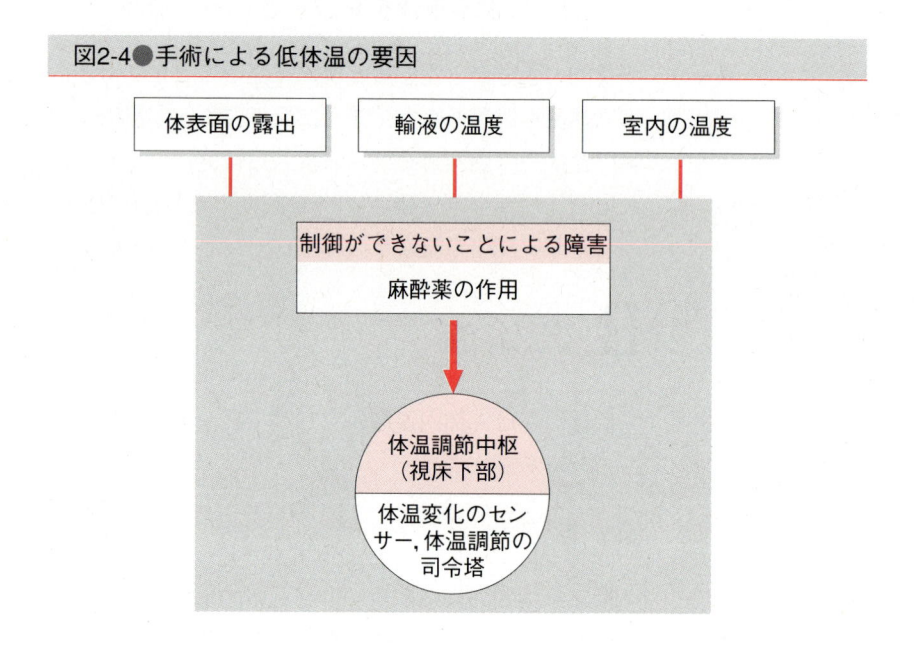

図2-4 ● 手術による低体温の要因

体表面の露出　輸液の温度　室内の温度

制御ができないことによる障害
麻酔薬の作用

体温調節中枢（視床下部）
体温変化のセンサー，体温調節の司令塔

2）甲状腺ホルモンの分泌低下

　甲状腺ホルモンは，脳，生殖，脾臓以外のエネルギー代謝を進める作用をもち，体温を上昇させる．したがって甲状腺ホルモンの分泌低下は，代謝の低下による低体温を引き起こす．

3）生活による影響

　生活による影響は，熱を伝導する働きに影響を及ぼす．
　飲酒すると一時的に代謝が亢進され，血管が拡張するが，外部が低温のときは，体熱の放散が促されるため体温が低下する．
　極端な寒冷に曝されると，皮膚の血流量の低下により細胞の活動が停止し，壊死が始まる．これを凍傷という．

凍傷になると細胞内液や外液が凍り，赤血球の障害や血管の損傷を生じ，皮膚に水疱を生じたり壊疽をきたす．さらには全身の血流が途絶えることで体内の酸素が減少し，呼吸停止や心停止を引き起こす．凍傷は氷点下の温度にさらされることによって起きる．

栄養不良があると，細胞内のエネルギー代謝が進まないために熱を産生できない．また，栄養不良があると絶縁体の働きをする皮下脂肪が少ないため，体熱が奪われやすくなると同時に，低い外部環境の温度を伝導することも容易となる．そのため，寒冷の外部環境に適応できず，体温が低下する．

2 低体温状態にある人のアセスメント

1）低体温となる要因の把握

低体温の要因について情報収集する．低体温になる要因である麻酔の影響，外部環境（寒冷，栄養不良，飲酒など），甲状腺機能低下症，などの有無について確認する．

2）低体温の程度と心身への影響の把握

低体温の程度を把握するために体温を測定する．低体温になると体内における代謝が低下するため，心身に様々な影響が生じる．代謝が低下するとエネルギーの産生が減少するため，体熱はますます産生されなくなり，体力が消耗する．心拍数や心拍出量が減少し，低血圧や呼吸数の低下が起こる．組織への酸素の供給が十分になされず皮膚や粘膜はチアノーゼや冷感を示し，悪寒を感じる．悪寒によって酸素消費量が増加するため患者にとってさらなる心身の疲労となり苦痛となる．したがって体温の経時的な測定と血圧や脈拍，呼吸状態の観察，チアノーゼの有無や悪寒の有無などの確認によって，低体温が心身に及ぼす影響を把握する（図2-5）．

手術による低体温の場合は，麻酔からの覚醒を遅らせたり，悪寒・戦慄を引き起こすため，体温が保持できるような援助が必要である．

甲状腺ホルモンの分泌低下では，易疲労感や動作の緩慢さ，皮膚の乾燥などの様々な症状を生み，全身の不調を招く．症状には，穏やかなものもあれば，苦痛の強いものもあるが，身体症状だけでなく，眠気や食欲不振，普通の速さで話せないといった精神活動への影響もある．

図2-5 ● 低体温の原因と症状

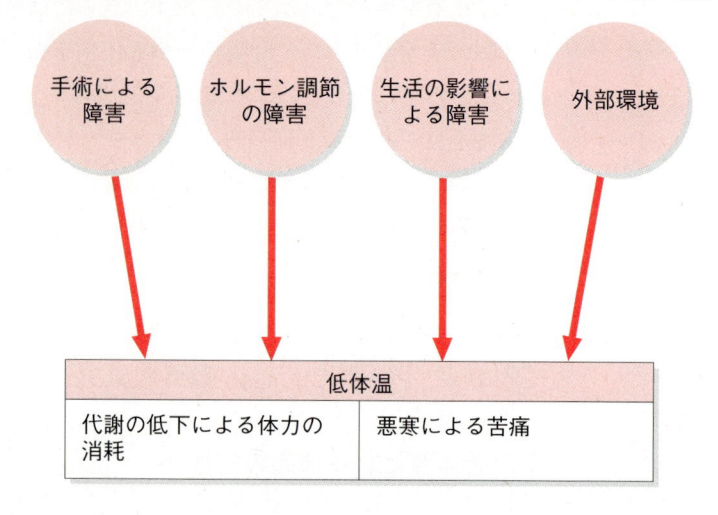

```
┌──────────┐ ┌──────────┐ ┌──────────┐ ┌──────────┐
│ 手術による │ │ ホルモン調節 │ │ 生活の影響に │ │  外部環境  │
│   障害    │ │  の障害   │ │  よる障害  │ │          │
└────┬─────┘ └────┬─────┘ └────┬─────┘ └────┬─────┘
     ↓            ↓            ↓            ↓
```

低体温	
代謝の低下による体力の消耗	悪寒による苦痛

3 低体温状態にある人の看護

1）代謝の低下による体力の消耗を防ぐための援助

　低体温による体力の消耗を防ぐためには，身体からの熱の放散を防ぎ，熱の産生を高める必要がある．そのため室温を高くし，衣服や掛け物の調整や温罨法により身体の保温を行う．

　経口摂取が可能な場合は，身体内部から温め，エネルギー源を摂取する目的で温かい飲み物，食物を勧める．低体温の人は末梢血管の収縮力や心拍出量の低下により，循環動態が変動しやすいため，移動や体位変換はゆっくり行う．

2）悪寒による苦痛を軽減するための援助

　悪寒による全身の震えは酸素消費量を増加させるため，身体の保温を行う．特に，手術による麻酔覚醒後の震えは，その後の回復に影響を及ぼすために，電気毛布や温罨法による保温のほか，医師の指示による酸素の投与が行われる．

第3章

体温調節機能障害の検査・治療に伴う看護

1 体温調節機能の検査に伴う看護

　体温調節機能の検査の目的は，体温の逸脱状態の把握と機能障害の原因を明らかにすることにある．
　体温調節の機能障害が考えられる場合，体温の変動を正確に観察することが，原因による影響の程度の把握につながる．また，原因が明らかになればからだに現れる症状やそれに伴う心身の症状の軽減，回復するための治療に結びつく．体温調節機能の検査は障害される機能によって異なる（図3-1）．

A 体温の逸脱状況を調べる検査

　体温測定の目的は，体温調節機能障害の結果である体温の逸脱状況を調べることにある．体温が，平熱からどの程度逸脱しているのかを判断したり，体温の上昇や下降の様子から，体温調節機能障害の状態を推測する．体温は性や年齢，体格などによる個人差が大きい．また一日のなかでも朝と夕では変動がある．外気温にも影響を受ける．そのため，体温測定は目的に適した方法で，かつ患者にとって安全な方法を選択する必要がある（表3-1）．
　逸脱の判断の際には，患者の元々の平熱を情報収集したうえで，同一時間を決めて測定し，ふだんと比べて体温調節がどの程度逸脱しているのかを見極める．体温測定にあたっては，その目的と方法を患者に説明する．馴染みの少ない測定法の場合には，手順や注意点を十分説明する．

B 体温調節機能障害の原因を調べる検査

　体温調節機能障害の原因の検査のうち，体温調節中枢の障害を明らかにするには，頭部X線やCT，MRIなどを行う．調節レベルの変化の原因を調べるには，これらの検査に加えて白血球数や種類，C反応性たんぱく（CRP）検査，培養検査，ツベルクリン反応，ウイルス抗体，腫瘍マーカー，自己抗体などの検査を採血によって行う．これらは炎症の原因を明らかにしたり，経過を観察するための検査である．
　白血球は細菌やウイルスなどが体内に侵入したときにこれをとらえ，貪食する作用をもつため，白血球数の異常はこれらに対する何らかの働きを

図3-1 ● 体温調節機能の検査

役割 / **担い手**
検査の目的 / **検査名**

体温の伝導：血流、深部組織・器官

センサー：温度受容器 ← 外部環境

伝達役：知覚神経

指令・センサー：体温調節中枢

体温調節の逸脱状況を調べる検査：体温測定

分泌量の過不足を調べる検査
- 甲状腺ホルモン：T₃, T₄, TSH
- アドレナリン、ノルアドレナリン、血中カテコールアミン、尿中カテコールアミン

調節：サイロキシン、トリヨードサイロニン

伝達役：自律神経

調節役：アドレナリン、ノルアドレナリン

伝達役：運動神経

効果器：呼吸器、全身の細胞、汗腺、毛細血管、立毛筋、骨格筋

→ 呼吸中枢

効果器の機能を把握する検査：発汗テスト

伝達の障害の原因を調べる検査：脊椎X線、脊椎MRIなど

制御障害の原因を調べる検査
ヘマトクリット
血清総たんぱく
ナトリウム
BUN
尿比重
頭部X線
頭部CT
頭部MRI

調節レベルの変化の原因を調べる検査
白血球の数と種類
C反応性たんぱく（CRP）
血液・尿・便培養
ツベルクリン反応
ウイルス抗体
腫瘍マーカー
自己抗体
頭部X線
頭部CT
頭部MRI

1　体温調節機能の検査に伴う看護

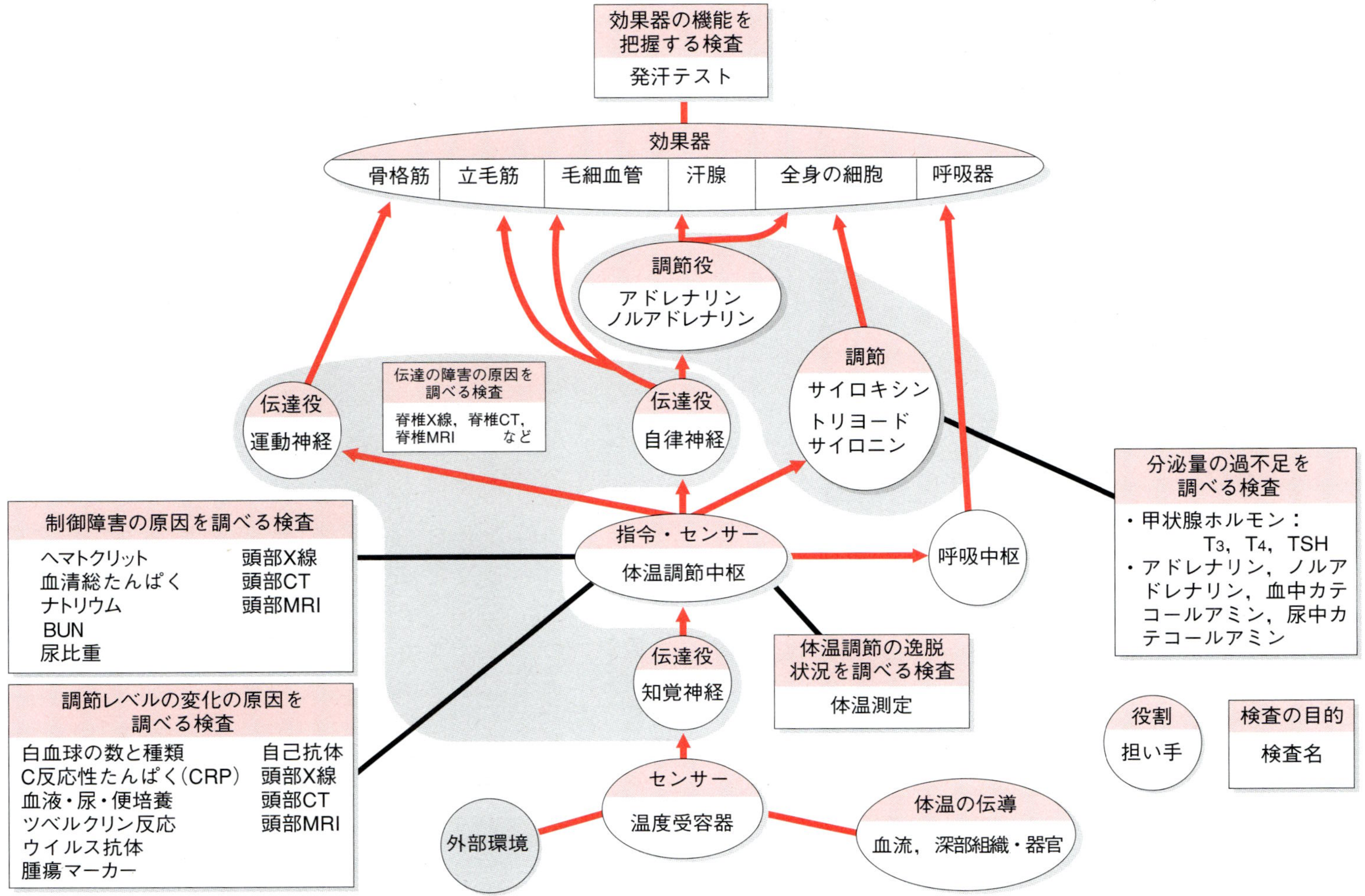

表3-1● 体温測定の種類と特徴

種類	適用	方法	特徴	注意点
腋窩温	一般的な体温の測定に用いられる.	体温計を下から差し込み, 腋の下のくぼみに体温計の先端が当たるようにする.	簡単である. 苦痛が少ない. 皮膚温の測定でありながら, 密閉された状態になるため, 体腔温に近い数値が得られる. 低体温時には末梢血管収縮があり反応が遅れる.	・腋を閉め密閉して測る. ・汗をよく拭き取ってから測る. ・麻痺のある人の場合, 麻痺側では血流の低下から温度が低いことが多いため, 健側で測定する.
口腔温	より厳密な測定値を必要とする基礎体温の測定の際に用いられる. 口腔温を測定する舌下の中央部は口腔内では最高温を示し, 外気の影響を受けにくいためである.	舌下の中央付近に体温計の先端を当て, 口を閉じて測る.	腋窩温に比べより核心温度に近い.	・冷たいものや温かいものを飲食した後は, 30分以上時間をおいてから測る. ・口を開けると外気温によって測定値に影響が出るため, 測定中は開口しない. ・激しい咳や呼吸困難のある人, 口腔内の出血傾向や炎症のある人, 乳幼児, 意識障害の人には不向きである.
鼓膜温	体温調節中枢の温度に近い中枢の温度を知りたいとき, 視床下部に流れ込む血液の温度を測定するために用いられる.	耳の穴をまっすぐにし, 先端を鼓膜に向けて測る.	視床下部への脳血流の温度を反映する.	・外耳道の形態には個人差があるため, 実際には皮膚温を測定してしまう可能性が高く, 鼓膜温を正確に測定するのは難しい.
直腸温	核心温度の低下が予測される場合に用いられる. 全身麻酔による手術のうち, 脳や心臓の手術などの際に用いられる.	専用のカテーテルを肛門から8〜10cm挿入し, 測定する.	外気温に影響されないため, より核心温度に近く, 確実であり, 核心温度を反映する.	・便意を催したり羞恥心を伴うなど患者にとっては不快である. ・直腸に疾患をもつ場合には行わない.

示している. しかし白血球数の増減のみで感染症の有無を把握するのは困難であり, 白血球の成分の増減を明らかにする必要がある. 感染症の場合は, 白血球のうち好中球が増加し, ウイルス性感染症では好中球が減少する.

CRPは炎症やからだの組織が壊れたときに増える血中のたんぱくであり, 活動期を過ぎると血中から急速に消失することから, 炎症の経過をみるために使う.

血液培養や尿・便培養は, 原因となる菌の検索のために行う.

ウイルス抗体は, ウイルス感染の場合に起こるウイルス（抗原）に対するからだの防御反応の結果, 産生される物質（抗体）である. ツベルクリン反応は, 結核菌に対する遅延型アレルギー反応を利用して結核菌感染の有無を把握する検査である. いずれも感染症の原因となる菌を明らかにし, 治療に役立てる目的で行われるものである.

体温調節機能障害の原因が, 日射病や熱射病によるうつ熱など制御の障

害と考えられる場合，脱水症の程度を把握する必要があり，ヘマトクリット，血清総たんぱく，ナトリウム，血清尿素窒素（BUN），尿比重を測定し，血液の濃縮を調査する．

脊髄損傷などによる伝達の障害を調べる検査には，脊椎X線，脊椎CT，脊椎MRIなどがある．代謝による調節機能の障害を把握する検査は，甲状腺に関するものとしてサイロキシン（T$_4$）とトリヨードサイロニン（T$_3$），甲状腺刺激ホルモン（TSH）がある．アドレナリン，ノルアドレナリンの分泌は副腎髄質からなされており，分泌の状態をみるために血中・尿中のカテコールアミンの測定を行う．血中カテコールアミンは，ストレス，運動，カフェイン入りの飲み物，柑橘系の果実などによって影響を受けやすいので，数日間はこれらに影響を与える可能性のあるストレス，運動や飲食物は控える．

体温調節中枢の指令を受けて体温の放散を担う汗腺の障害の検査には，発汗テストがある．

検査を行う際には，検査の目的，進め方，注意点などを患者に伝え，正しく検査が行われるよう患者の協力を得ることが大切である．

体温調節機能障害の原因を把握するには，複数の検査を行う必要があることから，結果がわかるまでに時間がかかる．そのため，患者の疲労や結果に対する不安も生じる．看護は，複数の検査を受ける患者の疲労度や，疾病，検査に対する受け止め方を把握し，患者が体調を整えて検査が受けられるように援助する．

② 体温調節機能障害の治療に伴う看護

体温調節機能障害は大きく高体温と低体温に分類できる．

A 高体温の治療に伴う看護

高体温への治療は発熱かうつ熱かによって異なる．発熱に対する治療は主に薬物によって行われ，うつ熱に対しては冷罨法が主に用いられる（図3-2）．

1 薬物治療

発熱を引き起こす発熱物質は免疫系に作用し，生体防御を高める作用を同時に果たしている場合が多い．その場合，薬物による解熱を積極的には

図3-2 ● 体温調節機能障害（高体温）の治療

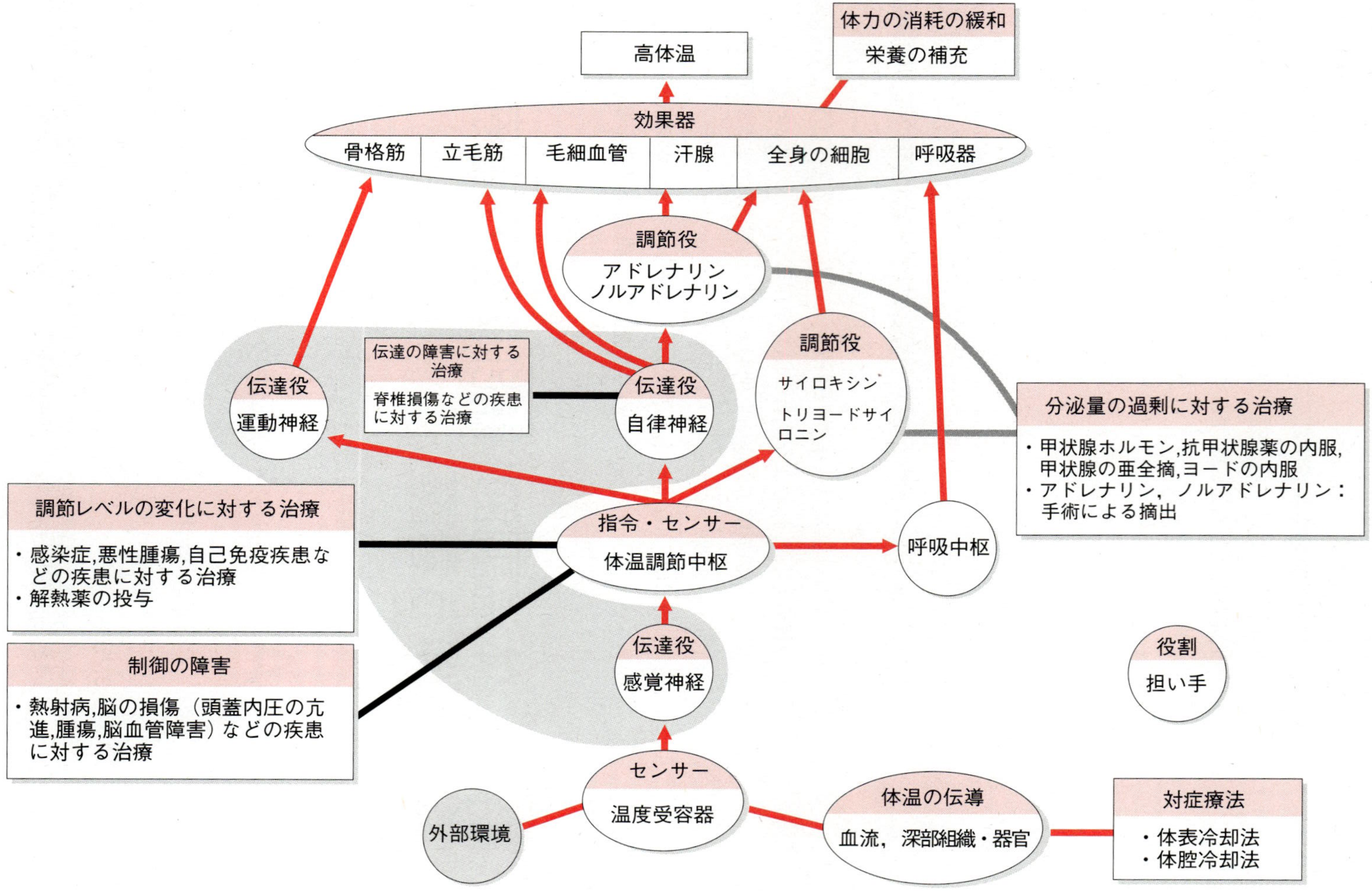

対症療法
- 体表冷却法
- 体腔冷却法

役割：担い手

体温の伝導：血流、深部組織・器官

センサー：温度受容器 ← 外部環境

伝達役：感覚神経

指令・センサー：体温調節中枢 → 呼吸中枢

伝達役：自律神経

調節役：サイロキシン、トリヨードサイロニン

調節役：アドレナリン、ノルアドレナリン

伝達役：運動神経

効果器：呼吸器、全身の細胞、汗腺、毛細血管、立毛筋、骨格筋 → 高体温

体力の消耗の緩和：栄養の補充

分泌量の過剰に対する治療
- 甲状腺ホルモン、抗甲状腺薬の内服、甲状腺の亜全摘、ヨードの内服、アドレナリン、ノルアドレナリン：手術による摘出

伝達の障害に対する治療
- 脊椎損傷などの疾患に対する治療

調節レベルの変化に対する治療
- 感染症、悪性腫瘍、自己免疫疾患などの疾患に対する治療
- 解熱薬の投与

制御の障害に対する治療
- 熱射病、脳の損傷（頭蓋内圧の亢進、腫瘍、脳血管障害）などの疾患に対する治療

表3-2 ● 主な解熱薬の作用

一般名	商品名	作用
サリチル酸	アスピリン ミニマックス バファリン	中枢に作用する．プロスタグランジンの合成を阻害する． ワーファリンとの併用で抗凝固薬の作用を増強する．
フェナム酸	ポンタール	中枢に作用する．プロスタグランジンの合成を阻害する．
アリール酢酸 ・ジクロフェナク ・スリンダク	ボルタレン クリノリル	中枢に作用するプロスタグランジンの合成を阻害する．効果が強いものが多い．
ピラゾロン	スルピリン メチロン	中枢に作用する．過敏症や血液障害などの副作用があるため使用頻度は少ない．
アニリン系 ・アセトアミノフェン	アンヒバ	中枢に作用するといわれているが詳細はわかっていない．安全性が高い．
プロピオン酸 ・イブプロフェン ・ロキソプロフェン ・プラノプロフェン ・チアプロフェン	ブルフェン ロキソニン ニフラン スルガム	プロスタグランジンの合成を阻害する．副作用が比較的少ない．

行わず，食事や水分が十分に摂取できない場合や，体力の消耗が著しい場合などに行われる．

　治療に用いられる薬物は主として解熱薬である（表3-2）．解熱薬は体温調節機能に働きかけるものであり，原因を除去する効果はない．主な投与方法は経口か坐薬による．どの薬物にも胃腸障害や過敏症，肝・腎障害などが起きる可能性がある．特に過敏症状の出現には注意が必要である．

　解熱薬を用いる場合には，薬物の効果の現れ方，副作用の出現について観察し，医師に報告する．与薬時には　目的と作用，副作用について患者に説明し，十分な理解を得ることが大切である．

2 冷却法（体表冷却法と体腔冷却法）

　うつ熱とは，熱の産生に対し何らかの原因で放熱がうまくいかないために体内に熱が蓄積している状態である．皮膚や血流をとおしてからだを直接冷却し，放熱を促進する治療が行われる．

　冷却の目的は，体温制御がきかなくなった結果起こる代謝活動を抑えることにある．

　からだを冷却する方法には，体表冷却法と体腔冷却法がある（図3-3）．高熱のもとで代謝が進むと，からだの構成成分であるたんぱく質は凝固し，生命を維持することができなくなる．そのため，できるだけ速やかに冷却法を用いて体温を正常範囲に戻す必要がある．

　体表冷却法とは，皮膚の冷却によって体温を下げる方法である．水，ア

図3-3 ● 冷却の方法

- 外気温を下げて体表面（皮膚）を冷却　室温25℃程度
- 気化熱で体表面（皮膚）を冷却　水・アルコールの散布
- 核心温度を下げる　冷やした輸液による治療
- 核心温度を下げる　冷水による胃洗浄
- 核心温度を下げる　冷たい液による腹膜灌流
- 皮膚をとおして血流温度を下げる　総頸動脈，腋窩動脈，大腿動脈への冷罨法
- 全身の皮膚を冷却　クーリングシート

■ 体表冷却法
■ 体腔冷却法

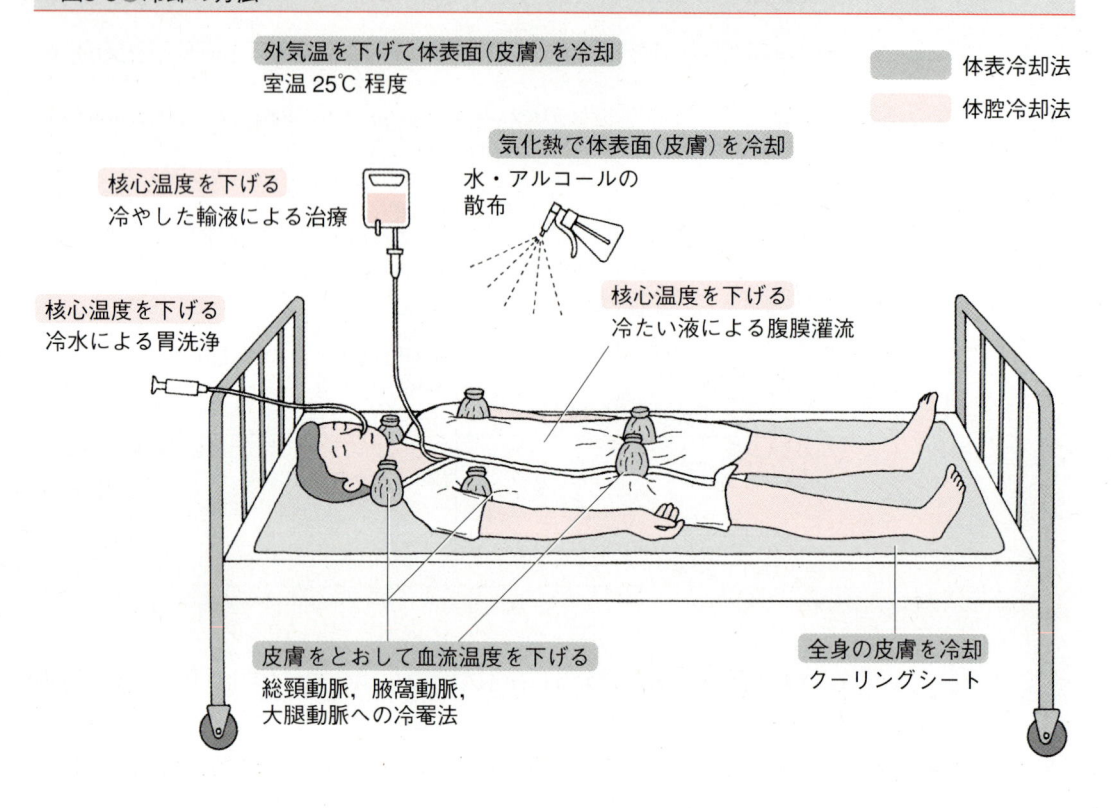

ルコールを体表面（皮膚）に散布することで気化熱を奪い体温を下げたり，冷罨法により表在動脈の冷却を行う．室温は25℃程度に下げておく．

体腔冷却法とは，口腔・膀胱・直腸・胃・腹膜などに冷却された輸液や生理食塩水を注入することによって，直接的に核心温度を下げようとする方法である．体温調節中枢の制御ができない場合などには，脳に流れ込む血液の温度を低下させるために行う．

冷却による体温の下降に対して生理的反応として悪寒・戦慄が起きる．この生理的反応を抑えながらからだの冷却を図るバランスが重要であり，体温の変動に対する観察やからだ，特に末梢の冷え，皮膚の色などを観察する必要がある．

熱射病などにより体温調節の制御ができず，ショック状態に陥っている場合には，からだの冷却だけでなく，ショック状態からの回復を目指した治療が行われる．

B 低体温の治療に伴う看護

低体温は，冷たい外気温に長時間曝されていることなどにより熱の放散

が産生を上回った結果，体熱が失われることであり，直腸温が35℃以下になる状態をいう．

生体内部でエネルギーが産生されるときに熱は発生する．生命を維持している限り，この活動は行われているため，ふだんの生活のなかで低体温を引き起こすことはあまりない．

低体温となるのは栄養不足や手術による麻酔の影響，脳の損傷や毒物中毒，甲状腺ホルモンの分泌低下，保湿の不十分な状況で寒冷地に居続けた結果，寒冷に対応した調節ができないことになる．

低体温が進むと皮膚や粘膜はチアノーゼをきたし，呼吸数の減少，心拍数の減少，意識レベルの低下や昏睡がみられ，死亡に至るため，緊急の治療が必要である．そのためまず，中枢への影響を把握する目的で核心温度を反映する体腔温の測定をする．

薬物療法：低体温を引き起こす疾患への治療として，甲状腺機能低下症に対する甲状腺ホルモンの補充がある．

栄養の補給：低栄養の状態にある場合には，十分な栄養の補給を行う．

保温と復温：低体温に対する治療としては，低体温の進行を予防する保温と低体温からの回復を目指す復温がある（図3-4）．

意識があり循環機能が保たれている場合には，毛布などでからだを覆い，外部への熱の放散を防ぎ保温に努める．体温調節機能が低下し意識低下など中枢への影響がある重症の低体温時では，核心温度を上げる復温のため体表面や体腔内の加温が行われる（図3-5）．体腔内の加温の方法としては，38～40℃の温かい液による腹膜灌流，温水による胃洗浄など，また，40～45℃の加温酸素吸入などが行われる．重症の場合には，体外循環を行うこともある．

低体温の患者に対する援助は，核心温度の測定と低体温によるからだへの影響の把握，点滴や酸素などの治療が安全に受けられ，生命の危機から脱し回復するために行う．

体温を元に戻すために加温された輸液を注入し，体腔内を温める．外部への熱の放散を防ぐために毛布で体を覆う．必要に応じて電気毛布なども用いる．

低体温によって心筋の興奮と刺激伝導の異常が生じ，不整脈や心拍数の低下が出現する．そのため，これらの治療を進めていく際には，心電図モニターによる監視やバイタルサインの観察を行い，患者の状態を把握する．

核心温度を上げるために，体温（37℃）程度に輸液を加温する．加温には専用器具によって輸液回路を温める方法や，保温庫で温める方法がある．輸液による治療は復温のほかに循環血液量の回復や水分補給と

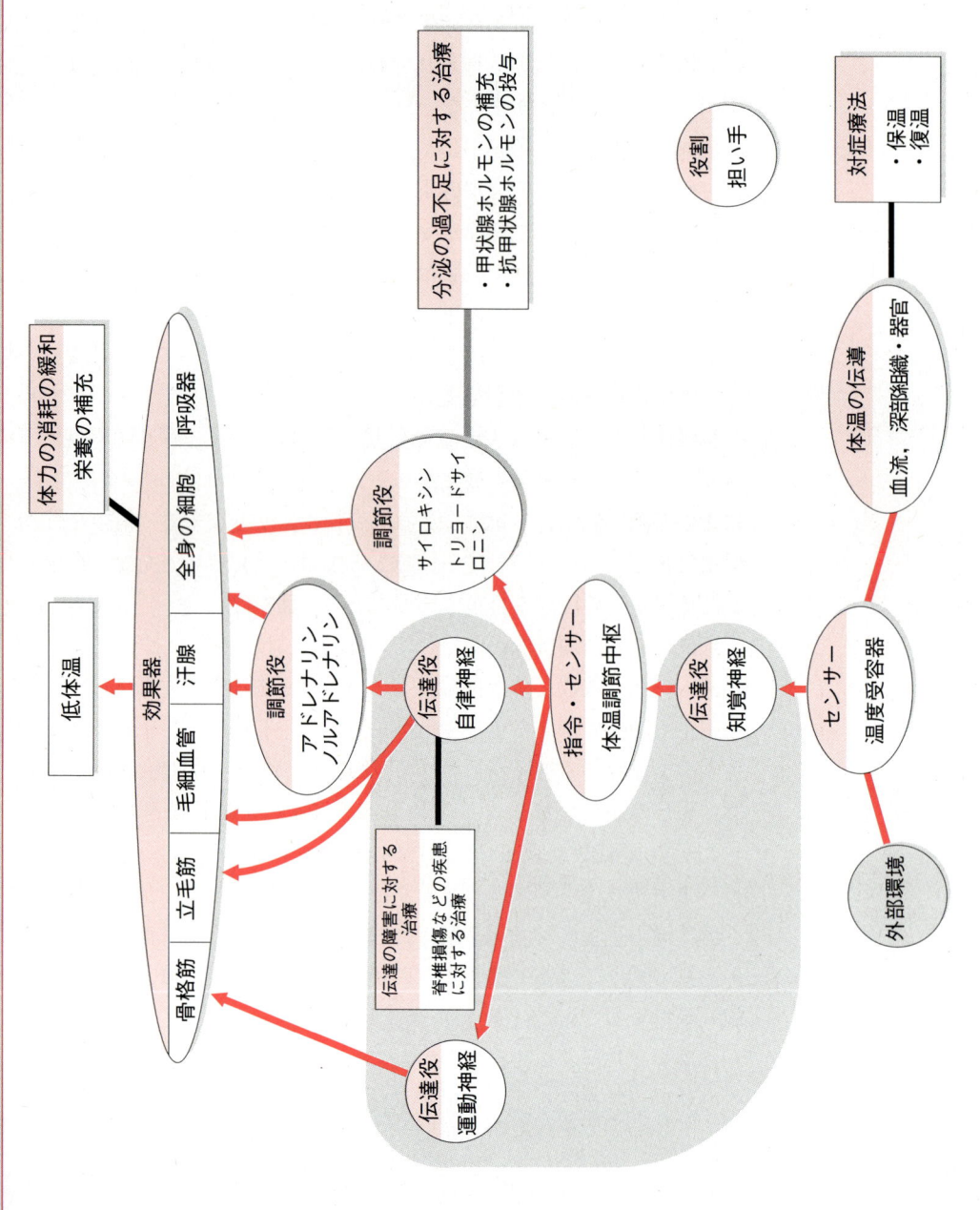

図3-4 ● 体温調節機能障害（低体温）の治療

対症療法
- 保温
- 復温

役割　担い手

体温の伝導　血流、深部組織・器官

センサー　温度受容器 ← 外部環境

伝達役　知覚神経

指令・センター　体温調節中枢

伝達役　自律神経 / 運動神経

分泌の過不足に対する治療
- 甲状腺ホルモンの補充
- 抗甲状腺ホルモンの投与

調節役　サイロキシン、トリヨードサイロニン

調節役　アドレナリン、ノルアドレナリン

伝達の障害に対する治療
脊椎損傷などの疾患に対する治療

効果器
- 骨格筋
- 立毛筋
- 毛細血管
- 汗腺
- 全身の細胞
- 呼吸器

体力の消耗の緩和
栄養の補充

→ 低体温

第3章　体温調節機能障害の検査・治療に伴う看護

図3-5 ● 復温の方法

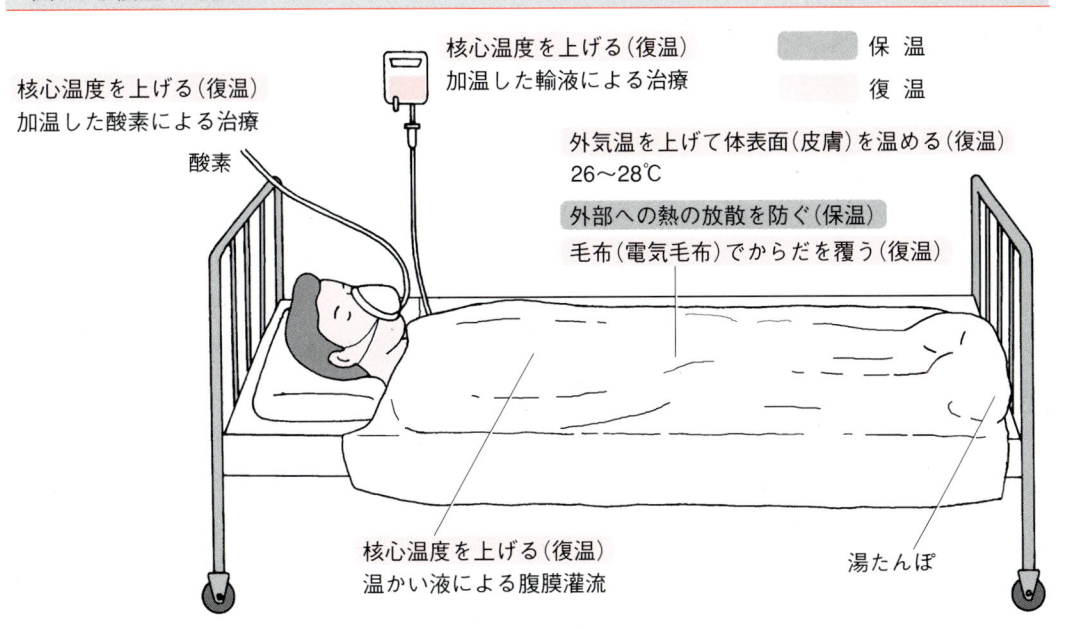

核心温度を上げる（復温）
加温した酸素による治療
酸素

核心温度を上げる（復温）
加温した輸液による治療

保温
復温

外気温を上げて体表面（皮膚）を温める（復温）
26〜28℃

外部への熱の放散を防ぐ（保温）
毛布（電気毛布）でからだを覆う（復温）

核心温度を上げる（復温）
温かい液による腹膜灌流

湯たんぽ

　排泄の維持を助けるが，体内に入った輸液の量と排泄や不感蒸泄により，失われる水分の量とのバランスを保ち，モニタリングし，循環機能に影響がないよう把握しておく．
　からだからの熱の放散を防ぐため毛布でからだを覆う．この際，からだの露出面をできるだけ少なくし，通風を遮断する．

第4章

体温調節機能障害をもつ患者の看護

本章では，熱産生に関与するホルモンの過剰による体温調節機能障害としてバセドウ病患者の看護について述べる．

バセドウ病は，甲状腺機能亢進症を起こし，甲状腺ホルモンが過剰に産生される疾患である．そのため基礎代謝率が増加し，体温上昇，発汗過多，食欲亢進，体重減少，息切れ，頻脈による動悸，振戦，不眠，いらいら感，情緒の不安定，感情のコントロール不能，落ち着きがない，注意力散漫，多弁，眼球突出，甲状腺腫などの症状がみられるようになる．

バセドウ病の治療は，甲状腺ホルモン濃度を正常範囲内に維持するために，抗甲状腺治療薬による薬物療法，外科的療法，放射線ヨード治療がある．外来では薬物療法が行われることが多く，薬物療法で効果が不十分な場合には外科的療法が適応される．

以下に薬物療法を受けるバセドウ病患者の看護と外科的治療を受けるバセドウ病患者の看護について述べる．

A 薬物療法を受けるバセドウ病（体温調節機能障害）患者の看護

バセドウ病の治療に使われる抗甲状腺治療薬にはチアマゾール（メルカゾール®），プロピルチオウラシル（チウラジール®，プロパジール®）の2種類がある．通常，チアマゾールを1日6錠で開始し，血中甲状腺ホルモン値が正常化したら徐々に減量する．中止する時期は，投与開始から一定期間後（約2年くらい）か，TSH受容体抗体（TRAb）の陰性かを目安にすることが多い．抗甲状腺治療薬による治療は中止後の再発が多く，そのため薬剤の中止後も定期的に受診し検査をすることが必要となる．

1）アセスメントの視点と情報収集

（1）体温の逸脱度の把握

患者による個人差はあるが，バセドウ病による発熱は，39～40℃の高熱で流れるような発汗のあることが多い．その際，甲状腺機能亢進症で生じた症状によるものか否かを把握する．

（2）甲状腺機能亢進症状による苦痛と日常生活への影響の把握

甲状腺ホルモン過剰による症状は多彩であり，患者に苦痛をもたらすことが多い．甲状腺ホルモンが過剰となるために起こる症状には，体温上昇，発汗，呼吸数の増加，易疲労感，体重減少，脈圧の増加，頻脈による動悸，集中力の低下，情緒の不安定などがある．これらの症状の有無，これらの症状による日常生活への影響，患者が感じている苦痛を把握する．患者は動悸や発汗などの症状により不快感や苦痛も感じていることが多い．

これらの症状は血中甲状腺ホルモン値（遊離トリヨードサイロニン：

FT$_3$, 遊離サイロキシン：FT$_4$）が正常になると消失するが，自覚症状の種類や程度には個人差があり，必ずしも甲状腺ホルモン値の程度とは一致しない．甲状腺ホルモン値が基準値以内であっても症状が残っている場合や，新たに症状が生じる場合にはバセドウ病以外に原因があることを考えなくてはならない．

起こりやすい合併症として，高血圧，耐糖能異常，不整脈（上室性期外収縮，心房細動），狭心症，心不全，肝機能障害，周期性四肢麻痺などがあり，これらの症状も血中甲状腺ホルモン値が正常になれば軽快する．周期性四肢麻痺は数か月に1度のペースで弛緩性の麻痺や脱力が数時間から1日程度発作的に起こるもので東洋人男性にみられるが，女性には少ない．甘いものの過食，飲酒，過労が誘因となる．

(3) 甲状腺クリーゼ発症の把握

甲状腺機能亢進症では，感染，外傷，過労，手術，分娩などのストレスにより極度の甲状腺機能亢進症状である甲状腺クリーゼとよばれる病態を起こすことがある．甲状腺クリーゼは，発生頻度は低いが，放置すれば生命にかかわる重篤な状態となるため，早期発見し，対処することが必要である．

甲状腺クリーゼの症状には，発熱，大量の発汗，意識障害，体温上昇に不釣合いな140回/分以上の高度な頻脈，振戦運動過多，悪心・嘔吐，下痢，脱水，循環不全などがある．時に心房細動を生じ心不全を起こすので，心電図モニターによる観察が必要となる場合もある．また，心不全を起こした場合には低酸素となるため，酸素飽和度の継続的な観察も重要となる．

体温上昇に伴い呼吸回数も増加する．甲状腺クリーゼの症状がないか否かを観察する．

(4) 甲状腺機能亢進のレベルと投与されている薬剤と量の把握

甲状腺ホルモン値（遊離トリヨードサイロニン：FT$_3$，遊離サイロキシン：FT$_4$），甲状腺刺激ホルモン（TSH）値，投与されている薬剤の名前と量を確認する．TSHは抑制されて低値である場合が多い．継続して医療機関を受診している場合には過去のデータと比較することも大切である．

(5) 自己管理にかかわる状況の把握

バセドウ病は，症状の悪化を予防するため治療の継続が重要となる．そのため，自己管理にかかわる患者の状況を把握する必要がある．患者の状況として，患者の病歴，治療の経過（中断の有無を含む），バセドウ病以外の病気の有無，年齢，職業，経済状態，患者の性格，支援してくれる家族や周囲の人間の有無，職場，家族の病気への理解度，妊娠，出産の予定などである．

2）生じやすい看護上の問題

① 甲状腺機能亢進に伴う症状による苦痛がある．
② 合併症として甲状腺クリーゼを発症し，生命の危機となる可能性がある．
③ 内服を中断し，甲状腺機能亢進症が悪化する可能性がある．
④ 自己管理に必要な知識が十分理解できず，病気と折り合いをつけることができない可能性がある．
⑤ 治療の経過が長く，精神的・経済的な不安を抱える可能性がある．

3）目標と看護

甲状腺ホルモンが過剰となるため，体温上昇，発汗，呼吸数の増加，易疲労感，体重減少，脈圧の増加，頻脈による動悸，集中力の低下，情緒の不安定などの症状が起こり，患者に苦痛をもたらす．代謝亢進により熱産生が活発で，体重減少がある場合は，十分なエネルギー，たんぱく質，ビタミンなどの摂取を進める．

（1）甲状腺機能亢進に伴う症状による苦痛を緩和するための援助

発熱や発汗がみられる場合には，清拭や寝衣の交換を頻繁に行う．また，涼しい室温や風通しなどの環境にも配慮する．軟便や下痢となる場合や眼球突出のために角膜，結膜の乾燥により痛みや感染を生じる場合もある．このような場合には交感神経の緊張緩和，疼痛緩和のための薬剤投与を行い，また，感染している場合には抗生物質を点眼する．眼瞼に清潔な温タオルや冷タオルを当てると痛みが緩和される場合もある．

周期性四肢麻痺の予防のために，血中甲状腺ホルモンが正常値に戻るまでは，甲状腺機能亢進の誘因となる甘いものの過食，飲酒，過労を避けることが必要であることを患者に説明する．

（2）甲状腺クリーゼを早期発見し，生命の危機を回避するための援助

甲状腺クリーゼの場合は，相対的な副腎皮質機能不全の状態にあるとされているため，ショックになる場合もある．そのため，血圧の変動，ショック症状の有無についても十分に観察することが大切である．特に38℃以上の発熱がみられる場合には甲状腺クリーゼに注意する．

（3）薬物療法が継続でき，血中甲状腺ホルモン値の上昇を予防するための援助

抗甲状腺薬による治療では，薬剤の血中濃度を一定に保つことが必要であるため，薬剤の投与の継続と，なるべく同じ時間帯に服用することが大切である．抗甲状腺薬の効果は開始後2〜3か月後から現れ，血中甲状腺

ホルモン値が正常化することで，甲状腺機能亢進に伴う症状が緩和される．

　成人のバセドウ病患者では症状が改善し，仕事や家庭などの社会的役割が忙しくなると内服を中断し，症状が再燃することもある．そのため薬物の内服を継続する必要があることを説明する．壮年期の女性の場合には妊娠，出産を希望する場合もある．このような場合には産科との連携が必要である．また，医師の指示のないかぎり，妊娠していても抗甲状腺ホルモン薬を中断しないように説明する．

　薬物療法が不要となっても，定期的に血中甲状腺ホルモン（FT$_3$，FT$_4$）値，甲状腺刺激ホルモン（TSH）値を把握する必要があるため通院が必要であることを説明する．

(4) 自己管理に必要な知識を獲得し，病気と折り合いをつけるための援助

　バセドウ病は自己免疫疾患であることから，一生涯つき合わなくてはならない病気であるため，患者が病気の性質をよく理解したうえで生活することが大切である．

　しかし，甲状腺機能亢進による暑がり，発汗，動悸などの代謝亢進の症状は，患者にとって苦痛であり，症状が強い期間は今までの日常生活活動を継続することが困難になる．また，これらの症状がある場合には，衣類の調整や涼しい環境を整えることなど，日常生活のなかでの工夫が必要となる．甲状腺機能亢進症による情緒不安定や感情のコントロール不能などの症状は，患者の性格と思われ，周囲とトラブルを起こすことがある．

　患者が自分の病気を十分理解できるように，バセドウ病の病態，症状，治療の特徴，よく行われる検査，投与している薬物の名前，作用，副作用に関する知識を説明する．血中甲状腺ホルモン値が高い間は代謝速度が亢進し，発熱や易疲労感が大きいため，その期間は一時的にからだに負担となるスポーツ，活動，仕事を避けることが必要である．しかし，それ以外は，特に日常生活活動に制限は必要ない．ただし，循環器系の合併症のある患者や重労働の仕事をしている者は，安静度について医師に確認することが必要である．

　血中甲状腺ホルモン値が基準値になれば，特に生活に制限は必要ない．食事もバランスのとれた食事とするだけでよい．ヨード制限に関しては，ヨード制限をしないとバセドウ病の薬物療法の効果が現れにくいという意見や，バセドウ病が再発しやすくなるという意見もある．しかし，実際にはヨード制限の程度が不明確であり，病気に効果があるほどヨード制限をすることも不可能であるため特に制限を必要としないという意見もある．そのため放射線性ヨードの検査や治療を行う場合には，一時的に海草など

ヨードを多く含む食品を制限するだけでよいとされている．

抗甲状腺薬の副作用には白血球減少（無顆粒球症），瘙痒感を伴う発疹，筋肉痛，関節痛，発熱，肝機能障害，貧血などがある．無顆粒球症は内服を開始して3か月以内に起こることがほとんどであり，長期間内服をしている場合にはあまり心配する必要はない．

(5) 長期療養に伴う精神的不安を緩和するための援助

長期にわたり医療機関の受診が必要となるため，先の見通しがつかないと感じたり，進路，就職，結婚，出産などの人生の岐路に立たされたときに，病気であることで悩みや不安が生じることも多い．また，投与されている内服薬の副作用への不安，副作用の出現などで内服薬や治療法を変更したことによる不安なども多い．患者が不安や悩みを感じている場合には，患者の気持ちを傾聴し，患者が不安や悩みを緩和できるように援助を行う．

副作用に対する不安であれば薬剤や病気の知識の提供が不安の緩和に役立つこともある．人生の岐路に立たされたときに，病気であることで悩みや不安が生じている場合には，同じ病気をもつ患者から体験談を聞く機会をもつことが有効な場合もある．また，眼球突出症状のために容貌が変化したのではないかという不安や，人目が気になるという患者もいる．症状に伴う不安や悩みの場合には，内服薬により徐々に症状が緩和されていくことを説明するとともに，症状に伴う苦痛を緩和するための援助を行う．

検査や治療などの費用で経済的な負担を感じる場合もある．このような場合は看護師だけでなく，ソーシャルワーカーなど福祉職との連携を図り，相談窓口を紹介することが有効である．患者の不安や悩みの性質を見極め，必要な支援を得られるように調整することも大切な援助である．

B 外科的治療を受けるバセドウ病（体温調節機能障害）患者の看護

バセドウ病は良性疾患であるため，外科的治療が第1選択の治療ではないが，薬物療法で効果が不十分な場合や甲状腺腫が大きい場合，社会生活上，早期に確実な治療を患者が希望する場合には外科的療法が適応される．手術はほとんどが予定手術である．

以下に甲状腺亜全摘術を受けるバセドウ病患者の看護について述べる．甲状腺亜全摘術では，手術後のホルモン合成分泌が正常レベルとなるように両側の甲状腺の背面を2～3gずつ残し，両側の反回神経，上皮小体（副甲状腺）は温存される（図4-1）．

図4-1 ●バセドウ病の手術方法の模式図

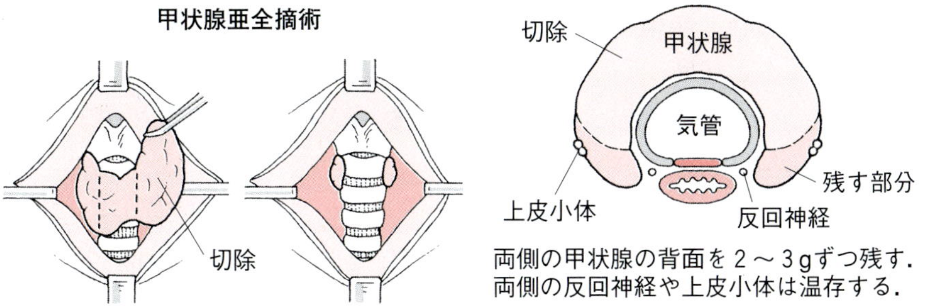

甲状腺亜全摘術

切除／甲状腺／気管／上皮小体／反回神経／残す部分

両側の甲状腺の背面を 2〜3g ずつ残す．
両側の反回神経や上皮小体は温存する．

1）アセスメントの視点と情報収集

アセスメントの視点は手術前，手術後に分けて考えることができる．

手術前：手術を安全に受けることができるか否かを把握する必要がある．そのために①手術名，②全身状態の把握―心肺機能，生化学検査，末梢血液像，凝固系検査など一般全身状態の検査結果，③血中甲状腺ホルモン（FT$_3$，FT$_4$）値，甲状腺刺激ホルモン（TSH）値，④甲状腺機能亢進症状の有無，⑤外科的治療を受けるまでの治療の経過，⑥バイタルサイン，⑦外科的治療に対する患者，家族の思い，などを把握する．

手術後：合併症を起こさずに早期回復を図る必要があるため，①行われた手術内容，②全身麻酔薬の種類，麻酔時間，覚醒の程度，③バイタルサイン，④手術創の痛み，⑤手術創の感染徴候，⑥In（輸液量）とOut（尿量，出血量，ドレーンからの排液量など），⑦手術後合併症，⑧甲状腺クリーゼの有無，⑨行動範囲，⑩手術が終了したことに対する患者，家族の思い，⑪血中甲状腺ホルモン値，甲状腺刺激ホルモン値，上皮小体ホルモン（PTH）値，血清カルシウム（Ca）値，血清リン値などを把握する．行われた手術内容に関しては手術時間，甲状腺の摘出量と残量，手術中の出血量，手術中のバイタルサインの変化，使用薬物，In（輸液量），Out（排尿量など）が含まれる．

2）生じやすい看護上の問題

①手術に対してイメージが描けず不安がある．
②手術後の合併症（出血，テタニー，反回神経麻痺など）が起こる可能性がある．
③手術を契機に甲状腺クリーゼが起こり，生命の危機となる可能性がある．
④退院後の生活に対してイメージが描けず不安がある．

3）目標と看護

（1）手術に対してイメージすることができ，不安を緩和するための援助

患者は手術に対して様々な不安や疑問をもっているので，具体的に手術前日，当日，手術後の療養経過について説明する．クリニカルパスに甲状腺亜全摘術を受けるバセドウ病患者のオリエンテーション用紙（図4-2）を示した．また，手術に伴う食事，安静度，排泄，食事・栄養，薬の使用，検査・治療の予定などが明確になると，患者もイメージがつきやすく，不安が緩和される．

（2）手術後の合併症（出血，低カルシウム血症，反回神経麻痺など）を早期発見し，対処するための援助

異常の早期発見にはバイタルサインと出血，ドレーンからの排液の経時的な観察が重要である．手術後，特に起こりやすい症状には出血，低カルシウム血症，反回神経麻痺があり，これらを経時的に観察し，異常があれば直ちに医師に報告し，その後の治療，処置がスムーズに行えるように診療の補助と患者の安全の確保にあたることが必要である．

手術後の出血が少量であれば経過観察するが，多ければ呼吸困難を引き起こす可能性があるため，挿管し，緊急手術により血腫を除去し，止血を行う必要がある．また，手術により上皮小体が損傷されることがある．その場合には，術後12〜48時間以内に上皮小体ホルモンが低下して，低カルシウム血症となりテタニー症状などが起こる．

テタニー症状には，手足・口唇のしびれ感，全身痙攣，クボステク徴候（Chvostek sign），トルソー徴候（Trousseau sign）がある（図4-3）．テタニー症状が軽い場合は，血清カルシウム値に応じてカルシウム剤や活性型ビタミンD_3が経口投与される．テタニー症状が強く，トルソー徴候などがある場合には，塩酸カルシウムなどのカルシウム製剤が静脈より投与される．テタニー症状がみられた場合には，症状の経過観察を行うとともに，血清カルシウム値，上皮小体ホルモン値，血清リン値などを把握する．また，低カルシウム血症に伴い，心電図のST延長，QT間隔延長，いらいら，不随意運動がみられることもある．

手術野を確保するために使用した器具などの圧迫により，一時的に反回神経麻痺を起こすことがある．また，まれではあるが手術による損傷で反回神経麻痺が起こることもある．反回神経麻痺では，嗄声や嚥下障害などの症状がみられる．一時的な反回神経麻痺の場合には，絶飲食とし，麻痺症状の経緯を観察し，症状が軽快するのを待つ．両側性では呼吸困難が生じるため緊急に気管切開や気管挿管が行われる．

図4-2 ● 甲状腺手術のオリエンテーション用紙（例）

	月　日 手術前日	月　日 手術当日（前）	月　日 手術当日（後）	月　日 手術1日目	月　日 2日目	月　日 3日目以降	月　日～長くても　月　日までの予定 ドレーンが抜けた翌日を退院予定としています
食事 栄養	・夕食まで普通食 ・夜9時まで水分は、とれます。	・水や食事をとることはできません。うがいはできます。		・朝から水分がとれます。昼食から普通食があります。			
安静度	・病院内自由	・手術室入室前にストレッチャーに移ります。	・ベッド上安静です。寝返りや膝立てはできます。	・歩行可（病棟内）くびを無理に後ろに伸ばすことは控えてください。	・歩行可（病院内）		
排泄		・午前6時に浣腸します。ストレッチャーに移る前に排尿をすませてください。	・手術中に尿を出すための管が入ります。	・朝、尿の管を抜きます。			
清潔	・入浴してください。・手と足の爪を切ってください。	・歯磨き、髭剃りをすませておいてください。・化粧品はつけないでください。		・体を拭いて、術衣からパジャマに着替えます。	・下半身シャワーができます。・洗髪台で髪が洗えます。	・ドレーンが抜けたら全身シャワーができます。	
薬（痛み止め）	・夜9時に2錠の下剤を飲みます。	・午前9時からの手術以外の方は、朝から点滴をします。	・痛みが強いときは、痛み止めを使います。・持続で点滴を行います。	・点滴をぬきます。			
検査 治療			・心電図モニター、酸素マスクがつきます。・創のそばにドレーン（管）が入ります。・採血があります。	・心電図モニター、酸素マスクがはずれます。・くびの創を消毒します。	・採血があります。	・排液量が10cc以下になったらドレーンを抜去します。なくても7日目には抜く予定です。創をとめているホチキスをぬいてテープを貼ります。	・テープを貼りかえて退院になります。・家での消毒は、いりません。
説明 指導	・看護師が、必要物品および手術前後の経過について説明します。・主治医および麻酔科医が手術や麻酔について説明します。・手術室の看護師の訪問があります。	・弾性ストッキングを、手術着に着替えるときに着用します。	・家族の方に、手術結果を説明します。・肺合併症や、血栓予防に寝返りや足の屈伸運動をしましょう。		・弾性ストッキングを脱ぎます。		・看護師より次の外来日、お薬のある方には薬について説明します。・その他わからないことがあれば、看護師にご相談ください。
その他	・入院までの経過や、今までの生活についてお話を伺います。・お飲みになっている薬があれば、看護師にお知らせください。・眠れないときは、お知らせください。睡眠薬を処方します。	・ネームバンドをつけます。・手術中、ご家族の方は、2時間家族の控室でお待ちください。					・退院までにお荷物を整理して、お部屋でお待ちください。・請求書ができ次第お渡しします。1階で会計がお済みになりましたら、O階病棟受付にご連絡ください。・次回の外来予約票とお薬のある方には、お薬をお渡しします。

※これは、標準的なものです。年齢・合併症により多少のずれを生じることがあります。

図4-3 ● テタニー症状

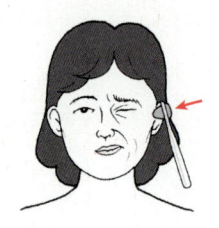

〈クボステク徴候〉
耳の前方，頬骨突起の下方の部位をハンマーで軽く叩くと，顔面筋と眼輪筋の痙攣が起こる．

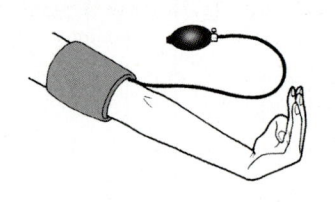

〈トルソー徴候〉
上腕部に血圧計マンシェットを巻き，収縮期より強い圧力で3分間圧迫すると上肢の筋の攣縮により手首と母指が屈曲し，ほかの指は伸展して手掌がへこむ．

特に手術後の血栓を予防するために，弾性ストッキングの着用やベッド上での足の屈伸運動を行うことが有効である．また，甲状腺亜全摘術では全身麻酔を行うので，手術後の様々な合併症を予防するために，手術創の痛みを緩和しながら，早期離床，行動拡大を促進することが大切である．

（3）甲状腺クリーゼを早期発見し，生命の危機に陥らずに術後を経過できるための援助

バセドウ病があり，手術前に甲状腺機能が十分コントロールできていない状態で手術を行った場合には，甲状腺クリーゼを起こしやすい．甲状腺クリーゼの発症は，患者の生命を危機に陥らせる可能性がある．急速に症状が悪化し死に至る場合もあるので，迅速な対応が求められる．そのためにA「薬物療法を受けるバセドウ病（体温調節機能障害）患者の看護」のアセスメントの視点で述べたような甲状腺クリーゼの症状を観察することが必要である．

もし甲状腺クリーゼが起きた場合には，甲状腺ホルモンを急速に低下させる目的で，抗甲状腺薬，無機ヨードが投与される．また，カテコールアミン作用も抑制するために β 遮断薬や交感神経遮断薬が投与される．対症療法としては，ステロイド薬の投与や輸液，クーリング（冷却）酸素吸入が行われる．これらの治療が確実に行われるように援助を行う．また，家族も突然の重篤な状況に驚き不安が強い．家族に対しても不安や思いを傾聴し，病状や行われている治療について理解が得られ，安心して患者のことを見守ることができるように援助を行う．

（4）退院後の生活に対してイメージが描け，自己管理が行えるための援助

手術後は甲状腺機能が低下する可能性もあるので，甲状腺の摘出量，血中甲状腺ホルモン値，甲状腺刺激ホルモン値，甲状腺機能低下の症状などについて把握する．手術後の経過が順調であり，血中甲状腺ホルモン値が正常に戻ると，社会生活上の制限は特にない．女性患者の場合などでは頸部の手術創跡が目立たないようにテープで保護するとよい．

内部環境調節機能障害をもつ成人の看護

pH調節機能障害をもつ
成人の看護

第1章　pH調節機能障害と日常生活　　59

① pH調節機能とその役割 ── 60
② pH調節機能とその障害 ── 61
③ pH調節機能障害がもたらす生命・生活への影響 ── 68

第2章　pH調節機能障害の把握と看護　　69

第3章　pH調節機能障害の検査・治療に伴う看護　　79

① pH調節機能の検査に伴う看護 ── 80
② pH調節機能障害の治療に伴う看護 ── 100

第4章　pH調節機能障害をもつ患者の看護　　131

第1章

pH調節機能障害と日常生活

1 pH調節機能とその役割

A pH調節機能とは何か

　身体が生命活動を維持できるのは，体液の水素イオン濃度が一定に保たれているからである．

　この体液中の水素イオンは非常に低濃度であるため，水素イオンのマイナスの対数で示し，pH（ペーハー）とよばれている（pH＝－log [H$^+$]）．

　pHを調節しているのは，血液中の重炭酸系などの緩衝系と，肺胞，腎尿細管である．これらの機能はそれぞれ独立して作用するのではなく，お互いに調整し合ってpHを常に一定に保っている（図1-1）．

B pH調節機能と生命・生活

　生命活動は全身の細胞の代謝活動によってエネルギーを得て維持されている．循環機能，呼吸機能などすべての機能はこの代謝によって支えられている．pHは生体で起こるすべての代謝に影響する．代謝が行われるpHの範囲は7.35〜7.45と限られており，逸脱すると酵素の働きが落ちて，代

図1-1● pH調節機能

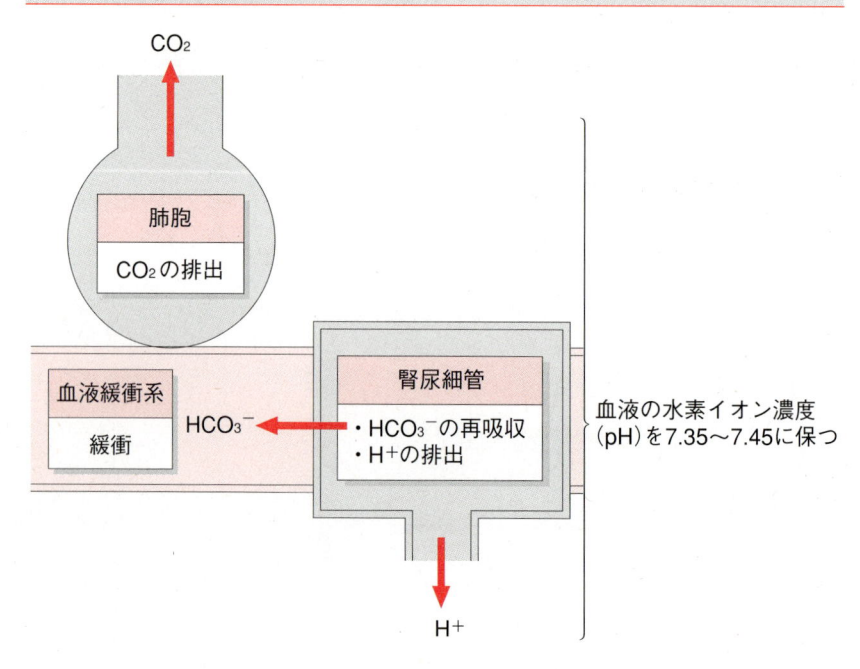

- 肺胞：CO_2の排出
- 血液緩衝系：緩衝
- 腎尿細管：HCO_3^-の再吸収，H^+の排出

血液の水素イオン濃度（pH）を7.35〜7.45に保つ

図1-2 ● pH調節機能と生命活動

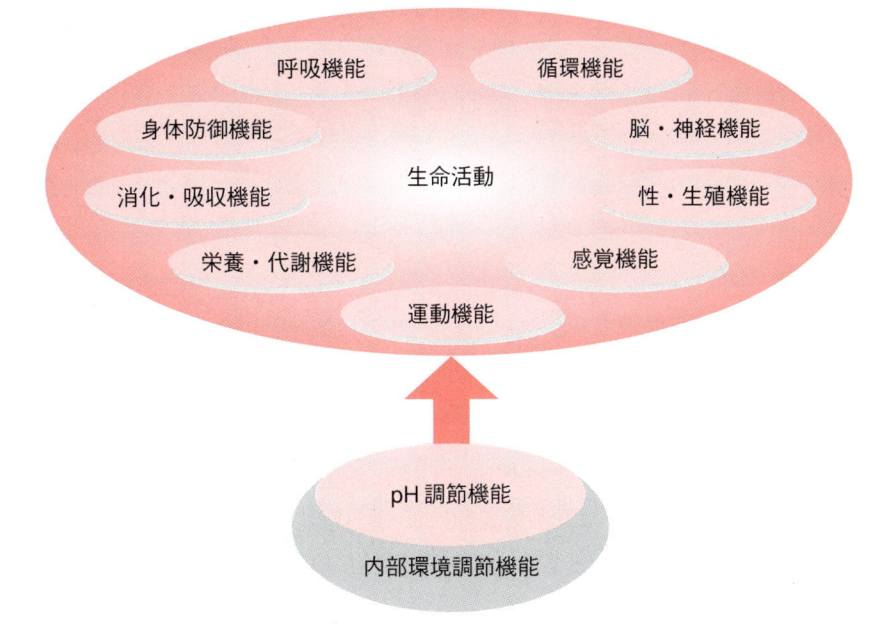

謝が停止することで生命が危機に曝される．内部環境調節機能は生命活動の支持機能であり，その一つがpH調節機能である（図1-2）．

2 pH調節機能とその障害

A pH調節機能の担い手とメカニズム

pHが7.45以上でアルカローシス，pHが7.35以下でアシドーシスとなり，pHが7.1以下あるいは7.7以上になると生命の危機が生じる．pHはヘンダーソン-ハッセルバルヒ（Henderson-Hasselbalch）の式で表すことができる．$pH = 6.1 + \log \frac{HCO_3^-}{0.03 \times Paco_2}$

代謝によって産生される水素イオン（H^+）は体内のpHを低下させる（酸性にする）傾向がある．**酸**（BH^+）とはH^+を解離できる物質をいう．

代謝によって生じる酸の99％は揮発性酸の二酸化炭素（CO_2）で，残りの1％は不揮発性酸で，たんぱく質の代謝で生じる硫酸，リン酸，乳酸ケトン体などである．

体内の酸には，H^+を大部分解離できる強酸として塩酸（HCl），硫酸（H_2SO_4）などがあり，H^+を一部しか解離できない弱酸には炭酸（H_2CO_3）などがある．

塩基（OH⁻）とはH⁺と結合できる物質をいう．

体内の塩基には，H⁺とすばやく結合できる強塩基として水酸化ナトリウム（NaOH），水酸化カルシウム〔Ca(OH)₂〕などがあり，H⁺と少数結合する弱塩基には重炭酸イオン（HCO₃⁻）やアンモニア（NH₃），クロールイオン（Cl⁻），硫酸イオン（SO₄⁻）などがある．

生体には全身の細胞の代謝で生じる酸を一定の範囲に保つpH調節機能が備わっている．その担い手は，血液緩衝系，肺胞，腎尿細管である（図1-3）．

pH調節のメカニズムは，まず血液中の重炭酸緩衝系や非重炭酸緩衝系（ヘモグロビン系，たんぱく系，リン酸系）が，過剰な酸，塩基を中和し，pHの変動を最小に抑える．HCO₃⁻は重炭酸緩衝系で酸を中和する働きをする．

揮発性酸であるCO₂は肺胞のガス交換によって排出され，不揮発性酸のH⁺は腎が尿細管により排出すると同時に緩衝系の材料であるHCO₃⁻を再吸収することでpHの調節に寄与している．

図1-3● pH調節機能の担い手とメカニズム

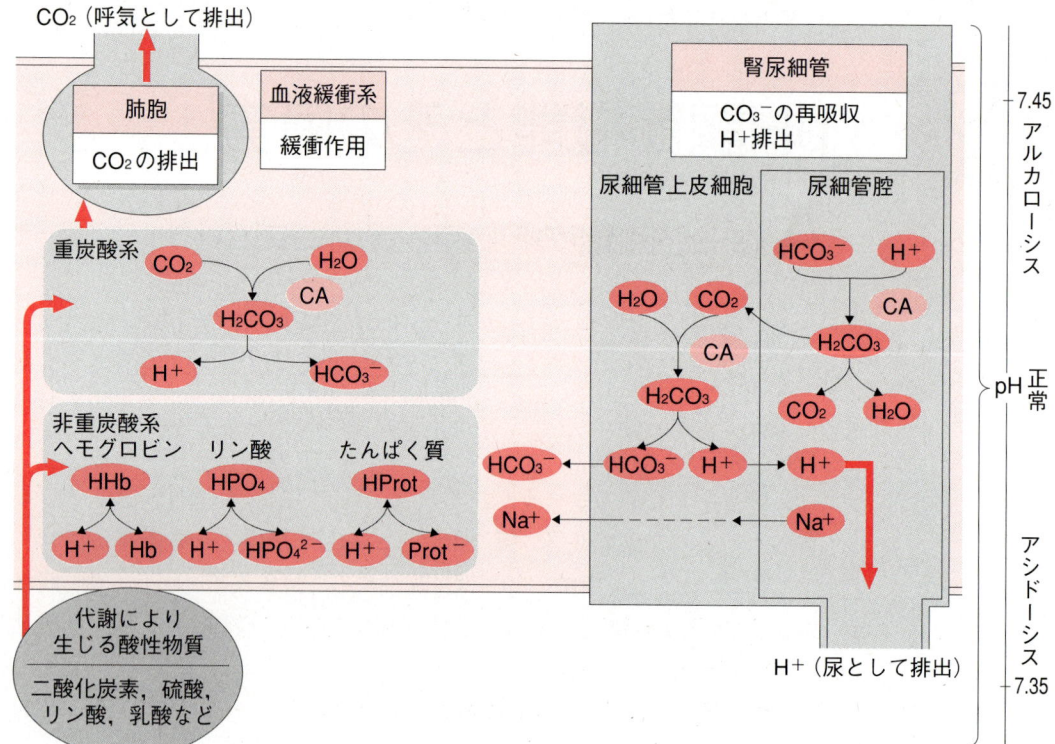

1 血液緩衝系による緩衝

緩衝機能とは，強酸・強アルカリが加わったとき，その衝撃を和らげ，pHを一定に保とうとする機能のことである．

血液緩衝系には，重炭酸緩衝系と非重炭酸緩衝系があり，非重炭酸緩衝系にはヘモグロビン系，リン酸系，たんぱく系がある．最も大きな緩衝機能は重炭酸緩衝系であり，次いでヘモグロビン系である．

細胞の代謝で産生される二酸化炭素（CO_2）は血液中に入り，水（H_2O）と炭酸脱水酵素（CA）の働きによって炭酸（H_2CO_3）となり，さらにH^+を解離するが，そのほとんどが非重炭酸緩衝系のヘモグロビン系によって緩衝されるので，血液中のpHの変動が小さい．そして肺胞に達すると水素イオン（H^+）は重炭酸イオン（HCO_3^-）と結合してCO_2になり，肺胞へ拡散し排出される．

重炭酸緩衝系は，CO_2の排出で呼吸機能からと，HCO_3^-の再吸収で腎機能から影響を受ける．

2 肺胞による二酸化炭素（CO_2）の排出

肺胞は二酸化炭素（CO_2）を呼吸を通じて排出することでpHの調節をしている．細胞の代謝によって生じたCO_2は血液中の緩衝系の作用で緩衝され，血流に乗って肺胞まで戻り，分圧差を利用した拡散によってCO_2を排出する．

血液中のpHを保つため，呼吸中枢である延髄に刺激を送る末梢の受容体には頸動脈体と大動脈体があり，動脈血酸素分圧（Pao_2）の低下と動脈血二酸化炭素分圧（$Paco_2$）の上昇と同時に，pHの低下を感知してカテコールアミンを放出し，延髄に刺激を送り，呼吸数を増しCO_2を排出する．

3 腎臓の尿細管による調節（図1-4）

（1）重炭酸イオン（HCO_3^-）の再吸収と水素イオン（H^+）の排出

腎尿細管は緩衝によって生じた水素イオン（H^+）を排出し，必要な重炭酸イオン（HCO_3^-）を再吸収して血液のpHを調節している．

H^+，HCO_3^-は糸球体で濾過されるが，近位尿細管腔で炭酸脱水酵素の働きによって二酸化炭素（CO_2）と水（H_2O）に分解され，CO_2は尿細管上皮細胞に移動する．そして近位尿細管上皮細胞内の炭酸脱水酵素の働きによって，CO_2はH_2Oと結びつきHCO_3^-とH^+に分解される．分解されたH^+は尿細管中へナトリウムイオン（Na^+）と交換され排出される．そしてHCO_3^-は血液中へ再吸収される．近位尿細管で90％以上が再吸収され，その量は濾過される量と同量である．HCO_3^-の再吸収とは，濾過された

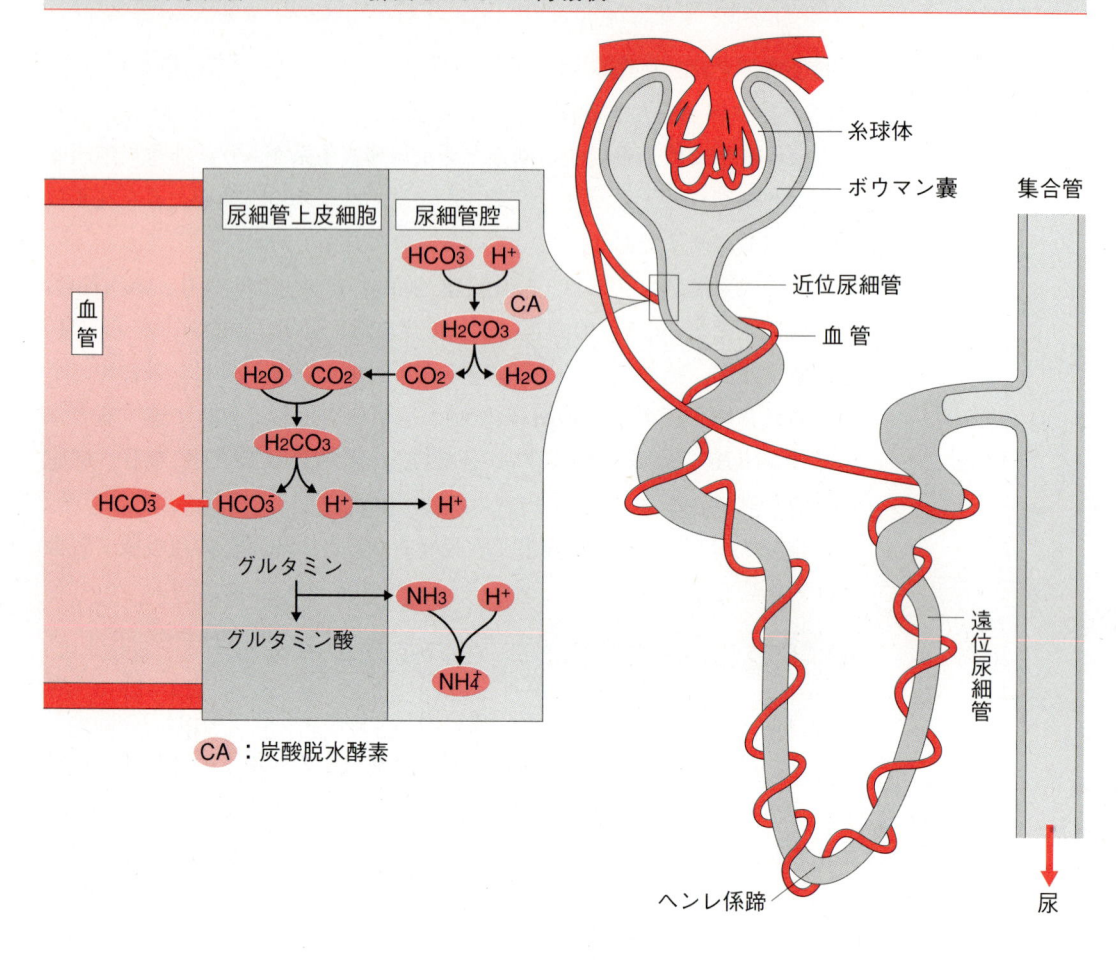

図1-4 ● 腎尿細管におけるH⁺排出とHCO₃⁻の再吸収

CA：炭酸脱水酵素

HCO₃⁻ではなく，新たに産生されたHCO₃⁻のみについていっている．HCO₃⁻の再吸収により血液緩衝機能を保持しpHの調節が保たれる．さらに，近位尿細管上皮細胞はグルタミンからアンモニア（NH₃）を産生，分泌し，遊離しているH⁺を結合してアンモニウム塩（NH₄⁺）として排出されたり二塩基性リン酸（HPO_4^{2-}）と結合し，一塩基リン酸（$H_2PO_4^-$）として排出される．

（2）重炭酸イオン（HCO₃⁻）の再吸収，水素イオン（H⁺）の排出と影響因子

HCO₃⁻の再吸収とH⁺の排出に影響を与える因子としては，動脈血二酸化炭素分圧（Paco₂），血漿K⁺濃度，血漿Cl⁻濃度などがある．

① 動脈血二酸化炭素分圧（Paco₂）

Paco₂が低下すると尿細管上皮細胞内のCO₂が減り，HCO₃⁻の再吸収は減少する．逆にPaco₂が上昇するとCO₂が増し，HCO₃⁻の再吸収が増加する．

② 血漿カリウム濃度

カリウムイオン（K^+）は細胞内のH^+と３：１の割合で交換されるので，血漿カリウム濃度が高いと尿細管細胞のH^+の排出が減り，結果としてH^+と１：１で交換されるHCO_3^-の再吸収が減少し，アシドーシスとなる．逆にK^+欠乏ではHCO_3^-の再吸収は増加するとアルカローシスとなる．

③ 血漿クロール濃度

血漿クロール濃度が高くなるとHCO_3^-の再吸収は減少し，アシドーシスとなる．逆に血漿クロール濃度が低くなるとHCO_3^-の再吸収は増加し，アルカローシスとなる．

B pH調節機能障害発生の要因とプロセス

pH調節機能が障害されるとpHを一定の範囲に維持することが困難となり，アルカローシス，アシドーシスとなる．すると細胞代謝活動が低下し，生命活動に支障をきたす．さらに状態が悪化しpHが7.1以下あるいは7.7以上になると，代謝活動が停止して生命活動は停止する．

肺胞によるpH調節機能障害によって起こるものを呼吸性アシドーシス，呼吸性アルカローシスという．腎尿細管によるpH調節機能障害によって起こるものを代謝性アシドーシス，代謝性アルカローシスという．pH調節機能障害の要因としては食事や運動，疾患や薬剤などがある．

1 肺胞によるpH調節機能障害の要因とプロセス（図1-5）

（1）呼吸性アシドーシス

肺胞換気量の低下で動脈血二酸化炭素分圧（$Paco_2$）が上昇し，血液中に二酸化炭素（CO_2），炭酸（H_2CO_3）が蓄積しpHが7.35以下になった状態を呼吸性アシドーシスという．

呼吸性アシドーシスを起こす要因として，呼吸機能の低下による低換気がある．

肺炎や肺気腫，肺水腫などによる肺胞ガス交換の低下，モルヒネ中毒などの呼吸中枢障害，気道の狭窄や閉塞による通気障害，神経筋疾患による呼吸筋力の低下によって肺胞換気量が低下し，CO_2が蓄積した結果，呼吸性アシドーシスになる．

（2）呼吸性アルカローシス

肺胞換気量の増加でCO_2の放出が過剰になり，血液中のH_2CO_3が欠乏するとpHが7.45以上となり呼吸性アルカローシスになる．

呼吸性アルカローシスを起こす要因としては，呼吸中枢の興奮による過換気，吸気の酸素濃度の低下による過換気がある．

図1-5 ● 肺胞によるpH調節機能障害の要因とプロセス

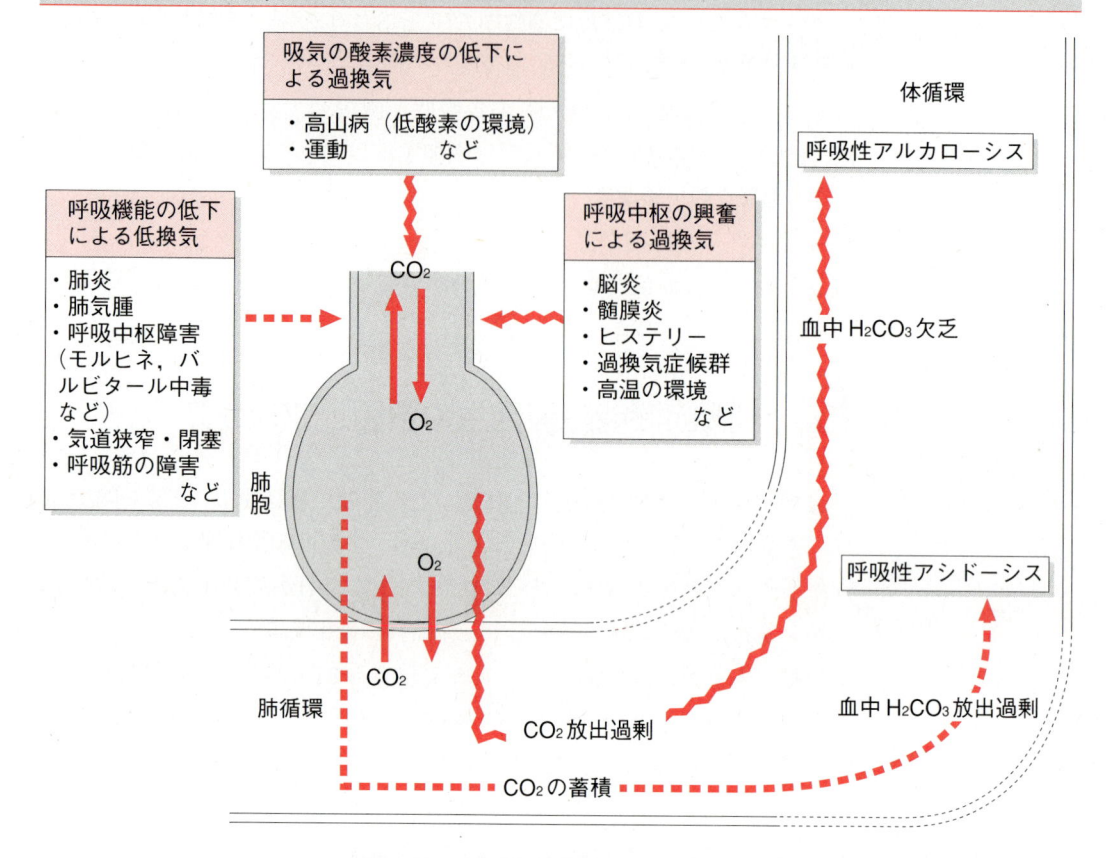

① 呼吸中枢の興奮による過換気

脳炎や髄膜炎など呼吸中枢を興奮させる疾患やヒステリーや過換気症候群，高温の環境では呼吸が促迫され，過換気によってCO_2の放出が過剰になることで呼吸性アルカローシスを引き起こす．

② 吸気の酸素濃度の低下による過換気

空気の酸素濃度が薄いために起こる高山病や，運動により酸素の消費が多くなり吸気の酸素濃度が不足すると過呼吸になり，CO_2の放出が過剰になることで呼吸性アルカローシスを引き起こす．

2 腎尿細管によるpH調節機能障害の要因とプロセス（図1-6）

酸の喪失，塩基の蓄積で代謝性アルカローシスになり，酸の蓄積，塩基の喪失で代謝性アシドーシスになる．

（1）代謝性アシドーシス

体内で酸が過剰に産生されたり，蓄積されたり，重炭酸イオン（HCO_3^-）が失われると代謝性アシドーシスを起こす．

① 酸の過剰産生

図1-6 ● 腎尿細管によるpH調節機能障害の要因とプロセス

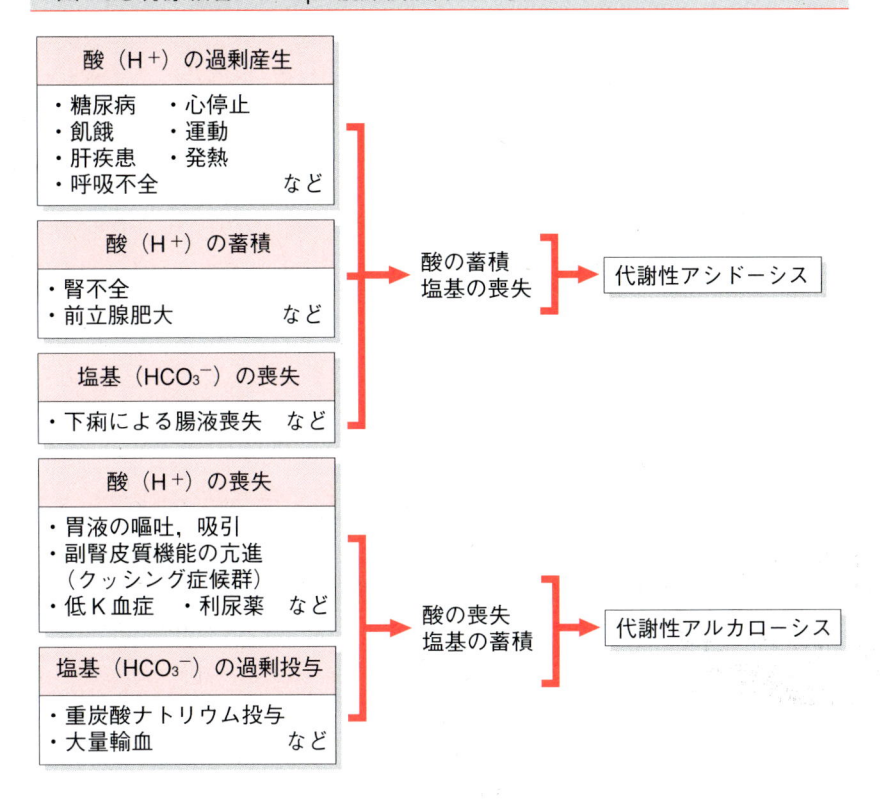

酸（H⁺）の過剰産生
- 糖尿病　・心停止
- 飢餓　　・運動
- 肝疾患　・発熱
- 呼吸不全　　　　など

酸（H⁺）の蓄積
- 腎不全
- 前立腺肥大　　　など

塩基（HCO₃⁻）の喪失
- 下痢による腸液喪失　など

⎱ 酸の蓄積　塩基の喪失 → 代謝性アシドーシス

酸（H⁺）の喪失
- 胃液の嘔吐，吸引
- 副腎皮質機能の亢進（クッシング症候群）
- 低K血症　・利尿薬　など

塩基（HCO₃⁻）の過剰投与
- 重炭酸ナトリウム投与
- 大量輸血　　　　など

⎱ 酸の喪失　塩基の蓄積 → 代謝性アルカローシス

　糖尿病や飢餓によって脂肪の代謝が高まると，ケトン体（不完全酸化産物）が生成され蓄積する．これをケトアシドーシスという．肝疾患による糖・脂質の代謝障害や，急激な運動や呼吸不全，心停止の酸素欠乏では乳酸が過剰に産生される．また発熱による代謝の亢進も酸の過剰産生になる．

② 酸（H⁺）の蓄積

　腎不全ではH⁺の排出障害とHCO₃⁻の再吸収障害により，酸が蓄積して代謝性アシドーシスになる．前立腺肥大などで尿路が閉塞された場合も酸の排出ができず，蓄積する．

③ 塩基（HCO₃⁻）の喪失

　下痢や瘻孔，ドレーン挿入などで大量の腸液を失うと重炭酸イオン（HCO₃⁻）が喪失する．

(2) 代謝性アルカローシス

　体内の酸の喪失，塩基の蓄積で代謝性アルカローシスを起こす．

① 酸（H⁺）の喪失

　嘔吐や胃内容物の吸引などで胃液のH⁺とCl⁻を失うと，低カルシウム性・低カリウム性のアルカローシスになる．

腎からの酸の喪失を生じる要因としては，ナトリウムイオン（Na^+）の再吸収を促進しカリウムイオン（K^+）とH^+の排出を促進するアルドステロンの分泌が過剰になる副腎皮質機能亢進（クッシング症候群，原発性アルドステロン症），クッシング症候群，利尿薬などがある．また，低カリウム血症では細胞内カリウムが細胞外へ，水素イオンが細胞内へ移行する．したがって細胞内はアシドーシスであるが，細胞外液つまり血液はアルカローシスとなる．

② 塩基（HCO_3^-）の蓄積

腎不全や低カリウム血症などのときのHCO_3^-を含む重炭酸ナトリウムの投与は，HCO_3^-の再吸収を増加させるためアルカローシスとなる．

クエン酸を含む輸血を大量に行うと一時的にアルカローシスとなる．

3 pH調節機能障害がもたらす生命・生活への影響

1 生命の危機

pH調節機能の障害でpHが7.35〜7.45を保てなくなると，全身の細胞の代謝活動が低下する．代謝活動が低下すると，生命活動が停止する．

pHの逸脱の幅が小さいうちは何とか戻そうと代償の作用が働くが，回復できなければ死に直結する．

2 生活への影響

pH調節機能を担う腎臓の機能が障害されると，腎臓に負担をかけないように食事内容を調節したり，腎臓の機能を人工透析で代行したり，腎移植で腎臓を交換しなければならない．

人工透析は透析治療を生活に組み込んだ生活スタイルの再構築が求められる．また腎移植では，移植腎を排除しないように免疫機能（防御機能）を抑制することが必要となり，免疫機能が低下した状態で生活しなければならず，さらに厳しいセルフケアが求められるのが現状である．

第2章 pH調節機能障害の把握と看護

A 呼吸性アシドーシス

1 呼吸性アシドーシスの要因

呼吸性アシドーシスでは血液中に蓄積した二酸化炭素（CO_2）が水（H_2O）と結合して$CO_2+H_2O \rightarrow H_2CO_3 \rightarrow H^+ + HCO_3^-$となり，水素イオン（$H^+$）の蓄積をきたす．

呼吸性アシドーシスに対して腎での代償が働き，重炭酸イオン（HCO_3^-）の再吸収とH^+の排出を促す．この代償は緩徐に起こるので時間がかかり，5〜7日目にピークを迎える．したがって，急性の呼吸性アシドーシスの改善には，肺胞換気量を増加させ，CO_2の排出を行うようにするため，気管挿管と人工呼吸器による換気が必要である．

慢性の呼吸性アシドーシスでは，腎の代償により，HCO_3^-は保たれるが，慢性のアシドーシス状態で$Paco_2$の上昇とPao_2の低下が生じると呼吸中枢の刺激となり，呼吸促進と低酸素血症になる．この状態で酸素の吸入を行うと換気不全が起こり，$Paco_2$がさらに上昇しCO_2ナルコーシスを生じやすいので，高濃度の酸素投与を行ってはならない．CO_2ナルコーシスでは頭痛，めまいなどの症状が生じ，さらに進むと精神神経症状と呼吸抑制が出現する．

2 呼吸性アシドーシスのある人のアセスメント（図2-1）

（1）呼吸性アシドーシスの程度と原因の把握

呼吸性アシドーシスを生じやすい疾患や薬物などの原因の有無を把握する．

$Paco_2$の上昇によって生じる症状を観察する．意識障害は初めはめまい，頭痛などが生じ，興奮，不眠，傾眠，昏睡と進む．呼吸も困難となるので呼吸数，チアノーゼなどを観察する．

血液データのpH，動脈血二酸化炭素分圧（$Paco_2$），重炭酸イオン（HCO_3^-），塩基過剰（BE）はアシドーシスの程度の把握と治療の方針に重要である．

呼吸性アシドーシスではpHは低下し，$Paco_2$，HCO_3^-は上昇し，BEは急性呼吸性アシドーシスで0〜（−），慢性呼吸性アシドーシスでは（+）となる．

（2）呼吸性アシドーシスの生活への影響の把握

急性の呼吸性アシドーシスが重症化すると，もはや自己の能力ではpH調節はできないので，気管内挿管，人工呼吸器の装着によって換気を回復

図2-1 ● 呼吸性アシドーシスの影響と対策

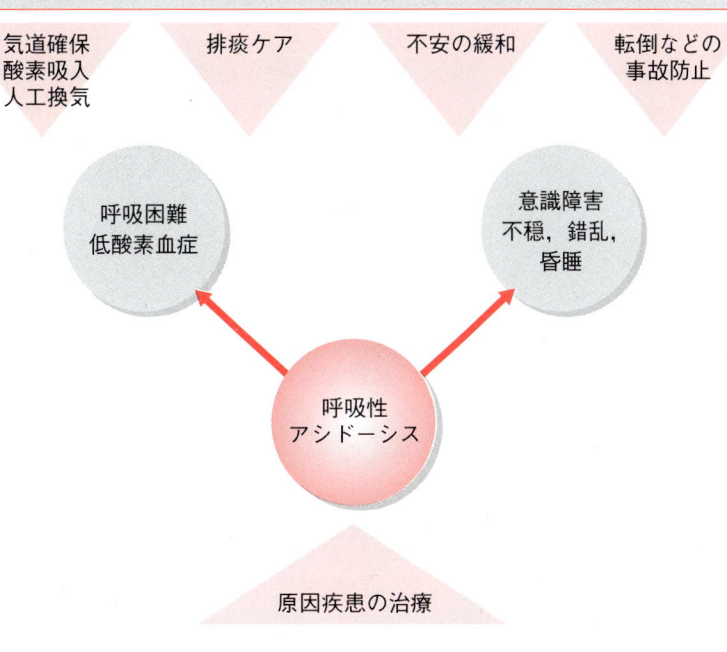

気道確保
酸素吸入
人工換気

排痰ケア

不安の緩和

転倒などの
事故防止

呼吸困難
低酸素血症

意識障害
不穏，錯乱，
昏睡

呼吸性
アシドーシス

原因疾患の治療

させ，二酸化炭素（CO_2）を排出してpHを調節しなければならない．このような状態では意識障害が生じていることが多く，日常のセルフケア行動が行えない．人工呼吸器による人工換気を効果的かつ安全に実施できているか，人工呼吸器作動や装着の状況を把握するとともに，人工換気に伴って必要となるケアの把握が必要となる．

3 呼吸性アシドーシスのある人の看護

（1）pHを正常範囲に改善し，生命危機を回避するための援助

動脈血二酸化炭素分圧（Pa_{CO_2}）の上昇による低換気を改善し，二酸化炭素（CO_2）を排出するために，気管挿管や人工呼吸器装着による人工換気が行われる．

気管挿管は医師により行われるので，無菌的に，また気道内を損傷させずに行えるよう介助する．

人工呼吸器は条件の設定，作動状況，装着状態を確認し，安全で効果的な換気が行われるとともに，装着による苦痛や拘束感が軽減されるよう援助する．

人工換気と同時に原因疾患の診断と治療も行われる．原因疾患の改善が呼吸性アシドーシスの改善につながる．

慢性呼吸性アシドーシスで人工換気が十分でない状態での酸素投与は，さらにCO_2の貯留をきたし，アシドーシスを悪化させるので注意しなけれ

71

ばならない．動脈血ガス分析を行い，pHが正常に保たれているか確認しながら行う必要がある．

換気を有効にするためにも呼吸運動を阻害しないファウラー位をとり，精神的緊張や不安を軽減するよう援助する．

また，排痰を促して気道内の閉塞や狭窄を防ぎ，換気を効果的に行う．

（2）生活への援助

意識障害が生じて人工呼吸器を装着している場合は，日常のセルフケア行動ができない．2次的な感染を起こさないためにも皮膚や粘膜の清潔の保持，栄養状態の安定が必要になる．

患者の状態に合わせて口腔や全身の清潔を保つケアを行う．

経口摂取が不可能な場合は点滴での栄養や水分の補給を行う．

（3）不安の緩和のための援助

CO_2ナルコーシスのため意識状態が悪化していくなかで，患者はこのまま意識が戻らないのではと不安を抱く．また，治療のために気管挿管や人工呼吸器装着，酸素吸入が行われるため，重症感を感じやすい．

治療や処置などについて説明し，問題が生じればすぐに対応していくことを伝え，患者が安心できるよう配慮する．

（4）意識障害による転倒などの事故の防止のための援助

意識が混濁してくると，周囲にぶつかったり，転倒したりする危険が生じやすい．

意識状態に変化がみられた場合には，安全な場所へ移動させる．転落防止などベッド上での安全を確保するためにベッド柵の準備をする．

B 代謝性アシドーシス

1 代謝性アシドーシスの要因

代謝性アシドーシスは血液中の水素イオン（H^+）の蓄積，重炭酸イオン（HCO_3^-）の喪失によって起こる．

H^+の蓄積は，腎不全などで通常排出している酸を排出できない場合と，糖尿病性ケトアシドーシスや乳酸アシドーシスなど，代謝の障害によって発生した異常な不揮発性酸が排出できない場合がある．

HCO_3^-の喪失では，下痢などによるアルカリ性腸液の喪失や，尿細管の障害によるHCO_3^-の再吸収ができない場合がある．この代謝性アシドーシスの呼吸性代償として，クスマウルの大呼吸とよばれる深くて大きい呼吸を繰り返し過換気にすることで肺から二酸化炭素（CO_2）を排出する．さらに腎でもグルタミンからアンモニア（NH_3）を産生し，H^+と結合し

NH$_4^+$として尿中に排出する．

代謝性アシドーシスはさらにアニオンギャップにより，原因を知ることができ，正アニオンギャップ性代謝性アシドーシスと高アニオンギャップ性代謝性アシドーシスに分類される（表2-1）．

アニオンギャップとは，一般検査で測定されない陰イオン（アニオン）

表2-1 ● 代謝性アシドーシスの原因と状態

	原　因	状　態
正アニオンギャップ性	消化管液の喪失 ・下痢 ・胆管ドレナージ	膵・小腸の消化管液はHCO$_3^-$濃度が高いため，多量に喪失する．
	尿細管性アシドーシス	近位尿細管でのHCO$_3^-$の吸収障害による尿中HCO$_3^-$排泄が増加する．
	腎不全	原因として最も多い．クレアチニンクリアランスが20～30mL/分では，尿細管でのアンモニウムの産生障害が生じ，尿中へのH$^+$排泄が低下する．
	炭酸脱水酵素阻害薬の与薬	CA阻害薬のアセタゾルア（ダイアモックス®）は，近位尿細管でHCO$_3^-$の再吸収を抑制する．
	アミノ酸輸液	輸液に用いるアミノ酸製剤（リジン，アルギニン，ヒスチジン）の塩基性アミノ酸は塩酸塩であるため，代謝過程でH$^+$，Cl$^-$が遊離され，高Cl血症を伴う．
	アルドステロン欠乏	アルドステロンは集合管においてH$^+$の分泌を促進する．アルドステロンの作用の減弱によって尿中H$^+$排泄が低下する．アルドステロン拮抗薬（スピロノラクトン；アルダクトンA®），アンジオテンシン変換酵素阻害薬（レニベース®，カプトリル®）の与薬や低レニン性低アルドステロン症がある．
高アニオンギャップ性	尿毒症	末期腎不全では，硫酸イオン，リン酸イオン，そのほかの有機酸が蓄積する．
	乳酸アシドーシス	ショックにおける末梢組織での嫌気性解糖の亢進や，肝不全での乳酸の処理能力が低下することによる血中乳酸の増加がある．中心静脈栄養の際，不十分なビタミンB$_1$補給が原因で生じることもある．
	ケトアシドーシス	糖尿病，飢餓状態，アルコール中毒では，血中にケトン体が蓄積する．糖尿病では，インスリンの欠乏により，脂肪酸の動員が亢進し，肝臓での脂肪酸分解によるケトン体（アセト酢酸，βヒドロキシ酪酸）が生じる．これらはHCO$_3^-$を消費する． 飢餓時にも脂肪が酸化されて同様のことが起こる． アルコール中毒では，アセト酢酸が血中に増加することで生じるが，嘔吐を伴うと代謝性のアシドーシスとアルカローシスが混在し，HCO$_3^-$は正常でも高アニオンギャップを呈する．
	薬物中毒	アセチルサリチル酸中毒は，初期は呼吸中枢の刺激で呼吸性アルカローシスを示すが，進行すると糖代謝障害に伴うケトーシス，サリチル酸からのH$^+$放出によって重篤なアシドーシスになる． エチレングリコールなどの中毒では，薬剤自体や薬剤の分解産物がアニオンギャップを増加させる．
	アミノ酸輸液	メチオニン，シスチンなどの含流アミノ酸の過度の負荷による．

であるリン酸，硫酸，乳酸，ケト酸などの差（ギャップ）のことでNa^+－(Cl^-＋HCO_3^-）で計算され，通常10（±2）mEq/lである．

2 代謝性アシドーシスのある人のアセスメント

（1）代謝性アシドーシスの程度と原因の把握

代謝性アシドーシスを生じやすい原因を把握し，血液データにより，アニオンギャップの値から，正アニオンギャップ性代謝性アシドーシスか高アニオンギャップ性代謝性アシドーシスかを知る．

代謝性アシドーシスではpH，重炭酸イオン（HCO_3^-）は低下する．細胞内から細胞外へK^+がH^+と交換されて移行するので，血清カリウム値は上昇する．

正アニオンギャップ性代謝性アシドーシスでは，HCO_3^-の減少に対しクロール（Cl）によって陰イオンを補うため，腎でのクロールの再吸収が進み，血清クロール値は上昇する．

高アニオンギャップ性代謝性アシドーシスではケトン体，乳酸などが腎から排泄されにくいため血中に貯留し，血清クロール値は低下する．

（2）代謝性アシドーシスの症状の把握

代謝性アシドーシスから生じる生命の危機状態を回避するためにも，症状を早期に発見することが大切である．

代謝性アシドーシスに特徴的な症状は，呼吸，循環，中枢神経にみられる．水素イオン（H^+）を排出しpHを正常に戻そうと血液緩衝系で緩衝作用が強まり，CO_2を産生するので，呼吸中枢が刺激され呼吸は深く大きくなる（クスマウル呼吸）．

循環系では，末梢血管の拡張と心臓の収縮力の低下からショック，カリウム血症により心室細動などの致死的不整脈が生じるので，血圧や心電図などの把握を必要とする．

また，中枢神経を抑制するので，意識障害を生じる．軽度のうちは頭痛，脱力などがみられる．進行すると昏睡状態に陥る．

3 代謝性アシドーシスのある人の看護 (図2-2)

（1）生命危機を回避するための援助

高アニオンギャップ性代謝性アシドーシスはショック，意識障害が生じやすいので，直ちに救命のための治療・処置が行われなければならない．

（2）pHを正常域に保つための援助

重炭酸ナトリウム（$NaHCO_3$）を投与することで重炭酸イオン（HCO_3^-）を補う．投与は，代謝性アルカローシス，Naの負荷による肺水腫をきたさないよう，呼吸状態や血圧の状態などを把握しながら行われる．

図2-2 ● 代謝性アシドーシスの治療と看護

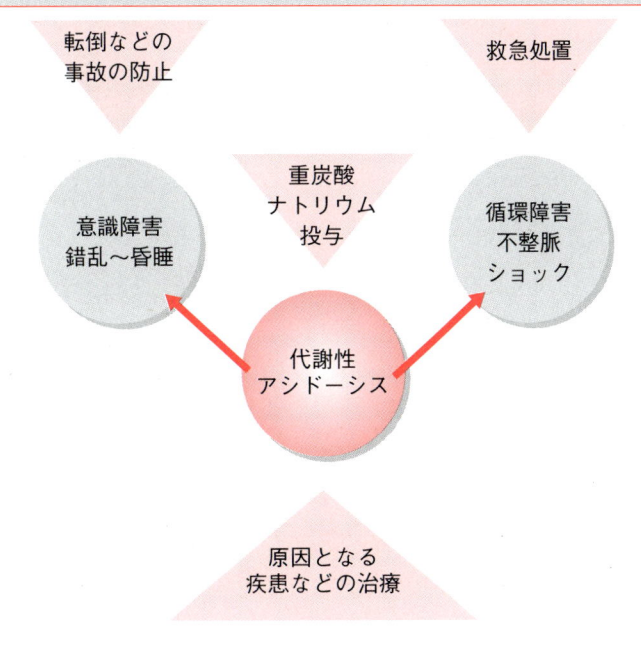

（3）原因となる疾患などの治療の援助

同時にpHの調節を阻害する原因によって治療が行われるので，治療を支援していく．

（4）意識障害による転倒などの事故を防止するための援助

意識が混濁してくると，周囲にぶつかったり，転倒したりする危険が生じやすい．

意識状態の変化がみられたら安全な場所へ移動させる．

転落防止などベッド上での安全を確保するためにベッド柵の準備をする．

C 呼吸性アルカローシス

1 呼吸性アルカローシスの要因

二酸化炭素（CO_2）が産生される以上に肺胞の換気によってCO_2が排出され，動脈血二酸化炭素分圧（$PaCO_2$）が低下するために起こるのが呼吸性アルカローシスである．

肺胞換気量を増加させる要因は，動脈血や組織の動脈血酸素分圧（PaO_2）の低下，動脈血や脳脊髄液のpHの低下，心因性・器質性疾患による呼吸中枢の刺激などである．

この呼吸性アルカローシスでは腎の代償機能が働き，重炭酸イオン（HCO_3^-）の再吸収とH^+の排出を抑制する．

2 呼吸性アルカローシスのある人のアセスメント

(1) 呼吸性アルカローシスの程度と原因の把握

呼吸性アルカローシスを生じやすい疾患や薬物などを把握し，$PaCO_2$の低下によって生じる症状を観察する．

血液データではpH，カリウムイオン（K^+），クロールイオン（Cl^-）は上昇し，重炭酸イオン（HCO_3^-）は低下している．

過換気症候群では精神的緊張により呼吸数が増加し，呼吸性アルカローシスを生じ，さらに低カルシウム血症によりテタニー，末梢神経障害を生じる．

(2) 呼吸性アルカローシスの日常生活への影響の把握

過換気によって深く速い呼吸が持続することで体力の消耗を起こしやすい．また，過換気の原因として不安が最も多いことから，生活上に何らかのストレスが生じていることも考えられる．

過換気を生じる回数や状況などを把握し，仕事や家庭生活に支障をきたしていないか情報を得る．

3 呼吸性アルカローシスのある人の看護

過換気症候群に対する援助としては，自己の呼気を再吸入することによって二酸化炭素（CO_2）を取り込み，動脈血二酸化炭素分圧（$PaCO_2$）を上昇させる方法がある．

紙袋を口に当て，CO_2を効果的に取り込めるよう，ゆっくり深呼吸をしてリズムをつけるよう声かけをする．

頻回に起きる過換気症候群や重症の場合は，精神科専門医のコンサルテーションが必要である．

D 代謝性アルカローシス

1 代謝性アルカローシスの要因

体内の重炭酸イオン（HCO_3^-）が増加することによって起こる．

正常では血漿HCO_3^-値が24mEq/lを超えると再吸収が停止して，HCO_3^-が排出されるメカニズムになっている．

代謝性アルカローシスではHCO_3^-が過剰に産生されるとともに，HCO_3^-の排出を抑制するメカニズムが働いている．

HCO_3^-が過剰に産生される原因として重炭酸の過剰投与や頻回の嘔吐などによる胃液の喪失，酸の排出を促進する鉱質コルチコイドの過剰，利尿薬の投与などによる水素イオン（H^+）の喪失などがある．

　また胃液の喪失では，同時に循環血漿量が低下し，腎でもHCO_3^-の再吸収が増加するが，Cl^-（生理食塩水）を投与すると循環血漿量が増加し，HCO_3^-の再吸収が抑制されるので，Cl反応性アルカローシスという．

　腎からH^+が喪失する代謝性アルカローシスでは，細胞外液のH^+が細胞内液のカリウムイオン（K^+）との交換で移行するので低カリウム血症をきたしているが，Cl^-の投与ではアルドステロンの分泌が抑制されないので，Cl不応性アルカローシスという．

　代謝性アルカローシスの症状としては，代謝性アルカローシスに伴う低カリウム血症，低カルシウム血症の影響が現れ，組織の低酸素血症，意識障害，痙攣，不整脈などが現れる．

2　代謝性アルカローシスのある人のアセスメント

(1) 代謝性アルカローシスの程度と原因の把握

　代謝性アルカローシスを生じやすい疾患や薬物について把握し，重炭酸イオン（HCO_3^-）の上昇とクロール（Cl）の低下によって生じる症状を観察する．

　血液データから，pH，HCO_3^-の上昇，カリウムイオン（K^+），クロールイオン（Cl^-）の低下がみられる．

(2) 代謝性アルカローシスの症状の把握

　代謝性アルカローシスの症状として意識障害，痙攣，不整脈などの重症症状が出現していないか観察する．

3　代謝性アルカローシスのある人の看護

　代謝性アルカローシスでは緊急の治療を要することはまれで，まず原因となっている疾患の治療の支援を行う．

　体液の減少を伴う場合は生理食塩水などの補液がなされる．

　低カリウム血症ではカリウムの補給が必要である．

　嘔吐を繰り返している場合は，アルカローシスの回復が困難となる．吐物による不快感は，さらに嘔吐が誘発されやすいので吐物をすみやかに片づけ，水で口をすすげるよう口腔ケアの準備をしておく必要がある．

第3章

pH調節機能障害の検査・治療に伴う看護

1 pH調節機能の検査に伴う看護

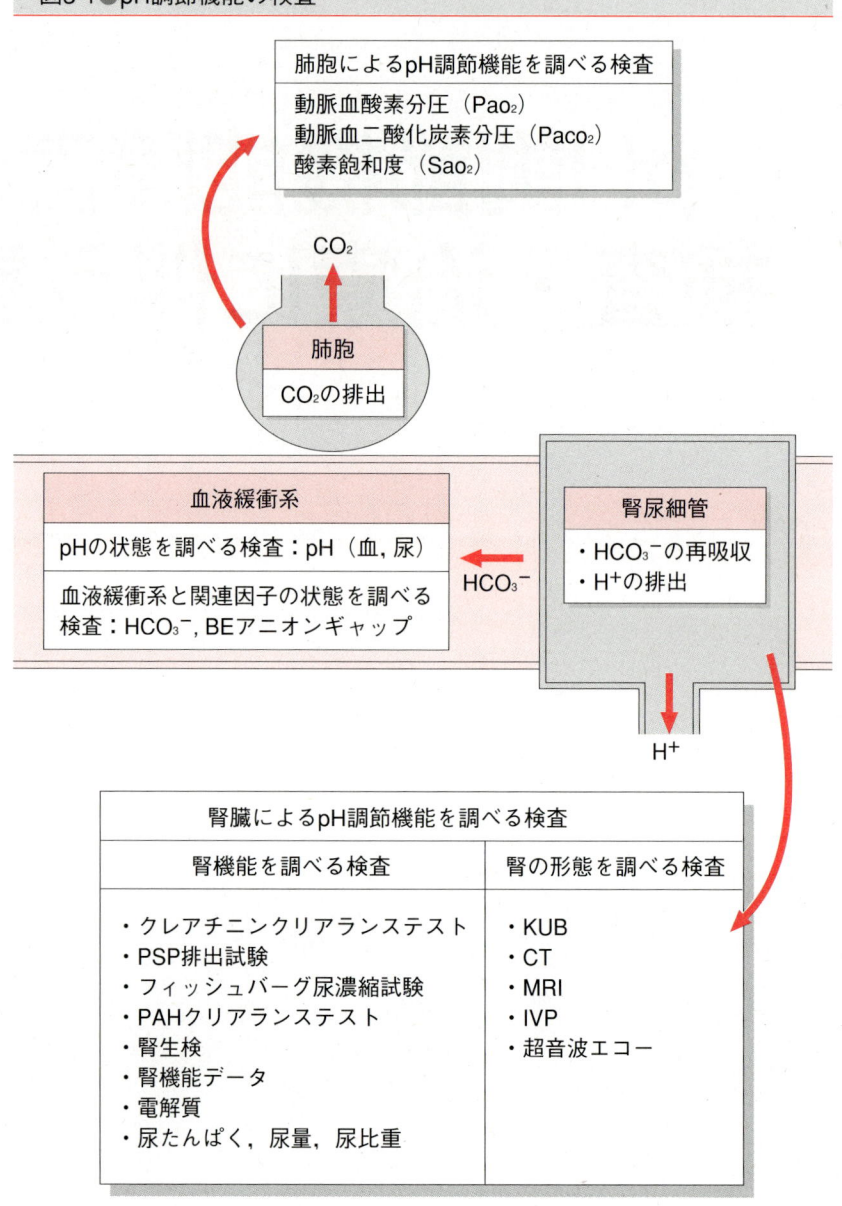

　pH調節機能の検査には，pHを調べる検査，血液緩衝系と関連因子の状態を調べる検査，肺胞によるpH調節機能を調べる検査，腎臓によるpH調節機能を調べる検査がある．なお腎臓によるpH調節機能を調べる検査として，腎機能を調べる検査，腎の形態を調べる検査がある（図3-1）．

図3-1 ● pH調節機能の検査

肺胞によるpH調節機能を調べる検査
- 動脈血酸素分圧（Pao_2）
- 動脈血二酸化炭素分圧（$Paco_2$）
- 酸素飽和度（Sao_2）

肺胞
CO_2の排出 → CO_2

血液緩衝系
- pHの状態を調べる検査：pH（血，尿）
- 血液緩衝系と関連因子の状態を調べる検査：HCO_3^-，BEアニオンギャップ

← HCO_3^-

腎尿細管
- HCO_3^-の再吸収
- H^+の排出

↓ H^+

腎臓によるpH調節機能を調べる検査

腎機能を調べる検査	腎の形態を調べる検査
・クレアチニンクリアランステスト ・PSP排出試験 ・フィッシュバーグ尿濃縮試験 ・PAHクリアランステスト ・腎生検 ・腎機能データ ・電解質 ・尿たんぱく，尿量，尿比重	・KUB ・CT ・MRI ・IVP ・超音波エコー

A pHを調べる検査

1 pH

血液中のpHの基準値：7.35～7.45，尿pHの基準値：4.6～7.0.

血液中のpHは，動脈血二酸化炭素分析により把握できる．

血液中のpHが酸性に傾いた場合（7.35以下）をアシデミア，アルカリ性に傾いた場合（7.45以上）をアルカレミアといい，それらを生じさせる病態をそれぞれ**アシドーシス**，**アルカローシス**という．アシドーシス，アルカローシスを生じさせる病態には，呼吸性の因子と代謝性の因子がある．

人間は血液中のpH7.35～7.45を維持するために過剰な酸やアルカリを尿に排泄する．そのため尿pHは，運動や食事の影響を受けやすい．運動後は尿pHは酸性に傾く．また，食事の内容により尿pHは変化する．一般に動物性食品を多量に摂取すると尿pHは酸性になり，植物性食品を多量に摂取するとアルカリ性となりやすい．

尿のpH測定は，新鮮な尿で行う．検査のために採取した尿を長く放置すると尿中の細菌が尿素をアンモニアに分解するため，pHはアルカリ性に傾く．しかし，カリウム欠乏によるアルカローシスでは，血液はアルカリ性に傾きながら，尿は酸性となることがある．

B 血液緩衝系と関連因子の状態を調べる検査

1 重炭酸イオン（HCO_3^-）

基準値：22～28mEq/l.

血漿重炭酸イオン（HCO_3^-）は，身体の代謝で産生される酸の緩衝に重要な物質である．腎で酸塩基平衡を維持するために血漿HCO_3^-を排出または再吸収することで，酸塩基平衡が維持されている．HCO_3^-が28mEq/l以上になると**代謝性アルカローシス**になり，HCO_3^-が22mEq/l以下になると**代謝性アシドーシス**とよばれる．HCO_3^-が15mEq/l以下の場合にはアシドーシスの補正が必要となる．

2 塩基過剰（ベースエクセス，BE）

基準値：－2.4～＋2.2mEq/l.

pH以外に酸塩基平衡に関する概念として，ベースエクセス（base excess；BE）がある．ベースエクセスは，体温を37℃，動脈血二酸化炭素分

表3-1 ● アニオンギャップと代謝性アシドーシスの原因

アニオンギャップ	値	原因
正常	10±2 mEq/l	下痢，腎尿細管性アシドーシス，HCO_3^-を直接喪失するような膵瘻，Clを含んだ酸の投与
増加	>14 mEq/l	乳酸性アシドーシス，尿毒症，糖尿病性ケトアシドーシス，サリチル酸やメタノール中毒（非揮発性酸の蓄積によりHCO_3^-が減少する）

出典／飯田喜俊，白井大禄：わかりやすい電解質；病態とその治療，中外医学社，1999，p.37.

圧（$Paco_2$）40mmHg（Torr）とした場合に，pHを7.4に戻すために必要な酸または塩基の量をmEq/lで表したものである．

pHを7.4に戻すために，酸が必要な場合にはプラスの値となり，反対に塩基が必要な場合はマイナスの値となる．＋2.2以上はアルカローシス，－2.4以下はアシドーシスである．

呼吸性のアルカローシス，アシドーシスの場合は，その状態が慢性的に続かなければBE値には変化が現れない．

3 アニオンギャップ（AG）

基準範囲：10（±2）mEq/l.

アニオンギャップ（anion gap；AG）は，血漿中の通常は測定されない陰イオンやたんぱく質を反映する．

アニオンギャップの計算は，アニオンギャップ＝Na^+－（Cl^-＋HCO_3^-）により計算され，代謝性アシドーシスの原因の鑑別に用いられる（表3-1）．

C 肺胞によるpH調節機能を調べる検査

1 動脈血酸素分圧（Pao_2），動脈血二酸化炭素分圧（$Paco_2$）

動脈血酸素分圧（Pao_2）と動脈血二酸化炭素分圧（$Paco_2$）は動脈血ガス分析により得られ，肺胞ガス交換機能の状態を示す．

二酸化炭素（CO_2）の過剰な蓄積は**呼吸性アシドーシス**を起こし，$Paco_2$は上昇する．この原因のほとんどは，肺胞換気量の減少である．逆に身体の細胞の代謝で，CO_2が産生される速度以上に身体からCO_2が失われると**呼吸性アルカローシス**を起こし，$Paco_2$は低下する．この原因のほとんどは肺胞換気量の増加による肺からのCO_2の排出増加である．

2 動脈血酸素飽和度（Sao_2）

動脈血酸素飽和度（Sao_2）は，酸素とヘモグロビンが結合している割

合を示し，温度，pH，Paco₂の変化に影響される．基準値は95〜98%であるが，Pao₂の基準範囲である90mmHg前後ではSao₂が98〜99%となる．

正しく肺胞ガス交換機能を評価するために，検査の20〜30分前からの安静臥床が必要であることを説明する．

以上，A〜C項で述べたように血液中のpH，重炭酸イオン（HCO₃⁻），塩基過剰（BE），動脈血酸素分圧（Pao₂），動脈血二酸化炭素分圧（Paco₂）は，血液ガスにより把握できる．血液ガスは動脈血より採取される．

血液ガスを測定する成人への看護については，『新体系看護学全書別巻 呼吸機能障害 第3章B-4動脈血ガス分析』の項を参照してほしい．動脈血ガス測定値の意義と解釈については表3-2にまとめた．

表3-2 ● 動脈血ガス測定値の意義と解釈

項目	意義	正常値	異常値（参考値）
Pao₂（動脈血酸素分圧）	肺でのガス交換の状態（換気・循環分布や拡散能）を示す呼吸不全の有無をみる指標．	85〜105mmHg	50mmHg以下は低酸素血症，30mmHg以下では重要臓器に障害をきたす．
Paco₂（動脈血二酸化炭素分圧）	動脈血中のCO₂分圧から肺の換気能力をみる．肺疾患や呼吸パターンにより影響される．	35〜45mmHg	35mmHg以下で呼吸性アルカローシス，45mmHg以上で呼吸性アシドーシス，70mmHg以上でCO₂ナルコーシスが出現する．
pH（ペーハー）	動脈血の酸性度を示す（水素イオンの濃度を表現している）．	7.35〜7.45	7.45以上でアルカローシス，7.35以下はアシドーシスとよばれる．
HCO₃⁻（動脈血重炭酸濃度）	血液に溶解している重炭酸イオンの量．pHとPaco₂の測定値から計算され，代謝性変化により影響される．	22〜28mEq/l	26mEq/l以上で代謝性アルカローシス，22mEq/l以下で代謝性アシドーシスが出現する．
Sao₂（動脈血酸素飽和度）	動脈血中で酸素と結合し，酸素を運ぶヘモグロビンが全体の何%あるかを示す．	94〜98%	Pao₂が60mmHgあればSao₂は85〜90%以上ある．Pao₂が50mmHg以下になるとSao₂は75%以下に低下する．
BE（ベースエクセス）	37℃でPaco₂40mmHgのとき1lの血液のpHを7.4に戻すのに必要な酸または塩基の量．	−2.4〜+2.2mEq/l	3以上で代謝性アルカローシス，−3以下で代謝性アシドーシス．

D 腎臓によるpH調節機能を調べる検査

1 腎機能を調べる検査

　腎臓の機能を調べる検査には，糸球体機能検査，近位尿細管機能検査，遠位尿細管検査などがある（図3-2）．

　これらの検査は，採血，採尿時刻が厳密な場合が多く，患者の協力も不可欠となる．検査をスムーズに行うために，看護師は検査について熟知するとともに，患者の協力が得られるように検査の目的，手順，所要時間，注意点，協力が必要な内容を患者に説明し，確実に検査が行われるように援助する．

　なお，検査の説明に頻繁に出てくる"**クリアランス**"という用語の意味は，1分間にある物質が腎臓から尿中へ排出されるため必要な血漿流量 ml/分のことである．

1）パラアミノ馬尿酸（PAH）クリアランステスト

　パラアミノ馬尿酸（PAH）は，糸球体で一部が濾過されて，さらに近位尿細管でほとんどが排出されるが，再吸収はされない．そのため，この検査は腎臓を通る血漿流量（renal plasma flow；RPF）との近位尿細管機

図3-2●腎機能検査の種類

糸球体機能検査法
・クレアチニンクリアランステスト
・PAHクリアランステスト

近位尿細管機能検査法
・PSP排泄試験
・PAHクリアランステスト

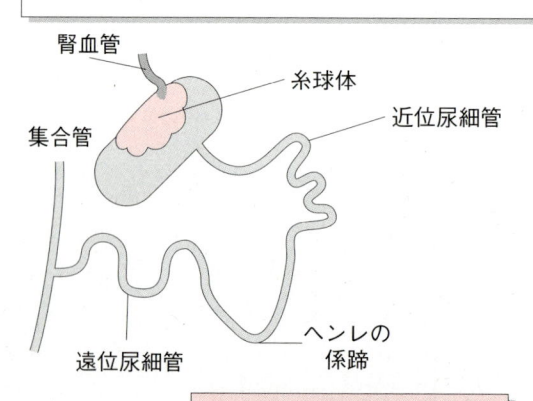

遠位尿細管機能検査法
・フィッシュバーグ濃縮試験

PAH：パラアミノ馬尿酸
PSP：フェノールスルホンフタレイン

図3-3 ● PAHクリアランステストの実施方法例

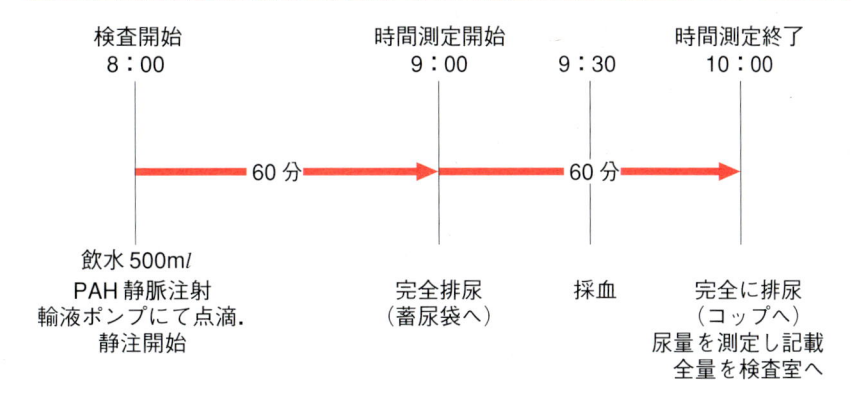

検査開始 8:00	時間測定開始 9:00	9:30	時間測定終了 10:00
←――― 60分 ―――→		←――― 60分 ―――→	
飲水500ml PAH静脈注射 輸液ポンプにて点滴. 静注開始	完全排尿 (蓄尿袋へ)	採血	完全に排尿 (コップへ) 尿量を測定し記載 全量を検査室へ

能を反映する．ヘマトクリット値による補正で腎血流量（RBF）の測定が可能である．

　PAHクリアランステストは，PAHを注射してクリアランスを調べるもので，検査の実施方法例は図3-3に示した．

　健康な成人のPAHクリアランステスト値は400～600ml/分，RPFの基準値は650～700ml/分，RBFは1200ml/分である．これらの値は加齢により低下する．

　PAHクリアランステストを確実に行うためには，採尿時間を正しく守る必要がある．患者の協力が得られるように検査の目的と手順，所要時間，注意点を説明する．

　検査当日は，決められた時間のトイレ歩行以外はできるだけ安静臥床とする．また，朝食，朝の内服薬，飲水は禁止となる．

　スムーズに検査が終了するために，あらかじめ排尿時間を患者に書面で知らせるとともに，排尿時間に声をかける．完全排尿から時間を測定し，最後の完全排尿までの時間をストップウォッチで測定する．尿をためた時間は○時間○分○秒と正確にメモして，検査室に提出する．検査には，年齢，採尿時間，尿量とともに身長，体重の測定も必要なため，患者が1人で身長，体重を測定できない場合には介助する．

2）内因性クレアチニンクリアランステスト（Ccr）

　内因性クレアチニンクリアランス（Ccr）は，糸球体濾過量（glomerular filtration rate；GFR）を調べるための検査である．基準値はJaffe法で男性86～131ml/分，女性82～120ml/分である．Ccrが80ml/分以下は腎機能が低下していると考える．また，測定値は加齢により低下する．

　厳密に糸球体濾過量（GFR）を調べるためには，イヌリン，チオ硫酸ナトリウムのような糸球体で100％濾過され，尿細管で再吸収も分泌もされ

ない物質を使用して検査を行うことが望ましい．しかし，これらの物質を使用すると高価で検査が煩雑となるため，臨床では，これらの物質に代わり体内に存在する物質のクレアチニンで代用してクレアチニンクリアランス（Ccr）検査を行う．血清クレアチニン値と尿中クレアチニン値と尿量から計算式を使って値を求める．

　クレアチニンクリアランステストの方法には，24時間法と短時間で行う1時間法，2時間法がある．数回のクリアランスの平均値をとることで誤差が少なくなる．実施方法例を図3-4に示した．定められた時間の尿をすべて蓄尿し，尿量と尿中クレアチニン濃度を測定する．併せて血清クレアチニン濃度を測定し，以下の計算式に則って糸球体濾過値を求める．

　計算式：Ccr＝UV/B×1.73/A
　　U：尿中クレアチニン濃度，V：1分間尿量，B：血中クレアチニン濃度
　　A：体表面積（m^2）

24時間法は，日常生活における実際の糸球体機能を知るのに有用である．1時間法，2時間法は，基礎的な糸球体機能を知ることができ，他者との比較や経時的な比較をするときに有用である．

　この検査は患者の協力が必要な検査である．患者の協力を得て，スムーズに検査が実施できるように，検査の目的，手順，所要時間，時間内に排出された尿は完全に蓄尿すること，排尿予定時間（1時間法，2時間法の場合）を患者に書面で知らせるとともに，排尿時間に声をかける．蓄尿量を測定し，一部を検査室に提出する．検査時には，年齢，採尿時間，尿量

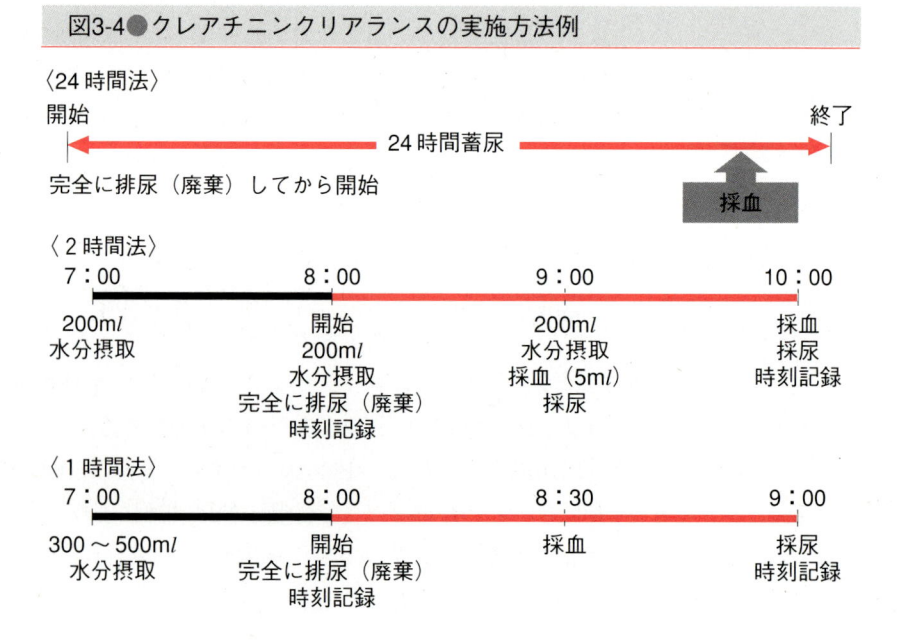

図3-4 ● クレアチニンクリアランスの実施方法例

とともに身長，体重も必要なため，患者が1人で測定できない場合には介助する．

3）PSP（フェノールスルホンフタレイン）排出試験

PSP（フェノールスルホンフタレイン）は，主に近位尿細管から排出されるため，近位尿細管機能を判断する際の指標である．また，PSPが最も多く排出される15分値は，腎血漿流量（RPF）を反映している．

基準値：15分後；25～50％，30分後；40～60％，60分後；50～75％，120分後；55～85％

15分後の排泄率が10％以下では重症の腎障害が考えられる．

PSPを静脈から注射した後，各々の時間に排出されるPSPを測定する．実施方法例を図3-5に示した．定められた時間に排尿し，尿をすべて採尿することが必要である．

PSP排出試験は，患者の協力が必要である．正しく検査が実施できるように，検査の目的，手順，所要時間，時間内に排出された尿を完全に蓄尿すること，排尿予定時間について患者に書面で知らせるとともに，排尿時間に声をかける．

検査当日は起床時から検査が終了するまでの間，絶飲食とする．注射されるPSPの試薬には赤い色素が含まれている．患者が不必要な不安をもつことを防ぐために排出された尿が赤味を帯びること，時間が経過すると色素の影響がなくなることを，あらかじめ説明する．PSPの注射による副作用としてアレルギー反応がある．発赤，瘙痒感などの症状を観察する．

4）フィッシュバーグ尿濃縮試験（水制限試験）

フィッシュバーグ尿濃縮試験は，水分制限によって身体を脱水状態にし，

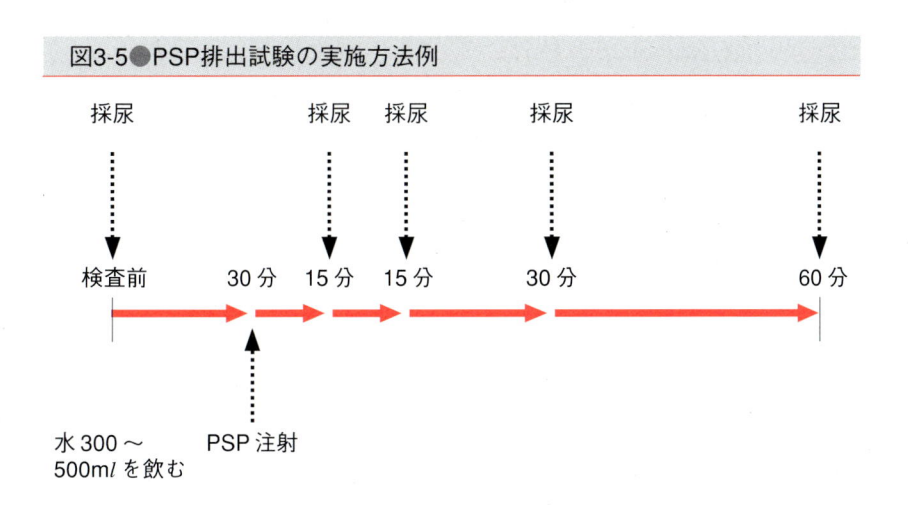

図3-5 ● PSP排出試験の実施方法例

図3-6 ● フィッシュバーグ濃縮試験の実施方法例

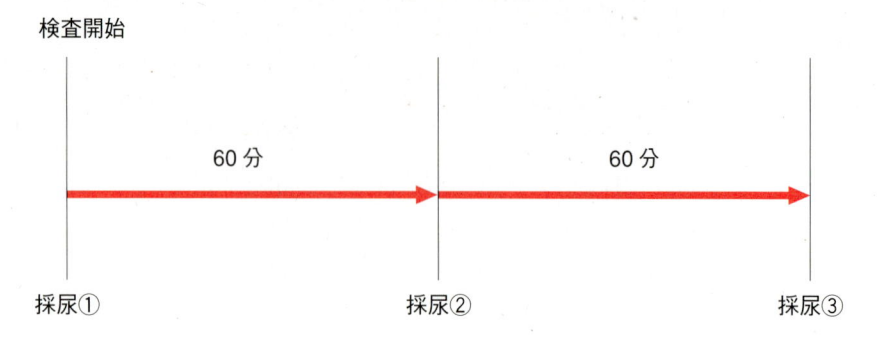

検査開始

採尿① ——60分—→ 採尿② ——60分—→ 採尿③

内因性抗利尿ホルモンの集合管における作用をみることで遠位尿細管機能を調べる検査である．

検査前日の18時頃，夕食（乾燥食）を摂取した後，検査が終わるまで絶飲食とし，翌朝6時に1回目の採尿，その後，安静臥床とし1時間後（7時）に2回目の採尿，その後起床し1時間後（8時）に3回目の際尿をしてもらう．図3-6に検査の実施方法例を示した．

この検査では尿量，尿比重，尿浸透圧を測定する．3回の採尿のうちの1回でも尿比重が1.025以上，尿浸透圧が800〜850mOsm/kgH$_2$O以上であれば正常とする．値は加齢により減少する．

フィッシュバーグ尿濃縮試験は，患者の協力が必要である．正しく検査が実施できるように，検査の目的，手順，所要時間，時間内に排出された尿は完全に蓄尿すること，採尿予定時間について患者に書面で知らせるとともに，採尿時間に声をかける．採尿時間以外に尿意がある場合は，排尿してもらい，次回の採尿と合わせて検査室に提出する（例：採尿1回目から2回目の途中で尿意があった場合は排尿し，2回目の時間の採尿と合わせて検査に提出）．GFRが30m*l*/分以下の場合は，脱水により腎機能低下を起こす危険があるためこの検査は禁忌である．

5）フィッシュバーグ希釈試験（尿希釈試験）

水分が負荷されたとき，過剰な水分を排泄することにより血漿浸透圧を正常に維持する機能を調べる検査である．

20m*l*/kgの水を短時間で飲水してもらい，その後3時間後まで30分ごとに採尿し，各回の尿量，尿比重，尿浸透圧を測定する．

3時間以内に飲水量の50％以上を排泄し，尿比重が1.003以下，尿浸透圧80mOsm/kgH$_2$O以下であれば正常である．尿の希釈能力は加齢により減少する．心不全がある場合にはこの検査は禁忌である．

6）血清クレアチニン（sCr），尿素窒素（BUN），尿素窒素/クレアチニン比（BUN/Cr）

　血清クレアチニン（sCr），尿素窒素（BUN）は，糸球体濾過量（GFR）の指標となる．糸球体濾過量が低下すると，血清クレアチニン，尿素窒素は上昇する．実際には糸球体濾過量が50％前後になり始めてから，血清クレアチニン，尿素窒素が異常値を示すことが多い．表3-3に血清クレアチニン，尿素窒素の検査値と関連疾患を示した．

　これらの検査は，静脈血採血により行われる．患者の協力が得られるように，患者に検査の目的，方法を説明する．また，患者は病状を心配して，検査結果に強い関心を寄せていることも多い．患者が病状をどのように受け止めているか，また，療養生活の状況と合わせて検査データについてどのように受け止めているかについても把握し，看護につなげていく．

　以下に各検査データが示す意味について述べる．

(1) 血清クレアチニン（sCr）

基準値：男性0.7～1.2mg/dl，女性0.6～1.0mg/dl

　たんぱく質代謝から生じたアミノ酸が，肝臓内で合成されクレアチンになり，クレアチンが筋肉細胞に取り込まれ，エネルギーなどに使用され，代謝の最終産物としてクレアチニンを生じる．筋肉で1日に産生されるクレアチニン量はほぼ一定している．

　血液中のクレアチニンが高値である場合は，糸球体濾過機能が低下していることを示す．

　血清クレアチニンからクレアチニンクリアランスを推定する方法がある．

　現在，最もよく使用されている式は，Cockcroft-Gaultの式である．尿中クレアチニン排泄量が筋肉量に比例するため，体重，身長，性別，年齢により補正している．女性はこの式に0.85を乗じる．

Cockcroft-Gaultの式：｛(140－年齢)/sCr｝×（体重/72）

(2) 尿素窒素（BUN）

基準値：8.0～20.0mg/dl

表3-3● 血清クレアチニン，尿素窒素の検査値と関連疾患

検査項目	血清クレアチニン	尿素窒素
基準値	0.5～1.0mg/dl	8.0～20mg/dl
異常値が示すもの	高値：急性腎炎，慢性腎炎，腎不全，前立腺肥大，腎結石，腎盂腎炎，心不全，脱水，熱傷 低値：尿崩症，筋ジストロフィー，多発性筋炎	高値：腎機能障害，脱水，消化管出血，甲状腺機能亢進症 低値：肝不全，多尿，妊娠

血液中の尿素に含まれている窒素成分を表したものである．食物や身体のたんぱく質の分解産物から生じるアミノ酸が肝臓で代謝され，尿素窒素となる．

尿素窒素の高値は，腎の排出機能が低下していることを示す．また，たんぱく質の摂取量の増加，たんぱく異化作用の亢進，消化管出血，脱水がある場合にも尿素窒素は高値となる．

(3) 尿素窒素/クレアチニン比（BUN/Cr）

基準値：10/1

尿素窒素/クレアチニン比（BUN/Cr）が10以上の場合は，その原因として，たんぱく質の多量摂取，消化管出血，たんぱく異化作用の亢進，脱水などを疑う．尿素窒素/クレアチニン比が10未満の場合は，その原因として，たんぱく質の摂取が少ない（低たんぱく食），重症肝不全，尿崩症，横紋筋融解症，透析をしている場合，妊娠などが考えられる．

7）腎生検

腎生検は，腎の組織を調べることにより，病気の診断の確定，病態の正確な把握，病変部位の進行度，治療効果の判定，予後の推定を行うために実施される．直接腎臓から組織を採取し，光学顕微鏡や電子顕微鏡，染色による蛍光顕微鏡を用いて組織を観察する．

腎生検の適応は，糸球体や尿細管・間質に器質的病変が疑われる場合や，診断確定後，治療経過の把握をする場合などである．

腎生検には，主に検査室で超音波エコー下で生検針（Silverman針，Trucut針などが使用される）を用いて経皮的に組織を採取する非開放性腎生検と，手術室で腎から直接組織を採取する開放性腎生検の2つがある．

通常，非開放性腎生検が行われることが多いが，腎機能が低下している場合には開放性腎生検が望ましい．非開放性腎生検は，開放性腎生検に比べて設備も比較的簡単であり，患者の苦痛も少なく，再生検にも適していることが利点であるが，生検後の止血を直接確認できないこと，組織がうまく採取できない場合があることが欠点である．非開放性腎生検では，肝組織への誤刺を防ぐため原則として左腎から組織の採取が行われる．

腎生検の禁忌には，絶対的禁忌と相対的禁忌がある．絶対禁忌には，化膿性腎疾患，腎周囲炎，腎周囲膿瘍，腎梗塞，腎動脈瘤，片腎，敗血症，高度の静脈圧を示すうっ血性心不全がある場合，著明な全身衰弱がある場合，呼吸停止が20～30秒間できない患者の場合（非開放性腎生検の場合）などである．一方，相対的禁忌には，高度の萎縮腎，水腎症，尿管閉塞，嚢胞腎，一側性発育不全，腎結核，腎盂腎炎，腎腫瘍，尿毒症，腎不全（BUN50mg/dl以上と乏尿，あるいはこのいずれかがある場合），出血傾向，

子癇，切迫流・早産，肥満者，高血圧患者（血圧160/95mmHg以上），高度石灰化を伴う動脈硬化症，高齢者，理解の困難な患者，造影剤過敏者（IVPを使用する場合）などがある．

開放性腎生検と非開放性腎生検での看護は共通していることも多い．

(1) 検査の目的と流れが理解でき，協力が得られるための援助

腎皮質組織の採取は長時間を要するものではないが，腎臓から組織を採取するために，後の管理は厳密に行われる必要がある．

患者には，事前に検査の準備，検査後の痛み，過ごし方，予定など検査についてオリエンテーションを十分に行う．表3-4に非開放性腎生検のクリニカルパスの例を示した．

検査前には，出血傾向のないことや，検査時に腹臥位をとること，生検針を刺すときに呼吸を一時停止することが可能かどうかを確認しておく．

検査後，穿刺部からの出血を予防するために身体の安静が必要であること，安静臥床が必要な期間，また，その期間は床上排泄の必要があること，食事開始時間や清潔に関する情報，腹部エコーや採血などの検査，抗生物質，止血薬などの治療の予定を患者がイメージできるように説明する．

(2) 腎生検に対する不安を緩和するための援助

検査前に，患者に対して検査の目的や腎組織採取の流れについて説明した後で，疑問や不安に思うことについて確認する．初めて腎生検を受ける場合は，事前の説明があっても，イメージすることが難しいため，そのつど，不安や心配について確認したり，表情や言動を観察し，疑問や不安の把握に努める必要がある．

患者の様子を確認しながら，患者の疑問が解消され，不安ができる限り緩和されるよう説明を工夫する．

(3) 腎生検を受けられるか否かを把握するための援助

腎生検は出血などの危険を伴う．片側腎や腎臓が萎縮している慢性腎不全の非代償期，出血傾向や感染がある場合，呼吸器疾患などで呼吸が止められない場合などは禁忌となる．腎生検の絶対的禁忌と相対的禁忌がないかを確認する．非開放性腎生検の適応とならなくても，患者の病態によっては開放性腎生検や内視鏡下腎生検などが検討される場合もある．患者の疾病の状況や既往歴など，腎生検に伴う危険性をアセスメントする必要がある．

検査前に，発熱の有無，血圧と脈拍が通常と変わりないか否かを確認し，異常があれば医師に報告する．

また，腎生検前には止血機能検査データ（出血時間，全凝固時間，プロトロンビン時間，血小板数），血液型，梅毒，HBV，HCV，HIV感染の有無，使用する予定の抗生物質への皮内反応を検査しているので，これらの

表3-4 ● 腎生検実施説明書（患者用）

日時	入院予約（外来）	入院日	検査前日	検査日 (am/pm) 検査前	検査日 (am/pm) 検査後	検査後1日目	検査後2日目	検査後3日目	検査後4〜5日目	検査後6日目	検査後7日目
入院日数	/	/	/	/	/	/	/	/	/	/	/
検査		必要な検査をします 抗生物質（セファメジン）のアレルギーテスト 採血・検尿 心電図 胸腹Xp 腹部エコー 蓄尿（入院中は全日行います）	抗生物質アメジンのアレルギーテスト	腎生検	検査後エコー検査 検査後検尿検査	採血（血算・腎機能） 検尿 腹部エコー検査（24時間に）で腎周囲の出血を診ます		腹部エコー検査で腎周囲の出血を診ます		腹部エコー検査で腎周囲の出血を診ます	
治療処置		検査前に一部飲んでいるお薬のお薬をお休みしていただくことがあります		点滴をします ベッド上で排泄できない場合は尿道に管を入れないときには、眠示のお薬があります。お申し出ください	止血剤・抗生物質の点滴があります 痛みが強いとき、眠れないときには、指示のお薬があります。お申し出ください	抗生物質内服 尿道の管を抜きます	抗生物質内服				
活動 安静度		院内・病棟でお過ごしください			仰向けで絶対安静です 生検後6時間で側臥位になれます	許可後、座位可 トイレ洗面歩行可です		許可後、棟内の棟内でお過ごしください	許可後、病内フリー：病棟内でお過ごしください	許可後、院内フリー	
清潔		入浴できます（曜日や時間は看護師にご確認ください）				清拭のお手伝いをします		許可後シャワー可		許可後、入浴	
食事			病状により治療食になります	朝、昼は検査後になります（朝のお薬は医師の指示で服用）。検査が午後の場合、朝は1/2摂取可能です	朝、昼食は検査後になります 検査後1時間よりたまま飲んだり食べたりできます			エコー後、活動について説明 看護師より説明があります 食堂で可			
指導 説明	腎生検についての説明 入院予約伝票	入院時治療計画書 腎生検検査同意書 主治医より検査について詳しく説明します ご家族などで話を聞いてはけましたら同意書を提出してください 入院オリエンテーション	腎生検オリエンテーション（Ns.） 腎生検パスバンド／バスタオル			エコー後、活動について看護師より説明があります	エコー後、活動について看護師より説明があります	エコー後、活動について看護師より説明があります	エコー後、活、退院後も1か月は激しい運動や労務は避けてください	エコー後、活動について看護師より説明があります 服薬指導 次回外来予約	組織の結果は外来で説明します
目標	検査の必要性を理解していただくよう努めます	入院生活、検査へスムーズに検査が受けられるよう、苦痛がコントロールされ、出血や感染などの合併症がなく順調に経過できるよう退院へ向け準備します									

第3章 pH調節機能障害の検査・治療に伴う看護

結果を確認し，患者が腎生検を安全に受けられるか，起こりうる危険は何かを予測しながら援助にあたる必要がある．

（4）腎生検後が安全と安楽に過ごせるための援助

止血を確実に行うため，腎生検後はバストバンドで圧迫し，生検部に砂嚢を当て仰臥位となり，6時間は絶対安静とする．その後は砂嚢を除去し側臥位が許可されるが，できるだけ安静を保持してもらう．

腎生検後は，新尿検査での肉眼的な出血がないことと，24時間後の超音波エコーで出血の増大がなく，血腫が母指頭大以下であれば，検査後1日目からから座位が可能となり，食事も座位で行える．血腫が大きい場合は，仰臥位のまま食事や排泄をしなくてはならない．いずれにしても安静を強いている時期は，自由に身体を動かせない苦痛がある．腎生検後6時間が過ぎ，自力での寝返りの許可が下りても，痛みのため思いどおりに寝返りができないことにより，腰背部の痛みが生じやすい．患者が苦痛や痛みを感じていないか頻回に観察し，痛みの緩和に対処する必要がある．

腎生検後の合併症では，出血，血栓による腎梗塞，肺梗塞，感染が起こりやすい．血圧の低下，脈拍の変動の有無，体温の上昇の有無，肉眼的血尿の有無，尿量を経時的に確認し，異常の早期発見に努める．また，腎生検前と比較して血液検査データの赤血球数，ヘモグロビン値の低下，C反応性たんぱく（CRP）の増加の有無も確認する．

まれではあるが，腎生検時に誤って太い血管を刺し，大量出血となり膀胱内に凝血が貯留し，膀胱留置カテーテルが閉塞することがある．血尿が強くなってきた場合には，輸液量を増やすなどの対応が必要となることもあるので，特に注意深く観察する必要がある．

（5）腎生検の結果を患者や家族が受け止め，今後の治療や生活を考えられるための援助

検査の結果は1～2週間後に出る．医師から検査の結果が説明されるときには，できるだけ看護師も同席し，患者や家族の理解度やどのように受け止めているかを把握する．予期していない検査の結果が知らされた場合，患者や家族がショックを受け，予後を悲観的にとらえることが予測されるので，患者や家族の思いを傾聴し，できるだけ現状を受け止め，治療や今後の生活を前向きに考えていけるように援助する．

また，患者や家族が安心できるように，疑問を感じることや知りたいことがないかを確認し，必要に応じて医師からの説明の機会が得られるよう調整する．

8）電解質（血清ナトリウム，血清クロール，血清カリウム，血清リン）

　これらの検査は主に静脈血採血により行われる．患者に検査の目的と方法を説明し，協力を得る必要がある．また，検査データについて関心を寄せている患者も多い．看護師は，検査の結果を伝えるとともに，結果に対して患者がどのように受け止めているかを把握する．これらの検査の値の高低に関連する疾患の例を表3-5に示した．

　血清カリウム，血清クロールは，食事や運動の影響を受けるので，早朝空腹時に採血を行う必要がある．また，血清カリウムは，採血時のうっ血や溶血により高値になるので，駆血帯を巻いた後は直ちに血液を吸引したり，溶血を防ぐため検体用試験管に静かに血液を注入する必要がある．

（1）血清ナトリウム（Na）

基準値：135〜150mEq/*l*

　ナトリウムイオン（Na^+）は，血漿中の陽イオンのなかで最も多く，クロールイオン（Cl^-）とともに血漿浸透圧を規定している．血清ナトリウムは，臥位で採血したときには，立位で採血したときよりも1nmol/*l*低くなるが，食事や運動の影響はみられず，年齢や性別による差もない．

　血清ナトリウム値135mEq/*l*以下を**低ナトリウム血症**という．低ナトリ

表3-5●血液中の電解質（ナトリウム，クロール，カリウム，リン）の基準値と関連疾患

	高値に関連する疾患	低値に関連する疾患
血清ナトリウム	水の喪失（発汗増加，過剰な利尿薬，下痢，尿崩症） Naの貯留（NaCl剤の過剰投与，原発性アルドステロン症） 水分摂取低下	水分過剰（腎不全，心不全，ネフローゼ症候群，肝硬変） Naの喪失（嘔吐，下痢，アジソン病，利尿薬の使用） 抗利尿ホルモン分泌異常症候群
血清クロール	代謝性アシドーシス 高エネルギー輸液 呼吸性アルカローシス，低アルドステロン症，副腎不全，下痢，膵管瘻，尿管結腸瘻，尿細管アシドーシス，ケトアシドーシスの回復期	代謝性アルカローシス 胃液吸引 嘔吐，熱傷，利尿薬使用，鉱質コルチコイド使用，呼吸性アシドーシス，高カルシウム血症，バーター症候群，ペニシリン系薬物使用，低カリウム血症，大量輸血，抗利尿ホルモン分泌異常症候群，アジソン病
血清カリウム	腎不全，腎機能障害	下痢，腎機能障害など
血清リン	腎不全，副甲状腺機能低下症	下痢，嘔吐，副甲状腺機能亢進症，骨軟化症，くる病，インスリン過剰，尿細管機能異常

ウム血症の場合には，無力感，失見当識，筋痙攣痛，食欲不振，悪心，焦燥感などがみられる．また，他覚症状としては意識障害，深部腱反射低下，チェーン-ストークス呼吸，低体温，仮性球麻痺，痙攣などがみられる．

血清ナトリウム値150mEq/*l*以上を**高ナトリウム血症**という．高ナトリウム血症の場合には，細胞内脱水による脳細胞の障害により，中枢神経症状として，幻覚，意識低下，昏睡，そう状態，片麻痺などがみられる．また，筋肉症状として，筋力低下，痙攣，振戦などがみられる．

(2) 血清クロール（Cl）

基準値：98〜108mEq/*l*

クロール（Cl）は，体内ではナトリウム（Na），クロール（Cl）として大部分が細胞外液中に存在し，血漿総イオンの70％を占め，他の電解質とともに浸透圧の調節をしている．血清クロール濃度は，重炭酸イオン（HCO_3^-）濃度に影響されるため，酸塩基平衡の指標にもなる．

(3) 血清カリウム（K）

基準値：3.5〜5.0mEq/*l*

カリウムは，食物中に大量に含まれ，摂取するカリウムの量は日によって変動がある．しかし，変動があるにもかかわらず，体内で血清カリウム値が一定の幅で維持されているのは，腎臓でのカリウムの排泄量の調整と細胞内への取り込みがあるからである．血清カリウムの90％が腎臓から排出されるので，腎機能が低下し，糸球体濾過量が減少すると，血清カリウムは上昇する．血清カリウムは，浸透圧や酸塩基平衡に関与するとともに，神経の伝達や筋肉の収縮にも大切な役割を果たしている．

血清カリウム値3.5mEq/*l*以下を**低カリウム血症**といい，血清カリウム値5.0mEq/*l*以上を**高カリウム血症**という．いずれの場合にも筋力低下，しびれ感，脱力感，悪心，嘔吐，下痢，イレウス，不整脈などの症状がみられる．低カリウム血症の場合には，抗利尿ホルモン（ADH）の作用を弱くするため多尿となる．このように血清カリウム値が基準値内に保持されていないと，心筋の興奮性に影響が生じる．血清カリウム値が3.0mEq/*l*以下になると，房室ブロックなどの不整脈が出現する．また，血清カリウム値が6.0mEq/*l*以上になると各種の不整脈が出現する．さらに血清カリウム値が9〜10mEq/*l*以上になると心室細動や心停止をきたすこともあるため注意が必要である．また，血清カリウムは，細胞内でインスリンの輸送にも関与している．

(4) 血清リン（P）

基準値：2.5〜5.2mEq/*l*

体内の無機リンは，85％が骨に沈着しており，15％が細胞内液や細胞外液に存在する．血液中の無機リンは，腎不全がある場合に高値となり，尿

細管機能異常により再吸収が障害されると低値となる．

血清リンが2.5mEq/*l*以下を**低リン血症**といい，軽度であれば症状は特にないが，高度になると意識障害や知覚異常などの神経症状，痙攣発作，脱力，筋肉痛，横紋筋融解症，溶血性貧血などの症状がみられる．血清リン5.2mEq/*l*以上を**高リン血症**といい，軽度であれば症状は特にないが，高度になると細胞外液中のカルシウムと結びつき，骨や軟骨に取り込まれ低カルシウム血症がみられる．また，軟部組織や血管への異所性石灰化を起こし，角膜混濁，結膜充血，皮膚の瘙痒感，尿路結石をきたす．

9）β_2マイクログロブリン

基準値：尿中β_2マイクログロブリン250μg/*l*以下，血清β_2マイクログロブリン0.8〜2.4mg/*l*以下

β_2マイクログロブリンは，低分子たんぱく質で糸球体を通過し，近位尿細管で再吸収され代謝される．尿細管に障害がある場合には尿中に生じる．糸球体に障害がある場合にはβ_2マイクログロブリンが濾過されないため血清中に増加する．

10）尿たんぱく，尿比重，尿量

尿検査では尿を採取して調べるため，患者の協力が必要となる場合が多い．患者の協力が得られるように検査の目的，方法を説明する．一般尿検査の場合は，早朝の尿を使用すること，また，24時間蓄尿の場合は，すべての尿が検査のために必要であることを説明する．

また，採取した尿や蓄尿（尿を袋や蓄尿びんなどに一定時間ためてもらうこと）に対して羞恥心を抱く患者も多いので，検体の保管場所などにもできるだけ配慮し，人目につかない工夫などを行うことが必要である．

（1）尿たんぱく

尿中に排出されるたんぱくが一定量を超えると尿たんぱくが陽性とされる．試験紙による試験の場合，尿中のたんぱくが15mg/d*l*以下では（−）で陰性，15〜30mg/d*l*では（±）で疑陽性，30mg/d*l*以上では（＋）で陽性と判定される．

試験紙による定性法と，尿たんぱくの度合いをみる定量法がある．定量法には随時尿と24時間の蓄尿による方法がある．

① 定性法

定性法では，尿たんぱくの有無について大まかに知ることができる．尿試験紙は市販されているが，感度や結果の表示方法が統一されていないという問題点も抱えている．結果を判定する際には，この点に十分留意する必要がある．自分で尿たんぱくを測定している患者には，測定方法や結果

表3-6 ● 尿比重の状態と関連疾患

尿比重	1.010以下＋尿量増加	尿崩症，心因性多飲，腎不全利尿期
	1.010以下＋尿量低下	腎不全乏尿期
	1.030以上＋尿量増加	脱水，熱性疾患

の判定が正確に行えているか否かを確認する必要がある．

一般尿検査で尿たんぱくが陽性であれば，尿たんぱくが検出されたと判断することができる．健康な人の場合でも，ごく微量のたんぱくは排出されている．また，激しい運動の後や発熱時などに尿たんぱくが一過性に出現することもある．そのため，試験紙で（±）または（＋）と判定されたら，再検査をする必要がある．

②　定量法

定量法は，随時法が任意の時間に検査を行うのに対し，24時間尿では，尿中に排出されているたんぱく量をより詳細に調べる目的で24時間をとおして排泄される尿をすべてためてもらい（蓄尿），その一部を検査室に提出して検査を行う．

(2) 尿比重

基準値：1.015〜1.022．

尿比重の検査は，尿の濃縮，希釈状態を知るために測定される．尿比重と尿量から腎機能の障害などpH調節機能障害の原因がわかる．表3-6に尿比重の状態と関連疾患について示した．

(3) 尿　量

1日尿量は蓄尿することで知ることができる．1日の尿量が400mL以下を乏尿，50〜100mL以下を無尿とよび，腎機能障害が疑われる．

2　腎の形態を調べる検査

1）腎・尿管・膀胱部単純撮影（KUB）

腎・尿管・膀胱部単純撮影（Kidney, Ureter, Bladder；KUB）は，腹部単純X線撮影で，両側副腎から膀胱，前立腺部までの形態が把握できる．画像の陰影により，腎臓の大きさ，位置，形，腫瘍や炎症，膀胱の輪郭，腎結石，尿路結石などが判別できる．

腎・尿管・膀胱部単純撮影を受ける成人への看護は以下のとおりである．

検査の目的と方法を説明し，患者の協力を得るために必要な援助を行う．妊娠している女性に対しては，胎児への影響を考えて行わない．検査前に妊娠の可能性の有無を確認する．

2）経静脈性腎盂造影（IVP）

IVPはヨード系の造影剤を静脈注射または点滴静注して，経時的にX線撮影し，腎実質，腎杯，腎盂，尿管までの上部尿路と膀胱の形態と機能をみる検査である．造影剤を静脈注射して行う腎尿路系検査を経静脈性腎盂造影（intravenous pyelography；IVP）という．造影剤を点滴静注して行う腎尿路系検査を点滴静注腎盂造影（drip infusion pyelography；DIP）という．

一般に造影剤を静注後，5分後，10分後，15分後（20分後）の背臥位および排尿後立位（最後）で撮影する．腎臓から膀胱までの陰影や造影剤の動きをみることで，腎の結石，腫瘍，狭窄，奇形の有無，周囲からの圧迫を知ることができる．

経静脈性腎盂造影を受ける成人への看護は以下のとおりである．

（1）検査の準備の説明

検査前は絶食とし，検査前に排泄を済ませておくよう説明する．

（2）検査を安全に受けられるための援助

ヨード系造影剤を使用するため，事前にヨード系造影剤に対するアレルギーの有無を確認する．検査中，検査後に悪心，皮疹，腹痛，気分不快の有無を観察する．

造影剤は多量の塩分を含み，浸透圧活性も高いので，患者の状態によっては急性腎不全や慢性腎不全の急性増悪を招くことがある．造影後腎不全が悪化しやすい状態は，検査前からある腎機能の低下，糖尿病，脱水，心不全，浮腫のあるネフローゼ，腹水のある肝硬変，腎毒性の強い薬剤を使用している場合などである．事前にこれらの造影後腎不全になりやすい状態がないかを確認することが必要である．また，検査終了後，造影剤を速やかに体外に排出できるように，患者に水分を十分に摂ることを説明する．

3）コンピュータ断層撮影（CT）

CT（computed tomography）は，腎臓の微細な病変を横断面から撮影し，囊胞性病変，腎細胞癌，腎腫瘍，水腎症，尿路結石の診断のために行われる．単純CT，造影CT，ダイナミックCT，ヘリカルCTなどの種類があり，それぞれの特徴を活かして診断や病変の把握に役立てている．

単純CTは，結石，囊胞，出血の診断に有用である．造影剤を使用する造影CTでは，腎臓の輪郭や血管系，尿路系を鮮明に描出できる．ダイナミックCTは，経静脈性造影剤を急速注入し，高速連続スキャンにより腎臓の血管系の病変が描写できる．また，腎実質層では，病変の診断に有用

である．ヘリカルCTは，スパイラルCTともよばれ，病変部の立体的な把握に役立っている．

　CTを受ける成人への看護は以下のとおりである．

　検査を安全に受けられるように，検査方法について説明し，ネックレス，ピンなどの金属類ははずしてもらう．CTで使用する造影剤について説明し，造影剤に対するアレルギーの有無を確認し，アレルギーがある場合には造影剤の使用を中止する必要がある．

　造影剤を使用する場合には検査前の食事の絶食が原則となる．たとえば午前中の検査であれば朝食を絶食し，午後の検査であれば昼食を絶食とする．ただし水分は制限しない．造影剤による腎不全の悪化を防ぎ，腎機能を保持するために，検査終了後，造影剤を速やかに体外に排出できるように，患者に水分を十分に摂ることを説明する．

4）磁気共鳴画像（MRI）

　MRI（magnetic resonance imaging）は，強力な磁場を利用して，身体内部の水素原子核を共鳴させて，生体断層像を描写する検査である．腎臓の任意の方向からの撮影や，立体画像を動画化することもできる．腎臓の囊胞性病変や腎細胞癌，腎腫瘍などの診断に役立つ．

　MRIを受ける成人への看護は以下のとおりである．

　検査の目的と方法を説明し，患者の協力を得るために必要な援助を行う．

　検査室内に強力な磁場が生じるため金属類は禁止である．義歯，眼鏡，時計，キャッシュカード，ヘアピン，補聴器など取りはずせるものははずしてもらうよう協力を依頼する．

　体内金属がある場合，MRI検査は禁忌となる．また，体内留置の医療材料がある場合，MRI検査が可能か否か材質の確認が必要となる．そのため，検査を受ける前に，患者に心臓ペースメーカー，人工弁，動脈瘤クリップ，人工耳小骨，人工関節，ステントなどの体内金属や手術材料の有無について患者に確認することが必要になる．

5）超音波検査（US）

　超音波検査（ultrasonography）は，身体の表面から超音波を当て，反射の強弱を画像に表す検査である．通称エコー検査ともいう．特別な前処置はいらず，造影剤も使用しない安全な検査である．そのため，腎機能が低下している患者，造影剤に過敏症がある患者にも適用できる．この検査により，腎細胞癌，腎盂腫瘍，囊胞腎，水腎症，腎結石，慢性腎炎，腎アミロイドーシス，病状の時期にもよるが萎縮腎などが判別できる．

超音波検査を受ける成人への看護は以下のとおりである．

検査の方法を理解し，正しい結果が得られるよう協力できるための援助を行う．骨盤内臓器（膀胱，尿管など）の検査の際には，尿が充満した状態で行うことで，より正確な情報が得られるため，検査前に排尿をしないように説明する．

検査終了後，身体に塗布したゼリーを温タオルで拭き取り，不快感を残さないようにする．

6）腎シンチグラフィ

腎シンチグラフィは，核医学検査の一つで，腎臓に比較的親和性の高い放射性同位元素（radioisotope；RI）を含む薬剤を静脈注射し，放射線活性の時間による変化を計測し，コンピュータ処理することで，腎臓の形態と機能をみる検査法である．特に左右の腎臓の機能を分けて調べるのに有用な検査である．

腎シンチグラフィを受ける成人への看護は以下のとおりである．

検査の方法を理解し，正しい結果が得られるよう協力できるための援助を行う．膀胱に尿がないほうが尿通過がスムーズになるため，検査直前に排尿を促す．検査後の注意点は特にない．

2 pH調節機能障害の治療に伴う看護

pH調節機能障害に対する治療には，pH補正のための治療，肺胞によるpH調節機能を維持するための治療，腎臓によるpH調節機能を維持するための治療がある（図3-7）．

A pHの補正

1）代謝性アシドーシスの補正

代謝性アシドーシスの補正には，重炭酸イオン（HCO_3^-）の補給の目的で炭酸水素ナトリウム（メイロン®），乳酸ナトリウム（コンクライト-L®）などのアルカリ化薬が投与される．

急激な補正は，代謝性アルカローシス，低カリウム血症を起こす可能性があるので，代謝性アルカローシスによるテタニー（神経・筋の興奮性の亢進）症状や，低カリウム血症による筋脱力などが出現していないか注意して観察する必要がある．

図3-7 ● pH調節機能障害の治療

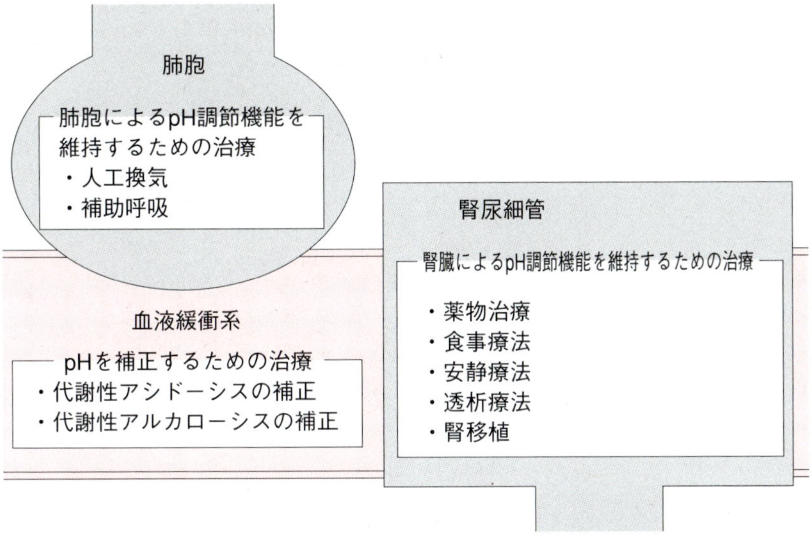

肺胞
肺胞によるpH調節機能を維持するための治療
・人工換気
・補助呼吸

腎尿細管
腎臓によるpH調節機能を維持するための治療
・薬物治療
・食事療法
・安静療法
・透析療法
・腎移植

血液緩衝系
pHを補正するための治療
・代謝性アシドーシスの補正
・代謝性アルカローシスの補正

2）代謝性アルカローシスの補正

　水分，ナトリウムの欠乏による代謝性アルカローシスでは，ナトリウム（Na）やクロール（Cl）を経口か輸液で投与し，細胞外液量の減少を改善する．代謝性アルカローシスの治療は緊急を要することはまれで，原因疾患に対する治療が優先的に行われる．

　高カルシウム血症による代謝性アルカローシスなどのナトリウム欠乏ではない代謝性アルカローシスでは，カルシウム（Ca）やカリウム（K）などのミネラルコルチコイドの是正をする．アルカローシスが高度であれば，希塩酸を投与することもある．

　代謝性アルカローシスが重度になれば，輸液によるpHの補正が行われる．患者が不安を抱かず治療に協力ができるように，患者の現在の病状と輸液する薬の名前，期待される効果，輸液時間について説明することが大切である．

B 肺胞によるpH調節機能を維持する治療

　肺胞では二酸化炭素（CO_2）の排出によるpH調節が行われているが，この機能が障害されると呼吸性アシドーシスあるいは呼吸性アルカローシスが起こる．

　呼吸性アシドーシスは，体内にCO_2が蓄積することにより起こり，その原因は肺胞の換気量の減少である．治療としては，原因となる肺疾患の治

療とともに，重症の場合には，肺胞の換気量を増加させてCO_2を排出するために，人工呼吸器による人工換気や補助呼吸が行われる．また，高炭酸ガス血症を伴うⅡ型呼吸不全患者に対しては，気管内挿管による人工呼吸法に代わり非侵襲的陽圧人工呼吸療法が行われており，夜間睡眠時に使用することにより，睡眠時の低換気を是正し，覚醒時の動脈血二酸化炭素分圧（$Paco_2$）の減少が図られる．人工呼吸器を装着した場合には，人工呼吸器装着に伴う看護や，非侵襲的陽圧人工呼吸療法に適応するための援助が必要となる．

呼吸性アルカローシスは，過換気によるCO_2の排出過多，低酸素血症，電解質異常などが原因である．過換気に対しては，改善のために手で口と鼻を覆い，紙袋などを頭からかぶせ，袋の中の空気で呼吸を繰り返してもらい，二酸化炭素を再吸入してもらう．過換気の場合，患者は息が吸えない感覚や酸素が不足する感覚から不安が大きい．そのために落ち着いて呼吸を繰り返すことで症状が楽になることや，リズムをとりながらゆっくり呼吸をするよう伝え，安心できるよう援助することが大切である．

また，低酸素血症に対しては，酸素投与を行う．人工呼吸器による呼吸の代行が必要となる場合もある．

肺胞によるpH調節機能を維持する治療を受ける成人の看護についての詳細は，『新体系看護学全書別巻　呼吸機能障害　第3章』を参照していただきたい．

C 腎によるpH調節機能を維持する治療

腎によるpH調節機能を維持するためには，腎臓の働き（腎機能）を維持することが必要であり，治療も腎機能の維持のために行われる．治療には種々の薬物療法，食事療法，安静療法，そして腎機能の代行として透析療法がある．

1 薬物治療

薬物治療に伴う看護で共通していることは，正しく安全に薬物治療が行われるように援助すること，副作用の早期発見と対応，また，薬物治療を継続する患者の不安や大変さを理解し，患者の頑張りを認め励ましていくことである．

薬剤の特徴により注意すべき点や援助のポイントが異なる場合もあるため，以下に詳述する．

1）重炭酸ナトリウム

　腎不全が中等度以上になると代謝性アシドーシスとなる．重炭酸ナトリウムは，アシドーシスの是正の目的で使用される．重炭酸ナトリウム投与時は，重炭酸に含まれるナトリウムの負荷による体液貯留や肺水腫をきたさないように，体重，呼吸状態や血圧の変動を把握する．

2）ステロイド薬・免疫抑制薬

　腎臓の機能を低下させる原因の一つに腎炎の発生がある．腎炎の発生は免疫複合体の形成が原因となるので，抗体が産生されることを抑制することが必要であり，細胞性免疫や液性免疫の抑制が有効である．副腎皮質ステロイドは，強い抗炎症作用と免疫抑制作用をもつ．免疫抑制薬は，文字どおり免疫を抑制する作用をもつ．副腎皮質ステロイドで効果が十分得られない場合や副作用のために十分な量や期間，副腎皮質ステロイドを使用することが難しい場合に免疫抑制薬を併用する．これらの薬剤の投与方法には，短期間に大量（500〜1000mg/日）の薬剤を3日間点滴静注するパルス療法と，経口的に内服する方法（経口投与）がある．パルス療法後は，薬剤の量を減量し，経口投与に切り替えられる．薬剤の投与量や投与方法は，病気の種類や進行度により医師が決める．

（1）薬の副作用を早期発見するための援助

　副腎皮質ステロイドと免疫抑制薬は，強力な作用を有する反面，強い副作用もある．副作用は患者の生活，時には生命に影響を及ぼす可能性もあるため，副作用の予防，早期発見が重要となる．副腎皮質ステロイドの副作用には，満月様顔貌（ムーンフェイス），中心性肥満，挫創，血圧上昇，白内障，緑内障，多毛，消化性潰瘍，糖代謝異常，不眠，精神神経症状，骨粗鬆症，無菌性骨壊死，血栓症，易感染症など様々なものがある（図3-8）．免疫抑制薬の副作用は薬剤により異なるが，注意すべき副作用として骨髄抑制，脱毛，肝障害，消化器障害，性腺機能障害がある（図3-9）．

　免疫抑制薬のシクロホスファミド，タクロリムス水和薬は，血濃度が高くなりすぎると腎障害，重症感染症を起こしやすくなる．そのため，血中濃度を測定しながら薬剤の投与量を調整することが必要となる薬剤である．

　薬剤の副作用の観察は大切な援助である．副作用を早期に発見するためにも，患者に副作用と身体に変化がある場合には医療者に伝えることが大切であることを説明し，協力を得るようにする．また，副腎皮質ステロイドは，中断により副腎不全を起こす危険が高いため，自己判断で中止しないように説明する．

図3-8 ● ステロイド薬の副作用

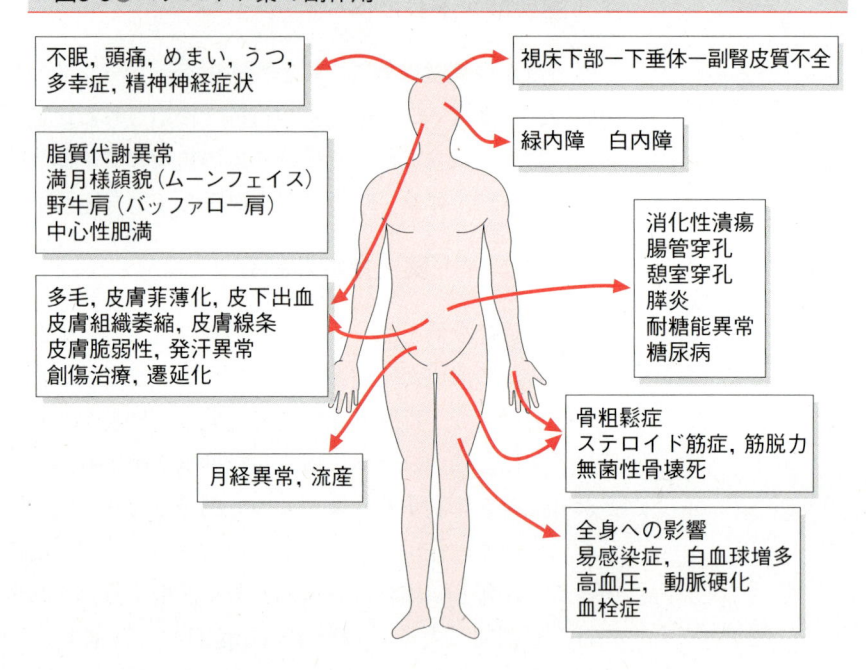

- 不眠，頭痛，めまい，うつ，多幸症，精神神経症状
- 視床下部ー下垂体ー副腎皮質不全
- 緑内障　白内障
- 脂質代謝異常
  満月様顔貌（ムーンフェイス）
  野牛肩（バッファロー肩）
  中心性肥満
- 消化性潰瘍
  腸管穿孔
  憩室穿孔
  膵炎
  耐糖能異常
  糖尿病
- 多毛，皮膚菲薄化，皮下出血
  皮膚組織萎縮，皮膚線条
  皮膚脆弱性，発汗異常
  創傷治療，遷延化
- 月経異常，流産
- 骨粗鬆症
  ステロイド筋症，筋脱力
  無菌性骨壊死
- 全身への影響
  易感染症，白血球増多
  高血圧，動脈硬化
  血栓症

図3-9 ● 免疫抑制薬の副作用

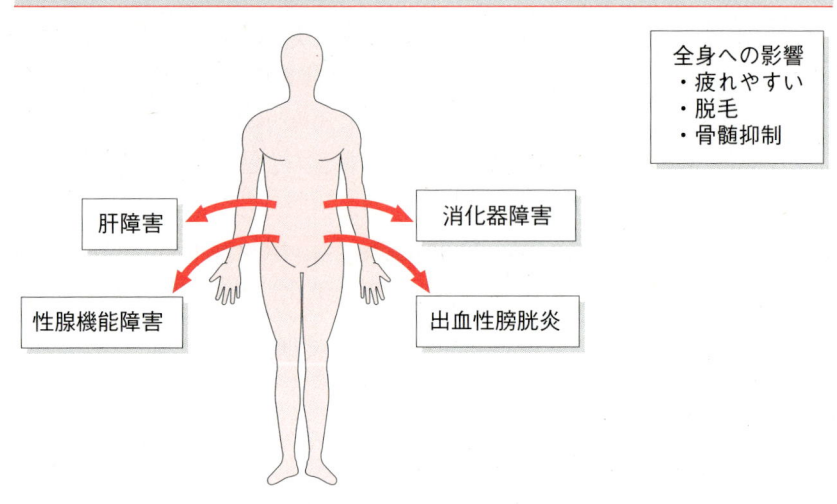

- 全身への影響
  ・疲れやすい
  ・脱毛
  ・骨髄抑制
- 肝障害
- 消化器障害
- 性腺機能障害
- 出血性膀胱炎

（2）感染予防の指導

感染を防ぐために，外出後の手洗い，うがいを勧め，身体の清潔を保持できるよう指導する．

（3）ステロイド薬・免疫抑制薬による治療に伴う不安を緩和するための援助

どちらの薬物も，十分な効果が得られる一方で，強い副作用があること

が知られている．副作用に関する情報を事前に得ている場合，患者によってはこれらの薬剤を使用することに対して抵抗感や恐怖感を抱いたり，治療を開始しても自己判断で薬剤の内服を中断する場合などもある．

これらの薬物による治療や副作用に対して患者が感じている不安を傾聴し，不安が少しでも解消できるよう説明する必要がある．また，治療による効果を実感し，治療を継続する意思がもてるように，薬剤の効果について観察し，治療の効果がみられていることを伝えていく．

薬剤の副作用について患者の不安が強い場合は，治療による効果や副作用について医師から説明してもらえるように調整する．また，体重，尿量，血圧，浮腫の程度，総たんぱく，アルブミン，尿素窒素，クレアチニン，尿酸，ナトリウム，カリウムなどの血液データや尿たんぱく量，患者の体調の変化を観察する．

3）抗凝固薬・抗血栓薬

腎炎では，補体の活性化により免疫複合体が形成され，糸球体基底膜を障害し，外因性凝固系が賦活化され血栓を形成する．糸球体内の血栓を予防することは，腎障害の進行を防ぐために有用と考えられている．ヘパリン，ワーファリンカリウムなどの抗凝固薬やウロキナーゼなどの血栓溶解薬，血小板凝集抑制薬などが使用される．

（1）薬の副作用を早期発見するための援助

これらの薬剤の副作用として出血傾向がある．皮膚の紫斑，点状出血などの観察，歯肉からの出血，消化管からの出血（例：便潜血）などの観察を行う．出血傾向が強い場合には，脳内出血が起こることもあるので注意が必要である．出血症状の観察とともにトロンボテスト値，PT-INRなど凝固系の血液データを経時的に把握する．患者にも副作用について説明し，症状に気づいた場合には医療者に伝えるように協力を求める．

（2）安全に治療を継続してもらうための援助

これらの薬剤を使用している場合には，副作用として出血傾向が出現しやすい．このことを患者に理解してもらい，誤って日常生活で皮膚を傷つけたり強く打つことがないように注意してもらうこと，身体を締めつける衣服やゴムなどをゆるくしてもらうこと，髭剃り時には電気かみそりを使用するなど，出血を予防できるように具体的に指導する．

また，ワーファリンカリウムの投与量は，血中の凝固因子を測定しながら調節している．ワーファリンカリウムの作用は，非ステロイド系抗炎症薬，経口糖尿病薬（スルホニル剤），などの併用により増強し，納豆，クロレラ，ビタミンKを多く含む緑黄色野菜，セント・ジョーンズ・ワート（西洋オトギリ草，ハーブの一種）含有食品などの摂取時に減弱するなど，

投与量の増減に影響することを患者に説明し，併用薬の有無と内容の確認をするとともに，これらの含有食品を紹介しながら，摂取を控えることの必要性を説明することが大切である．

4）降圧薬

腎の濾過機能が障害されることにより高血圧をきたし，高血圧がさらに濾過機能障害を進行させる．そこで腎臓の機能障害を進行させないために降圧薬が使用される．

（1）副作用について理解し，安全に内服が継続されるための援助

降圧薬には，利尿薬，α遮断薬，β遮断薬，血管拡張薬，Ca拮抗薬，ACE阻害薬など様々な種類がある．病態に応じて選択されるが，これらの薬のなかには，ほかの食品や薬物との相互作用によって副作用が現れることがある．たとえばグレープフルーツ，ザボン，ボンタン，夏みかんなどは，薬物代謝酵素（チトクロームP450）の働きを抑制する．その結果，Ca拮抗薬の血中濃度が上昇し，血圧が低下しすぎる可能性がある．患者に内服している薬剤と相互作用を起こす食物や薬剤について説明し，患者がふだん用いている薬剤や生活習慣の影響を観察していく．また，降圧薬の内服により，目標とする血圧が得られているかどうかを観察することが必要である．

ふだんより血圧が著しく低い値の場合，逆にふだんより高い値の場合には，降圧薬の種類や量が不適切な場合が考えられる．このような場合には正しく処方されたとおり降圧薬が正しく内服されているか否かを確認することが必要である．また，患者が緊張することによって，受診時に測定する血圧がふだん家庭で生活しているときと比較して高くなることが多い．そのため受診時の血圧に応じて処方された降圧薬を内服すると，薬の効果が身体に強く現れ，めまいやふらつきなどの症状が出ることがある．そのようなことを予防するためになるべく家庭での血圧測定を継続して行い，医師と降圧薬の量や種類を相談する必要がある．

さらに，患者が自己判断で降圧薬の量を調整することや中止することの危険性を説明し，医師の指示を守ることの必要性が理解できるよう援助する．患者が家庭で血圧の計測をする場合には，正しく測定できるように測定時間や測定方法について指導する．

（2）内服薬の効果を上げるための援助

血圧は，食事による塩分摂取の影響も大きく受けるために，降圧薬を内服しているだけでは期待する血圧値を得ることが難しい場合がある．降圧薬の内服と同時に塩分制限の実施など，食生活の調整を行う必要がある．ふだんの生活で摂取しているおおよその塩分量を把握し，減塩の工夫を患

者と共に考えていくとよい．

5）抗高脂血症薬

低比重リポたんぱく（LDL）や酸化LDLがメサンギウム細胞の増殖を起こし，糸球体の硬化を進展させることから，抗高脂血症薬が投与されることもある．

6）利尿薬

利尿薬は，腎における糸球体濾過量を増加させ，または再吸収を抑制して尿量を増やす薬物なので，浮腫や腹水をきたすネフローゼ症候群や腎不全などの疾患の治療に用いられる．表3-7に利尿薬の作用部位と利尿薬によりもたらされる効果を示した．

（1）副作用について理解し，安全に内服が継続されるための援助

副作用として，脱水，口渇，悪心・嘔吐がみられることがある．また，ループ利尿薬は副作用として低カリウム血症，代謝性アルカローシス，高尿酸血症，高血糖がある．薬物の作用，副作用についてあらかじめ説明し，そのような症状がみられた場合は相談するよう伝える．また，薬を飲み忘れたときの対応など，予測されるトラブルへの対処について医師，患者と事前に相談し，対処方法を決めておくと患者がいざという場合に困らなくてすむ．

（2）日常生活に支障なく，内服が継続されるための援助

利尿薬を内服することで，作用時間に集中して排尿がみられる．そのため，可能であれば，その人の生活リズムに合うように薬物の効果が出る時間を調整して内服ができることが重要である．たとえば朝食後に内服すれば，午前中に排尿が頻回になる．しかし，そのために仕事をしている患者の場合，午前中の仕事に専念できなくなる場合もある．したがって利尿薬を内服する患者の生活パターンを知り，生活への影響が最小限となる内服時間を，患者と共に考え医師と相談することも必要である．同時に，利尿薬の内服を始めてから日常生活に不都合が生じていないかを定期的に確認

表3-7 ● 利尿薬の作用部位と利尿薬によりもたらされる効果

作用部位	糸球体	近位尿細管	ヘンレ係蹄	遠位尿細管	集合管
薬物	炭酸脱水酵素抑制薬	浸透圧利尿薬	ループ利尿薬	サイアザイド利尿薬	K^+保持性利尿薬
特徴	Na利尿と尿中HCO_3^-排出の増加	尿細管内浸透圧の増加，水・ナトリウムの再吸収の抑制	最も強力な利尿薬．腎血流量や糸球体濾過値が減少しないため，腎障害時にも使用	Na^+イオンの排出作用があり，血圧降下薬として使用	利尿作用は弱い．ほかの利尿薬の使用時に起こる電解質の補正が可能

していくことが必要である．

7）球形吸着炭，リン吸着剤，活性型ビタミンD製剤，尿酸排泄促進薬・尿酸産生阻害薬

腎臓への負担を軽減するために，球形吸着炭，カルシウム薬，尿酸産生阻害薬が使用される．

球形吸着炭は炭素微粒体で，クレアチニンなどの窒素代謝産物や尿毒症毒素を吸着し，便中に排泄することにより進行性慢性腎不全における尿毒症症状が改善できるので，透析導入までの期間を延長する目的で使用される．慢性腎不全になるとカルシウムの代謝異常が起こるため，カルシウム代謝異常への治療として，リン吸着剤であるカルシウム薬と活性型ビタミンDが使用される．

リン吸着剤は，食物中のリンを吸着するため食物と一緒に摂取する．尿酸排泄促進薬や尿酸産生阻害薬は，腎不全による尿酸の排泄低下により生じた高尿酸血症を改善する目的で使用される．

（1）内服が継続されるための援助

一度に内服する薬剤の量が多いと，球形吸着炭を内服する場合には他の薬剤と内服時間をずらさなくてはならないことから，内服のために水分を多く必要とする．水分制限のある腎不全患者では，大切な1日の水分の大半が内服のために使われることとなり，患者のQOLを低下させる場合もある．自由に水分を摂取できない患者の辛さを理解するとともに，1日のなかでの水分の摂取の仕方などを一緒に考える．

（2）副作用について理解し，安全に内服ができるための援助

副作用の観察をするとともに，早期発見のため患者にも副作用について説明し，これらの症状があるときには医療者に伝えてもらうようにする．球形吸着炭の副作用には，腹部膨満感，便秘，食欲不振，悪心・嘔吐，瘙痒感，皮疹などがある．球形吸着炭は他の服用した薬剤も吸着するため，他の薬剤とは投与時間をずらして内服することを説明する．

また，リン吸着剤であるカルシウム薬は，投与過剰になると高カルシウム血症となるので，血清カルシウムのデータを経時的に把握する必要がある．

2 食事療法

食事療法は，薬物治療と並ぶ治療の2本柱であるが，長期間，毎日，継続しなくてはならないため患者にとっては継続が難しい治療である．食事は人間の基本的な欲求にかかわるとともに，人づき合いなどの社会生活において重要な位置を占めることも多い．また，食べることが楽しみという

表3-8● 保存期慢性腎不全の食事療法

	総エネルギー (kcal/kg*/日)	たんぱく (g/kg*/日)	食塩 (g/日)	カリウム (g/日)	水分	リン (mg/日)
Ccr≦ 70ml/分	35が基準 ただし年齢や運動量によって，適正なエネルギー量は28～40の範囲になりうる	0.6以上0.7未満 ただしCcr50ml/分以上でたんぱく尿1g/日以下であれば0.9前後で開始することも可	7以下	低たんぱく食が実行できていれば通常制限しないが，血清カリウム5.5mEq/l以上のときカリウム制限を加える	ネフローゼ症候群およびCcr 15ml/分以下では尿量＋不感蒸泄量とする	低たんぱく食ができていれば制限なし ただし尿中リン排泄量500mg/日以上のときは，リン制限を加える

＊標準体重

出典／日本腎臓学会編：腎疾患の生活指導・食事療法ガイドライン, 東京医学社, 1998, p.80.

人もいる．pH調節機能が低下している場合には，たんぱく質の制限，塩分の制限，さらにpH調節機能障害が重度になると水分の制限も必要となる．そのため食事療法により今までの食生活とは異なった食事内容となる場合が多い．水分制限も必要となると，いっそう制限することが辛く，困難となりやすい．看護師はこれらを理解したうえで患者や家族へ援助を行うことが必要である．

慢性腎不全では，栄養代謝機能により生成された窒素化合物などの身体に不要な物質の排泄の調節がうまくいかなくなる．そのためこれらの物質を過剰に摂取すると様々な症状が出現しやすくなる．食事療法の基本はたんぱく質の制限，エネルギーの確保，塩分の制限，カリウムの制限である．表3-8に日本腎臓学会によるクレアチニンクリアランス（Ccr）が70ml/分以下の保存期慢性腎不全のときの食事療法に関するガイドラインを示した．食事療法により制限される内容は慢性腎不全透析期，ネフローゼ症候群など患者の病態，病期により異なる．

実際にたんぱく摂取や塩分摂取の制限の実行の程度を確めるためには24時間の蓄尿からMaroniの式を使って計算する．

＜Maroniの式＞

たんぱく摂取量（g/日）＝｛尿中尿素窒素排泄量（g/日）＋0.031×体重（kg）｝×6.25

食塩摂取量（g/日）＝尿中Na（mEq/日）/17

また，蓄尿が完全にできない患者の場合には，血清尿素窒素/クレアチニン比からたんぱく摂取量を推定することが有用である．

(1) たんぱく質の制限

たんぱく質を過剰に摂取すると，濾過機能の負担が大きくなり，糸球体や尿細管に負担をかけ，腎臓の働きが低下する．反対にたんぱく質を過剰に制限すると，体たんぱくが減少し，筋肉量が維持されない．腎臓の障害の程度により摂取するたんぱく質の量を調節することで，糸球体や尿細管

の負担を最小限にし，腎機能障害の進行を抑えることができる．

たんぱく質の制限は，Ccrが70ml/分以下の進行性の慢性腎不全から適応され，0.6～0.7g/kg/日とする．また，Ccrが30ml/分以下の場合には，慢性腎不全の進行抑制のため，たんぱく摂取量を0.4～0.5g/kg/日とすることも多い．

たんぱく質は，アミノ酸価の高い動物性たんぱく質を中心に摂取することを勧める．

(2) エネルギーの確保

たんぱく質の摂取が制限されると，摂取する食事の量が減少し，エネルギー摂取不足となりやすい．基礎代謝や日常生活活動のために消費されるエネルギーと比較して食事から摂取するエネルギーが少ない場合，身体に貯蔵されているたんぱく質が分解されエネルギーとして使用される．このことにより血中の窒素化合物が増加するという悪循環につながる．

エネルギー摂取不足とならないために，糖質，脂質でエネルギーを補うことが必要であり，35kcal/kg/日を目標とする．女性の場合には28kcal/kg/日程度で身体のたんぱく量の減少も起こらず，理想体重を維持できる．低たんぱくの食事で摂取エネルギーを確保するためには，食材を油で焼く，炒める，揚げるなどの調理方法の工夫が必要となる．

(3) 塩分の制限

塩分の制限は腎不全の初期から進められるが，腎不全が高度になるとより塩分制限を厳密に行うことが必要となる．そのため，塩分の摂取量は1日7g以下とし，高血圧，浮腫，心不全がある場合には1日4～5g以下を目標とする．

塩分の摂取過剰は様々な悪影響を身体に与える．たとえば，塩分の摂取が過剰になると循環血液量の増加や高血圧，浮腫が起こりやすい．濾過機能に対する負担を減らすためにも塩分の制限が求められる．腎不全が高度になると心不全や肺浮腫を起こすこともある．

(4) カリウム（K）の制限

腎不全が進むと腎臓からカリウムが排出されず，血清カリウムが高くなる．血清カリウムの正常値は3.5～5.0mEq/lである．高度の高カリウム血症では，口の周囲のしびれや胸の苦しさ，倦怠感が出現し，さらに進むと不整脈や徐脈や心停止のおそれがある．

低たんぱく食は低カリウム食でもあるため，通常はたんぱく質が制限されていればカリウムを制限しないが，カリウム値が5.5mEq/l以上の値である場合には，カリウム制限が行われる．

(5) リン（P）の制限

リンは，主にたんぱく質に含まれているため，通常はたんぱく質が制限

されていればリンも制限されるはずである．尿中リン排泄量が500mg/日以上または血清リン値が5mg/mlであれば，リンの含有量の多い食品を避ける．

(6) カルシウム (Ca)，鉄 (Fe)，銅 (Cu)，ビタミンの補充

たんぱくを制限するとカルシウムや鉄，銅の摂取が十分できなくなる．また，水溶性ビタミンも欠乏しやすくなる．飲食物で補うとたんぱく質，リンを過剰に摂取することになるため，カルシウム，鉄，銅，ビタミン（特に水溶性ビタミン）の不足が生じた場合には，薬剤で補充することが多い．

(7) 水　分

腎不全では，ネフロンの数の減少や尿細管の障害のため尿の濃縮力が低下しているため，1日の尿量が1500～2000mlとなるように水分を摂取する．水分は乏尿がなければ制限されない．乏尿がある場合には，体重の増減により水分摂取量が決定される．

(8) 食事療法を行う成人の看護

① 食事療法が効果的に継続できるための援助

濾過機能障害のための食事療法は，生涯にわたり必要である．食事療法を始めるということは，それまでの生活の一部を変更しなければならないということである．長期にわたり食事療法を継続していくためには，正確な知識だけでなく，続けたい，続けられそうだと患者が実感できるようなかかわりが求められる．家族や周囲の協力者の存在の有無や，ふだんの過ごし方，特に食生活にかかわることについて患者と話し合い，食事療法をどのように実施し，継続することが可能であるか，患者と共に考えるとよい．

1日に摂取できる食品の種類と量，メニュー，調理の工夫について患者が理解できているか否かを把握する．理解が不十分な場合には，パンフレットや食品交換表の同じ群の食品の1単位の量がわかるようにカードを作成するなど，患者の理解度や必要性に合わせた工夫が求められる．食事療法を継続している患者に対しては，自由に食べることができない大変さを理解し，ねぎらうことも必要である．

また，食事指導に腎臓病食品交換表（表3-9）を活用するとわかりやすい．腎臓病食品交換表はたんぱく質3gを含む食品を1単位の食品とし，1単位当たりのたんぱく質，エネルギー，カリウム，リン，ナトリウム，食塩量が記載されている．表1はご飯，パン，麺などの主食，表2は果実，種実，いも，表3は野菜，表4は魚介，肉，卵，豆および豆製品，乳および乳製品，表5は砂糖，甘味品，ジャム，ジュース，でんぷん，表6は油脂である．

表3-9 ● 腎臓病食品交換表（食品分類）

食品分類				単位	たんぱく質	1単位の平均エネルギー
●Ⅰ．たんぱく質を含む食品						
表1	主食	ご飯 パン・めん	ご飯・粉 パン・めん その他	1単位	3g	150 kcal
表2	副食・デザート	果実 種実 いも	果実 種実 いも	1単位	3g	150 kcal
表3	副食・付け合わせ	野菜	野菜・漬物	1単位	3g	50 kcal
表4	メインとなる副食	魚介 肉 卵 豆とその製品 乳とその製品	魚 水産練り製品 貝 いか・たこ・えび・かにほか 獣鶏肉 卵 豆・豆製品 乳・乳製品	1単位	3g	30 kcal
●Ⅱ．たんぱく質を含まない食品						
表5	エネルギー源となる食品	砂糖 甘味品 ジャム ジュース でんぷん	砂糖 甘味品 ジャム ジュース類 嗜好飲料 でんぷん	ー	ー	不足エネルギーを補う
表6	エネルギー源となる食品	油脂	油・その他	ー	ー	
別表1〜5		別表1 きのこ・海藻・こんにゃく 別表2 嗜好飲料〈アルコール飲料〉〈茶・コーヒーほか〉 別表3 菓子 別表4 調味料 別表5 調理加工食品				
治療用特殊食品		エネルギー調整用食品 たんぱく質調整用食品 食塩調整用食品 リン調整用食品				

出典／黒川清監：腎臓病食品交換表7，第7版，医歯薬出版，2003, p12.

　腎臓病食品交換表の使用方法を図3-10に示した．まず，摂取するたんぱく質とエネルギー量，塩分の指示を医師から受ける．たんぱく質の指示量を単位に換算し，表1〜4に配分する．配分された単位に1単位の平均エネルギーを掛け合わせ，表1〜4で合計の摂取エネルギー量を計算する．指示されたエネルギー量から計算した表1〜4の合計の摂取エネルギーを引き，不足のエネルギー量を表5，表6の食品で補う．

図3-10 ● 腎臓病食品交換表の使用方法

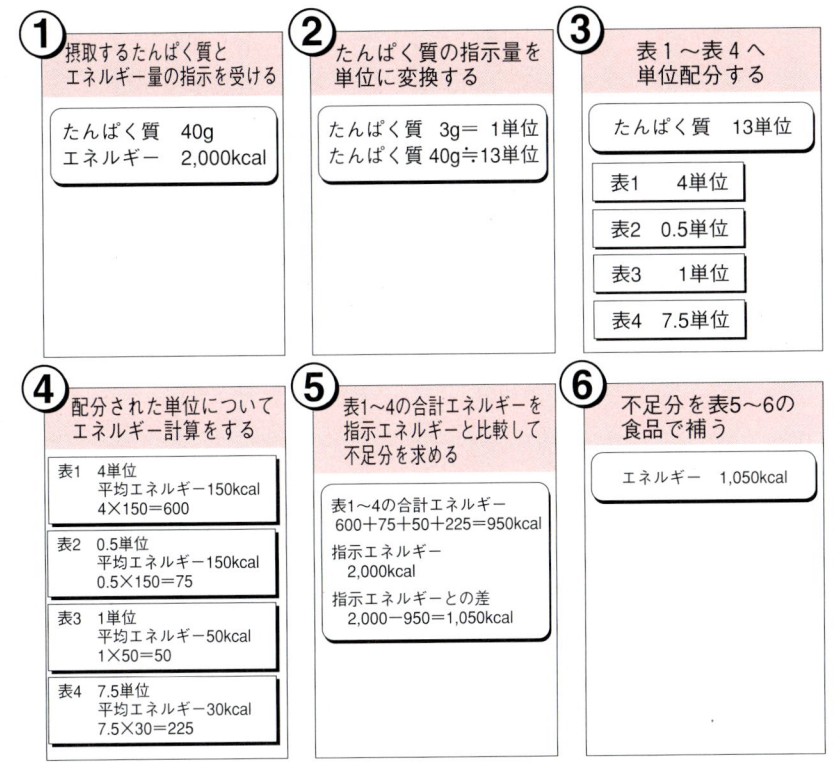

① 摂取するたんぱく質と
エネルギー量の指示を受ける

　たんぱく質　40g
　エネルギー　2,000kcal

② たんぱく質の指示量を
単位に変換する

　たんぱく質　3g＝1単位
　たんぱく質　40g≒13単位

③ 表1～表4へ
単位配分する

　たんぱく質　13単位
　表1　4単位
　表2　0.5単位
　表3　1単位
　表4　7.5単位

④ 配分された単位について
エネルギー計算をする

　表1　4単位
　　　平均エネルギー150kcal
　　　4×150＝600
　表2　0.5単位
　　　平均エネルギー150kcal
　　　0.5×150＝75
　表3　1単位
　　　平均エネルギー50kcal
　　　1×50＝50
　表4　7.5単位
　　　平均エネルギー30kcal
　　　7.5×30＝225

⑤ 表1～4の合計エネルギーを
指示エネルギーと比較して
不足分を求める

　表1～4の合計エネルギー
　　600＋75＋50＋225＝950kcal
　指示エネルギー
　　2,000kcal
　指示エネルギーとの差
　　2,000－950＝1,050kcal

⑥ 不足分を表5～6の
食品で補う

　エネルギー　1,050kcal

出典／黒川清監：腎臓病食品交換表7，第7版，医歯薬出版，2003，p.16．

　腎不全が進行するとたんぱく制限も加わるため，たんぱく摂取を少なくしながらエネルギー摂取を多くするような食事の工夫が求められる．そのため，でんぷんを中心とした調理の工夫やおやつの摂取を勧めたり，治療用特殊食品の紹介などを行う．

　治療用特殊食品としてエネルギー調整用食品，たんぱく質調整用食品，食塩調整用食品，リン調整用食品などがある．エネルギー調整用食品は，エネルギー不足を補うための食品で，甘みの少ない糖分や中鎖脂肪製品がある．たんぱく質調整用食品は，主食のたんぱく質含有量を減らすことで主菜にあたる食品交換表の表4の摂取量を多くするための食品であり，米，うどん，パン類などの製品がある．食塩調整用食品は，減塩調味料であり，塩分を減らすための製品である．リン調整用食品は，高リン血症の場合に使用されるが，種類も少ないため，たんぱく質の摂取制限を守ることが基本となる．

　これらの治療用特殊食品を上手に活用すると食事についての満足感が得られやすくなる．ただし，これらの治療用特殊食品の使用には経済的な負担も伴うので，患者と相談しながら使用を検討するとよい．

また，腎臓の機能が低下している患者は，透析療法へ移行するのではないかという思いから不安を抱く場合も少なくない．食事療法の話だけではなく，病気の受け止めや治療に取り組む患者の思いを把握しながら，将来への不安やストレスが少なく，食事療法が継続できるように援助することが必要である．

② 塩分制限を守ることができるための援助

　調味料や加工食品に含まれる塩分量は一般的に多い．これらの食品の摂取を減らすと共に，食品に含まれる塩分量を理解してもらう．今までの食生活を患者と共に振り返り，ふだんの塩分摂取量に気づくことも有効な方法である．そのために食生活で具体的に何を工夫できそうかということを患者と話し合うことが大切である．また，たとえば香辛料の使用などにより塩分が少なくてもおいしく食べられる場合もある．食塩調整用食品の使用や塩分が少なくてもおいしく食べられる調理の工夫について説明する．

③ カリウム制限を守ることができるための援助

　カリウムは，野菜，果物のほかに，肉，魚，卵，大豆製品に含まれる．これらの食品を摂り過ぎないことは，たんぱく質の制限も併せて行うことにつながる．カリウムは水溶性の性質をもつので，調理の際には，野菜類をゆでこぼすことを勧める．また，野菜を流水にさらす，皮をむく，種を除去しておくなどの方法もある．果物は缶詰を利用する．缶詰のシロップにはカリウムが含まれているため，シロップは飲まないようにするとよい．またインスタントコーヒーなどカリウムを多く含む飲料もある．患者の嗜好を確認し，カリウムが多く含まれている食品を摂取する傾向があるか否かを把握し，患者にカリウムを多く含む食品を紹介し，食品の摂取やカリウムの少ない飲料の摂取について説明する．

　透析が始まると，カリウムを制限しすぎて，カリウムが低くなる場合もある．この場合には緑黄色野菜や果物，豆，イモ類，海藻類，ごま，くるみ，落花生を摂るようにする．カリウムの摂取については，低カリウム血症や高カリウム血症とならないように血液データと照らし合わせながら食生活の振り返りを促し，カリウムの摂取の工夫について相談する．

④ リン制限を守ることができるための援助

　リンは，たんぱく制限が守られるとその摂取も制限されることになる．尿中リンの排泄量，血中リンの値をみながら，摂取しているリンを含む食品を調整することが必要となる．患者にリンを多く含む食品を紹介し，データと照らし合わせながら食生活の振り返りを促し，工夫について相談する．また，リンの少ない低リン米などの栄養調整食品も市販されているので，患者の希望により利用する場合もある．

3 | 安静療法

　たんぱく尿が多い，病状が安定していないなど，急性期にあたる時期には，安静が必要である．しかし，慢性期では通常の日常生活を過ごすことが可能である．合併症予防のためにも運動制限を緩めることは必要であるが，その際には，尿検査や濾過機能検査の結果を参考にしていく．安静度に関して日本腎臓学会から出された生活指導区分のガイドラインを表3-10に示した．ガイドライン中にあるメッツ*について表3-11に示した．生活指導区分は，患者の病態，病期により異なる．患者の仕事や家庭での役割など，日常生活での活動状況を腎臓への負担という視点でとらえることが必要である．また，安静度の制限がある場合には，活動内容の調整が必要となる場合もある．患者の自己実現への欲求や価値観を尊重しながら，工

> メッツ：メッツ（Mets）は，身体活動の強さが安静時の何倍に相当するかを表した単位である．座って安静にしている状態は1メッツである．

表3-10●成人の生活指導区分表

指導区分	通勤・通学	勤務内容	家事	学生生活	家庭・余暇活動
A：安静 （入院・自宅）	不可	勤務不可 （要休養）	家事不可	不可	不可
B：高度制限	短時間 （30分程度） （出来れば車）	軽作業 勤務時間制限 残業，出張，夜勤不可 （勤務内容による）	軽い家事 （3時間程度） 買い物 （30分程度）	教室の学習授業のみ 体育は制限 部活動は制限 ごく軽い運動は可	散歩 ラジオ体操程度 （3〜4メッツ以下）
C：中等度制限	1時間程度	一般事務 一般手作業や機械操作では深夜・時間外勤務，出張は避ける	通常の家事 育児も可	通常の学生生活 軽い体育は可 文化系部活動は可	早足散歩 自転車 （4〜5メッツ以下）
D：軽度制限	2時間程度	肉体労働は制限 それ以外は普通勤務・残業，出張可	通常の家事 軽いパート勤務	通常の学生生活 一般の体育は可 体育系部活動は制限	軽いジョギング 卓球，テニス （5〜6メッツ以下）
E：普通生活	制限なし	普通勤務 制限なし	通常の家事 パート勤務	通常の学生生活 制限なし	水泳，登山，スキー，エアロビクス

出典／日本腎臓学会編：腎疾患の生活指導・食事療法ガイドライン，東京医学社，1998，p.50．

表3-11●メッツ（Mets）表

1メッツ	安静
2メッツ	入浴，洗濯，調理，ぶらぶら歩き，ボウリング，ヨガ，ストレッチ
3メッツ	掃除，普通歩き，ゲートボール，グラウンドゴルフ
4メッツ	庭仕事，少し早く歩く，日本舞踊，ラジオ体操，水泳（ゆっくり），水中ウォーキング
5メッツ	農作業，早歩き，卓球，ダンス，ゴルフ，スケート
6メッツ	ジョギング，水泳，バレーボール
7メッツ	登山，階段を連続して昇る，サッカー，バスケットボール
8メッツ	ランニング（150m/分），ハンドボール，競泳，縄跳び，エアロビクス（激しい）
9メッツ	ランニング（170m/分），階段を早く昇る，サイクリング（20km/時）
10メッツ	ランニング（200m/分），マラソン，柔道，相撲，レスリング

出典／日本腎臓学会編：腎疾患の生活指導・食事療法ガイドライン，東京医学社，1998，p.51．

夫することや生活様式の変更について患者と話し合うことが大切である．

4 透析療法

　pH調節機能の障害として，代謝性アシドーシスや代謝性アルカローシスが出現することがあるが，腎不全に伴う高度な代謝性アシドーシスや代謝性アルカローシスでは，治療の一つとして透析療法が行われる．

　透析とは，腎臓の代わりに血液中の老廃物と水分を除去し，電解質・酸塩基平衡の是正を行うことをいう．このことから透析療法は腎機能の代替療法といえるが，透析は腎臓の働きをすべて代替できるものではないので，透析療法を行っても，エリスロポエチンの分泌やビタミンDの活性化，血圧を調整するレニンの分泌は代替できない．また，血圧の調整も完全に代行はできない．

　さらに，健康な腎臓が24時間機能している状態と比較すると，透析は2～3日分の蓄積された水分と老廃物を4～5時間で浄化するため，水分の蓄積量が多ければ1回の透析では体液を是正できない．無理に一度の透析で是正すると循環機能に負担が大きくかかるため望ましくない．そのため，透析療法を行っていても食事療法により食物や水分の摂取を調整することで，身体の老廃物や水分量の蓄積の調整を図ることが必要となる．

　腎臓の機能障害のため透析療法を必要とする患者は，腎臓移植をしない限り，透析療法を生涯にわたって，続けなければならない．透析療法を開始する基準は，一般的に尿素窒素（BUN）が100mg/dl以上，血清クレアチニン（Cr）が10mg/dl以上が目安とされているが，実際には，BUN，Cr，電解質，pHなどの血液検査値，自覚症状，日常生活への影響を総合的に判断して決められている．

　透析療法には，血液透析（hemodialysis；HD）と腹膜透析（peritoneal dialysis；PD）がある．その特徴を表3-12にまとめた．以下にその特徴と合併症について述べる．

① 血液透析（HD）

　血液透析（hemodialysis；HD）は患者から体外に導いた血液を透析器（ダイアライザー）を通過させて拡散浸透と限外濾過の原理により，身体に不要な物質を除去し，再び体内に血液を戻す方法である（図3-11）．血液透析では十分な血流量を体外に出し再度体内へ戻すため，シャント（バスキュラーアクセス）が必要になる．

　シャントには手術により患者本人の，または人工血管を使用しての末梢の動脈と静脈吻合する内シャント（図3-11）と，2本のシリコンチューブの先端にテフロン製の細いチューブ（ベッセルチップ）をつけ，前腕の橈骨動脈とその近くの静脈に挿入し，チューブを連結管でつなぐ外シャント

表3-12● 血液透析と腹膜透析の特徴

	血液透析	腹膜透析
原理	人工膜による拡散と限外濾過へ.	生体膜による拡散.
手術	バスキュラーアクセスの手術が必要.	カテーテル挿入術が必要.
実施する場	医療機関に通う.	自宅や職場.
1回の所要時間	通常3回/週. 1回4時間	6〜8時間おきに毎日, 腹膜に貯留させてある透析液交換を行う.
通院の必要性	透析ごとに来院. 夜間透析が可能な施設もある.	外来を1回/月受診.
食事	通常, カリウム, 水分, ナトリウムの制限がある.	病態によるが, 比較的緩やか.
その他	透析時間に拘束される.	実施可能な期間は腹膜機能に左右される. 自由な行動が可能である.

図3-11● 血液透析模式図と内シャント・外シャント

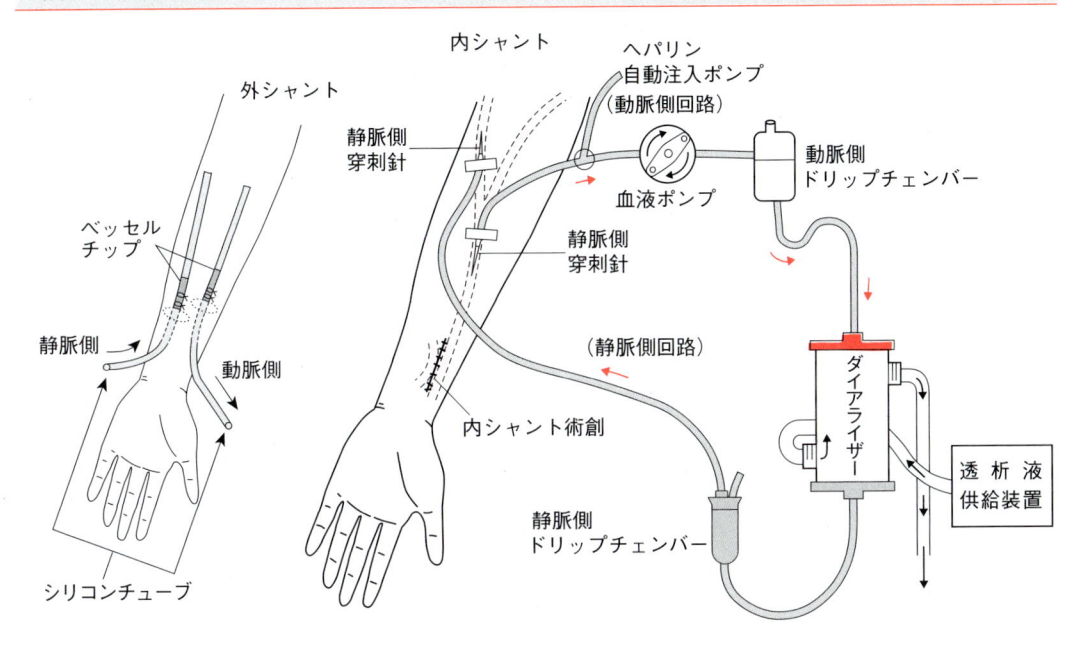

（図3-11），上腕動脈や大腿動脈を皮下に移動させる動脈表在化，上腕動脈，大腿動脈に直接針を刺す動脈直接穿刺による方法とがある．また，通常2〜3回/週，透析設備のある医療施設に通うことが必要である．透析に必要な時間は3〜4時間であり，拘束される時間の長いことが特徴である．さらに患者はシャント管理を行わなくてはならない．

長期に透析療法を受ける患者の合併症としては腎性骨異栄養症，異所性石灰化，腎性貧血，透析アミロイドーシス，心不全，多囊胞化萎縮腎，皮膚瘙痒症，感染症，栄養障害，スチール症候群などがある．

② 腹膜透析（PD）

腹膜透析（peritoneal dialysis；PD）は，腹膜へカテーテルを留置し（図3-12），透析液を注入することにより，患者自らの生体膜（腹膜）を半透膜とし，拡散と浸透圧による血液浄化を行う方法である．最近では持続携行式腹膜透析（continuous ambulatory peritoneal dialysis；CAPD）が普及してきている（図3-13）．

腹膜透析は，腹膜へのカテーテル挿入術が必要であり，挿入後はカテーテルからの感染予防に注意して生活しなくてはならない．透析液の交換（バッグ交換）を6～8時間おきに毎日行う．バッグ交換の所要時間は約30分程度である．バッグ交換の手順は，透析液を腹腔内に注入（注液）し，6～8時間後に腹腔内に注入した透析液を排出（排液）し，再度，新しい透析液を腹腔内に注入する．排液量は，新しい透析液を腹腔内に注入する前に秤で測定し，注入した量と排出した量をノートに書き留める（図3-14）．

腹膜透析の場合，24時間または一定時間，腹膜を介して透析が行われているため，食事制限は，血液透析患者ほど厳密でなくてもよいといわれている．

図3-12●腹膜カテーテルとその留置

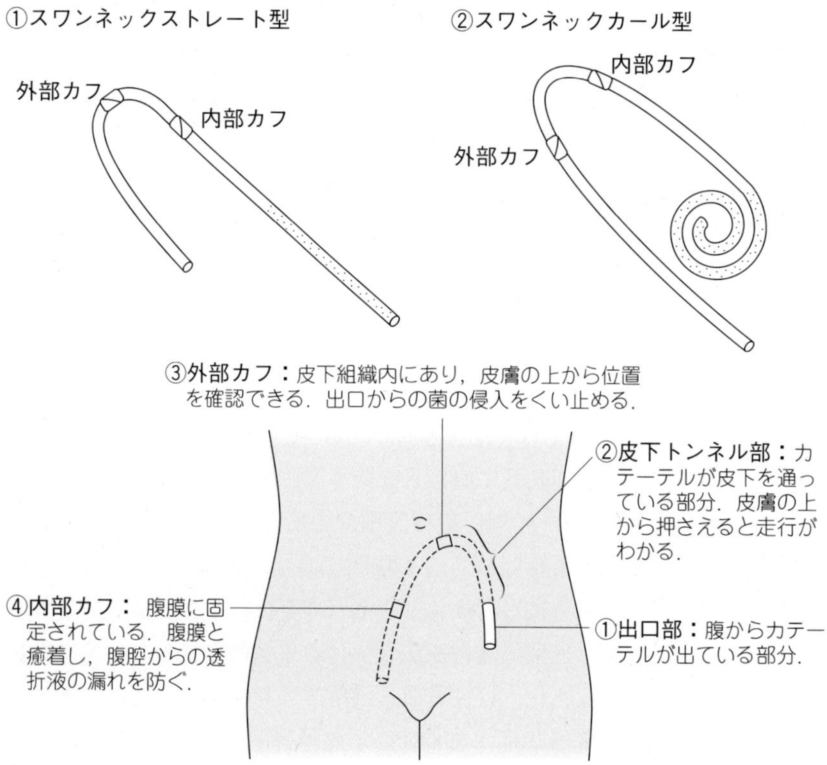

①スワンネックストレート型　　②スワンネックカール型

外部カフ　内部カフ　　　　　　内部カフ　外部カフ

③外部カフ：皮下組織内にあり，皮膚の上から位置を確認できる．出口からの菌の侵入をくい止める．

②皮下トンネル部：カテーテルが皮下を通っている部分．皮膚の上から押さえると走行がわかる．

④内部カフ：腹膜に固定されている．腹膜と癒着し，腹腔からの透析液の漏れを防ぐ．

①出口部：腹からカテーテルが出ている部分．

出典／衣笠えり子編著：ポケット版透析ケアマニュアル，照林社，2002，p.274．

腹膜透析に特徴的な合併症としては，腹膜の感染による細菌性腹膜炎や腹膜の結合織肥厚に伴い除水効率が低下する硬化性腹膜炎が起こることがある．これらの合併症が出現した場合には腹膜透析を中止し，血液透析を

図3-13●持続携行式腹膜透析（CAPD）

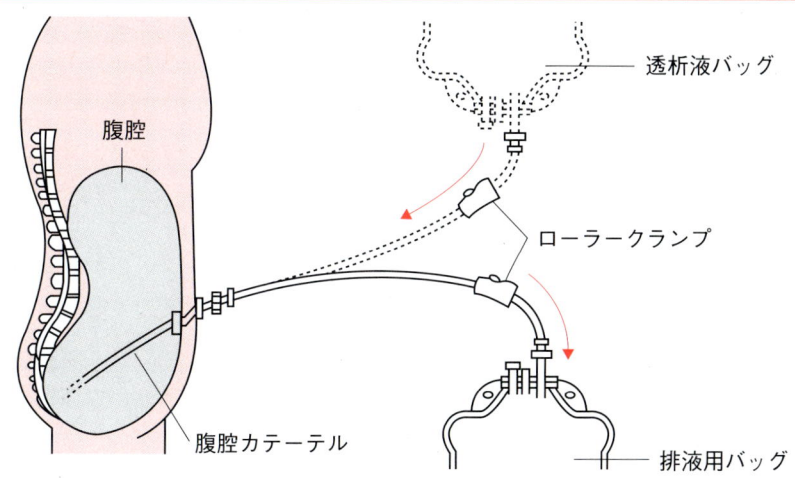

出典／衣笠えり子編著：ポケット版透析ケアマニュアル，照林社，2002, p.274.

図3-14●透析液の交換手順と関連機器

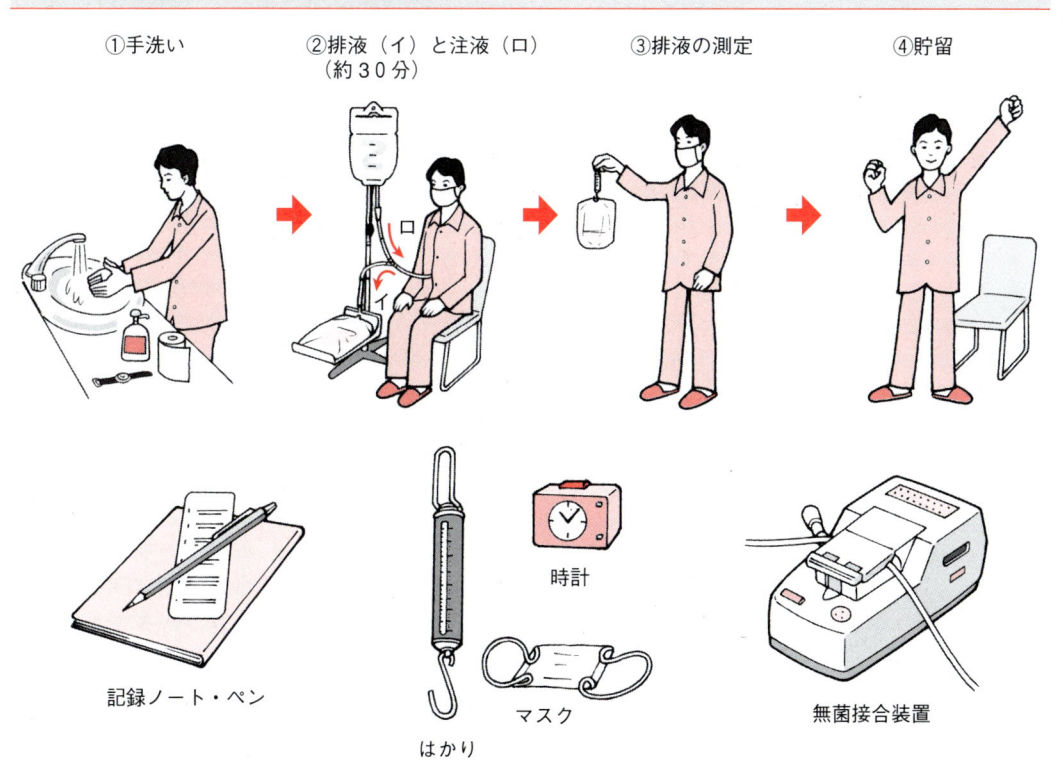

①手洗い　②排液（イ）と注液（ロ）（約30分）　③排液の測定　④貯留

記録ノート・ペン　　はかり　　マスク　　時計　　無菌接合装置

表3-13 ● 透析の合併症・トラブル

	共通する合併症・トラブル	血液透析に特有の合併症・トラブル	腹膜透析に特有の合併症・トラブル
導入期	不均衡症候群 低血圧	初回透析 不整脈 バスキュラーアクセストラブル（血流不良，閉塞，静脈高血圧，シャント感染，吻合など） いらいら症候群 レストレスレッグ症候群	カテーテル早期合併症（出血，液漏れ，注液・排液不良，カテーテル閉塞，穿孔，胸水貯留）
維持期	低血圧（透析中） 腎性貧血 循環器合併症（動脈硬化症，高血圧，心不全） 骨・カルシウム代謝障害 腎性骨異栄養症（続発性副甲状腺機能亢進症，骨軟化症，無形成骨） 透析アミロイドーシス 皮膚瘙痒症 カルニチン欠乏 アルミニウム中毒 後天性嚢胞性腎疾患 悪性腫瘍 感染症	バスキュラーアクセストラブル（血流不良，閉塞，ソアサム症候群，静脈高血圧，スティール症候群，シャント感染，吻合部動脈瘤，グラフト腫，血清腫）	細菌性腹膜炎 硬化性腹膜炎 腹膜硬化 出口部感染症 トンネル感染 カテーテルからの注液・排液不良 穿孔 ヘルニア（鼠径部，腹壁，臍など） 陰嚢水腫，胸水貯留 腰痛症

行わなくてはならない．また，その他の合併症として，出口部・トンネル感染や，注液・排液不良，液漏れ（透析液が腹腔から漏れて出口部から滲み出す，下腹部などの皮下や陰嚢，陰唇に貯留すること）がある．さらに長時間透析液を腹腔に貯留させていることで腹部が突き出る姿勢となることで，腰部に負担がかかるため腰痛が生じることや，強い腹圧が原因で臍，鼠径，陰嚢，陰唇・腹壁にヘルニア起こる場合がある．

なお，表3-13に透析の合併症・トラブルについてまとめた．

以下では透析導入時と維持期に分けて看護を述べる．

1）透析導入時の看護

透析導入期の看護には，①透析療法に対する落ち込みや不安を緩和するための援助，②透析療法の方法選択への意思決定ができるための援助，③不均衡症候群，低血圧を早期発見し，安全に血液透析療法が受けられるための援助，④透析療法に必要な自己管理の知識が得られ，行えるための援助などがある．

（1）透析療法に対する落ち込みや不安を緩和するための援助

慢性腎不全患者の多くは，透析療法に対して嫌悪感や恐怖を抱いている．

しかし一方で，透析療法が必要である時期は，尿毒症による苦痛や生命に対する危機感も強い時期でもある．尿毒症症状に苦しむ患者では，透析療法により身体が楽になると受け止める場合もある．また，透析が始まることで落ち込む場合もある．長期間，透析療法にならないために自己管理を頑張ってきた場合，あるいは大丈夫だと思っていたが予期せぬ時期に透析の導入を余儀なくされた場合など，落ち込む理由は患者により異なる．

このように透析導入時の患者の状況で透析療法への受け止め方，不安の感じ方は患者により異なる．したがって，患者が透析療法をどのように受け止めているかを十分に把握し，精神的に安定できるように援助を行う必要がある．

初めて透析療法を受ける患者にとって，透析室は馴染みのない場所であり，圧迫感を受けることも多い．そのため不安を軽減したうえで透析療法に臨めるよう援助する．患者の状態に応じて透析療法室の見学を行い，同病者から話を聞く機会をもつことも援助の工夫である．また，患者と同様に家族やサポートをしてくれる周囲の人間も，透析療法に対して不安を感じていることがある．そのため必要に応じて透析療法の説明や情報の提供を行うことが大切である．

(2) 透析療法の方法選択への意思決定ができるための援助

患者は，透析療法について医師から説明を受け，方法を相談しながら決定する．病状が許せば，患者の生活スタイルに合わせて血液透析と腹膜透析を選択することも可能である．看護師は，患者が両方の透析療法を十分吟味し，納得して透析方法を選択できるように十分理解したことを確認することが大切である．そして必要に応じて情報の提供や医師との連絡調整を行う．

(3) 不均衡症候群，低血圧を早期発見し，安全に血液透析療法が受けられるための援助

透析を開始して間もない時期，あるいは透析中に起こる合併症には，低血圧や不均衡症候群があり，これらの症状を早期発見し，対処することが必要である．

低血圧の原因には，循環血漿量の低下，末梢血管抵抗の低下，細胞外から血管内の水分補充が間に合わないことなどがある．透析をしている最中，血圧などバイタルサインは頻回に測定する．また，患者の血圧低下の自覚症状を把握しておくことで血圧の変動の早期発見につながる．

透析中に血圧低下がみられた場合には下肢を挙上して様子をみるが，著しい血圧低下の場合には，透析療法の一時的な中止や生理食塩水の注入を行うこともある．体重増加が著しい場合には，透析による除水量が多くなるため低血圧を起こしやすくなる．決められた1日の飲水量の範囲で水分

摂取することが安全な透析療法につながることを説明し，日頃の水分管理について話し合う．

透析中の血圧低下が除水によるものである場合は，日頃の水分管理が重要である．一日のなかで決められた水分量の範囲で水分摂取することが，安全に透析を受けられることにつながることを説明する．

不均衡症候群とは，血液に蓄積した尿素窒素などの物質が透析療法によって急速に除去がされるために起こる中枢神経症状を中心とした諸症状のことである．症状には頭痛，悪心・嘔吐，脱力感，意識障害や痙攣がある．血液透析後半から終了後にかけて起こるが，ほとんど透析終了後数時間から24時間以内に自然に改善する．

(4) 透析療法に必要な自己管理の知識が得られ，問題なく行えるための援助

透析療法についての基礎的な知識が得られるように援助するとともに，血液データ，体重の増減，血圧の測定など，今後，透析療法をしながら生活をしていくうえで必要な知識を患者と家族に提供する．また，食事療法や安静度についても説明をする．

血液透析療法の場合は，シャントの管理方法，腹膜透析の場合は，カテーテルの管理方法について患者が理解し，実施できるよう援助する（表3-

表3-14● 透析を受ける患者に必要な自己管理

共通する自己管理	血液透析に特有の自己管理	腹膜透析に特有の自己管理
食事療法の継続（たんぱく質，塩分，カロリー，カリウム，リンの指示量を守る） 水分管理 薬物療法の継続 適切な運動量の確保 体調の把握（血圧測定，体重測定，浮腫，自覚症状）	○シャント管理 ＊閉塞予防 ・異常の早期発見 ・シャント音の強弱の確認 ・血管の圧迫を避ける ・下痢，嘔吐などによる脱水予防 ・シャント肢を冷やさない ＊感染予防 ・感染徴候の観察 ・シャント肢の清潔保持 ・シャント肢に傷を作らない ・透析後の入浴は避ける．または穿刺部を濡らさないように保護する ＊出血予防 ・シャント肢の傷や打撲を避ける	○カテーテル管理 ＊感染予防 ・バッグ交換時の消毒 ・発汗後消毒 ・入浴後の消毒 ・出口部の皮膚の観察（びらん，発赤，腫脹など） ＊カテーテル閉塞の早期発見 ・排液量と注入量のバランス確認 ・排液の性状確認（混濁の有無，内容物） ・出口部からの液漏れ確認 ・カテーテルのねじれ，位置の移動などの確認 ○体調の把握 ・体温，脈拍測定 ・水分摂取量 ・食事内容 ・下腹部痛の有無 ・腰痛の有無 ・胸水貯留による症状の有無（呼吸困難，胸痛，咳）

14).シャントの管理方法は，血流の流れを1日に1〜2回確認すること（聴診器または自分の耳をシャント部位にあてて聴く），シャント部位を軽くさわりスリル（血流が流れている触感）を確認することである．また，シャントの状態を長期間にわたって良好に保つために，シャント側の腕にバッグや荷物をもつことや，シャント部位を物にぶつけることなどを避け，シャント部位を保護することが必要である（図3-15）．

　腹膜透析は感染予防のため，腹腔カテーテル出口部のケアが入浴後や発汗時に必要となる．カテーテルの出口部は，清潔操作で消毒を行う．また，消毒の際には皮膚やカテーテルの異常の有無を確認することが必要である．これらのことが家庭で行えるように，出口部ケアの観察事項を患者や家族に指導する（表3-15）．

　服装では，カテーテル出口部・トンネル部を圧迫しないように気をつける．また，清潔な衣類を着用するよう心がけてもらう．活動，運動時には出口部を強く圧迫したり，ぶつけたり，カテーテルが引っ張られないようにする．また，腹圧をかけすぎたり，腰をひねりすぎたりしないように気をつける必要がある．そのため運動でもウオーキング，サイクリング，卓

図3-15● シャント部位の保護のために避けること

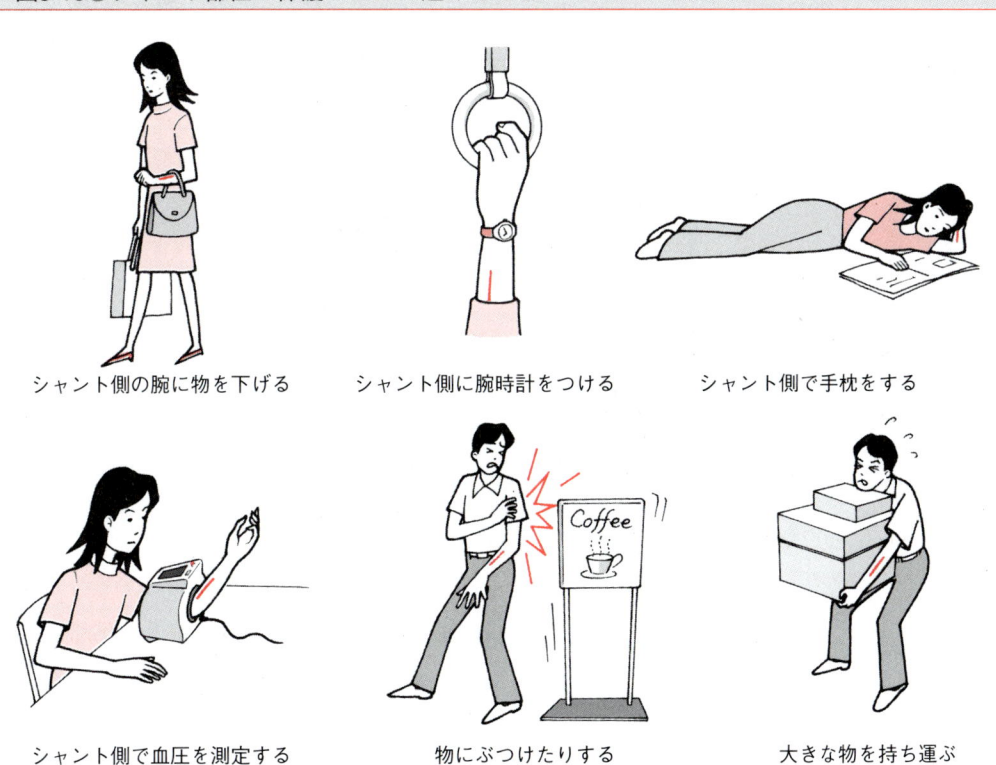

シャント側の腕に物を下げる　　シャント側に腕時計をつける　　シャント側で手枕をする

シャント側で血圧を測定する　　物にぶつけたりする　　大きな物を持ち運ぶ

出典／飯田喜俊：透析患者の生活指導ガイド，南江堂，2003, p.32.

表3-15●腹腔カテーテル出口部ケアの観察事項

ガーゼ	・血や膿が付いていないか
出口部	・赤くなっていないか ・腫れていないか ・ジクジクしていないか ・痛みはないか ・膿は出ていないか
皮下トンネル部・外部 カフ部	・赤くなっていないか ・痛みはないか ・熱くないか ・カフの位置はいつもと同じか
カテーテル	・切れたり, 穴があいたりしていないか
カテーテルジョイントと トランスファーチューブ セット	・接続部は緩んでいないか

球, バトミントンなどは望ましいが, ボクシング, 柔道, 相撲, 鉄棒, サッカー, 水泳などは望ましくない.

夫婦生活は, カテーテル挿入手術後1～2か月経過し, 問題がなければ差し支えないが, 腹部を圧迫しない体位やカテーテルが引っ張られないような工夫をする必要がある. また, 学校や職場ではバッグ交換のための清潔な場所の確保が必要となるが, このような場所が得られるか否か患者に確認する. 旅行の際には緊急時の受け入れ病院をあらかじめ決めておくことや, 交換用バッグを宿泊先や指定先に届けてもらうように病院や業者と調整することも必要である.

また, 薬物治療, 食事療法, そのほか日常生活への指導を計画的に行う. 特に水分, 塩分のコントロールは患者にとって辛いことであり, 患者の大変さを理解することが大切である.

2）透析維持期の看護

透析維持期の看護には, ①自己管理が継続されるための援助, ②透析療法の受容に向けての援助, ③長期透析による合併症を早期発見し, 対処できるための援助などがある.

(1) 自己管理が継続されるための援助

透析療法は, 開始するとほぼ生涯にわたって継続することになる. 患者は血液透析をしながら日常生活を送るために自己管理を行い, 透析療法とつき合いながら生きている.

看護師は, このような状態にある患者に対して薬物治療, 食事療法, そのほか日常生活への指導を継続的に行うことになる. 特に食事療法は患者

にとってつらいことであり，患者の大変さを理解することが必要である．

長期間，患者は1つの透析施設に通うことが多いために，患者と医療者の信頼関係が治療の継続の意欲にもかかわることがある．食事や水分などの制限を継続することや，透析療法を日常生活のなかに取り入れていくことは，生活習慣が確立している成人にとっては困難なことである．水分制限などの自己管理がうまくできないなどの理由で患者が医療者に対して気兼ねや反発を感じないように，患者ができている点，考えていることを尊重し，自己管理が継続できるように励まし，根気よくかかわることが大切である．

行動として水分や塩分の制限など食事療法が十分できていなくても，患者が行おうとしている自己管理や，困難に感じていることは何かについて関心をもち，患者が行っている努力の過程を認めることが大切である．また，患者の行っている努力を知ろうとかかわることで，患者との信頼関係が築きやすくなる．患者は医療者から信頼されているという自信や見守られているという安心感をもちやすくなり，療養に対する意欲を継続しやすくなる．

患者にとって透析療法のある生活とは，それまでとはまったく異なるものであり，生活のすべてを透析療法を中心とした日課に立て直さなければならない．これは，透析療法に費やす時間的なことだけではなく，周囲の人との関係や，仕事や家庭における役割を変化させざるを得ないことを意味する．

このような局面にぶつかったときの乗り越え方が患者の社会復帰に大きく影響すること，そのため患者の置かれている状況のなかで，患者にとっての透析療法の意味や患者が今できることを，患者と一緒に考え，患者が自己の進歩を理解するのを支援することは，自己管理への援助として重要であるといえる．

長期に透析療法を続けている患者のなかには，社会生活や家庭での役割が十分に果たせないことから自尊感情が低下している場合もある．そのため，職場，地域などで社会生活が行えているか，家庭での役割が果たせているか，周囲の協力体制などについて適宜確認し，困難に感じていることや身体的な負担などを話し合いながら，活動量の調整や自己実現するための方法を患者や家族と一緒に考える．また，透析や病気に対する思いなどを確認しながら，透析療法を継続していることへのねぎらいの言葉をかけ，温かく見守りながら援助を行う必要がある．

(2) 透析療法の受容に向けての援助

一般には透析患者は，透析療法の告知を受けた後，ショック，「本当に透析を受けなくてはならないのか」という不信，否認，不安・いらだち，

不安・抑うつ，受容という心理的プロセスをたどるといわれている．受容に至らず拒否し続ける患者もいる．透析療法の受容は時間がかかることであり，医療者から受容を強要するのではなく，患者のペースで少しずつ透析療法を受容できるようにかかわることが大切である．

そのためには患者の透析療法への思いや透析療法の意味を患者と一緒に考え，頑張ってきた自分自身や周囲から支えられている自分に患者が気づくことができるように援助していく．

また，一度透析療法を受容した後でも，強いストレスが起きると再び精神的な安定が崩れてしまう．この強いストレスには，身体的な合併症の出現や透析療法に伴うトラブルが原因となることが多いといわれている．そのため体調の変化や合併症の早期発見，透析療法に伴うトラブルの確認なども間接的に透析の受容に向けた精神的な援助につながる．

(3) 長期透析による合併症を早期発見し，対処できるための援助

長期に透析療法を受ける患者の合併症には，骨・関節障害，透析アミロイドーシス，心不全，動脈硬化，脳血管障害，低血圧，不均衡症候群（透析導入期），貧血，後天性囊胞腎，感染症，栄養障害，瘙痒感，スチール症候群などがある．

これらの合併症や透析療法に伴うトラブルを早期発見するとともに，患者にも合併症について説明し，症状がある場合には医療者に教えてくれるように協力を求める．

5 腎移植

腎移植は慢性腎不全患者に行われる根治療法である．移植によって腎不全の原因となった疾患を治癒させることはできないが，移植された腎臓の働きで腎機能を回復することができる．そのため腎移植の適応はすべての慢性腎不全患者であるとはいえ，必ずしも透析療法を受けている患者である必要はない．

腎移植を行うには提供者（ドナー）が必要である．生きている人から腎臓を提供されることを生体腎移植といい，死亡した人から提供される場合を死体腎（献腎）移植という．脳死判定後と心臓死判定後に死体腎移植が行われるが，日本では死体腎の提供は少なく，大半が近親者からの提供による生体腎移植である．

生着は，ドナーと提供される患者側（レシピエント）との血液型と組織適合性により影響を受ける．

腎移植では日和見感染症と拒絶反応が問題となる．日和見感染症は，拒絶反応の抑制のために内服する免疫抑制薬により免疫力が低下することにより起こりやすくなる．日和見感染症にはサイトメガロウイルス感染症，

エプスタイン-バーウイルスに伴う悪性リンパ腫，ニューモシスチス肺炎がある．最近では薬剤の投与によりこれらの発症の予防が可能となっている．しかし，ポリオーマウイルス感染症による腎炎の予防がまだ難しく，この腎炎により最終的に移植腎腎不全になるケースが多い．

また，患者は移植された腎臓への拒絶反応を防ぐために，免疫抑制薬により自分の免疫を抑制し，他者の腎臓を自分の中に受け入れる．もしそれが不十分であると拒絶反応が起こり，移植した腎臓は障害を受け，やがて移植腎は機能しなくなり，摘出する必要性が生じる．移植腎が機能しなくなった場合には再度，血液透析が必要となる．

拒絶反応は，移植直後に生じる超急性拒絶反応，術後3～5日頃に現れる促進型拒絶反応，術後1週間頃から現れる急性拒絶反応，移植後数か月後から現れる慢性拒絶反応に分けられる．拒絶反応にはいくつかの免疫抑制薬を組み合わせて対処する．

免疫抑制薬は数種を組み合わせて，移植腎の生着に過不足のないように投与され，移植後，3～6か月で維持量まで減量される．

移植後の合併症には，易感染症，悪性腫瘍，薬による肝障害，骨髄抑制，無腐性骨壊死，高血圧症，高脂血症，糖尿病などがある．

以下では腎移植を待つ患者の看護について述べる．

1）アセスメントの視点と情報収集

生体腎移植は待機手術であり，計画を立てて実行するが，死体腎移植はほとんどが突然に行われる緊急手術である．そのため両者の準備は異なる．

(1) 生体腎移植を受ける人の準備状態の把握

生体腎移植は親子間や兄弟姉妹間で行われるので，互いに複雑な思いをもっていることがある．ドナーが「強制」されていないことが倫理的にも重要であるので，最初に確認が必要である．必ずしもドナーが喜んで腎臓を提供しているとは限らないし，レシピエントも迷っていることがある．術前の準備を通じて，両者の心情を把握しておくことは重要である．生体腎では，生着しない場合には問題が発生しやすいので，十分な説明を受け，納得して提供してもらうことが重要である．

レシピエントとドナーとの組織適合性について情報収集する．レシピエントには，術前の準備として，免疫抑制薬が投与されるので，薬剤の種類と量，副作用について把握しておく必要がある．

移植に対する期待が大きい場合が多いので，期待の度合と，拒絶反応に対する理解についても知る必要がある．かぜなどの感染症に罹患していな

いかどうかを知るために，熱に対する観察も重要である．術前の準備として，透析療法を受けているか，一般状態は安定しているか，シャントはつぶれてないかを観察し，心身ともに手術の準備が整っているかどうかを把握する．

(2) 死体腎移植を受ける人の準備状態の把握

死体腎移植は急に決定されるので，患者や家族の様々な準備が整っているかどうかについて確かめる必要がある．適合性が高い死体腎の提供の可能性があると，日本臓器移植ネットワークから連絡が入り，緊急入院となる．患者の心身の準備が整っているかどうか，感染や発熱についてすばやく情報収集する必要がある．

患者は登録時に十分に説明を受けて腎移植の準備をしているはずであるが，いざ手術となると不安も生じる．手術の説明や術前の看護を行いながら患者の話をよく聴き，患者の心身の準備状態を把握する必要がある．

2）移植に関する知識や情報の提供

移植後は，免疫抑制薬を生涯にわたり内服する必要があることと，その理由を説明する．免疫抑制薬により自己の免疫を抑制するために，健康人には感染力を示さない細菌やウイルスによって感染症を起こす可能性が高く，カリニ肺炎やサイトメガロウイルス肺炎では，生命に対する危険性も高くなる．また，移植後では患者自身の手洗い，含嗽，病室から出るときのマスクの着用などの感染予防が必要であることも説明する．

移植後拒絶反応を起こし，移植腎を摘出する可能性があることも説明しておく必要がある．なぜならば，患者や家族には移植すれば普通の生活に戻れるという期待が大きいため，移植腎の拒絶反応のために，摘出しなければならないときの失望感は強く，摘出をしぶることが多いためである．特に生体移植の場合，家族からの提供では提供者側の期待も大きく，摘出が必要となっても両者ともあきらめることが難しく，生命を危険にさらすことがある．移植前には成功だけを思い描くのではなく，拒絶反応によって生着が困難となった場合には，摘出する可能性のあることについても十分な説明をし，理解してもらう必要がある．そのうえで納得して移植術が受けられるように，患者と家族を援助する．

また，患者は，生着するかどうか，具体的には尿が期待どおり出るかどうかについて不安を抱いているので，患者の話をよく聴くことによって気持ちが整理できるよう援助する．

そのほかにも患者や家族が必要としている情報や知識を確認し提供する．

3) 手術を受けるための心身・社会・経済的な調整への援助

　家族間の問題，また，手術とその後の療養のための期間と仕事の調整，および移植にかかる医療費負担について問題がある場合には，家族を通じて，または医療ケースワーカーへ依頼してその調整を行い，手術が安心して受けられるように援助する．

第4章

pH調節機能障害をもつ患者の看護

A 急性腎不全（pH調節機能障害）患者の看護

　急性腎不全とは，正常または正常に近い腎臓が，数日から数週間という短期間でその働きが低下し，身体の内部環境の恒常性が維持できなくなり，血中のクレアチニン値や尿素窒素（BUN）が上昇している状態（高窒素血症）をいう．

　腎不全が進行すると水分・ナトリウムの貯留，高カリウム血症，高リン血症，高マグネシウム血症，低カルシウム血症，などの電解質異常，代謝性アシドーシスが起こる．また，重度の腎不全になると，尿毒症症状が出現する．尿量は減少する場合としない場合がある．急性腎不全は本来可逆的であるが，高カリウム血症による心停止など，生命の危機に陥る場合も多いので注意が必要である．

　急性腎不全は，原因により腎前性，腎性，腎後性に分類される．**腎前性急性腎不全**は，腎血流が十分でない腎低灌流のために起こる．また，**腎性急性腎不全**は，腎実質，腎血管の病変で発症する．これらは糸球体が破壊された場合，あるいは腎虚血，造影剤や横紋筋融解によるミオグロビン尿症などの腎毒性物質のために尿細管が壊死するために発症する．**腎後性急性腎不全**は，尿管以降の尿路閉塞による尿流の障害のため起こるが，尿路閉塞の原因は，結石，癌の転移などによることが多い．治療も急性腎不全の原因により異なる．

　腎性腎不全の臨床経過は，発症期，乏尿期，回復期に分かれている．まず数時間，数日間の**発症期**があり，この間に乏尿・無尿となり，尿素窒素やクレアチニンが上昇する．**乏尿期**は，数日から3週間くらい続き，時には1〜11か月続く場合もある．その間，腎臓の働きが極度に低下し，水分や電解質，たんぱく質の代謝産物の排泄が不十分となり，尿毒症症状が発症する．また，高カリウム血症も起こりやすい時期でもある．尿毒症治療のため一時的に透析療法を行う場合がある．

　回復期に入ると，その前半には尿量が正常となり，増加する（利尿期または多尿期とよばれる）．この期間は障害されたネフロンが修復再生され，腎機能が回復する期間であるが，多尿に伴い水分や電解質のバランスが崩れやすいので注意が必要である．

　回復期の後半は，尿量が正常となる時期である．腎臓の働きが正常に戻り，電解質や血中のクレアチニン値や尿素窒素などのデータも正常となる．

　急性腎不全によるpH調節障害により，苦痛，生活障害，生命の危機，不安が患者に生じる．苦痛には，pH異常による症状，電解質のアンバランス

による症状，尿毒症による症状のため呼吸苦，倦怠感，悪心・嘔吐，浮腫などの症状，検査・治療に伴う苦痛などがあるが，これらの苦痛症状のために起こる日常生活活動の障害もある．また，代謝性アシドーシスや尿毒症症状，胸水，うっ血性心不全，電解質のアンバランスなどにより生命の危機が起こる．さらに病状に対する不安，回復に対する不安，死への恐怖からくる不安，家庭や社会での役割遂行困難に伴う不安なども生じる．

看護師は，急性腎不全を発症した患者と家族の情報収集とアセスメントを行い，苦痛の緩和，悪化の予防，セルフケアへの援助，救命救急，不安の緩和を目的に，対象に適した援助方法で看護を行う（図4-1，2）．

以下に腎性急性腎不全患者のアセスメントの視点と情報収集，および看

図4-1 ● 急性腎不全患者の治療・看護

種類	腎前性急性腎不全	腎性急性腎不全				腎後性急性腎不全
		発症期	乏尿期	利尿期・多尿期	回復期	
治療	・低腎血流量の原因除去 ・循環血流量の補充（輸液・輸血）		・一時的な透析 → ・たんぱく質の分解産物の蓄積抑制（食事によるたんぱく質制限，高エネルギー食，安静）→ ・浮腫の改善，過剰な体液の排出（利尿薬の投与・塩分制限）→ ・代謝性アシドーシスの是正 → ・血圧コントロール（塩分制限，降圧薬） ・電解質の是正 → ・カリウムの是正（食事と薬物）→	脱水予防 →		・尿路閉塞の原因除去 （例）尿管結石－結石除去
看護	← pH異常，電解質のアンバランス，尿毒症症状の早期発見と対応 → ← pH異常，電解質のアンバランス，尿毒症症状による苦痛の緩和 → ← 腎機能の回復の促進 → ← 日常生活活動の困難解消のための援助 → ← 病状や検査・治療が正しく理解できるための援助 → ← 生命の危機を回避するための援助 → ← 患者と家族の不安の緩和 →					

図4-2 ● 急性腎不全の発生と経過とその看護

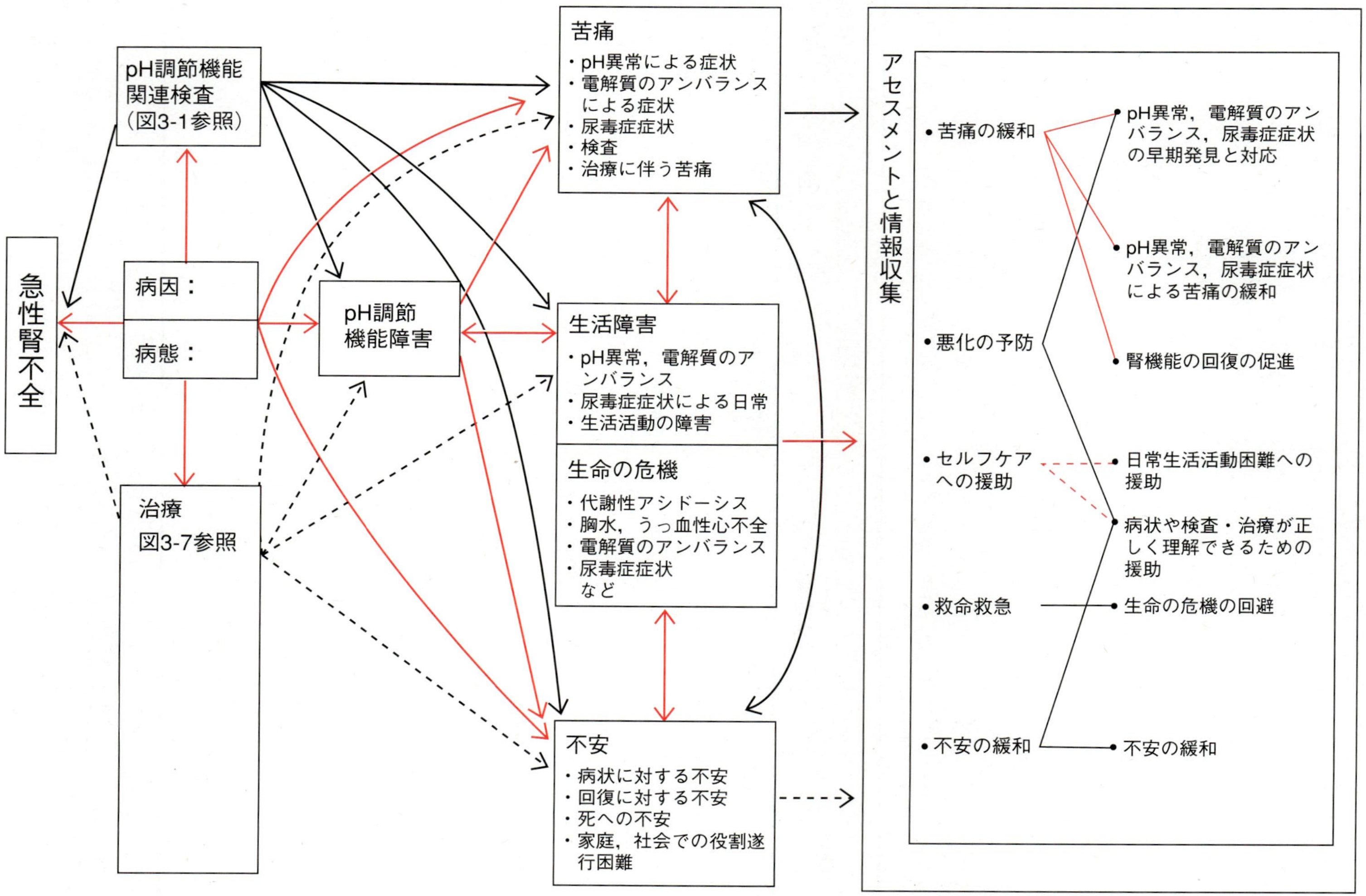

アセスメントと情報収集

- 苦痛の緩和
  - pH異常、電解質のアンバランス、尿毒症症状の早期発見と対応
  - pH異常、電解質のアンバランス、尿毒症症状の緩和による苦痛の緩和
- 悪化の予防
  - 腎機能の回復の促進
- セルフケアへの援助
  - 日常生活動困難への援助
  - 病状や検査・治療が正しく理解できるための援助
- 救命救急
  - 生命の危機の回避
- 不安の緩和
  - 不安の緩和

苦痛
- pH異常による症状
- 電解質のアンバランスによる症状
- 尿毒症症状
- 検査
- 治療に伴う苦痛

生活障害
- pH異常、電解質のアンバランス
- 尿毒症症状による日常生活活動の障害

生命の危機
- 代謝性アシドーシス
- 胸水、うっ血性心不全
- 電解質のアンバランス
- 尿毒症症状
- など

不安
- 病状に対する不安
- 回復に対する不安
- 死への不安
- 家庭、社会での役割遂行困難

pH調節機能検査関連（図3-1参照）

病因：
病態：

治療（図3-7参照）

pH調節機能障害

急性腎不全

護について述べる．

1）アセスメントの視点と情報収集

(1) 内部環境調整障害の程度，身体症状の把握

身体の内部環境調整障害の程度を把握するため，クレアチニンクリアランス（Ccr）または糸球体濾過値（GFR），pH，血清クレアチニン値，血清尿素窒素，血清カリウム，血清リン，血清カルシウム，血清ナトリウム，血清マグネシウムなどの電解質データを把握する．

また，代謝性アシドーシスに陥っている場合は，呼吸による代償が起こり，呼吸パターンの変調が起こる可能性がある．そのため，呼吸を含む血圧，体温，脈拍数などのバイタイルサインを測定することは重要である．

身体症状としては，尿毒症症状による全身倦怠感，食欲不振，味覚異常，浮腫などの苦痛症状の有無と程度を把握する．

(2) 原因と治療の把握

急性腎不全の原因について，病歴，X線，超音波エコー，CTなどの画像検査や腎生検の結果，尿量，尿の性状から把握する．また，医師の治療方針を把握する．

(3) 日常生活活動，社会生活活動への影響の把握

急性腎不全の程度，原因，身体症状，治療方針から日常生活活動，社会生活活動への影響を把握する．日常生活活動への影響を把握する際には，具体的にどのような活動がどのように障害されているかを把握する．急性腎不全の発症は予定外の場合がほとんどであり，社会生活活動への影響が起こることが予測される．患者が安心して療養生活を過ごせる環境が整えられるかを把握するために，患者のスケジュールの変更や役割の一時的な交代がスムーズに行えそうか否かを確認する．

(4) 不安，精神状態の把握

急性腎不全を発症した場合，患者の不安は大きい．自分の病状の把握，今後の治療方針，見通しをどのように考えているのかを確認することが必要である．また，家族も患者と同様に不安が大きいので，家族の不安や心配，病状や治療方針の理解の程度なども併せて確認することが必要である．

2）生じやすい看護上の問題

腎臓の働きが低下したことによる症状から，生命の危機，日常生活活動の困難，大きな不安が患者と家族に生じる．これらの問題には以下のようなものが考えられる．

①胸水，うっ血性心不全，体液過剰，電解質のアンバランス，代謝性アシドーシスにより生命の危機に陥りやすい．

②全身倦怠感，浮腫，貧血，胸水による呼吸苦などの症状があるため，日常生活活動が思うように行えない．
③尿毒症症状による全身倦怠感，食欲不振，味覚低下により食事から十分なエネルギーを摂取することができない．
④予期せぬ事態であること，治療，今後の見通しへの不安が大きい．

3）目標と看護

　看護目標は，腎臓の働きが低下したことによる症状から起こる生命の危機の回避，尿毒症症状による苦痛が緩和されること，日常生活を安楽に過ごせること，患者と家族の不安が緩和されることである．

（1）腎機能の低下・尿毒症症状による苦痛を緩和するための援助

① pH異常，電解質のアンバランス，尿毒症症状の早期発見と対応ができるための援助

　血清クレアチニン値などの腎機能のデータや，血清尿素窒素値，電解質データと尿毒症症状の有無を把握する．腎機能が悪化し，血清クレアチニン値，血清尿素窒素値が上昇してくる場合には，尿毒症症状も増強してくる．患者の自覚症状を把握する．

② pH異常，電解質のアンバランス，尿毒症症状による苦痛を緩和するための援助

　腎不全の程度が強くなると，全身倦怠感，浮腫，貧血，胸水による呼吸苦などの症状があるため，日常生活活動が思うように行えなくなる．そのため患者にみられる症状と生活への影響を把握して，苦痛の緩和や除去に努める．尿毒症症状は，治療により腎臓の働きが回復し，血清クレアチニン値，血清尿素窒素値，電解質データが改善されると軽減される．そのために治療が正しく行われるように援助することが大切となる．呼吸苦が強い場合には，安楽に呼吸を行える体位をとることや，身体の酸素不足が強ければ医師の指示で酸素が投与される場合もある．

③ 腎機能の回復を促進するための援助

　腎機能の回復を促進するために，安静と食事療法が実施できるように援助する．急性腎不全によりたんぱく質，塩分摂取量が制限される．また，摂取エネルギーは35〜40kcal/kg/日となる．そのため今までと食事内容が変わることにより食欲が低下しやすい．また，尿毒症症状により食欲の低下が起こる場合も多い．

　摂取エネルギーが不足すると，体内のたんぱく質を分解しエネルギーを得る．すると体内でのたんぱく質の分解産物が増加し，腎臓の働きへの負担が増加する．そのため食事摂取エネルギーが不足することは，病状の回復に悪影響をもたらす．患者の今までの食生活習慣や嗜好も把握し，たん

ぱく質制限のあるなかで摂取可能な飲食物を準備する．

(2) 日常生活が安楽に過ごせるための援助

① 苦痛を緩和するための援助

日常生活が安楽に過ごせるためには，前述したような苦痛の緩和が必要である．詳細は前記の**(1)**を参照のこと．

② 日常生活活動の困難解消のための援助

腎不全の程度が強くなると，全身倦怠感，浮腫，貧血，胸水による呼吸苦などの症状が生じるため，日常生活活動が思うように行えなくなる．そのため患者にみられる症状と生活への影響を把握して，腎不全のために一時的に行えなくなった部分を介助する．その際には患者の自尊感情が低下しないように配慮する必要がある．

(3) 生命の危機を回避するための援助

胸水，うっ血性心不全，体液過剰，電解質のアンバランス，代謝性アシドーシスにより生命の危機に陥りやすい．血液pH，電解質データ，心胸比（胸部X線写真から算定）などの検査結果を把握する．また，乏尿期は，高カリウム血症も起こりやすく，不整脈や心停止が起こる場合もある．そのため血清カリウム値，心電図の波形の変化などに留意する．

血清カリウム値が $5.5\,mEq/l$ 以上の場合には，カリウム制限が加わる．また，血清カリウム値が $6\,mEq/l$ 以上の場合には，カリウム交換樹脂を併用するので，治療が確実に行えるように援助する．

胸水，うっ血性心不全，体液過剰，代謝性アシドーシスが起こると呼吸も変化しやすい．経時的にバイタルサイン，酸素飽和度（Spo_2）を測定することが大切である．

(4) 患者と家族の不安を緩和するための援助

腎不全は，急激に発症するため，患者も家族も現在の身体状況，検査，治療，今後の見通しがつかないことによる不安が大きい．また，治癒への不安も大きい．さらに生命の危機に陥る場合もあるため，患者や家族は不安以外に混乱や恐怖も体験している．患者や家族のこれらの思いを傾聴し，気持ちが落ち着き，不安が緩和されるために必要なことを説明する．また，必要に応じて医師から説明してもらう機会を調整する．

特に一時的に透析療法を実施する場合には，治療も苦痛を伴い，不安が大きくなるため，期間や離脱の見通しなどを伝えて，患者が安心して治療に取り組めるように援助する．また，家族の不安を緩和するために，患者と同様に透析療法の必要性，期間，離脱の可能性について説明し，理解をしてもらうよう努める．

成人期にある患者は，仕事や学校，家庭などの社会生活や家庭生活で役割をもっている．急激に発症したため，突然，役割が果たせなくなること

から不都合を感じたり，治癒への見通しが立たない場合には，役割を長期間は果たせなくなることから焦りを感じる場合もある．

このような患者の思いを傾聴するとともに，スケジュールの変更や役割の一時的な交代がスムーズに行えそうか否かを確認し，患者が安心して療養生活を過ごせるよう環境を整えられるように働きかける．

(5) 病状や検査・治療が正しく理解できるための援助

腎性急性腎不全は，急激に発症するため，患者や家族は心の準備ができていないことがほとんどである．そのため，医師から腎性急性腎不全の発症の原因，今後の見通し，検査や治療方針が患者や家族に説明されても，十分理解できない場合もある．看護師は，患者や家族がこれらのことを理解できているか確認し，必要なことに関して説明を補足する．

また，医師からの説明が再度，詳しく必要と判断した場合には，患者や家族が必要としている知識や情報を医師に伝え，説明の場を設けてもらうように調整する．また，患者は身体症状の辛さから説明を十分理解できない場合もある．検査や治療の場合には，必要となる患者の協力について説明を加えながら進めることが必要である．

B 慢性腎不全（pH調節機能障害）患者の看護

慢性腎不全とは，正常な働きをするネフロン数が減少し，糸球体濾過値の低下とともに体液の恒常性が維持できなくなり，身体の内部環境調節が慢性的に障害された状態をいう．その結果，尿素窒素（BUN），クレアチニン，尿酸，尿毒症毒素が血中に貯留し，水・電解質異常，アシドーシス，尿毒症症状が起こる．また，尿の濃縮力が障害される．腎臓の内分泌機能の低下により腎性貧血，骨代謝異常，高血圧が出現する．障害されたネフロンは不可逆的であり，回復せず，次第に腎臓は萎縮する．

日本腎臓学会によると，慢性腎不全の経過は4期に分けられる．**第1期（腎予備力低下期）**は，無症状で尿素窒素などの蓄積は認めない時期である．**第2期（腎機能障害期）**は，高窒素血症が軽度出現する時期である．クレアチニンクリアランス（Ccr）で31～60ml/分または31～50ml/分とする意見がある．**第3期（腎不全期）**は，狭義の慢性腎不全に相当する時期である．Ccrで11～30ml/分，血清クレアチニン値が2mg/dl以上である．**第4期（尿毒症期）**は，尿毒症による臨床症状が強く，透析療法が必要となる．Ccrで10ml/分以下である．

慢性腎不全によるpH調節障害により，急性腎不全と同様の苦痛，生活障害，生命の危機，不安が患者に生じる．苦痛には，pH異常による症状，電解質のアンバランスによる症状，尿毒症による症状があり，主な症状と

して呼吸苦，倦怠感，悪心・嘔吐，浮腫などがみられる．また，検査・治療に伴う苦痛がある．急性腎不全と同様に，さらにこれらの苦痛症状のために起こる日常生活活動の障害がある．代謝性アシドーシスや尿毒症症状，胸水，うっ血性心不全，電解質のアンバランスなどにより生命の危機が起こる．また，不安では，急性腎不全と同様に病状に対する不安，回復に対する不安，家庭，社会での役割遂行困難に伴う不安が起こりやすい．さらに腎不全の悪化を危惧して透析導入に対する不安，病気が長期化することで経済的な不安などを生じやすい．

看護師は，慢性腎不全を抱える患者と家族の情報収集，アセスメントを行い，苦痛の緩和，悪化の予防，セルフケアへの援助，救命救急，不安の緩和を目的に，対象に適した援助方法で看護を行う．（図4-3，4）

以下に慢性腎不全患者のアセスメントの視点と情報収集，および看護について述べる．

1）アセスメントの視点と情報収集

(1) 内部環境調整障害の程度と身体症状の把握

急性腎不全患者の看護を参照のこと．ただし慢性腎不全の場合には，クレアチニンクリアランス（Ccr），または糸球体濾過値（GFR）により，慢性腎不全の進行状況を把握することが大切となる．

(2) 原因と治療の把握

慢性腎不全の原因を，病歴や腎生検の結果から把握する．特に慢性腎不全の場合には，原因となっている疾患や腎臓の萎縮の有無を知ることも重要である．しかし，慢性腎不全が進行しており腎生検ができない，または施行しても患者の負担だけ大きく，治療方針に影響がない場合には行わないことがある．このような場合は原因となる疾患を特定できないが，残存機能に応じて透析導入までの期間をできるだけ延長するように治療が行われる．また，原疾患が糖尿病など腎臓に病変があるとは限らない場合もある．

様々な原因で慢性腎不全に陥るが，原因となる疾患が異なると，慢性腎不全に至るまでの患者の思いや，これまでの療養方法が異なる場合もあり，今後の患者のセルフケアへの援助にこれらの情報を十分に生かすことが必要となる．また，医師の治療方針，透析導入への見通しなども把握することが必要である．

(3) 日常生活活動，社会生活活動への影響の把握

慢性腎不全の程度に応じて安静度，食事療法が医師より指示される．指示内容に応じて患者の日常生活活動や社会生活活動は影響されてくる．そのため医師より指示された安静度，食事療法の内容を把握し，それらの日常生活活動，社会生活活動への影響を把握する．

図4-3 ● 慢性腎不全患者の治療・看護

病気	第1期 (腎予備力低下期)	第2期 (腎機能障害期)	第3期 (腎機能不全期)	第4期 (尿毒症期)
治療	・高脂血症コントロール ・血圧コントロール （塩分制限、薬物）	・たんぱく質，カリウム，リンの制限 ・高エネルギー食 ・活動量の制限（状況に応じて）	・水分制限（状況に応じて） ・浮腫の改善・過剰な体液の排出（利尿薬投与） ・尿毒症毒素の吸着（クレメジン®投与） ・電解質（P,Ca,K）の是正 ・代謝性アシドーシスの是正 ・腎性貧血への対応（エリスロポエチン投与） ・活性型ビタミンDの投与 ・高尿酸血症への対応	透析
看護	・症状を正しく理解できるための援助 ・予後や透析に対する不安の緩和 ・腎臓の働きや透析に応じた食事療法，生活調整により障害の進行を予防するための援助（食事療法，水分摂取の工夫，活動量の調整，ライフスタイルの調整） ・食事療法と生活調整への意欲の維持のための援助 ・経済的不安の緩和	・正しく安全に服薬できるための援助	・身体的苦痛を軽減し，日常生活が安楽に送れるための援助	・生命に対する危機を回避するための援助 ・安全に透析を受けられるための援助 ・治療の自己決定が行えるための援助

注）⇢ は継続する場合もある

図4-4 ● 慢性腎不全の発生と経過とその看護

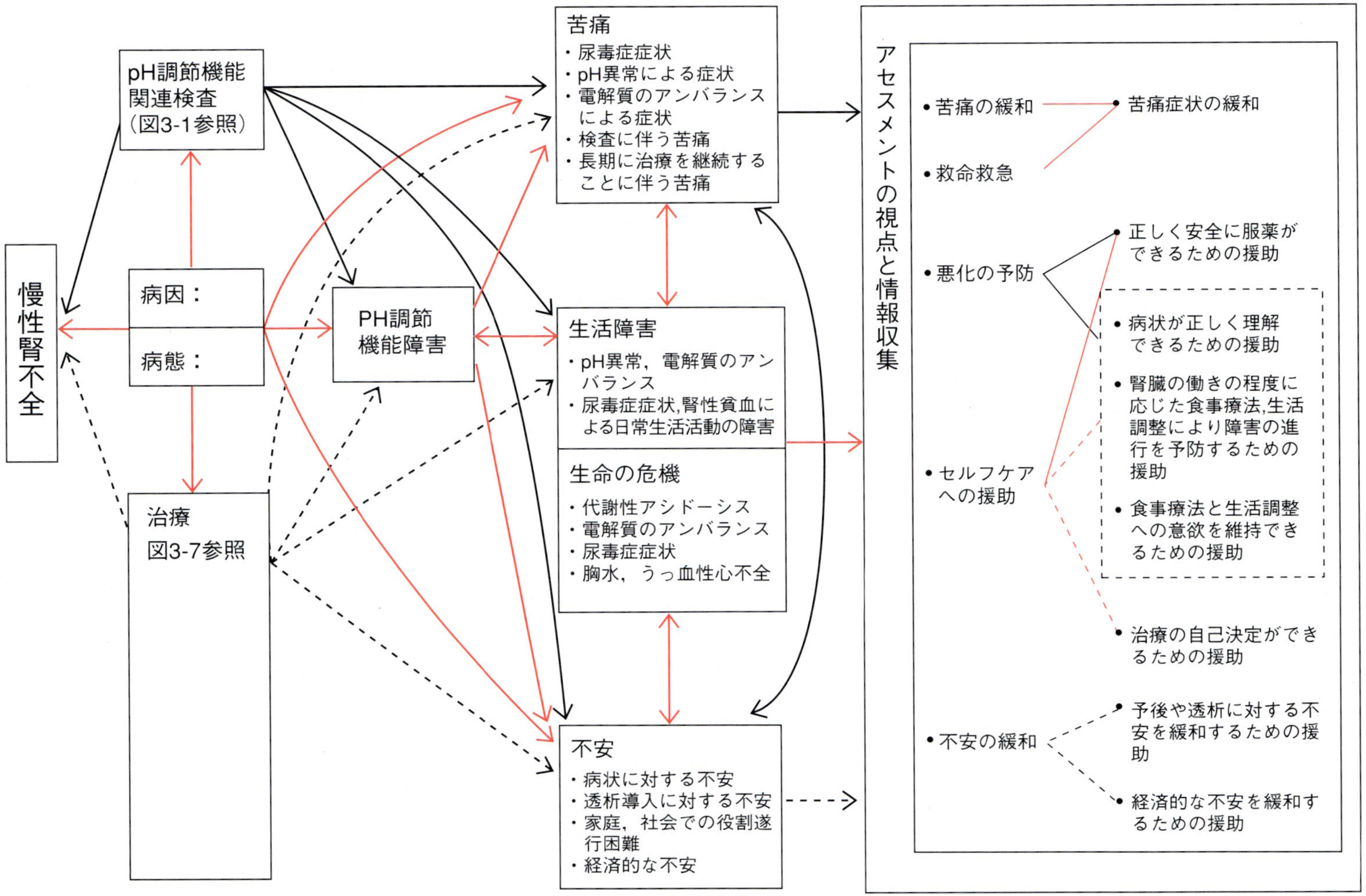

アセスメントの視点と情報収集

- 苦痛の緩和
  - 苦痛症状の緩和
- 救命救急
- 悪化の予防
  - 正しく安全に服薬ができるための援助
  - 病状が正しく理解できるための援助
  - 腎臓の働きの程度に応じた食事療法、生活調整により障害の進行を予防するための援助
- セルフケアへの援助
  - 食事療法と生活調整への意欲を維持できるための援助
  - 治療の自己決定ができるための援助
- 不安の緩和
  - 予後や透析に対する不安を緩和するための援助
  - 経済的な不安を緩和するための援助

苦痛
- 尿毒症状による症状
- pH異常や電解質のアンバランスによる症状
- 検査に伴う苦痛
- 長期に治療を継続することに伴う苦痛

生活障害
- pH異常、電解質のアンバランス
- 尿毒症状、腎性貧血による日常生活活動の障害

生命の危機
- 代謝性アシドーシス
- 電解質のアンバランス
- 尿毒症状
- 胸水、うっ血性心不全

不安
- 病状に対する不安
- 透析導入に対する不安
- 家庭、社会での役割遂行困難
- 経済的な不安

pH調節機能
関連検査（図3-1参照）

pH調節機能障害

病因：
病態：

治療
図3-7参照

慢性腎不全

また，腎不全期，尿毒症期になると，慢性腎不全の身体症状によって日常生活活動や社会生活活動に支障が生じる場合がある．日常生活活動への影響を把握する際には，具体的にどのような活動がどのように障害されているかを把握する．また，社会生活活動では，役割の遂行が果たせているかを把握する．特に職業において，残存機能の低下に伴い遂行することが難しくなる職場での役割もあり，職業や職場の部署を変更しなくてはならない場合も生じる．職業や職場の部署の変化は収入の変化にも関連し，経済的に困窮する場合も生じる．

(4) 不安，精神状態の把握

慢性腎不全を発症した場合，最初は無症状であるが，尿毒症症状が強くなると患者は身体的にも苦痛が強くなり不安は大きくなる．また，透析療法に対して，恐怖や嫌悪を感じ，できるだけ避けたいと思う患者が多い．患者が自分の病状，治療方針，今後の見通しをどのように理解しているのか，また腎臓移植への希望の有無を把握することが必要である．また，家族も患者と同様に不安が大きいので，家族の不安や心配，患者の病状や治療方針への理解等も併せて把握することが必要である．

慢性腎不全の療養は長期にわたるため，患者や家族の不安や心配は，身体に関することばかりではなく，職業や経済的な側面に関する場合も多い．そのため，不安や心配について広く情報収集するように心がけることが必要である．

2）生じやすい看護上の問題

腎予備力低下期から腎不全期までの期間の看護上の問題点について以下のようなことが考えられる．

①これまでの生活習慣と異なる食事療法，安静などの療養を継続することへの苦痛がある．
②食事療法，安静などの療養の不十分さや感染，脱水などにより腎機能悪化を招きやすい．
③病状悪化，透析，経済面への不安がある．

3）目標と看護

(1) 療養が継続でき，透析導入までの期間をできるかぎり延長できるための援助

① 病状が正しく理解できるための援助

慢性腎不全は，腎予備力低下期では無症状であり，患者と家族が病状について正しく理解していなければ，安静度や食事療法などの療養を守ることは難しい．そのため看護師は，患者および家族の理解度，関心，学習の仕方あ

るいは生活背景，周囲の協力なども確認し，患者や家族の関心，ふだんの学習等個別性を考えて指導を行うことが必要である．

② 腎臓の働きの程度に応じた食事療法，生活調整により障害の進行を予防するための援助

・食事療法，水分摂取の工夫

　食事療法によりたんぱく摂取が制限されると，これまでの食事に比べて主菜となる副食量が少なくなりやすい．また，塩分制限により味つけが薄くなりやすいことから食欲が低下する場合や，これまでの食事に比べておいしく感じられない場合もある．そのためエネルギー摂取不足が起こりやすくなり，身体のたんぱく質がエネルギー源に活用され，体たんぱく減少の危険が生じる．そのため意識してエネルギーを十分摂取することが必要である．

　また，クレアチニンクリアランス（Ccr）で15ml/分以下の場合には，糸球体濾過値（GFR）低下による水排泄障害も生じやすいため，水分摂取量が尿量と不感蒸泄量を併せた量に制限され，患者にとっては大変な苦痛となる．摂取水分量には，食事の際に飲む味噌汁や，患者がこれまで習慣としていた食後のお茶，コーヒーなども計算に入れる．

　患者のなかには口渇を潤すために氷を使用する者や，暑い場所には行かず余計な口渇を感じないように行動により環境を調整する者もいる．このように制限のある水分量で口渇を潤し，内服薬を飲み，楽しみや自分の満足のための水分摂取もできるためには工夫が必要となる．患者がこれらの食事療法や飲水制限を長期に継続するために，食事療法，水分摂取の工夫について具体的で実行可能な方法を患者や家族と共に相談することが必要となる．また，患者が療養を継続するためには，家族の協力も大切となるため，食事療法や水分摂取制限について家族の理解が得られるように働きかける．

・活動量の調整

　慢性腎不全では，腎機能に応じた活動量の調整を行うことも大切である．腎臓に負担をかけないように生活を調整することで活動量や運動量を調整する．しかし患者や家族にとっては，活動量を指示されても，実際に生活のなかで継続しても大丈夫な活動や工夫が必要となる活動についての具体的なイメージはつかみにくい．

　そのため看護師は，具体的な家庭での活動，仕事場での活動について状況を確認し，患者や家族と生活調整について相談していくことが必要である．また，患者や家族が生活調整の必要性を実感できるように，看護師は，活動量を調整することが必要な理由について説明していくことも重要である．

・ライフスタイルの調整

活動量の調整に際しては，これまでの患者のライフスタイルの調整が必要となる場合もある．たとえば，夜勤のある職業や残業が多い職業をもつ患者の場合では，病状によっては職場や部署の変更を考えなくてはいけなくなる．患者や家族にとっては重大なことであり，適宜，相談をしていく必要がある．また，成人の患者であれば，価値観や使命感から腎臓に負担がかかることを承知で，ライフスタイルや活動量の調整を行わない場合もある．あるいは病気が進行した状態を具体的にイメージできないために，従来の生活を継続する場合もある．看護師は，患者が腎臓に負担がかかることを承知でライフスタイルや活動量の調整を行わない理由や考えを把握し，データや身体症状の経過を患者とともに確認しながら，患者が無理し過ぎないように話し合う．また，このような患者の場合，同時に病状悪化に対する不安も感じている場合も多いので，十分に患者の話を傾聴し，患者の置かれている状況や考えを尊重しつつ，患者ができる範囲で自分の身体を大切に考えることができるように働きかけていく．

③　食事療法と生活調整への意欲を維持できるための援助

　患者にとって食事療法（飲水制限を含む）や生活調整を長期に継続することは大変な努力が必要である．また，一緒に生活する家族も患者が食事療法（飲水制限を含む）や生活調整をすることにより影響を受ける．看護師は，患者や家族が腎障害の進行を抑制するために，これらの療養を継続することへの意欲が維持できるように，療養の大変さを理解し，努力を認め，ねぎらうことが大切である．

　患者や家族は，長い療養生活のなかで意欲を失う場合もある．また，患者や家族が療養を工夫しても，データが悪化するなど思うようなよい結果が得られない場合もある．そのような場合でも看護師は，患者や家族の思いを傾聴しながら，意欲を取り戻せるようにかかわる必要がある．たとえば，これまでの療養生活を患者や家族と振り返り，頑張ってきたことや，大変だったことなどを話し合い，自己を客観視して，気持ちを新たにする機会を設けることも一つの援助方法である．

　患者が療養を継続するためには家族の協力も大切となるため，家族の思いも傾聴し，いつでも気軽に相談に乗れるように，日常から信頼関係を形成することを心がける．

④　正しく安全に服薬ができるための援助

　腎障害の進行を抑え，透析導入までの期間をできるかぎり延長するためには，処方された薬物を正しく安全に内服することが必要となる．慢性腎不全の進行を抑えるために投与される薬剤は種類も量も多い．

　そのため患者が正しく内服できるように，薬剤の作用，副作用について説明し，理解を確認する．正しく内服を継続できるための具体的な方法に

ついて患者と話し合う．また，受診時に残っている薬の量を確認すると，実際に正しく内服できているかを把握できる．もしも患者1人では正しく内服することが難しい場合には，家族のサポートを活用する方法もある．

(2) 身体症状による苦痛を軽減し，日常生活が安楽に過ごせるための援助

腎不全が進行し，腎機能不全期の末期，すなわち尿毒症期に近づくと尿毒症症状が生じ，pH異常や電解質のアンバランスによる症状，貧血による症状が出現し，身体的な苦痛も強くなるため，看護として苦痛の緩和が必要となる．

尿毒症症状には，全身倦怠感や悪心・嘔吐，食欲不振，味覚異常，下痢などの消化器症状，鼻，歯肉，眼底，性器からの出血，吐血，下血などの出血傾向，記銘力，集中力の低下，無関心，うつ状態，傾眠傾向，羽ばたき振戦，ミオクローヌス（急激に起こる不随意運動），四肢麻痺，昏睡などの中枢神経症状，知覚異常，足の灼熱感，振動覚低下，神経伝導速度の低下などの末梢神経症状，貧血，肺水腫，感染症，骨病変，皮膚瘙痒症，免疫力の低下などがあり，患者にとって苦痛が大きい．

代謝性アシドーシスが起こると，軽度であれば症状は特にないが，進行すると脱力感，疲労感，全身倦怠感，食欲不振，悪心・嘔吐が起こり，重度では意識障害や昏睡となる．また，電解質のアンバランスにより高カリウム血症が生じると不整脈が起こり，進行すると心停止が起こる場合もある．

これらの症状が生じることで，これまでできていた日常生活活動が思うように行えなくなり，日常生活の安楽が損なわれ，介助を要する場合も多い．

尿毒症症状を軽減するために，治療を確実に行うように援助することが大切である．また，食欲不振や悪心・嘔吐に対しては，症状が出ないように安静を保持すること，冷水で含嗽をすること，氷を口に含むこと，食事の際の食べ物の臭いがしないように気をつけること，湯気などの蒸気を避けることなどが援助として有効な場合がある．

食欲不振や悪心・嘔吐が強い場合には，医師に報告し，指示を受ける．十分に睡眠がとれるように足浴をすることが有効な場合もある．不眠の期間が続くのであれば医師に報告し，睡眠薬が投与される場合もある．また，転倒などの事故を予防するために安全の確保を十分に行う．

皮膚瘙痒症に対しては，清拭やシャワー浴により皮膚を清潔にすること，皮膚の乾燥を予防すること，軽く瘙痒感を感じる部位を叩くことなどが援助として有効な場合がある．

浮腫は全身性に及ぶ場合が多く，倦怠感，いらいら感，不眠，疲労感，これらの症状による活動性の低下を生じやすい．また，眼瞼浮腫や下肢の浮腫によりボディイメージの変化を起こし，精神的苦痛を生じる場合もあ

る．浮腫による苦痛の緩和のために，安静を図ること，活動状況に応じて日常生活が安楽に行えるように援助すること，下肢の浮腫であれば下肢を挙上するなどがある．また，浮腫を直接改善することはできないが，足浴，マッサージにより身体的な心地よさを与えることもできる．

浮腫により呼吸困難が生じている場合にはファーラー位や座位とし，呼吸が楽に行えるようにする．また，浮腫による倦怠感に対して体位変換が有効な場合もある．

浮腫がある場合には，利尿薬が投与されることが多いので，確実に薬剤が投与されるように援助する．また，利尿薬が作用する時間帯は頻回に排尿がみられるため，安全・安楽に排尿できるように，倦怠感や歩行の安定性に応じて排泄場所やトイレに行く方法を工夫する．

慢性腎不全による症状が強い場合には，生命の危機の回避も念頭におきながら，バイタルサインの測定，代謝性アシドーシス，貧血の程度や症状，呼吸苦症状の有無などの観察もしなくてはならない．

（3）不安を緩和するための援助
① 予後や透析に対する不安を緩和するための援助

腎機能が低下しても，腎予備力低下期では症状がほとんどなく，腎臓に障害があることを意識しない場合も多い．腎機能障害が進むと身体症状が現れるため病気を自覚し，否認や治療により以前の健康な身体に戻るかもしれないという期待が生じる．しかし，医師から腎機能が元に戻らないことや，将来透析療法が必要となるかもしれないことを告げられると，精神的なショックを受けることが多く，予後や透析に対する不安が強くなる．

患者だけでなく家族も同様にショックを受けることが多い．患者や家族の思いは不安だけではなく，愚痴や辛さなどで表現される場合も多い．看護師は，患者や家族が安定した精神状態で療養を継続できるように，患者や家族の話を傾聴することが必要である．

不安に関して，情報や知識の提供で緩和できる内容であれば，患者や家族が理解できるように情報や知識を提供する．また，透析や死などに対する漠然とした不安である場合も多い．そのような不安については話を傾聴し，患者や家族の感じている不安に共感したうえで，現在，患者や家族が行っている自己管理や治療によって，透析や死までの時期を延長することにつながることや，客観的にみて療養を頑張って継続していることなどを伝え，患者と家族が現実と向き合いながらも過度に落ち込まず，療養が継続できるように援助する．

患者と家族が孤立感を感じず，前向きに将来を考えることができるようにするために，たとえば患者会の紹介やセルフケアをうまく行い，療養と自己の折り合いがつけられている透析患者と話す機会を設けるという方法

が有効な場合もある．

また，セルフヘルプグループやサポートグループなど同病者との交流をもてるように援助することも大切である．

② 経済的な不安を緩和するための援助

腎機能の低下のため，仕事上の役割などの変更が必要となる場合には，収入の変化が起こり，経済的な不安を感じる場合も多い．通院や入院により医療費の支払い額が多い場合には，長期特定疾病療養費（高額療養費負担制度，高額療養費貸付制度），自立支援医療（更生医療），障害者医療費助成制度が活用できる．また，生活費に困窮する場合には，傷病手当金，障害年金，雇用保険，生活福祉資金の貸付制度や生活保護の制度を利用することもできる．

透析が導入されている場合には，身体障害者手帳の交付が受けられる．経済的な不安については患者も話しにくい場合も多い．しかし成人の場合，患者自身が一家の大黒柱である場合や，パートなどの副収入により経済的な面から家族を助けている場合も多く，患者の収入に変化が起こることで家族員全員の生活に影響を及ぼす．そのため患者の経済的な不安は強い場合が多い．

経済的な不安がある場合には，看護師が話を傾聴することも重要であるが，安心して療養生活を過ごせるように，ソーシャルワーカーなど福祉職と連携を図り，患者が福祉職と相談できるように調整し，解決策を見出せるように援助することが必要である．

(4) 治療の自己決定ができるための援助

慢性腎不全の患者が，治療の自己決定を迫られる場面として，透析方法の選択と腎移植の決定がある．また，日常診療のなかでは，内服薬の変更，食事療法や飲水制限などの治療について医師と相談することが多い．

看護師は，治療の種類にかかわらず，患者や家族が納得して治療を決定できるように援助する．そのためには，患者や家族が治療を決定することができる十分な情報や知識を保持しているかを確認し，自己決定のために必要な情報や知識や提供することが必要である．また，医師と十分に話し合いがもてているかを確認し，必要であれば医師からの説明や医師と相談する機会をもてるように調整する．

透析療法が導入される場合では，透析方法として血液透析か，腹膜透析かを選択することができる．患者の病状や全身状態，サポート体制などについて医師と十分に相談し，透析方法を決定することが必要である．

慢性腎不全の患者であれば，どの時期においても腎移植の適応となる．患者と家族の腎移植の希望の有無や腎移植の種類の選択（生体腎移植か献腎（死体腎）移植か）を確認する．生体腎移植を希望する者でドナーがみ

つからない場合には，腎移植を行っている病院を受診し，医学的に腎移植の適応の可否を判断される．腎移植の適応であれば，日本臓器移植ネットワークのブロックセンターへの献腎移植希望登録申し込みを行い，登録が行われる．献腎移植への登録を希望する場合には，わが国での腎移植の現状や登録方法，登録の更新手続きについて説明をする．

内部環境調節機能障害をもつ成人の看護

血糖調節機能障害をもつ
成人の看護

第1章　血糖調節機能障害と日常生活　　151

① 血糖調節機能とその役割——152
② 血糖調節機能とその障害——154
③ 血糖調節機能障害がもたらす生命・生活への影響——163

第2章　血糖調節機能障害の把握と看護　　169

第3章　血糖調節機能障害の検査・治療に伴う看護　　187

① 血糖調節機能の検査に伴う看護——188
② 血糖調節機能障害の治療に伴う看護——204

第4章　血糖調節機能障害をもつ患者の看護　　229

第1章

血糖調節機能障害と日常生活

1 血糖調節機能とその役割

A 血糖調節機能とは何か

　血糖とは，血液中に保有されているグルコース（ブドウ糖）のことをいい，1 dl中の量（mg/dl）で把握される．

　通常，血糖値は毎朝食前の空腹の状態では80〜90mg/dlである．飲食物を摂取しなくても極端に血糖値が下がることはなく，飢餓状態でも通常50mg/dl以下にはならない．飲食物を摂取すると血糖値が一時的に上昇し，食後約1時間では120〜140mg/dl，食後約2時間で食前の血糖値レベルに戻り，飲食物を摂取しても極端に血糖値が高くなることはない．

　このように血液中のグルコースは常に変動しながらも，通常60〜140mg/dlの範囲に保たれている．この働きのことを血糖調節機能という．

　心身の活動を支配している脳が，エネルギー源として使用できるのはグルコースのみである．血糖値が低くなれば脳は働くことができず，脳が働かなければ生命活動は止まってしまう．したがって血糖値は常に一定以上に維持されている．

　一方，血糖値が高くなれば血液の浸透圧や水素イオン濃度（pH）が変化し，粘稠度が高くなり，エネルギー代謝に影響を及ぼし，それが長期にわたれば血管壁や末梢神経を傷害する．そのため血糖値は厳密に一定の範囲内に調節されている．

　生命に対してより危機的な状況は，高血糖による影響よりもむしろ，脳へのエネルギー供給が行われなくなることによる生命活動の停止である．そのため人の身体には，血糖値を下げるための手段よりも上げるための手段のほうが強固に備わっている．

　血糖の調節を担っているのは，血糖値を上げるように働くホルモン，下げるように働くホルモン，血糖のセンサー，さらにはホルモンに反応してグルコースを取り込んだり，保持したりする肝臓・骨格筋・脂肪などの効果器，そしてホルモン分泌の司令塔である中枢である（図1-1）．血中のグルコース量の逸脱は，血糖のセンサーによって感知され，ホルモンの分泌が調整され，効果器に作用して，血液からのグルコースの取り込みや血中へのグルコースの供給がなされ，血糖値はある一定の範囲内に維持される．

図1-1 ● 血糖調節機能の担い手

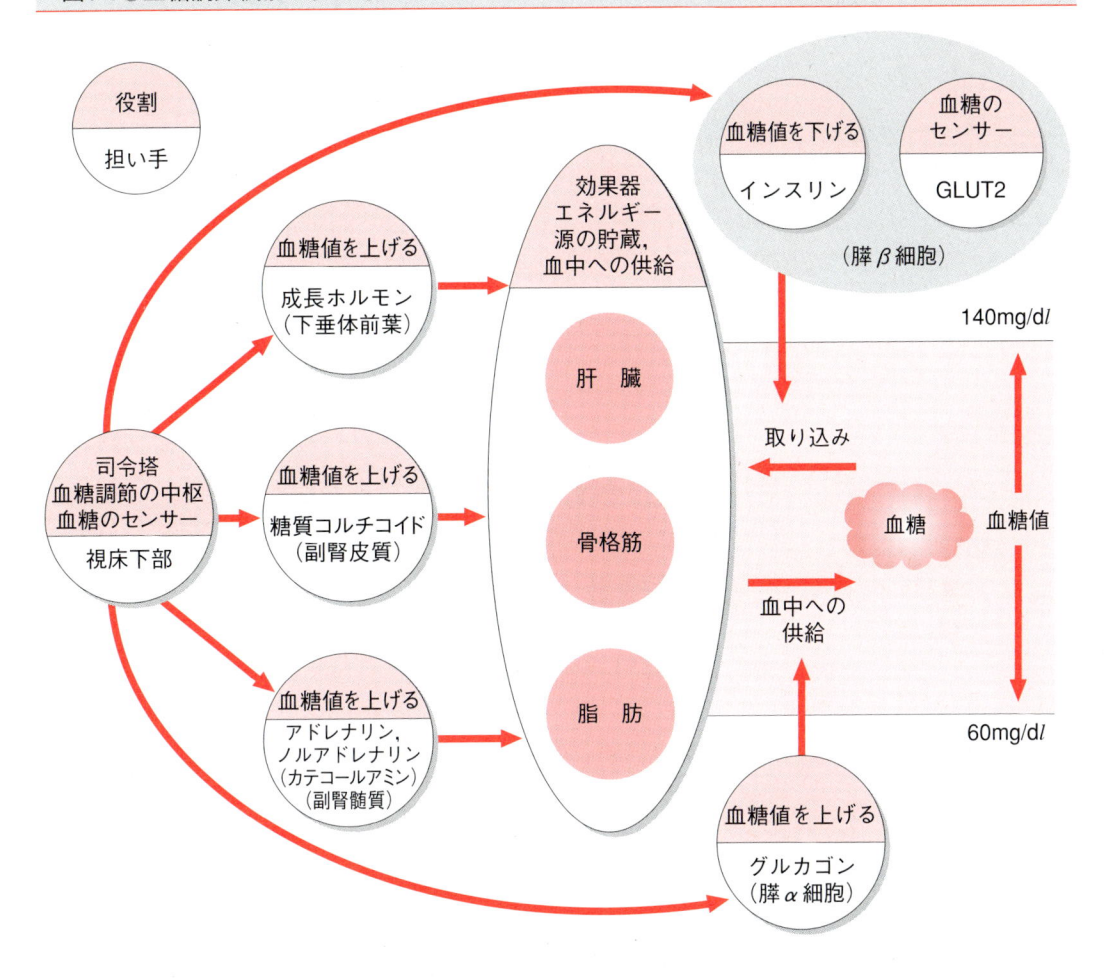

B 血糖調節機能と生命・生活

　生命維持や生活活動を司る脳が利用できるエネルギーはグルコースのみである．もし脳にグルコースが供給されなければ，脳の活動が低下し，やがて生命の危機を招く．そのため血糖が低くなると貯蔵されている糖質，たんぱく質，脂質が血糖調整機能により血中グルコースとして変換され，常に一定のグルコース量が脳に供給される．また，脳の活動が維持されることで生活活動が可能となる．

　食べる，運動するといった生活における活動も血糖調節機能が関与している．食べることは，エネルギーとなる血糖の取り入れを意味し，運動することでエネルギーは消費される．血糖調節機能は，血糖の取り入れや消費によって過不足の生じた血糖を元に戻し，一定に維持している（図1-2）．

図1-2 ● 血糖調節機能と生命・生活

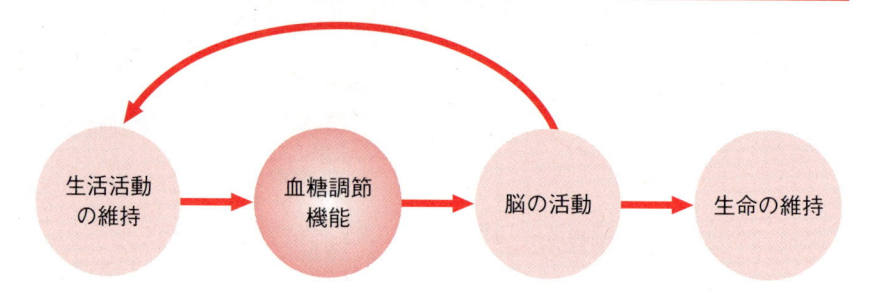

生活活動の維持 → 血糖調節機能 → 脳の活動 → 生命の維持

2 血糖調節機能とその障害

A 血糖調節機能とその担い手

　血糖調節の担い手は，血糖値を上げるように働くホルモンと，血糖値を下げるように働くホルモン，ホルモンが作用する効果器である肝臓，骨格筋，脂肪，血糖の状態を感知するセンサーである糖輸送担体（GLUT2），指令塔である視床下部である．

1 血糖値を上げるように働くホルモン

（1）グルカゴン

　グルカゴンは，血糖値の低下に伴い膵臓ランゲルハンス島の α 細胞から直ちに分泌されるホルモンで，素早く血糖値を上昇させる作用をもつ．グルカゴンの分泌は血糖が最も大きく影響し，血糖値が低ければ分泌が促進され，血糖値が高ければ分泌は抑制される．このほかにもグルカゴンの分泌にはインスリンやソマトスタチン，消化管ホルモンなどのホルモンや，自律神経などが影響する．

　グルカゴンには，肝のグリコーゲンを分解して2～3分で素早く血糖値を上昇させたり，糖新生を促し，血糖値を上昇させる作用がある．

　絶食や運動中，ストレス状態などで血糖値が下がるとグルカゴンが大量に分泌され，肝臓からグルコースが大量に放出される．これにより組織で利用できるグルコースを供給することが可能となる．

（2）成長ホルモン

　成長ホルモン（growth hormone；GH）は，中枢である視床下部からの成長ホルモン放出ホルモン（growth hormone releasing hormone；GRH）

の刺激により下垂体前葉から分泌され，成長や代謝にかかわっている．数時間から，時には数日以上の長期にわたって分泌され，血糖値を上げようとするのが特徴である．

全身における糖の利用率を下げてグルコースの消費を節約したり，効果器である肝臓でグリコーゲンの分解を亢進させたり，脂肪に対し分解を亢進させ，遊離脂肪酸の増加を促すことで血糖の下降を防ぐといわれている．

(3) 糖質コルチコイド

視床下部から分泌される副腎皮質刺激ホルモン放出ホルモン（cortico-tropin-releasing hormone；CRH）は，下垂体前葉の副腎刺激ホルモン（adrenocorticotropic hormone；ACTH）の分泌を促し，その結果，副腎皮質から糖質コルチコイドが分泌される．成長ホルモンと同様に，長引く低血糖に対し数時間から時には数日以上の長期にわたって分泌される．糖質コルチコイドが分泌されると，効果器である肝臓でアミノ酸を糖に変換する酵素が増え，糖新生が促され血糖値を上げる．また，骨格筋や脂肪細胞など全身の細胞の至るところで糖の取り込みを抑制・節約し，血糖値を上げる．

(4) アドレナリン，ノルアドレナリン（カテコールアミン）

アドレナリン，ノルアドレナリン（カテコールアミン）は，血糖値が低いという視床下部からの情報が，交感神経経由で副腎に届くことにより分泌されるホルモンである．肝臓にはカテコールアミンの受容体があるため，カテコールアミンが分泌されると，効果器である肝臓内でグリコーゲンの分解が進み，グルコースが血中に放出され血糖値が上がる．また，脂肪細胞では脂肪の分解が進み，脂肪酸が血中に放出され，血糖値が上がる．筋肉ではたんぱくの合成を抑制し分解を促進する．これによってアミノ酸を肝臓に向けて放出し，糖新生を促進するため血糖値が上がる．このほか筋肉や脂肪での糖の取り込みも抑制することで血糖値を上げている．

2 血糖値を下げるように働くホルモン（インスリン）

インスリンは，血糖値が上がると膵臓ランゲルハンス島のβ細胞から分泌されるホルモンである．副交感神経を経て，またはβ細胞が直接刺激されインスリンの分泌が促される．インスリンの分泌には，基礎分泌と追加分泌がある（図1-3）．基礎分泌は絶えず少量ずつ分泌され，グリコーゲンの分解，糖新生，脂肪分解の抑制など，主に代謝のために使用される．

飲食物の摂取に応じて増加した血中のグルコースを利用するために，基礎分泌の数倍の量の追加分泌がなされる．飲食物の摂取後には血糖値が急上昇するが，追加分泌により食事摂取によって上昇した血糖値が速やかに

図1-3● インスリンの基礎分泌と追加分泌

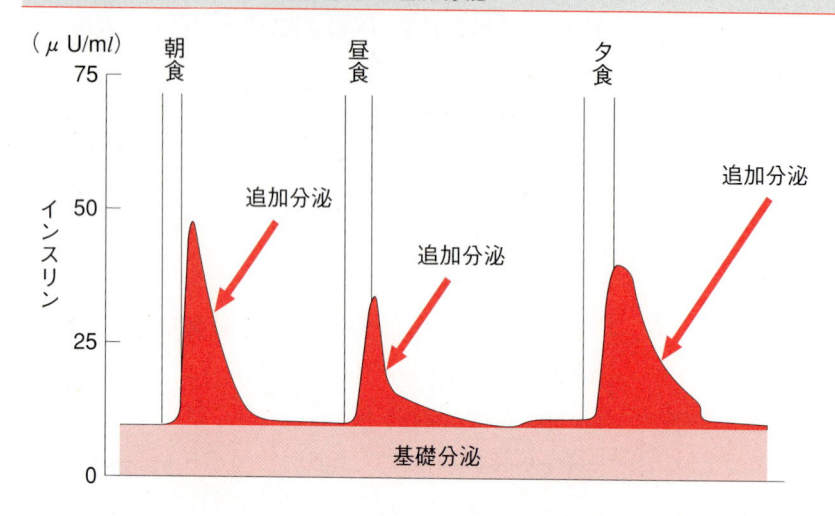

下がる．

インスリンが分泌されると，効果器である骨格筋と脂肪では細胞表面のインスリンレセプターにインスリンが結合する（図1-4）．インスリンレセプターに接しているたんぱくが，インスリンと結合（たんぱくの活性化）したことを伝え，この信号と糖輸送担体（GLUT4）によって血中のグルコースが細胞内に取り込まれ血糖値は下がる．肝臓はグルコースの放出を抑えたり，取り込まれたグルコースを，グリコーゲンに変えるために必要な酵素の活性化を促す役割を果たし血糖を調整する．

インスリンの分泌に最も影響を及ぼすのは血糖である．しかし，インスリンの分泌には血糖だけでなく，自律神経やほかのホルモンも関与している．インスリン分泌を促すのはアルギニン，交感神経β受容体刺激，迷走神経刺激，消化管のホルモン，スルホニル尿素薬などである．インスリンの分泌を抑制するのは交感神経α2受容体刺激，膵島δ細胞から分泌されるソマトスタチンである．

3 効果器

効果器は肝臓，骨格筋，脂肪であり，血糖値を上げるように働くホルモン，下げるように働くホルモン，血糖のセンサー，さらにはホルモンに反応して，血糖値が高い場合には，血中からグルコースを取り込み，これらの組織にグリコーゲン，たんぱく質，脂肪として保持し，血糖値が低い場合には，これらの物質を分解してグルコースを作り血中へ供給する．

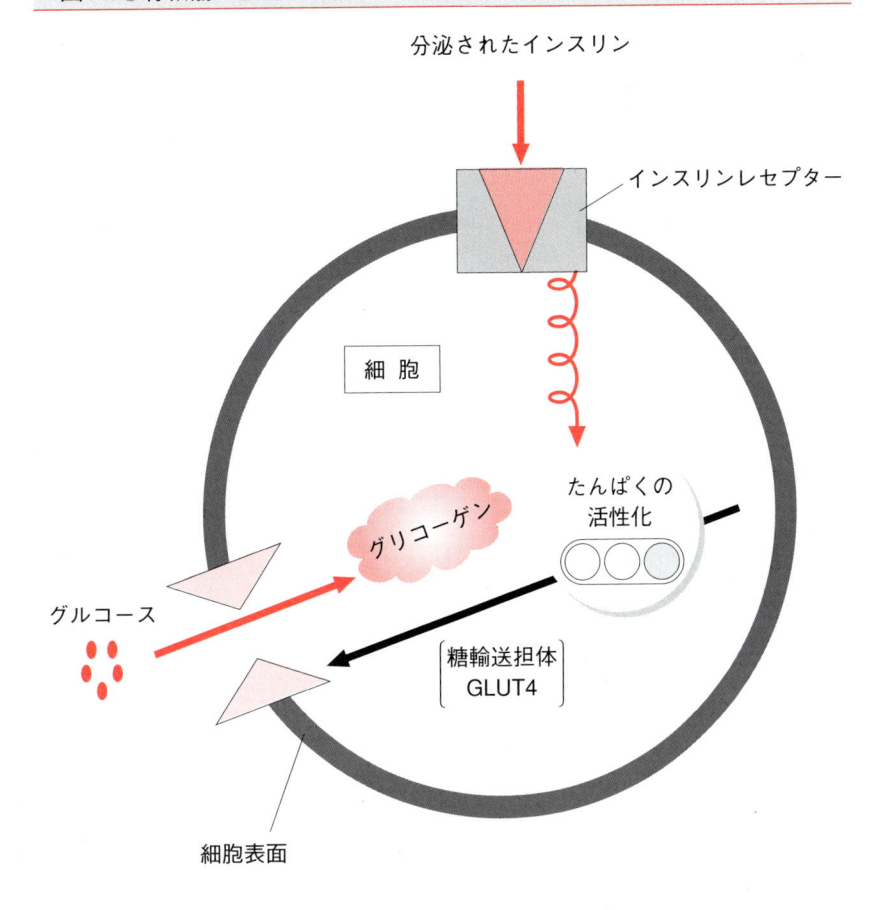

図1-4 ● 骨格筋や脂肪の細胞におけるインスリン作用の仕組み

4　血糖のセンサー

　インスリンが分泌されるために必要な血糖を感知するセンサーとしての役割は，糖輸送担体（GLUT2）が担っている．

　GLUT2が高血糖を感知するとグルコースはβ細胞に取り込まれる．取り込まれたグルコースは，グルコキナーゼという酵素によってグルコース6リン酸（G-6-P）に変換され，これが材料となりアデノシン三リン酸（ATP）が産生される．ATPの濃度が上昇するとATP感受性カリウムチャネルが閉鎖され，細胞内のカリウム濃度が上昇する．この結果，細胞の脱分極が起こる．脱分極によって活性化された電位依存性カルシウムチャネルを通ってカルシウムイオンが細胞内に流れ込み，細胞内のカルシウム濃度の上昇によってインスリンが分泌される．

　視床下部外側野の摂食中枢と腹内側核の満腹中枢を血液が通り，血糖値が低いと感知されると，交感神経による伝達や下垂体からの指令によって血糖値を上げるホルモンが分泌される（図1-5）．

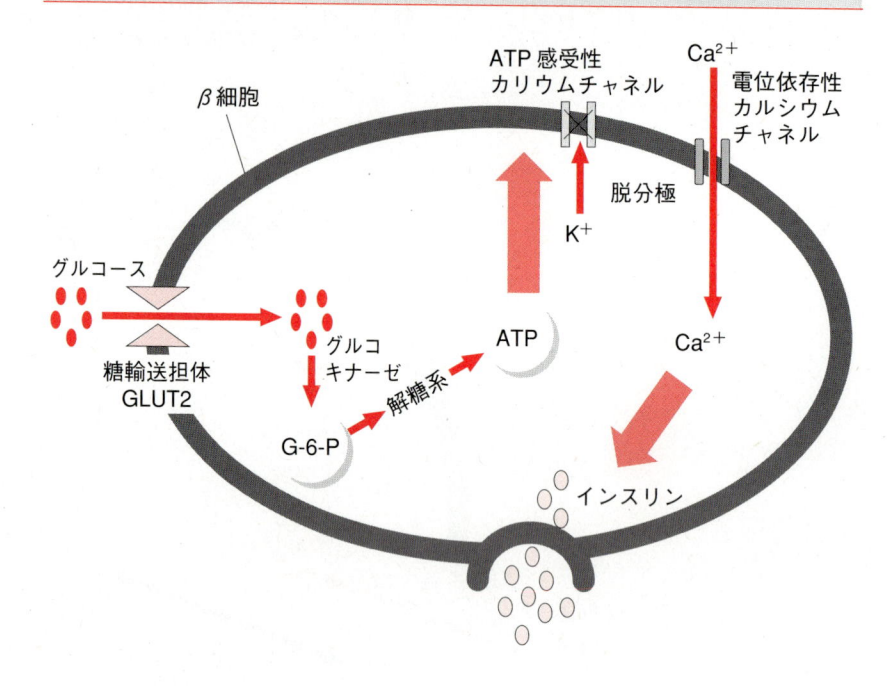

図1-5 ● 膵β細胞における血糖のセンサーとインスリン分泌の仕組み

5　血糖調節機能の中枢

　脳のエネルギー源は血糖であり，常に一定の量が脳に輸送されるよう調節されている．もし脳に供給される血糖が不足すると，脳の活動源が絶たれるためにエネルギー不足となり，脳神経の障害が生じたり，死に至ることがある．

　センサーによって血糖値の下降が感知されると，中枢である視床下部は，血糖値を上げるように働くホルモンの分泌を増加させるとともに，インスリン分泌を減少させることによって血糖を調節する．つまり中枢は，血糖を一定範囲に保つためにホルモン分泌の調節に関する指令を出す．これにより脳は常にエネルギーが確保されている．

B　血糖調節機能障害とその要因

　血糖調節機能障害は，血糖の調節にかかわる担い手が障害されることで起こる．

1）疾患の影響

　血糖の調節にかかわるホルモン分泌の過剰や抑制を起こす疾患により，血糖調節は影響を受ける．また，効果器としての肝臓での糖新生の亢進や

図1-6 ● 血糖調節機能障害の要因

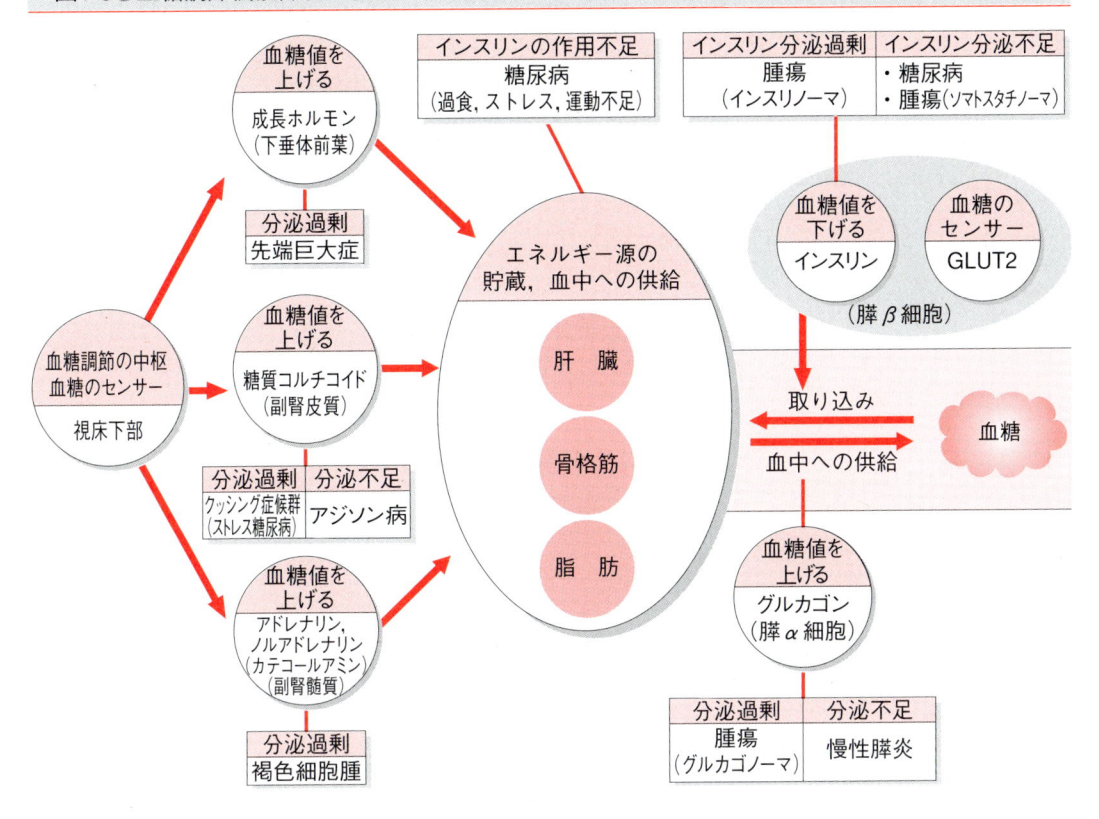

低下を起こす疾患によっても血糖調節は影響を受ける．

　高血糖を起こす疾患には，血糖値を上げるホルモンの分泌過剰を起こすクッシング症候群，褐色細胞腫，グルカゴノーマ，先端巨大症，下垂体腫瘍などの疾患や，効果器での調節を障害する疾患として肝炎，肝不全などの疾患がある．また，グルコースの血液中からの移動の低下を起こすことにより高血糖をもたらす疾患には，糖尿病，膵炎，膵臓癌などがある．

　低血糖を起こす疾患としては，血糖値を上げるホルモンの分泌低下を起こすアジソン病，胚芽腫，副腎クリーゼ，シーハン病，下垂体腫瘍や，血糖値を下げるホルモンの分泌過剰を起こすインスリノーマ，膵外腫瘍，インスリン自己免疫症候群などがある．また，肝臓での糖新生が低下または障害される糖原病や高度の肝機能低下などがある．

　血糖調節機能障害の要因となる疾患を図1-6にまとめた．

（1）血糖値を上昇させる疾患

① 副腎皮質ホルモン，副腎髄質ホルモンの分泌過剰を起こす疾患

　クッシング症候群は，副腎皮質の腺腫などにより糖質コルチコイドであるコルチゾールの分泌が慢性的に過剰となる疾患である．下垂体のACTH

産生腫瘍を伴うときはクッシング病とよばれている．本来，ストレス時の生体防御としての役割を果たすコルチゾールが過剰に分泌されることで，糖質，たんぱく質，脂肪の代謝に異常をきたし，中心性肥満，糖尿病，筋力低下，皮膚線条などが現れる．

ストレスなど交感神経系の刺激によって分泌されるアドレナリン，ノルアドレナリン（カテコールアミン）は，肝臓でのグリコーゲン分解促進や脂肪からの遊離脂肪酸放出を促す作用をもつため，過剰に分泌されるとこれらの代謝が急速に進み，血糖値が上昇する．

褐色細胞腫は，副腎髄質の腫瘍であり，カテコールアミンを大量に分泌する．交感神経刺激の自覚症状として頭痛や動悸，発汗などがある．代謝の亢進があるため，体重減少や高血糖，頻脈，血圧上昇がみられる．

② 成長ホルモンの分泌を過剰にする疾患

成長ホルモンの分泌過剰を招く疾患には，巨人症，下垂体腫瘍などがある．

成長ホルモンの分泌は，視床下部において調節されており，全身における血糖や脂質の利用にかかわる．下垂体腺腫などにより成長ホルモンの分泌が過剰になると，糖尿病が引き起こされるほか，高脂血症，高血圧症がみられる．成長ホルモンが過剰に分泌されることで起きる疾患としては，先端巨大症がある．

③ グルカゴンの分泌過剰を起こす疾患

グルカゴンの分泌過剰を起こす疾患には，グルカゴノーマという膵島腫瘍がある．グルカゴノーマは，膵臓に発生した腫瘍で血中に多量にグルカゴンを分泌する．そのため血中グルカゴンが高値であり，1000pg/ml以上（正常では100pg/dl程度）を示す．そのため代謝の異常が起こり，糖尿病になることがある．また，体重減少，皮疹などがみられる．腫瘍は膵尾部の発生が最も多い．

④ インスリンの分泌または作用不足を起こす疾患

インスリンの分泌または作用不足を起こす疾患には糖尿病がある．糖尿病は，成因により表1-1に示したようにいくつかの病型に分類される．大きくは膵β細胞の破壊によりインスリン分泌が廃絶し，インスリンが絶対的に欠乏している1型糖尿病，血糖に見合うだけのインスリンの分泌や作用が追いつかなくなり，細胞へのグルコースの取り込みが減少し，高血糖になる2型糖尿病，そのほかの機序，疾患によるものと妊娠による耐糖能が低下した妊娠糖尿病に分けられる．

また，インスリンの効果器に対する作用が低下するインスリン抵抗性という状態があると高血糖となる．これは過食，ストレス，運動不足などによって誘発されるといわれている．

表1-1 ● 糖尿病の病型分類

Ⅰ　1型
　　β細胞の破壊，通常は絶対的インスリン欠乏に至る．
　　1）自己免疫性
　　2）特発性
Ⅱ　2型
　　インスリン分泌低下を主体とするものと，インスリン抵抗性が主体で，それにインスリンの相対的不足を伴うものなどがある．
Ⅲ　その他の特定の機序，疾患によるもの
　　A　遺伝因子として遺伝子異常に同定されたもの
　　　　①膵β細胞機能にかかわる遺伝子異常
　　　　②インスリン作用の伝達機構にかかわる遺伝子異常
　　B　他の疾患，条件に伴うもの
　　　　①膵外分泌疾患
　　　　②内分泌疾患
　　　　③肝疾患
　　　　④薬剤や化学物質によるもの
　　　　⑤感染症
　　　　⑥免疫機序によるまれな病態
　　　　⑦その他の遺伝的症候群で糖尿病を伴うことの多いもの
Ⅳ　妊娠糖尿病
　　妊娠によって引き起こされた耐糖能低下

出典／日本糖尿病学会「糖尿病診断基準委員会報告」1999．

　膵島腫瘍のなかのソマトスタチノーマは，インスリンの分泌を抑制するために高血糖を引き起こす．

⑤　効果器での調整を障害する疾患

　肝炎，肝硬変があると耐糖能の低下が起こり，血糖値は高くなる．

(2) 血糖を下降させる疾患

①　グルカゴンの分泌不足を起こす疾患

　グルカゴンの分泌不足を起こす疾患には慢性膵炎などがある．
　血糖値の低下が起こると素早く血糖値を上昇させる作用をもつグルカゴン分泌の不足は，慢性膵炎などによって起こる．慢性膵炎は，その進行により膵臓の機能低下をきたすため，血糖調節機能では，グルカゴン，インスリン両方の分泌低下が生じる．空腹時に血糖値が下がった場合でも，グルカゴンの分泌が少ないため，特に空腹時の血糖値は低い．下垂体機能低下によって，視床下部とグルカゴン分泌との連携がとれずにグルカゴン分泌が低下することもある．

②　副腎皮質ホルモンの分泌不足を起こす疾患

　副腎皮質ホルモンの分泌不足を起こす疾患には，アジソン病，シーハン病，下垂体腫瘍がある．
　副腎皮質から分泌される糖質コルチコイドは，血糖の低下に対する瞬時の作用というよりは，数時間から数日にわたって血糖の調節を維持しよう

とするホルモンである．本来であれば糖質コルチコイドは，脂肪分解，脂肪酸の放出，筋肉におけるたんぱく質合成抑制，分解促進によるアミノ酸の放出，肝臓におけるアミノ酸を基質とした糖新生などを促す．しかし，糖質コルチコイドの分泌が低下すると，炭水化物，脂肪，たんぱく代謝が行われないので血糖値が下がる．

アジソン病は，外傷や種々の副腎組織の変化によって，副腎からのホルモン分泌が減少する疾患である．肝臓におけるグリコーゲン貯蔵の減少が起こり，代謝が低下することで血糖値が下がる．シーハン病，下垂体腫瘍は，副腎皮質刺激ホルモンの分泌を低下させる．

③ インスリンの分泌過剰を起こす疾患

インスリンの分泌過剰を起こす疾患には，インスリノーマがある．

膵 β 細胞より分泌されるインスリンが膵臓腫瘍のために過剰に分泌されると，血糖値が下がる．インスリノーマは膵 β 細胞の腫瘍である．腫瘍がインスリンを過剰に分泌・産生するため，効果器である膵臓や骨格筋などに血糖が急速に取り込まれてしまい，特に空腹時に低血糖を起こす．

④ 効果器での調整を障害する疾患

効果器での調整を障害する疾患には糖原病があり，肝臓にグリコーゲンを蓄積し，糖新生が障害されやすいため低血糖を起こす．また，高度な肝機能障害があると糖新生の低下が生じるため低血糖を起こしやすい．

2) 治療の影響

副腎皮質ステロイド薬は，免疫抑制作用や抗炎症作用をもつが，感染症の増悪や副腎不全，消化管の潰瘍などの副作用も多い．糖尿病の誘発や増悪も5～10％の頻度で引き起こされることがある．副腎皮質ステロイド薬による治療が終了すれば糖尿病は治癒，改善する．

また，手術後の身体反応により，ストレス糖尿病（外科的糖尿病）とよばれる高血糖が起こりやすくなる．膵臓癌などで膵臓を切除した場合では，インスリンの分泌が不足または消失するため血糖調節が困難となる．

胃切除術，胃十二指腸吻合術を受けた人は，食事の後に低血糖を起こすことがある．胃から十二指腸にかけての距離が短くなったため，短縮された消化管を胃内容物が急速に移動するため，小腸内で糖質が一気に吸収される．これに伴いインスリンの追加分泌が行われるが，分泌がすぐには終結しないためにかえって低血糖を生じてしまう．食事を少量ずつ摂り，食事の回数を増やすことで予防できる．

3) 生活の影響

血糖調節機能障害があると，摂取する飲食物や運動などの生活習慣，日

頃のストレスなど身体外部からの影響を受けやすい．

　血糖調節機能障害のうち，2型糖尿病はインスリンの分泌の低下や，筋肉，肝臓，脂肪におけるインスリン作用の低下によって血糖が慢性的に高い状態をいう．2型糖尿病では，外部からの飲食物の取り入れの過剰や不足，体内でのエネルギーの有効活用ができない場合には，身体にとって至適な血糖値を保つことができなくなる．

　2型糖尿病は，遺伝的な素因に加え，過食，加齢，運動不足，ストレス，アルコールの飲み過ぎなど様々な要因が重なって発症する．これらの様々な要因は，外食やコンビニエンスストアに頼る食生活や，交通手段の発達による運動量の不足，ストレスの多い生活など，個人を取り巻く現代社会によってもたらされたものである．

3 血糖調節機能障害がもたらす生命・生活への影響

A 健康への影響

1 生命への影響

　血糖調節機能は，生命活動の維持に必要なエネルギーの貯蔵や供給を行うために血糖を一定範囲に保っている．したがって血中のグルコースが不足すると，飲食物を摂取したり，体内に貯えられている糖質（グリコーゲン），たんぱく質，脂肪をグルコースに変え，血中へ放出することで血糖を維持している．

　血糖調節にかかわるのは，血糖調節にかかわるホルモンとホルモンが作用する効果器である．そのため外部からの飲食物の取り入れの過剰や不足，体内でのエネルギーの有効活用ができない場合には，身体にとって至適な血糖値を保つことができなくなる．

　血糖調節機能が障害されると，血糖値は通常の範囲を超えて高くなったり，低くなったりする．血糖値は高すぎても低すぎても身体に悪影響を及ぼす．

　血糖値が通常の範囲を超えて高い状態を高血糖という．高血糖による全身への影響は，短期間のうちに進んだ場合と，長期間持続した場合に分けられる．一過性の高血糖であれば身体への影響は少ない．

　短期間のうちに急激に高血糖が進むと，尿中に尿糖としてグルコースが漏れ出る．腎では浸透圧利尿を起こし，体液や電解質のバランスが崩れ脱

水となる．血糖がエネルギーとして使われないため，体内では，脂肪やたんぱく質を分解してエネルギー源として用いるが，脂肪を分解する過程で，脂肪酸の増加に伴ってできたケトン体によって体液が酸性に傾き，糖尿病性ケトアシドーシスを起こし，生命の危機状態となる．また，著しい高血糖と脱水により高浸透圧性非ケトン性昏睡が発症する．

　高浸透圧性非ケトン性昏睡では，ケトアシドーシスはないかあっても軽度である．血漿浸透圧の上昇によって細胞内脱水をきたし，中枢の神経細胞はこの変化に弱いため意識障害となって現れる．

　また，高血糖が長期間続くと，細胞内への糖の取り込みにインスリンを必要としない腎臓のメサンギウム細胞，網膜の細胞，神経細胞などがグルコースを過剰に取り込む．過剰に取り込まれたグルコースは解糖系による代謝だけでは間に合わず，バイパス経路によって代謝される．このバイパス経路での代謝が細胞に障害をもたらすといわれている．高血糖が動脈硬化を促進するため，血管の粥状動脈硬化が進行すると考えられ，心筋梗塞，脳梗塞が発症しやすくなる．

　このように高血糖による症状は，治療によって改善するものから，急激な高血糖によって昏睡を引き起こすものまで血糖値に応じて様々である．長期にわたって続く高血糖は，血管の障害を引き起こし，生命の危険に結びついていく．急激な高血糖の場合には，昏睡をもたらし生命に危険が生じる場合がある．

　反対に血糖が通常の範囲を下回った状態を低血糖という．低血糖になると血糖を上げるホルモンが分泌され，脳に必要な血糖が補給されるように働く．そのため空腹感，脱力感，冷感，手足の振戦など血糖値を上げようとする交感神経刺激症状が現れる．

　血糖値の上昇がみられないと，頭痛，悪心・嘔吐，目のかすみ，集中力の低下のような中枢神経の血糖欠乏症状が現れ，意識障害や昏睡が生じ，生命の危険が生じる．

2 生活への影響

　血糖値が一定範囲より高くなると，口渇，多飲，多尿，体重減少，疲労感により日常生活をスムーズに送ることが困難になる．また，長期間，血糖値が一定範囲に保たれず，身体が高血糖にさらされると，血管の動脈硬化が起こる．また通常はグルコースを取り込まない細胞にグルコースの取り込みが起こり，全身に様々な合併症を生じる．合併症は網膜，腎臓，神経に起こりやすい．これらの合併症により視力の低下，浮腫，疲労感の増強，しびれ，痛みなどの不快な症状が起きることで，日常生活活動が障害される．また，大血管への高血糖の影響により心筋梗塞，脳梗塞などの合

併症を発症すると，日常生活の継続が困難になる場合も生じる．

また，反対に血糖値（低血糖）が低くなると，あくびや悪心，冷汗，振戦など副交感神経や交感神経の反応による症状，また，だるさ，会話の停滞，学習力減退など大脳機能の減退症状が起こり，正常な日常生活の継続が難しくなる．さらにそのままグルコースを補わず日常生活活動を継続すると，活動によりエネルギーを消費し，低血糖が助長されるため意識障害や昏睡に陥る．

社会生活を送るなかで意識障害や昏睡が生じると，低血糖症状を発症した本人が周囲に気まずさを感じる場合もある．また，周囲の人の驚きや不安が大きくなる場合もある．このようなことから職業の継続や人間関係が難しくなる場合もある．特に事故により周囲の人を巻き込み，命を危険にさらすおそれのある職業や部署で働いている場合では，職業の変更や職場の配置換えが必要なこともある．反対に，一度低血糖を発症することで，周囲の人が心配のあまり車の運転や，1人で行動することを危険に感じ，過度に制限する場合もあり，ストレスや自己実現の困難の理由となる．

血糖調節機能が低下すると，血糖値を一定範囲に保つために，日常生活のなかで飲食物や活動量などの行動によって血糖調節をしなくてはならなくなる．長年培ってきた生活習慣を変えることは患者にとっては大変困難なことである．

また，患者だけでなく家族にも影響が及ぶ．たとえば患者が血糖調節のために食事による摂取エネルギーを変更した場合，家族にも患者を気遣い，食事内容を変更したり，調理の工夫などをすることも多く，自由に食べ物を食べることができない患者に気がねして，家族も食べたい物が食べにくいと感じることもある．

3 心理的な影響

本来，血糖調節機能は自律的に24時間，毎日行われている．そのため一度，血糖調節機能が障害されると，日常生活の行動による生活調整は生涯続けなくてはならなくなる．成人期は，家庭や社会で中心的役割を果たしている時期であり，自分の身体のことよりも社会生活，家庭生活や楽しみを優先したくなる場合や，責任上，身体を犠牲にしても役割を果たすことを求められる場合も多い．また，成人の発達課題には職業をもつことや家族を形成すること，家族員が変化することなどがある．このように発達課題に伴い，多様なライフイベントが起こる成人にとって，生涯，血糖値を一定範囲に保つために，行動により生活調整をしていくことは，常に制約されている感じ，困難，ストレス，自己実現への障害と感じられる場合もある．また，自分なりに努力して生活調整を行っても期待どおりの結果と

ならないため無力感を感じたり，他者が自分の大変さを理解してくれないと感じることに孤独感を感じる場合もある．

B 障害と影響の程度

1 高血糖による影響の程度（図1-7）

高血糖とは，慢性的に血糖値が高い状態をいう．

空腹時の血糖が120mg/dl以上であっても，血中のインスリン濃度は低下している．このことはインスリンの分泌が過剰な血糖に追いつかないことを意味する．過剰な血糖が血中にあふれている状態ではあるが，インスリン分泌が不足しているために効果器に取り込まれることはなく，血糖値が下がらなくなる．

高血糖が出現し持続すると，口渇，多飲，多尿などが現れる．これは尿中に糖の排泄が増え，その結果，浸透圧利尿が進んだために起こるもので，これにより脱水が引き起こされると生命への危機が生じる．

血糖の取り込みがうまくいかないと，通常では，エネルギーとして利用されるグルコースが活用されずに尿中に流出する．そのため効果器では，たんぱく質や脂肪を分解しエネルギーに変えるため，体重減少や倦怠感がみられる．脂肪の分解で生じたケトン体が増加するとケトアシドーシスを起こす．ケトアシドーシスが嘔吐をもたらし，さらに脱水を引き起こすと

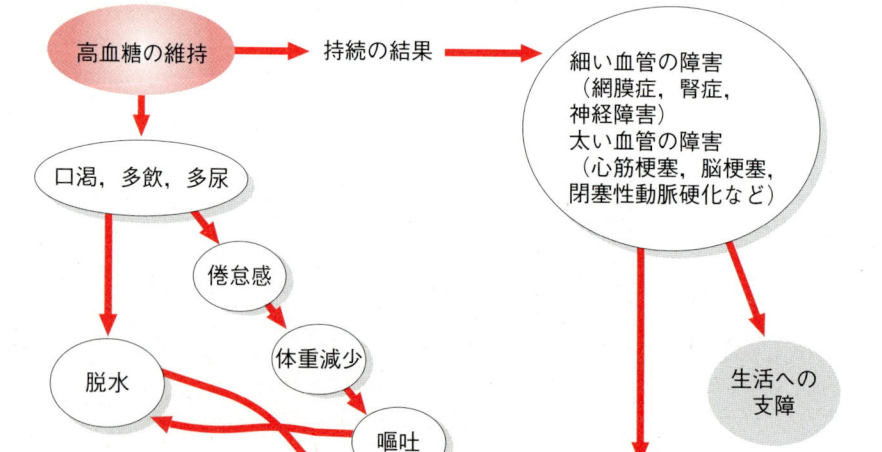

図1-7●高血糖による生命への影響

図1-8●低血糖による生命への影響

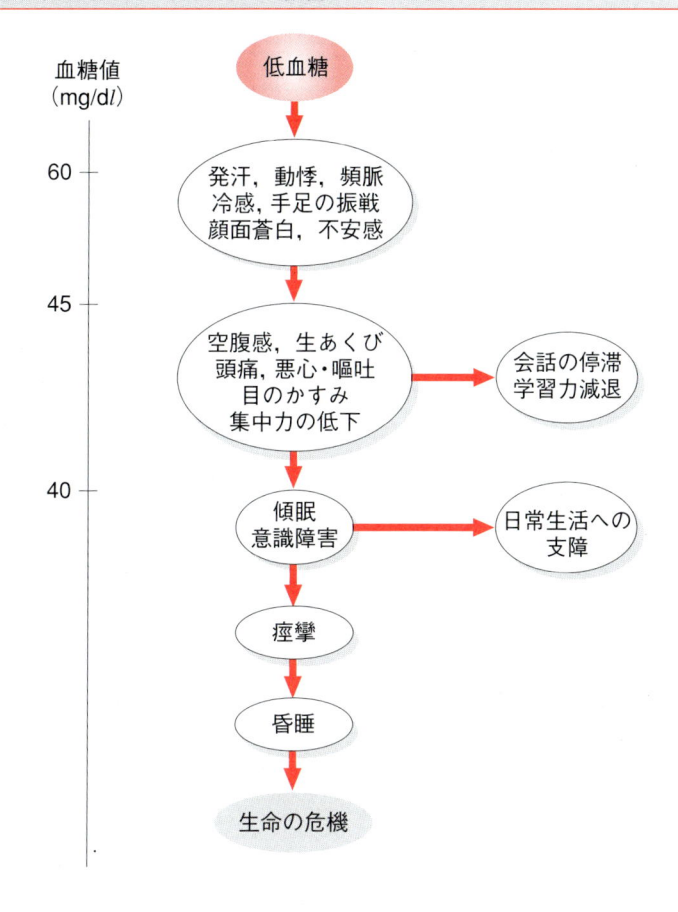

血糖値（mg/dl）

- 60 ─ 発汗, 動悸, 頻脈, 冷感, 手足の振戦, 顔面蒼白, 不安感
- 45 ─ 空腹感, 生あくび, 頭痛, 悪心・嘔吐, 目のかすみ, 集中力の低下 → 会話の停滞, 学習力減退
- 40 ─ 傾眠, 意識障害 → 日常生活への支障
- 痙攣
- 昏睡
- 生命の危機

いう悪循環となり，昏睡となって生命の危機が生じる．

一方，長期間，血管が高血糖に曝されると血管内に代謝異常をきたす．網膜や腎臓などにある細い血管の障害や神経障害により，腎症，網膜症，自律神経障害，末梢神経障害が起こる．心臓，脳などに動脈硬化性の障害も起きやすく，心筋梗塞，脳梗塞，閉塞性動脈硬化症などが生じる．このような合併症は，一度生じると元の状態に回復するのは難しく，生命への危機と生活への困難を伴う障害となる．

2 低血糖による影響の程度（図1-8）

低血糖の感じ方は一様ではないが，一般に血糖値が60mg/dlを下回ると，発汗，手足の振戦，動悸，不安感，顔面蒼白，頻脈などの交感神経刺激症状や，頭痛，目のかすみ，空腹感，生あくびなどの中枢神経症状が出現する．さらに血糖値が低下すると，痙攣や意識障害，昏睡に陥る．脳にグルコースが行き渡らないと，呼吸，循環，消化や代謝，意識や思考などのすべての活動が停止し，生命の危機となる．

第2章

血糖調節機能障害の把握と看護

血糖調節機能障害の結果起こる症状には，高血糖と低血糖がある．以下にその要因とアセスメント，およびその看護について述べる．

A 高血糖

血糖値は，通常60〜140mg/dlの範囲に保たれているが，何らかの理由により血液中のグルコースが，その範囲を超えて上昇した状態が高血糖である．

1 高血糖の要因

高血糖の要因としては，図2-1に示したように血糖値を上げるホルモンの分泌過剰と，血糖値を下げるホルモンであるインスリンの分泌不足と，インスリンの作用不足（インスリン抵抗性），あるいは効果器での調節を障害する疾患や治療などがある．

血糖値を上げるホルモンの分泌過剰を起こす疾患や治療には，クッシング症候群，褐色細胞腫，先端巨大症，グルカゴノーマ，下垂体腫瘍，副腎皮質ステロイド薬の投与がある（図2-1）．

インスリンの分泌不足とは，膵β細胞から出るインスリンの分泌が低下することである．また，インスリンの作用不足（インスリン抵抗性）とは，血糖を取り込む側の細胞におけるインスリン作用が弱まることである．特に筋肉，脂肪におけるインスリンの作用が弱まることで血糖の利用が低下し，高血糖を生じる．インスリンの分泌不足または作用不足を起こす疾患や治療には，1型糖尿病，2型糖尿病，膵島腫瘍（ソマトスタチノーマ），膵切除術後などがある．

効果器での調節を障害する疾患には，肝炎，肝不全による耐糖能低下がある．また，これらの高血糖になりやすい疾患が基盤にあり，血糖調節機能が低下している場合には，摂取する飲食物のエネルギー量に対して活動や運動で消費するエネルギー量が少ない場合には高血糖が助長される．また，ストレスが強い場合にも，アドレナリンなど血糖値を上昇させるホルモンの分泌が増加することにより血糖が高くなりやすい．

2 高血糖のある人のアセスメント

高血糖のある人のアセスメントは，①高血糖の程度，②高血糖の原因，③急激に進行した高血糖による生命の危機，④高血糖の持続による影響，⑤高血糖による身体の苦痛，⑥高血糖の持続による生活への影響，⑦高血糖に対する不安・思いなどについて把握して行われる（図2-2）．

図2-1 ● 高血糖の要因

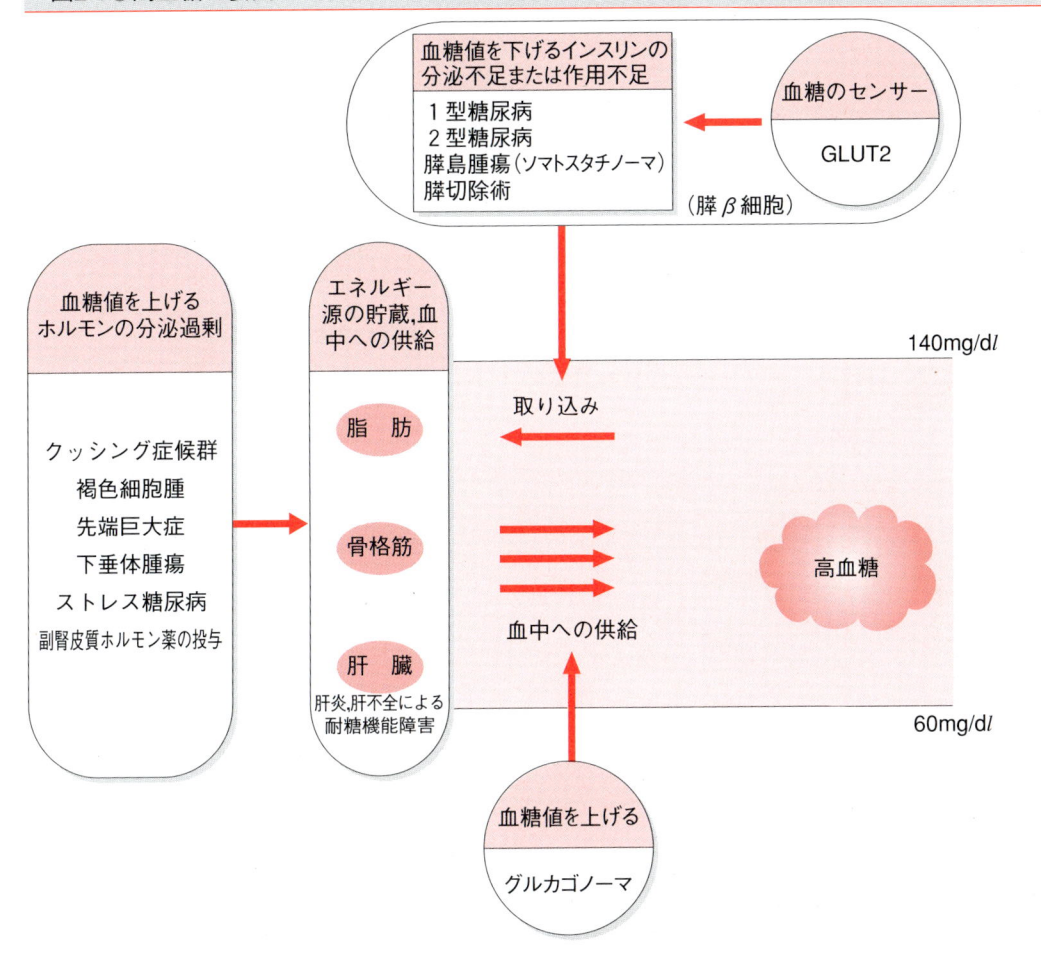

血糖値を下げるインスリンの分泌不足または作用不足
1型糖尿病
2型糖尿病
膵島腫瘍（ソマトスタチノーマ）
膵切除術

血糖のセンサー
GLUT2
（膵β細胞）

血糖値を上げるホルモンの分泌過剰
クッシング症候群
褐色細胞腫
先端巨大症
下垂体腫瘍
ストレス糖尿病
副腎皮質ホルモン薬の投与

エネルギー源の貯蔵，血中への供給
脂肪
骨格筋
肝臓
肝炎，肝不全による耐糖機能障害

取り込み
血中への供給
高血糖
140mg/dl
60mg/dl

血糖値を上げる
グルカゴノーマ

（1）高血糖の程度の把握

　血糖値がどの程度高いのかを血糖値から把握する．

　血糖値が高いということは，身体に必要なエネルギー源としての糖質を利用することが難しいということである．そのため身体が糖質の代わりに脂肪をエネルギー源として活用し，分解産物であるケトン体が多量に産生されている場合があるので，ケトン体の有無を尿検査によって把握する．

（2）高血糖の原因の把握

　高血糖が起きた原因を把握する．

　高血糖が起きた原因を把握するため，ブドウ糖負荷試験，各種ホルモン検査，画像検査，眼底検査などが行われる．

　また，糖尿病によるインスリンの分泌不足や作用不足が原因である場合には，飲食物や運動量などの日常生活活動の内容，社会生活上の付き合い，

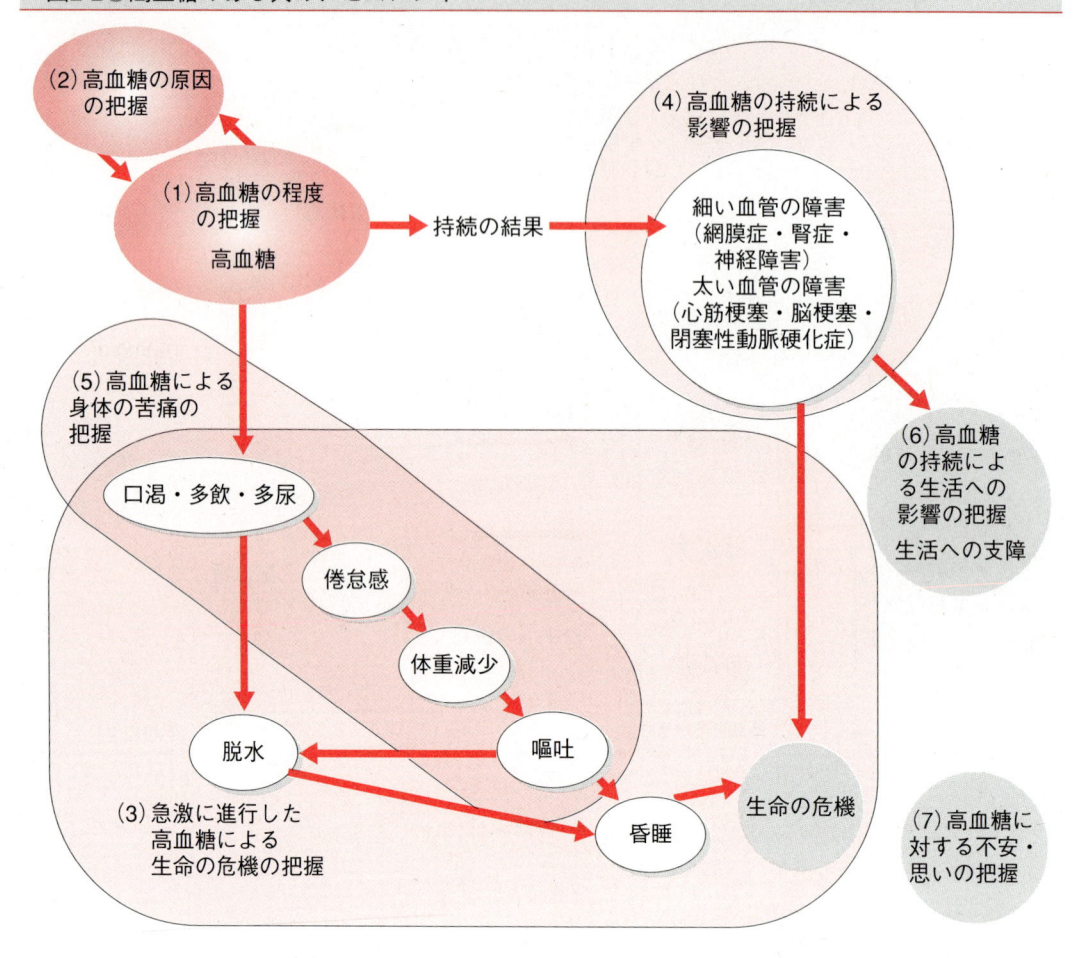

図2-2 ● 高血糖のある人のアセスメント

(2) 高血糖の原因の把握
(1) 高血糖の程度の把握　高血糖
持続の結果 →
(4) 高血糖の持続による影響の把握
細い血管の障害（網膜症・腎症・神経障害）
太い血管の障害（心筋梗塞・脳梗塞・閉塞性動脈硬化症）

(5) 高血糖による身体の苦痛の把握
口渇・多飲・多尿
倦怠感
体重減少
脱水
嘔吐
昏睡
生命の危機

(3) 急激に進行した高血糖による生命の危機の把握

(6) 高血糖の持続による生活への影響の把握　生活への支障

(7) 高血糖に対する不安・思いの把握

忙しさ，ストレス，インスリンやスルホニル尿素薬など薬物の投与忘れの有無，かぜ，炎症，消化器症状など，体調不良の有無などについても振り返り，患者や家族と共に高血糖の原因が何であるかを把握する．

(3) 高血糖による生命の危機の把握

急激に進行した高血糖による生命の危機には，糖尿病性ケトアシドーシスと高浸透圧性非ケトン性昏睡がある（表2-1）．糖尿病性ケトアシドーシスは，インスリン注射の中断や感染症，外傷，手術などにより生体にストレスが加わり，血糖を上昇させるホルモンが分泌されるなど，インスリンの絶対的欠乏によって起こる．

一方，高浸透圧性非ケトン性昏睡は，渇中枢の働きの弱い人や高齢者に対する高エネルギー輸液，脳血管障害，嘔吐や下痢などが誘因となったところに脱水が加わって生じる昏睡である．糖尿病性ケトアシドーシスと高浸透圧性非ケトン性昏睡は高血糖や脱水，電解質バランスの崩れが中心で

表2-1 ●糖尿病性ケトアシドーシスと高浸透圧性非ケトン性昏睡の特徴

	糖尿病性ケトアシドーシス	高浸透圧性非ケトン性昏睡
血糖 尿ケトン体 血漿浸透圧	>500mg/dl（多くの場合） ＋〜＋＋＋ せいぜい300mOsm/l	>600mg/dl（多くの場合＞800mg/dl） −〜± しばしば＞350mOsm/l
随伴症状	意識障害，脱水，血圧低下，クスマウル呼吸，呼気のアセトン臭	意識障害，高度脱水，神経症状（痙攣，片麻痺），ショック
動脈血pH HCO₃ Na	<7.3 <10mEq/l 正常〜やや低下	正常〜やや低下（7.3〜7.4） 正常〜やや低下 上昇するものが多い
誘因	インスリン中止・減量，感染症，食事不摂生手術，妊娠，ストレス，胃腸障害など	脳血管障害，脱水，術後，経管栄養，IVH，腹膜透析，薬物（ステロイド，利尿薬）など
病型 年齢	1型糖尿病に多い 若年者に多いが不定	2型糖尿病に多い 高齢者に多い

あり，治療が遅れると死に至ることがある．

一般に血糖値が600mg/dl以上で高血糖による昏睡が起こるといわれている．しかし600mg/dl以下で起こる場合もあるし，600mg/dl以上で起こらない場合もある．

血糖値の推移や脱水の有無・程度，意識状態を観察する．ケトアシドーシスの場合には，クスマウル呼吸や呼気のアセトン臭の有無について確認する．

(4) 高血糖の持続による影響の把握

高血糖の持続は全身の血管や神経に影響を及ぼす．また，好中球の貪食機能の低下や免疫反応の低下により，う歯や歯周病などの感染症にかかりやすい（図2-3）．毛細血管は長い時間をかけて徐々に変化をきたすため，血液の粘稠度が増し，血流の障害や血管の閉塞が引き起こされ，毛細血管壁が脆くなる．特に網膜や腎臓など，毛細血管が多く分布する部位では障害を受けやすい．

① 糖尿病網膜症

糖尿病網膜症は，高血糖の状態が7〜8年から10年続いている間に発症するといわれている．網膜症は進行に応じて単純網膜症，前増殖網膜症，増殖網膜症に分けられている．

単純網膜症や前増殖網膜症では自覚症状があまりなく，増殖網膜症になっても自覚症状はすぐには現れない．このため神経細胞の壊死による老廃物が引き金となって新生血管が破れて硝子体出血が起こると，自覚的にも飛蚊症や墨を流したように目の前が暗くなったりして，視力低下を訴えるようになり，ついには網膜剥離を起こして失明に至ることもある．単純網膜症であれば血糖のコントロールによって自然に消えるが，それ以外は治療の対象である．

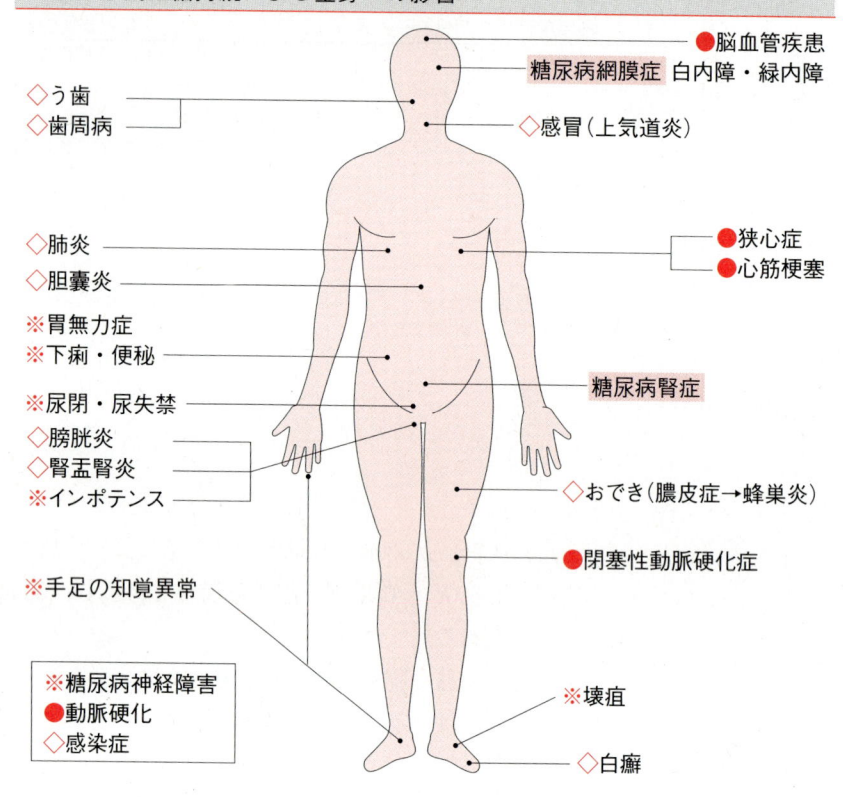

図2-3 ● 高血糖持続による全身への影響

- ●脳血管疾患
- 糖尿病網膜症　白内障・緑内障
- ◇う歯
- ◇歯周病
- ◇感冒（上気道炎）
- ●狭心症
- ●心筋梗塞
- ◇肺炎
- ◇胆嚢炎
- ※胃無力症
- ※下痢・便秘
- ※尿閉・尿失禁
- ◇膀胱炎
- ◇腎盂腎炎
- ※インポテンス
- 糖尿病腎症
- ◇おでき（膿皮症→蜂巣炎）
- ●閉塞性動脈硬化症
- ※手足の知覚異常
- ※糖尿病神経障害
- ●動脈硬化
- ◇感染症
- ※壊疽
- ◇白癬

表2-2 ● 糖尿病網膜症の進行と眼底検査の受診の目安

病　期	受診の目安
正常	1回/1年
単純網膜症	1回/3〜6か月
前増殖網膜症	1回/1〜2か月
増殖網膜症	1回/2週間〜1か月

　糖尿病網膜症の場合，特に初期は自覚症状が現れにくいため，自覚症状の現れは，元に戻らない視力低下や失明の危険性を意味する．そのため糖尿病網膜症の早期発見には，自覚症状の有無やその程度を把握したうえで，眼科医による精密な眼底検査を定期的に受ける必要性があることを伝える．病期による眼科医への受診の目安を**表2-2**に示した．

②　**糖尿病腎症**

　糖尿病腎症は，高血糖により糸球体の毛細血管の内腔が狭くなり，老廃物を十分濾過することができないために起こる．一般に高血糖が10年くらい続くと発症するといわれている．腎症は進行に応じて1期から5期に分類されている．**表2-3**に糖尿病腎症の病期と臨床的特徴，病理学的特徴，治療の特徴，自覚症状について整理して示した．

表2-3● 糖尿病腎症の進行と特徴

病期	臨床的特徴 尿たんぱく(アルブミン)	臨床的特徴 GFR(Ccr)	病理学的特徴 (参考所見)	治療の特徴	自覚症状
第1期 (腎症前期)	正常	正常 時に高値	び漫性病変：なし〜軽度	・進行を抑える ・血糖コントロール	特になし
第2期 (早期腎症)	微量アルブミン尿	正常 時に高値	び漫性病変：軽度〜中等度 結節性病変：時に存在	・進行を抑える ・血糖コントロール ・高血圧の治療	特になし
第3期A (顕性腎症前期)	持続性たんぱく尿	ほぼ正常	び漫性病変：中等度 結節性病変：多くは存在	・進行を遅らせる ・血糖コントロール ・高血圧の治療 ・たんぱく制限食	・低たんぱく血症による浮腫 ・胸水や心嚢水の貯留による体動時の息切れ
第3期B (顕性腎症後期)	持続性たんぱく尿	低下	び漫性病変：高度 結節性病変：多くは存在	・進行を遅らせる ・高血圧の治療 ・低たんぱく食	・腹水貯留による食欲不振
第4期 (腎不全期)	持続性たんぱく尿	著明に低下 (血清クレアチニン上昇)	末期腎症	・症状を抑える ・高血圧の治療 ・低たんぱく食 ・透析療法導入	・貧血による疲労感 ・尿毒症による悪心・嘔吐 ・低Ca血症による筋肉の強直や疼痛
第5期 (透析療法)	透析療養中			・透析療法 ・腎移植	

　糖尿病腎症の自覚症状は，初期においてはほとんどみられず，かなり進行してから浮腫や尿量減少，体重の増加により初めて自覚されることも多い．そのため症状の有無を繰り返し確かめるとともに，微量アルブミン尿やたんぱく尿の有無や程度から，糖尿病腎症の状態を把握する．

③　糖尿病神経障害

　糖尿病神経障害は，神経組織の代謝異常と血管障害により起きる合併症であり，症状や原因の違いによって広範性対称性神経障害，単一性神経障害に分類される（表2-4）．広範性対称性神経障害は，さらに多発性神経障害と自律神経障害に分類される．

　多発性神経障害は，神経障害のなかで最も多く，手足の末端に靴下型，手袋型に広がる感覚障害である．初めはしびれや痛み，感覚の鈍麻を感じる．一般的には下肢の末梢から対称性に症状が出現し，徐々に体幹に向かって症状が広がる．自律神経障害には，起立性低血圧，発汗の異常，繰り返す便秘と下痢，インポテンス，排尿障害などがある．

　単一性神経障害は，神経栄養血管の閉塞によるものと考えられており，顔面神経麻痺や動眼神経麻痺，外転神経麻痺などがある．

　感覚の障害があると，物をさわってもわからなかったり，熱い，冷たいなどの感覚を感じなかったり，傷をつくっても気づかないために熱傷や外傷により皮膚の損傷を受け，そこから感染する場合がある．特に下肢は壊疽になりやすく，場合によっては切断を余儀なくされることがある．

　全身の皮膚の状態や感覚障害の有無を実際に観察し，神経障害の有無や

表2-4 ● 糖尿病神経障害の分類と主な症状

分類		症状
広範性対称性神経障害	多発性神経障害（知覚・運動神経の障害）	・感覚の異常：しびれ，ジンジンする感じ，冷感 ・自発痛 ・神経痛 ・こむらがえり
	自律神経障害	・発汗の異常：味覚性発汗，無汗 ・起立性低血圧 ・胃無力症 ・便通の異常：便秘，下痢 ・胆嚢無力症 ・膀胱障害 ・インポテンス ・無自覚性低血糖など
単一性神経障害		・脳神経障害：顔面神経麻痺，動眼神経麻痺，外眼筋麻痺 ・四肢の神経障害

その程度を把握する．神経障害を把握する方法としては，アキレス腱反射，膝蓋腱反射の低下・消失の有無，起立試験，心電図R-R間隔変動率などがある．

④ **動脈硬化**

糖尿病のある人が動脈硬化を有する割合は，糖尿病のない人に比べ2～3倍は高いといわれている．

糖尿病があると高脂血症やインスリン抵抗性，高血圧を有することが多く，これが動脈硬化を発症させる．動脈硬化により心筋梗塞や脳梗塞，閉塞性動脈硬化症が起きる．

喫煙の有無や動脈硬化の既往の聴取，血圧測定の部位による差の有無などを確認する．

動脈硬化症は，明確な症状が出現しないまま進行するため，患者は身体への影響を実感していないことが多い．たとえば，本来激しい胸痛とともに発症する心筋梗塞が動脈硬化の影響によるものであっても，糖尿病とは関係ないと考えていることもある．また，ふだんの検査結果を自ら把握していなければ，「心筋梗塞がある日突然起きた」と受け止めるであろう．そのため，中性脂肪やコレステロール値の結果や血圧，体重測定などをとおして動脈硬化の有無や程度を患者と共に確認する必要がある．

(5) **高血糖による身体の苦痛の把握**

糖尿病患者の95％以上を占める2型糖尿病は症状が少ない病気である．空腹時の血糖値がおおむね250mg/d*l*以上になると，初めて代謝異常に基づく口渇，多尿，多飲，体重減少，倦怠感などが出現する．これらの症状があったとしても，ふだんの生活に支障を感じなければ糖尿病によるものと

は思わない場合が多い．しかし，これらの症状が強くなると，口渇や多尿，倦怠感などのために休養や睡眠が十分に取れない，仕事に行くことも困難になるなど生活への影響がみられる．

(6) 高血糖の持続による生活への影響の把握

短期であっても長期であっても，高血糖が持続することで日常生活に様々な影響が生じる．短期の場合には，高血糖による口渇，多尿，多飲，体重減少，倦怠感などの身体的な苦痛のために，日常生活活動が思うようにできなくなる場合もある．

長期の場合には，様々な合併症により血糖調整機能以外の身体機能に障害が生じ，日常生活に支障が生じやすくなる．たとえば糖尿病網膜症により視覚機能が低下すると，新聞やテレビが見えずらくなるため，情報の入手がスムーズにいかなくなる．また，1人では危険の回避も十分できなくなるであろう．糖尿病腎症や神経障害が起こると浮腫，しびれ，痛みなどの症状に悩まされる．また，神経障害は，勃起障害など性・生殖機能にも影響を及ぼすことがある．

このように高血糖の持続により多様な生活への支障が認められるので，どのような生活への影響があるのか，生活への影響により患者や家族はどのように困っているのかを把握することが必要となる．また，医療費の負担が大きい場合，経済的な悩みを抱える場合もある．

(7) 高血糖に対する不安・思いの把握

高血糖がもたらす身体症状によって身体的な苦痛を感じるばかりでなく，精神的な苦痛も感じるようになる．血糖調節機能が障害された理由を考え，怒りを感じたり自分や周囲を責める場合もある．また，今後の仕事や人生設計の変更への不安をもつ場合もある．さらに血糖調節機能が障害されたことで，家族や友人に対して恥ずかしさや後ろめたさを感じる場合もある．

年齢が若ければ就職，結婚，出産に対する悩みも多い．血糖値を一定範囲に調節するため生涯にわたり行う生活調整をストレスと感じる場合やこれ以上悪くしないために何でも努力するという必死な思いの場合もある．このように高血糖やそのために必要な生活調節に対する思いは個人により様々である．

患者や家族の思いに寄り添いながら看護を行うためには，患者や家族の血糖調節機能障害による高血糖に対する思い，人生の目標や生活調節への思いを把握することが大切である．

また，高血糖による生命の危機がある場合では，患者や家族は病状や今後の見通しに対して不安が強く，死を意識することもある．

3 高血糖のある人の看護

(1) 高血糖をコントロールするための看護

合併症は全身に影響を及ぼし、生活への障害をもたらすため、高血糖をできるだけ抑えるような生活を送る必要がある。そのためにはインスリン分泌能力や相対的な作用不足に見合った飲食物の摂取、蓄積された脂肪の利用を目指した運動、あるいは薬物によって血糖値を下げる治療を日常生活に取り入れ継続できるよう援助することが大切である。

このような改善に向けた取り組みを日常生活に取り入れるためには、患者の今までの日課を聴き、日課のなかにどのようにこれらを組み込むかを話し合う必要がある。実際に取り入れた結果、継続できそうかどうか、不自由を感じていることはないか否かを検討し、共に振り返る。

薬物による治療の場合では、経口血糖降下薬や、インスリン注射の投与忘れ、量の過不足があると、治療の効果が得られないだけでなく、糖尿病の悪化や生命に危険を及ぼすこともあるため、定められた時間と量を守るよう説明する。

また、副腎皮質ステロイド系など他剤による血糖への影響も考慮する必要がある。

(2) 生命の危機を早期発見し、治療するための援助

糖尿病性ケトアシドーシスでは、意識障害や脱水、血圧低下と動脈血pHの低下が現れる。高浸透圧性非ケトン性昏睡でも、意識障害や高度の脱水が起きる。どちらもそのままにしておくと死に至る状態であり、一刻を争う。

意識障害がある場合、高血糖によるものか低血糖によるものかを見分けるために、まず血糖の測定を行う。同時に血圧や脈拍、呼吸状態の測定によって全身への影響の程度を把握する。高血糖に対しては、速効性インスリンの静脈内への持続点滴が行われる。また、脱水の治療としては生理食塩水の点滴が行われる。これらは経時的に測定される血糖値やpH、電解質などの血液検査やバイタルサインによって変更される。

高血糖による生命の危機が大きい人への治療は、血管確保や採血などの処置が多く、苦痛を伴う。そのため看護では不安の解消を図るとともに治療が安全に行えるように声かけを行う。声かけに反応できないような意識障害がある場合には、事故が起きないように、患者の様子の観察に重点をおく。

(3) 日常生活を安楽に過ごせるための援助

高血糖による身体的な苦痛があり、日常生活活動が障害されている場合には、できるだけ原因となっている身体的苦痛を取り除くことが必要であ

る．身体的苦痛の原因を取り除くためには，対症療法だけでなく，その症状を起こしている高血糖の状態を改善する必要がある．治療だけではなく，生活調整により高血糖を是正することが大切であることを理解してもらうために，患者や家族にもこのことを説明する．

　長期間の高血糖の影響で神経障害が起きている場合，胃や腸の蠕動運動障害や便秘，下痢等の症状が起こり，患者に苦痛をもたらす．また，手足のしびれ，痛みなどの神経障害は，対処療法を行ってもすぐに消失しない場合がある．このようなときは血行をよくすると徐々に改善する場合もあるので，根気よくマッサージ，炭酸浴，足浴，手浴などで病変部を温めたり，患者の希望により冷湿布などの貼用を介助する．

　高血糖が長期に継続したために網膜症が進み，視覚機能が低下している場合には，日常生活が安全に過ごせるように環境整備を行うことや，白杖の使用方法を説明し，安全に歩行できるような指導が必要となる．また，視覚障害があっても生活のなかで患者の楽しみが減少しないように患者や家族と相談して，張り合いや楽しみをもって生活できるような工夫が必要となる．長期間の高血糖の影響で腎症がある場合については，「pH調節機能障害をもつ成人の看護」を参照されたい．また，足病変，感染，歯周病の予防に関する知識や技術の提供も大切な援助である．

(4) 不安を緩和するための援助

　血糖調節機能障害が起こり，高血糖になっていることがわかると，患者はショックを受けたり，否認をしたりする場合もある．そして今後の生活や人生の目標がどのようになるのか不安を抱くことも多い．また，将来，長期間の高血糖による影響で細い血管や太い血管への障害が起こるのではないかと不安があることも多い．

　成人の場合では，社会生活や家庭生活の内容も多岐にわたり，複数の役割をもつ場合が多い．不安は必ずしも高血糖に関することばかりではない．しかし，不安やストレスが強ければ血糖調節に安心して取り組むことは難しい．また，ストレスにより血糖値は高くなりやすい．これらのことから高血糖のことだけではなく，血糖調節機能障害をもちながら，生活することへの不安や心配について思いを傾聴することが大切である．

　高血糖により生命の危機がある場合には，患者も家族も病状や今後の見通しに対して不安が強く，死を意識することもある．また，網膜症や腎症などの重篤な合併症の発生に対する不安をもつ場合も多い．前述したように，血糖調節機能障害の結果，高血糖となっている患者や家族は様々な不安や思いがある．そのため患者や家族の思いに対して傾聴することが大切である．

B 低血糖

低血糖とは，血糖値が低下した状態をいい，50～60mg/d*l*以下とされている．

低血糖になると自律神経症状，中枢神経症状，意識障害が現れる．もともとの血糖値が高い人では，血糖値が50mg/d*l*以下を示していなくても低血糖症状が現れることがあり，症状の現れ方は個人によって異なる．

1 低血糖の要因

低血糖の要因には，インスリン分泌の過剰とグルコースの供給低下がある（図2-4）．

インスリン分泌の過剰を起こす疾患には，インスリノーマ，ランゲルハンス島過形成，膵外性腫瘍，ロイシン過敏症，甲状腺機能亢進症，発症初期の2型糖尿病がある．膵外性腫瘍による低血糖は肝臓癌によるものが多く，次いで間葉系腫瘍，消化器癌などがある．胃切除後発症群では胃切除術，十二指腸吻合術を受けた後に，短縮された消化管を胃内容物が一気に

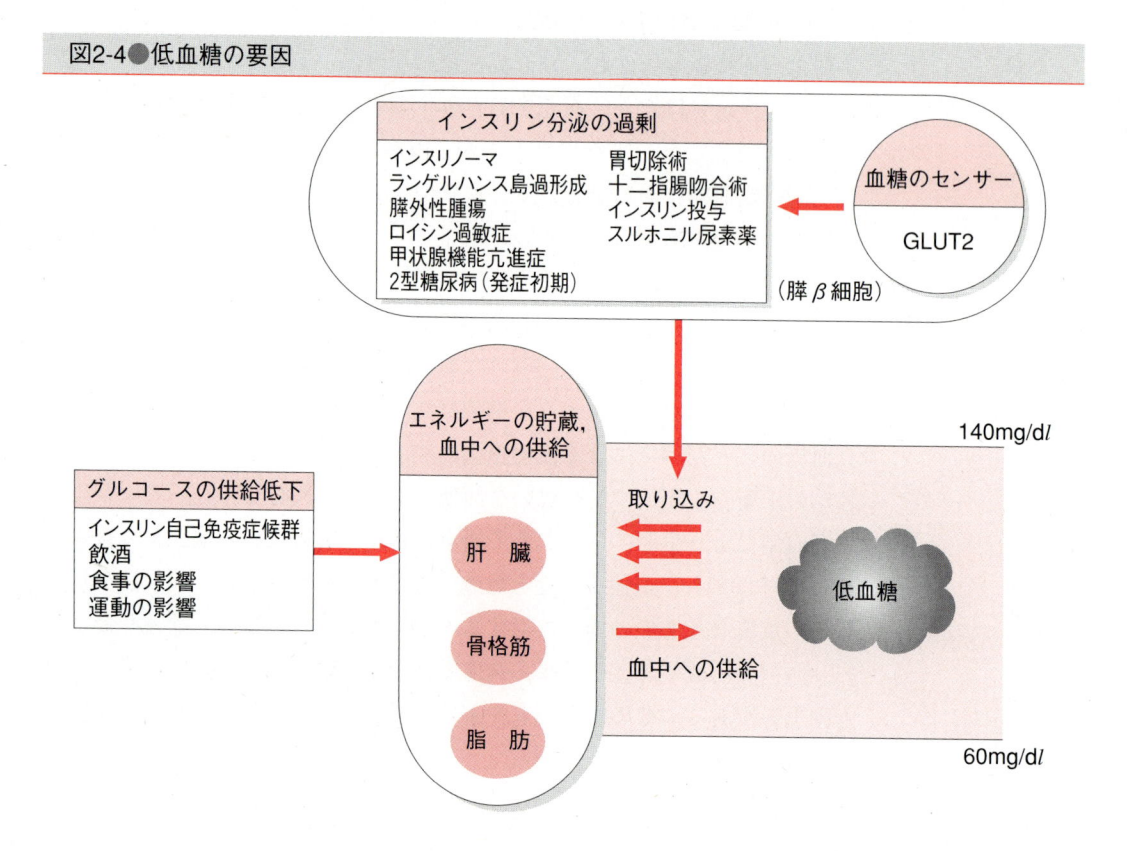

図2-4●低血糖の要因

インスリン分泌の過剰
- インスリノーマ
- ランゲルハンス島過形成
- 膵外性腫瘍
- ロイシン過敏症
- 甲状腺機能亢進症
- 2型糖尿病（発症初期）
- 胃切除術
- 十二指腸吻合術
- インスリン投与
- スルホニル尿素薬

血糖のセンサー
GLUT2
（膵β細胞）

グルコースの供給低下
- インスリン自己免疫症候群
- 飲酒
- 食事の影響
- 運動の影響

エネルギーの貯蔵，血中への供給
- 肝臓
- 骨格筋
- 脂肪

取り込み
低血糖
血中への供給

140mg/d*l*
60mg/d*l*

通過するため血糖が上昇する．それに対してインスリンが大量に追加分泌されるが，すでに胃内容物の通過が終了しているために低血糖が起こる．また，インスリン自己免疫症候群は，インスリン注射をしたことがないにもかかわらずインスリンに対する自己抗体が産生され，自己抗体に結合したインスリンが何かのきっかけで遊離し低血糖を起こすと考えられている．また腎不全では腎臓での薬物代謝が低下し，インスリンの排泄遅延が起こるためインスリンの血中濃度が高い状態となり低血糖を招きやすい．

インスリン分泌の過剰を起こす治療には，インスリンやスルホニル尿素薬の過剰投与がある．摂取した飲食物の量，摂取時間の遅れや活動，運動により消費したエネルギー量に対して，これらの薬剤の作用で血中のインスリン量が相対的に過剰となる場合がある．スルホニル尿素薬の中でもクロルプロパミドやグリベンクラミドのように，血糖を強力に降下させる作用をもつ薬剤に低血糖は起こりやすい．またスルホニル尿素薬による低血糖は遷延することが多い．血糖低下作用を増強する薬剤には，β遮断薬（プロプラノールなど），アルコール，カリニ肺炎治療薬高脂血症治療薬（クロフィブラート），合成抗菌薬（ガチフロキサシンなど），抗不整脈（ジゾピラミド，シベンゾリン等），サリチル酸系薬（アスピリン）などがある．

グルコースの供給低下を起こす疾患には，内分泌疾患（ACTHまたは成長ホルモン単独欠損症，下垂体前葉機能低下症，副腎皮質機能低下症，膵外性腫瘍），グルカゴン欠乏症，肝不全，先天性代謝異常である糖原病，ガラクトース血症などの糖質代謝異常，アミノ酸代謝異常，脂肪酸，ケトン体代謝異常がある．グルコースの供給低下を起こす生活の影響として，アルコール摂取，飲食物の摂取量低下，運動による消費がある．飲酒（アルコール）によって肝臓では，アルコールの分解を優先するため糖の放出が抑制される．薬物による血糖調整を行っている場合には，特に低血糖を起こしやすいため，飲酒を控える必要がある．また，インスリンや経口血糖降下薬の投与量に対して，少ない量の飲食物の摂取や摂取時間の遅れ，過剰な運動量がみられる場合には低血糖が起こりやすい．

2 低血糖のある人のアセスメント

低血糖のある人では図2-5に示したように，①低血糖の程度，②低血糖の原因，③低血糖による生命の危機の程度，④低血糖による生活への影響，⑤低血糖に対する不安・思いなどについて把握し，アセスメントを行う．

(1) 低血糖の程度の把握

血糖値がどの程度低いのかを把握する．また，併せて自覚症状，他覚症状についても把握する．意識障害や昏睡がある場合には，本人に症状を確認することは困難であるので，一緒にいる家族や友人など周囲の人からみ

図2-5 ● 低血糖のアセスメント

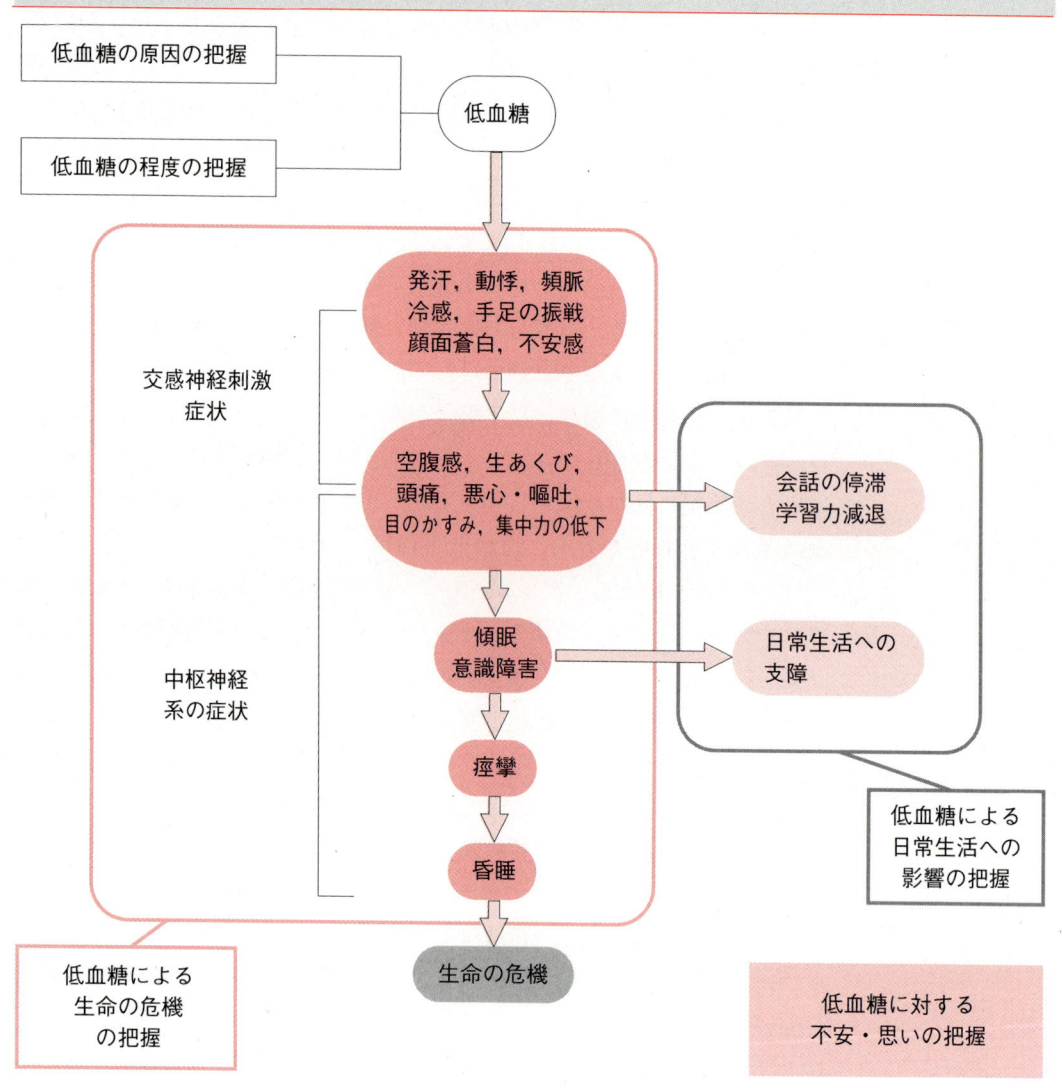

- 低血糖の原因の把握
- 低血糖の程度の把握

↓ 低血糖

交感神経刺激症状
- 発汗，動悸，頻脈，冷感，手足の振戦，顔面蒼白，不安感

↓

中枢神経系の症状
- 空腹感，生あくび，頭痛，悪心・嘔吐，目のかすみ，集中力の低下 → 会話の停滞，学習力減退
- 傾眠，意識障害 → 日常生活への支障
- 痙攣
- 昏睡

↓ 生命の危機

- 低血糖による生命の危機の把握
- 低血糖による日常生活への影響の把握
- 低血糖に対する不安・思いの把握

た症状や，どのくらい前から異変に気づいたかなどを情報収集する．

(2) 低血糖の原因の把握

低血糖の原因としては，インスリン注射やスルホニル尿素薬の使用の有無，使用量の確認，摂取した飲食物の時間，量，ふだんと比較して活動，運動の強さなど，そのほか患者が思いあたる低血糖の原因について確認する．

(3) 低血糖による生命の危機の把握

低血糖を起こすと種々の低血糖症状が出現する．血糖が70mg/dl付近まで下がりはじめると，血糖値を上げるグルカゴンやカテコールアミンが分

泌される．これが50mg/d*l*に近づくと交感神経刺激症状である発汗や手足の震え，動悸などが出現し，50mg/d*l*以下になると集中力の低下，とり乱し，脱力，眠気，めまいなど，血糖の欠乏による脳の活動障害の徴候である中枢神経症状が現れる．さらに進行し，重度の低血糖になると意識障害が起こり，昏睡に陥る場合や死に至る場合がある．

アセスメントとして血糖値を可能な限り早く測定し，現在の値を把握する．低血糖症状の出現する血糖値や症状の現れ方，感じ方は個人によって異なり，症状と血糖値が一致しないこともある．長期間の高血糖の影響で自律神経障害を合併している場合には，中枢神経の症状が突然現れることもあるので，血糖値が確認されたら直ちに糖分を補給する．今までに低血糖を起こした経験の有無を確認し，測定した血糖値と症状の有無や程度を確認し，今後の対処に役立てる．

(4) 低血糖による日常生活への影響の把握

血糖値が50mg/d*l*以下になると中枢神経症状が出現し，会話の停滞や学習力減退などが起こりやすくなり，日常生活活動が従来どおりに行えなくなる．本人はいつもどおり日常生活活動を行っているつもりでも，他人からみると奇異な行動に映る場合もある．

また，低血糖を起こしている場合，そのまま活動を続けているとエネルギーの消費が進むので低血糖が助長される．低血糖の程度にかかわらず，それまで行っていた日常生活活動を中断し，ブドウ糖を補給し，安静にして血糖の上昇を待つことが必要である．

低血糖のため職種や部署を変更しなくてはならない場合もある．たとえば乗り物の運転などでは低血糖により事故を起こす可能性もある．また，高い所で作業をする職種の場合では，低血糖による症状で落下事故を起こすこともあるかもしれない．

このようなことから低血糖による日常生活への影響を把握することが必要となる．

(5) 低血糖に対する不安・思いの把握

インスリンやスルホニル尿素薬を使用している場合，低血糖が起こることに対して不安や恐怖を抱いている場合がある．また，空腹時など低血糖が起きやすい条件はあるが，日常生活のなかでは様々な原因が重なって低血糖が起こり，予測が難しい場合も多い．意に反して人前で意識を失い倒れる場合や，大事な行事や予定の際に低血糖が起こる場合もあり，低血糖に対する患者の思いは様々である．そのため低血糖に対する思いを把握することが必要となる．

3 低血糖のある人の看護

(1) 生命の危機を早期発見し，対処するための援助

　低血糖を引き起こす要因のうちの多くはインスリン注射や経口血糖降下薬など薬物治療によるものである．この場合，低血糖への対処だけでなく，生活全般を調整することが求められる．しかし低血糖を起こした場合は，要因にかかわらず脳の機能に支障をきたさないよう早急に処置を行い，回復させる必要がある．

　低血糖が起きた場合，可能な限り症状の有無やその程度，血糖値を確認し，ブドウ糖など糖質の摂取を促す．

　意識があって経口摂取が可能であれば，ブドウ糖5～10gまたはそれに代わる糖質の摂取をしてもらう．約15分後にまだ低血糖が改善しない場合には再度，同量のブドウ糖かそれに代わる糖分を摂取する．

　意識状態の低下がある場合，経口摂取による誤嚥の危険性があるので無理に促さない．50%ブドウ糖の静脈注射やグルカゴンの筋肉注射もしくは静脈注射が行われる．

　たとえば補食をしてもその後，嘔吐をしていたとか，静脈注射がされていても血管外に漏れていたのでは低血糖は回復しない．経口摂取の場合，完全に飲み込めたかどうかを確認する．50%ブドウ糖の静脈注射の場合も，確実にブドウ糖が投与されたことを確認する必要がある．これらの処置による低血糖からの回復の程度を把握するために，血糖を必ず測定する．低血糖症状や意識状態の変化からも回復の程度の把握が可能である．

(2) 低血糖を予防するための看護

　日常生活のなかで低血糖が起きそうな条件を患者や家族と一緒に考え，なるべく低血糖を回避するような生活調整をすることを勧める．低血糖が起こりやすい条件としては，空腹時，食事が遅れた場合，摂取エネルギーの糖質が少ない場合，いつもより強く長い運動の最中や運動後である．また，医師から指示された量より薬物を多く投与した場合にも低血糖が起こりやすい．低血糖を回避するためにも，これらの条件を患者と家族が理解できるための援助を行う．

　また，可能であれば患者が「いつもと違う，低血糖かもしれない」と感じている場合には，血糖を自分で測定し確認することを勧める．自分で血糖値を測定して実際に低血糖であるかを確めることで，身体感覚や血糖値に応じて早めに対処することも可能となるし，自分の身体感覚と血糖値の関係がつかみやすくなり，次の低血糖を予測しやすくなる．

(3) 低血糖に対処できるための看護

　低血糖への対処方法がわかると，患者も家族も安心して生活することが

できる．そのため，低血糖が起こった場合に対処できるように，対処方法を説明し，ブドウ糖か，それに代わる糖分の補給方法をあらかじめ具体的に考えておくことが必要である．

　低血糖への対処方法は，意識があり経口摂取が可能であれば，ブドウ糖5～10g，またはブドウ糖を含む清涼飲料水（150～200ml），あるいはそれに代わる糖質の摂取をしてもらう．約15分後にまだ低血糖が改善しない場合には，再度，同量のブドウ糖かそれに代わる糖分を摂取する．その後，次の食事時間まで間隔がある場合には，ビスケット，パン，米飯など消化により徐々に血糖値が上がる糖質（遅効性糖質）を1～2単位（80～160kcal）を摂取してもらう．もし低血糖を起こした時間と食事時間が近い場合には，ブドウ糖は摂取せず，いつもより早めの食事を摂取することで対応できることもある．α-グルコシダーゼ阻害薬を投与されている場合では，糖質としてブドウ糖のみが有効となるので注意が必要である．

　別の対処方法としてグルカゴン注射を家族にしてもらうという方法もある．グルカゴン注射は，家族に保管方法や筋肉注射の方法を指導することが必要である．低血糖を起こした患者が意識がなく，経口摂取が無理な場合には，グルカゴン注射を家族にしてもらうか，直ぐに医療機関を受診し，ブドウ糖を静脈より投与してもらうことが必要である．

(4) 日常生活を安楽に過ごせるための援助

　低血糖が起き，糖分を補給した後はしばらく休養することを勧める．血糖値が上昇することで様々な低血糖症状が落ち着くからである．また，休養することでエネルギーの消費を抑制でき，確実に低血糖から回復することができる．

　低血糖が起きたことで，日常生活に支障が生じていることがないかを把握し，必要に応じて援助を行う．

(5) 不安を緩和するための援助

　実際の血糖値が50mg/dl以下にならなくても何らかの低血糖に似た症状を自覚する場合もある．血糖が低い場合に起こる症状の感じ方は人によって異なる．そのため患者は低血糖症状に敏感になり，低血糖に対して不安を感じている場合も多い．また，低血糖を起こして人前で失敗することや昏睡を起こすことを心配している場合や，一人暮らしなどで夜間，だれもいない場所で低血糖になったときのことを想像し，不安が増強する場合や，職業の継続が可能かどうかを心配している場合もある．

　低血糖に対する不安や思いを傾聴し，過剰な不安を抱くことのないように，不安の原因に対して働きかけることが必要である．たとえば患者の生活パターンと治療内容から低血糖が起こりやすいタイミングや，一人ひとりの患者に適切な低血糖の予防方法，低血糖が起きた場合の対処方法を一

緒に考えることも不安を緩和するための援助となる．また，低血糖が起きたとしても，あまり血糖値が低くならない状態でブドウ糖を補食することができれば昏睡にまで至らない．このような知識を得ることで安心する患者もいる．

第3章

血糖調節機能障害の検査・治療に伴う看護

1 血糖調節機能の検査に伴う看護

血糖調節機能の検査には，血糖値の状態を調べる検査，血糖値を下げるホルモンの分泌状態や能力を調べる検査，血糖値を上げるホルモンの分泌状態を調べる検査，血糖調節の司令塔の病態を調べる検査がある（図3-1）．

A 血糖の状態を調べる検査

1 血糖値

血糖値は，採血時点での血液中に存在するグルコース（ブドウ糖）の値を調べる検査である．

図3-1 ● 血糖調節機能の検査

血糖値を下げるホルモンの分泌状態や抵抗性を調べる検査
- 免疫（反応性）インスリン検査
- HOMA-β
- C-ペプチド反応検査（血液・尿）
- インスリン感受性（抵抗性）検査

血糖値の状態を調べる検査
- 血糖
- ヘモグロビンA1c
- フルクトサミン
- 尿糖検査
- 経口ブドウ糖負荷試験

血糖値を上げるホルモンの分泌状態を調べる検査
- 成長ホルモン（GH）
- 糖質コルチコイド（コルチゾール）
- 尿中カテコールアミン
- 血中カテコールアミン
- グルカゴン

血糖調節の司令塔の病態を調べる検査
- MRI
- CT

血糖調節の中枢　血糖のセンサー　視床下部

血糖値を下げる　インスリン
血糖値を上げる　成長ホルモン（下垂体前葉）
血糖値を上げる　糖質コルチコイド（副腎皮質）
血糖値を上げる　アドレナリン，ノルアドレナリン（カテコールアミン）（副腎髄質）
血糖値を上げる　グルカゴン（膵α細胞）

エネルギーの貯蔵，血中への供給：肝臓，骨格筋，脂肪

取り込み／血中への供給　血糖

188　第3章　血糖調節機能障害の検査・治療に伴う看護

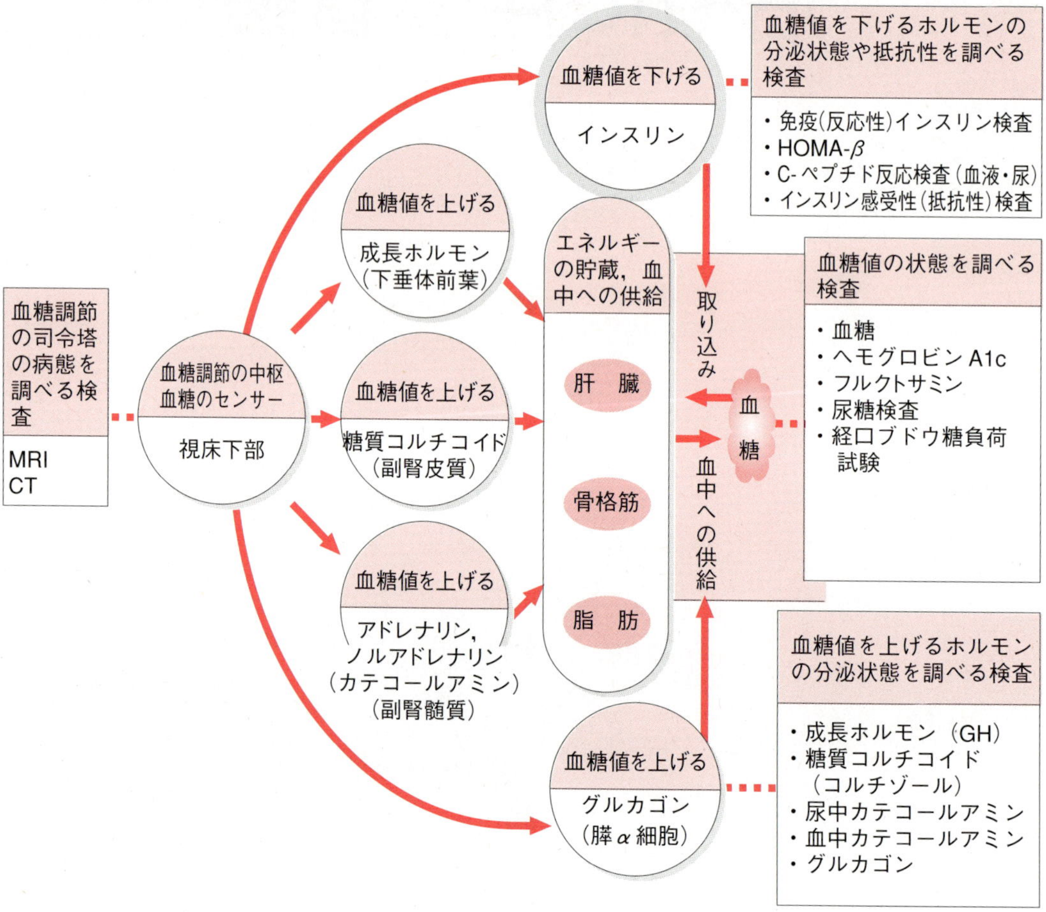

血糖値は飲食物の摂取量や活動・運動量，ストレスなどにより影響を受ける．食事に関係なく採血した時点での血糖値を随時血糖値という．

空腹時に測定する血糖を空腹時血糖（Fasting Blood Sugar；FBS）といい，食べ物の影響のない朝食前に測定される．空腹時血糖の基準値は60〜110mg/dlである．血清または血漿では全血よりも約15％高い値を示す．また，動脈血の血糖値は静脈血よりも高い．

また，血糖の日内変動を把握することが有用である．これは１日血糖曲線（ターゲス tages）とよばれる．朝食前，朝食後２時間，昼食前，昼食後２時間，夕食前，夕食後２時間，就寝前，午前３時の８点の血糖値を測定する．施設により０時の血糖値も測定する場合がある．１日血糖曲線の結果は，糖代謝の状態を把握することや，より安定した血糖調節が得られるようにインスリン量や種類の調整など治療方針の参考とされる．

血糖値は，家庭や職場で簡易血糖自己測定器を用いて患者が測定することもできる．このことを**血糖自己測定**（self monitering blood glucose；SMBG）という．

血糖自己測定が適用となるのは，インスリンによる治療をしている場合，血糖コントロールが安定していない場合，妊娠中または妊娠を希望している場合，感冒や嘔吐などで体調が悪い（シックデイ）場合，患者が自分の血糖値に関心がある場合などである．

患者が血糖自己測定を行う目的は様々である．そのときの血糖値の確認や，摂取した食べ物や活動量などと血糖の状態の関連を調べ，次の行動の判断材料にすること，血糖値が高いまたは低いのではないかという不安な気持ちを解消するためなどである．

また，最近，IT（information technology）の進歩に伴い，血糖自己測定器と患者のコンピュータや携帯電話を専用ケーブルに接続し，SMBGの結果を医療機関に転送して，医師が血糖コントロールの指導を行うことも試験的に行われており，今後さらに普及していくことが予測される．

(1) 血糖値を測定する目的が理解でき，協力が得られるための援助

血糖値を測定する目的を伝え，採血への協力を得る．特に空腹時血糖を採血する場合は，検査データへの影響を避けるため，採血前は間食や糖分の入った飲料を摂取しないように説明する．

(2) 血糖値を活用して，生活調整ができるための援助

採血による血糖値の測定，血糖自己測定，いずれの場合でも血糖値の結果を活用し，血糖調節機能が高められるように生活を振り返り，日常生活の工夫を考えることが大切である．

そのためには採血による血糖値の測定の場合には，看護師が患者に測定結果を伝え，飲食物や活動，体調との関連について質問することで，患者

が血糖値に影響している事柄に気づき，生活を見直すきっかけとなる．

また，血糖自己測定の場合には，測定の結果を患者が活用できるように，一緒に飲食物や運動など生活について記録してもらい，これらと血糖との関連について患者とともに振り返り，血糖コントロールを安定させるための工夫について患者の考えを聞き，支持したり，アドバイスを行う．

特に血糖自己測定をしている患者の場合には，患者に血糖自己測定の目的について説明し，測定時間や自己測定の結果をどのように活用していくかを説明する．一般的には食前30分や食後2時間，低血糖症状のあるときに測定している．病態に応じて1日の測定回数や測定時間が医師から指示される．低血糖時や患者が生活と血糖値の関連を知りたい場合には適宜，医師の測定指示回数に追加して測定することを勧める．

インスリン治療を受けている患者は，インスリン注射をする前に血糖を測定し，注射を実施する場合が多い．血糖値の安定が難しい患者や，低血糖を起こしやすい患者は，あらかじめ医師より自己測定の値によって注射するインスリンの種類と量を微調整する指示が出されている場合も多いからである．

測定結果は，糖尿病手帳（図3-2）や自己管理ノート（図3-3）などに記録し，患者自身が自分で経過を観察できるようにする．血糖値のほかに体重や後述するヘモグロビンA1c値なども一緒に記録しておくと，血糖の調節状態が把握しやすくなるので患者にも説明して記録に関心が向くように

図3-2 ● 糖尿病手帳

経　過

年・月・日	・　・	・　・	・　・
体重　　　　　　kg			
血圧　　　　　mmHg	／	／	／
血糖 mg/dl　食前	朝　昼　夕	朝　昼　夕	朝　昼　夕
食後	時間　　分後	時間　　分後	時間　　分後
ヘモグロビンA1c　　％			
総コレステロール　mg/dl			
HDLコレステロール mg/dl			
中性脂肪　　　　mg/dl			
尿糖　たんぱく　ケトン			
食事量　　　　　kcal			
治療メモ			

資料／日本糖尿病協会編：「糖尿病手帳」

図3-3 ● 自己管理ノート

| 名前 | | | | | HbA1c | 月 | 日 | ％ |

平成　年　月：血糖値（mg/dl）

	朝前	後	昼前	後	夕前	後	寝前	体重・治療・処置など
1	107				110			
2	121							
3	165				72(16時)	151		体重65.5kg、冷汗
4	131							
5	120	178	138	202	178	184	163	休日、昼食外食
6	111							

資料／日本糖尿病協会編：糖尿病「自己管理ノート」

援助する．

　血糖自己測定をしている患者のなかには，血糖を測定する場面を他人に見られたくない人も多い．職場や学校によっては，血糖を測定するのに適した場所がなく，トイレで測定する患者や，測定しなくなる患者もいる．血糖を測定する時間や場所についても，実行可能かどうかを患者と相談する必要がある．

　また，インスリンや経口血糖降下薬を使用している患者は，血糖値によって薬物の量や投与時間が変更されることがある．変更された場合にはわかりやすく患者に説明するとともに，変更したことで新たに日常生活上で，起こる可能性のある問題（たとえば低血糖の起こりやすい時間，薬物投与の時間が確保できるかなど）について患者に確認し，対策について相談する．

（3）血糖自己測定の手技が獲得できるための援助

　自己血糖を測定するためには，採血用の穿刺器と血糖自己測定器が必要である．

　血糖自己測定器は種類も多く，機種によって，測定方法の原理や必要な採血量，測定可能な血糖範囲や測定にかかる時間，表示される数字の大きさなどが異なる（図3-4①，②）．患者に器械を実際に見て試してもらい，視力，手指の巧緻性，試験紙の交換の簡便さなどを考慮し，患者に一番適した使いやすい器械を選択する．

　血糖自己測定の手技を獲得するために，手技の流れをパンフレットを用いるなどの方法で患者に説明する．説明後，看護師がデモンストレーションを行うことで，実際の血糖自己測定の方法を患者に理解してもらう．患

図3-4① ● 血糖自己測定法の例（メディセーフミニ®）

①準備する

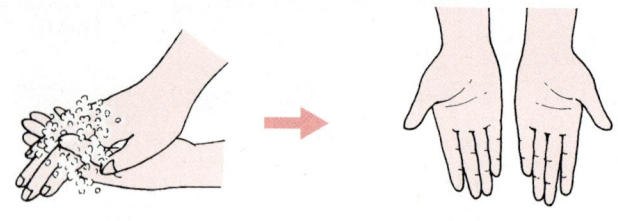

両手をよく洗う． → 両手をよく乾かす．

②血糖計に測定用チップをつける

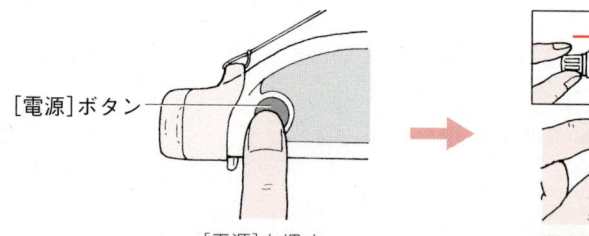

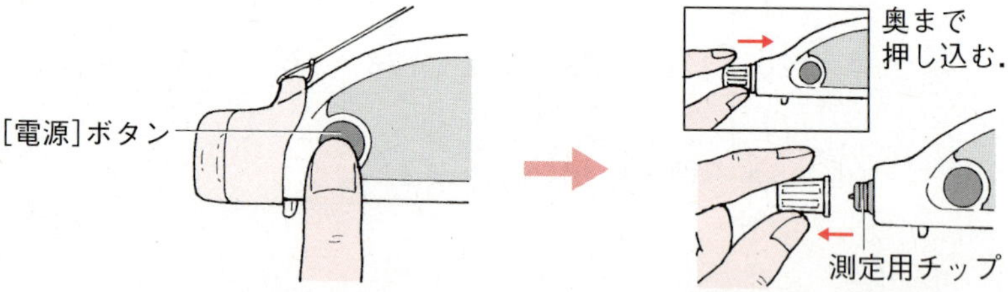

[電源]ボタン
[電源]を押す． → 奥まで押し込む．測定用チップ
測定用チップを血糖計の先につける．

③穿刺する

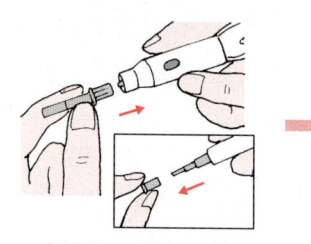

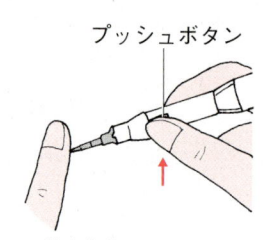

穿刺ペンに針をつける． → プッシュボタン
針を指先に当ててプッシュボタンを押す．

④測定する

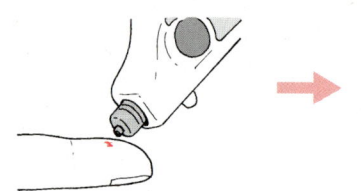

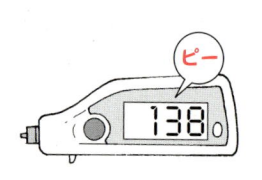

チップの先端を血液に軽くつける． → ピー 138
「ピー」と鳴って測定値が表示される．

⑤片づける

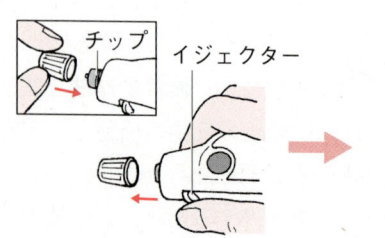

チップ　イジェクター
イジェクターを前に押し出して測定用チップをはずす． → 穿刺ペンから針をはずす．

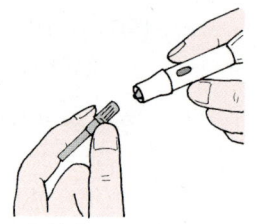

図3-4② ●血糖自己測定法の例（グルテストエース）

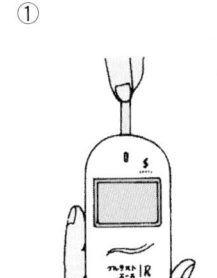

① 試験紙を開封し，濡れた手で触れないようにして，血糖測定器に挿入する．

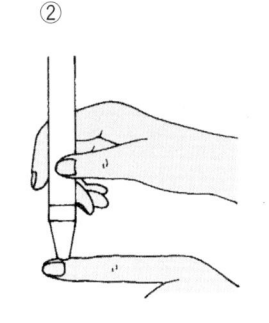

② 指などを針で穿刺し，血液を得る．

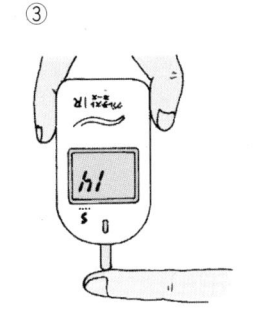

③ 血液を試験紙の先端部に触れさせ，血液を吸引させる．

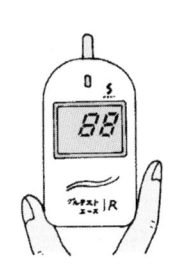

④ 血糖測定器に血糖が表示される．

資料／「糖尿病ネットワーク」ホームページより．

者が自信をもって1人で血糖自己測定が行えるようになるまで患者と練習を行う．1日で習得できる場合もあれば，数日かかる場合もある．患者に合わせて焦らず，十分理解し実施できるよう援助する．

2 長期間の血糖コントロールを把握するための検査

長期間の血糖コントロールを把握するための検査には，グリコヘモグロビン（HbA1c），フルクトサミン（FRA），グリコアルブミン，1.5-アンヒドログルシトール（1.5AG）などがある．図3-5に示したように，それぞれ反映する血糖調節の期間が異なる．

1）グリコヘモグロビン（HbA1c）

〈基準値4.3〜5.8％〉

グリコヘモグロビン（HbA1c）は，採血時から過去1〜2か月前の血糖値の平均を反映し，長期的な血糖コントロールの指標となる検査データである（図3-5）．HbA1c値が6.5％以上であれば糖尿病と判断することができる．また，HbA1c値が7％以上になると，糖尿病の合併症が出現する危険が大きくなる．

HbA1cが基準値に近いということは，薬剤や日常生活活動の調整により，正常な血糖調節機能に近い状態を維持できているということである．HbA1cは，赤血球のヘモグロビン分子に血中のグルコースが結合したもので，血糖値が高いほどヘモグロビンに結合するグルコースが多くなる．そのため，高血糖の期間が長いほどHbA1cは高くなる．

HbA1cは，赤血球寿命が短縮している場合や，出血，鉄欠乏性貧血，溶

図3-5 ● 血糖値，平均血糖値が反映する期間

グリコヘモグロビン（HbA1c）

グリコアルブミン
フルクトサミン（FRA）

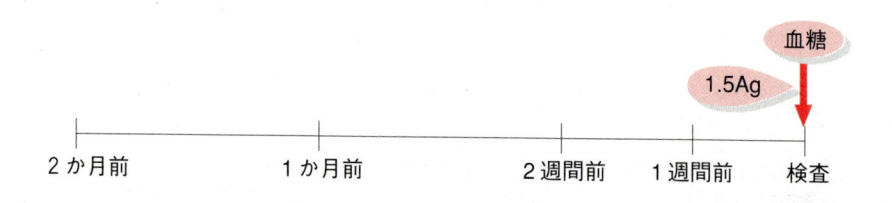

血糖

1.5Ag

2か月前　　　1か月前　　　2週間前　1週間前　検査

血性貧血がある場合には本当の数値よりも低値となる．

2）フルクトサミン（FRA）

〈基準値は210〜290 μ mol/l〉

　フルクトサミン（FRA）は，血清たんぱくに血中のグルコースが結合したもので，採血時から過去2〜4週間の血糖値を反映している．比較的短期間の血糖のコントロール状態を知るために用いられる．出血，鉄欠乏性貧血，溶血性貧血がある場合など，HbA1cで正しく血糖の平均が把握できない場合に有用である．

　腎不全やネフローゼ症候群などにより血清たんぱくが低くなると値が低めとなり，血糖のコントロール状態を正しく反映しないことが欠点である．

　検体は静脈血採血により得られる．

3）グリコアルブミン

〈基準値11〜16％〉

　グリコアルブミンは，過去2〜4週間の平均血糖値を反映する指標である．フルクトサミンの測定の欠点を除くため開発された．血清アルブミンにグルコースが非酵素的に結合したものを総アルブミンに対する比率で示している．

4）1.5-アンヒドログルシトール（1.5AG）

〈基準値14.0〜46 μ g/ml〉

　1.5-アンヒドログルシトール（1.5AG）は，数日から約1週間前の糖代謝状態の急激な変化を示す指標であり，血糖値の日内での変動，食後の変動やその持続時間を把握する目的で用いられる．尿糖の排泄量と相関して

いる．そのため血糖値が上昇し，尿糖排泄量が増加すると低下し，血糖値が正常化し，尿糖排泄量が低下もしくは消失すると上昇する．

　腎不全，肝硬変，妊娠時などで血糖値が高く，かなりの量の尿糖が排泄されている状態では値が不正確になる．

〈検査の目的が理解でき，検査の結果を生活の振り返りに活用できるための援助〉

　長期間の血糖コントロールを把握するための検査の看護は共通している．

　検査の目的，検査結果の意味について説明する．得られた結果は，採血より過去の結果であることを説明して，血糖調節をできるだけ正常に近づけるために飲食物や活動，仕事の忙しさ，運動など日常生活活動の振り返りを行い，改善や工夫の継続の必要性について患者と一緒に検討する．

　検査結果が変化している場合は，生活活動に変化がある場合や薬剤の種類や量を変更した場合が多く，患者に変化の理由として思いあたることがないかを確認する．また，血糖調節のため日常生活活動を工夫している場合には，その努力を支持し，継続するよう励ます．原因が思いあたらない場合もあるが，体重の変化との関連や仕事の忙しさなど，患者と共に振り返ることで，今後の日常生活での工夫がみつかりやすくなる．また，日常生活を振り返ることで，患者が再び生活や活動などに取り組む心構えがも

図3-6●糖尿病手帳のグリコヘモグロビングラフ記入ページ

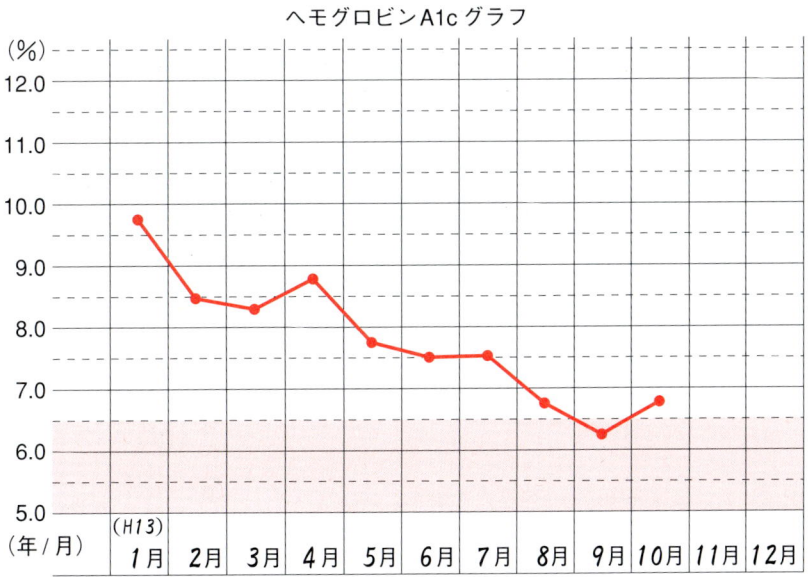

過去1～2か月間の平均的な血糖コントロールがわかる検査です．
資料／「糖尿病手帳」

てるようになる．

　検査の結果を糖尿病手帳などに記録しグラフ化すると，長期間の血糖の変化をつかみやすく，患者も生活改善の努力が形になることで励みとなる．例として図3-6にHbA1c値をグラフ化したものを示す．

3　75g経口ブドウ糖負荷試験

　75g経口ブドウ糖負荷試験（oral glucose tolerance test；OGTT）は，糖尿病の診断のために行われる．

　検査前10～14時間の絶食を行い，ブドウ糖（無水ブドウ糖75gを水に溶かしたもの，たとえば検査液であるトレーランG®）を服用して，服用前，服用後30分，60分，90分，120分（施設によっては180分まで）に採血をして，血糖値を調べる．同時に血糖値上昇に伴うインスリン反応を調べるために血中インスリン量を測定する場合も多い．

　基準値は図3-7のとおり日本糖尿病学会により示されている．正常で糖負荷前が110mg/dl未満，負荷後120分で140mg/dl未満である．糖尿病型は糖負荷前が126mg/dl以上，負荷後120分で200mg/dl以上である．正常と糖尿病型の間を境界型として区分する．

（1）検査の目的が理解でき，協力が得られるための援助

　75g経口ブドウ糖負荷試験は，血糖の変化を調べる検査なので，検査前日の夜からは糖分の入った飲食物を摂らないよう説明する．喫煙も検査に影響することがあるので，検査終了までは避けてもらう．血糖値に影響を与える薬物（血糖降下薬，インスリン）も検査が終わるまで服用を延期するよう指導する．

　検査当日は，食欲不振，悪心・嘔吐，下痢などの症状の有無を確認し，検査が受けられる状態かどうかを把握する．

図3-7　75g経口ブドウ糖負荷試験の判定基準（日本糖尿病学会，1999年）

判定区分	グルコース濃度（静脈血漿）	
糖尿病型	空腹時値 または 2時間値	126mg/dl 以上 200mg/dl 以上
境界型	糖尿病型にも正常型にも属さないもの	
正常型	空腹時値 および 2時間値	110mg/dl 未満 140mg/dl 未満

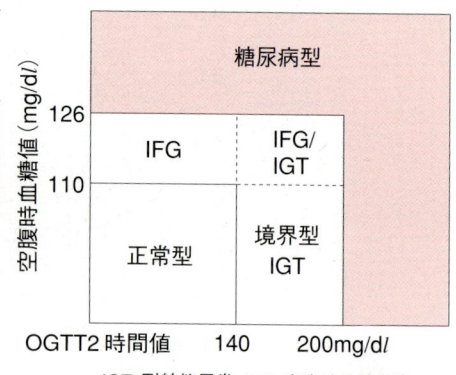

IGT：耐糖能異常　IFG：空腹時血糖異常

検査液は5分以内で服用してもらい，服用後に嘔吐や下痢などの症状が出た場合には，検査は中止する必要がある．

採血時間が重要であるため，採血時間を患者にも知らせ，確実に採血が行われるように声かけなどを行う．

(2) 検査の結果が理解でき，その後の日常生活活動の調整が考えられるための援助

OGTTの結果，境界型または糖尿病型と診断された場合は，日常生活活動の調整により血糖調節機能を高める必要がある．日常生活活動の調整には主に摂取エネルギーによる調整として食生活の調整（摂取エネルギーを控える，間食を含めた食物摂取時間の変更など）や消費エネルギーによる調整として運動を行い，身体組織に蓄積している脂肪を燃焼させることでインスリン抵抗性を改善するなどがある．

また肥満傾向の患者の場合には，できるだけ標準体重に近づくように生活改善について指導を行う．

4 尿糖検査（定性・定量）

血糖値が160〜180mg/dl以上になると，尿細管からのグルコース（ブドウ糖）の再吸収能力が限界（腎の糖排泄閾値）となり，尿に糖がみられるようになる（尿糖）．腎の糖排泄閾値には個人差がある．腎機能の低下している患者は血糖が160mg/dl以下でも尿糖が検出される場合もあるし，180mg/dl以上でも尿糖が検出されない場合もある．

尿糖検査には，24時間蓄尿または新鮮尿で糖がどの程度出たかを調べる定量法と，試験紙の色の変化から尿糖がどの程度出たかを判定する定性検査（尿糖試験紙法）がある．尿糖試験紙法は，血糖が160〜180mg/dlを超えていないかを簡単に知るために行われる．また，健康診断では，糖尿病のスクリーニングとして行われている．尿糖検査の結果は，大まかに血糖値が160〜180mg/dl以上なのか，以下なのかを知ることができ，血糖値の簡便な目安として活用できる．

尿糖は，患者が生活の場で調べることもできる．患者が調べる場合には，尿糖を測定する時間は血糖と同様，食前か食後2時間を目安とする．

尿糖試験紙法による検査の正常の目安は，食前あるいは食後2時間，就寝前で（−）である．尿糖検査の利点は，血糖自己測定のように針で傷つける痛みや感染の危険がなく，何度もできることである．

〈検査の目的が理解でき，正しく測定できるための援助〉

尿糖検査の目的について説明し，図3-8に示したような正しい検査方法で測定してもらうことが大切である．

血糖値を知るために，尿糖を調べる場合には，測定の30分前に排尿をして，だいたい30分後にたまった尿を検査すると，そのときの血糖値とのず

図3-8 ●尿糖検査の方法

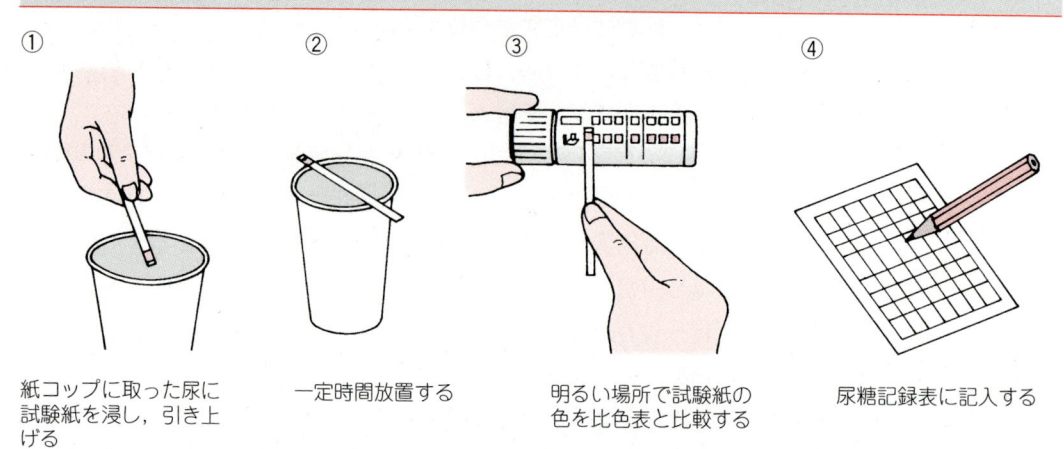

① 紙コップに取った尿に試験紙を浸し,引き上げる
② 一定時間放置する
③ 明るい場所で試験紙の色を比色表と比較する
④ 尿糖記録表に記入する

れを防ぐことができる．特に朝食前は，起床後，1回目の尿で検査すると夜間の尿が膀胱に残っており，検査時の血糖値を正しく表す結果が得られないことを説明する．尿糖検査の結果は，記録表に記録しておくと，後で生活との関連を振り返るときに役立つことを説明する．

5 尿ケトン体

〈基準値　陰性〉

　尿ケトン体は，血中ケトン体が上昇すると尿中に出現する．血中ケトン体は，体内で糖質の代わりに脂肪がエネルギー源として使用された場合の分解産物であり，長期に高血糖状態が続き，糖尿病性ケトアシドーシスに陥った場合や長時間の空腹状態の場合に生じる．そのためシックデイの場合や糖尿病性ケトアシドーシスの場合には，尿ケトン体も同時に測定される．頻繁な激しい運動を行った際にも尿ケトン体が検出されることがある．

　検査方法は，尿糖検査と同様に，採尿容器に新鮮な尿を採取し，試験紙を尿中に浸し，一定時間放置し，比色表と試験紙の変化した色を比較する．看護師は，検査の目的が理解でき，正しく測定できるように説明する．

B 血糖値を下げるホルモンの分泌状態および能力を調べる検査

　検査の目的と結果を説明することで，患者が自己の血糖調節能力を知り，治療を受け入れ，生活を改善して，血糖調節機能を高めるセルフケアへの動機づけを支持することができる．

1 インスリン分泌を調べる検査

1）血中インスリン

〈基準値3.0〜15.0μU/ml（早朝空腹時）〉

　免疫（反応性）インスリン（immunoreactive insulin；IRI）検査は，膵臓のβ細胞のインスリン分泌状態を知るために，静脈血より採血を行うことでなされる．

　早朝空腹時の血中インスリン濃度（IRI）が15μU/ml以上の場合には，インスリン抵抗性があると考えられる．

　75g経口ブドウ糖負荷試験（OGTT）時に，インスリンの分泌能をみるために血中インスリン（IRI）を測定することもある．特に0分のインスリン値は，インスリン抵抗性の判定に有用である．

　75gOGTT後のInsulinogenic Index(II)（75gOGTT後30分間のグルコース濃度変化に対する血中インスリン濃度変化）の正常下限値は0.4であり，0.4未満だとインスリン初期分泌障害があるとみなされる．

　また，エネルギーの摂取と関連なくインスリン分泌が亢進している場合もある．これは，インスリノーマとよばれる膵内分泌腫瘍からインスリンが分泌されているためで，低血糖発作を引き起こす危険性がある．インスリンの過剰分泌がある場合には，インスリノーマや先端巨大症，巨人病，クッシング症候群などが疑われ，さらに検査が行われる．

2）HOMA-β

　HOMA-βは，内因性インスリン分泌能の指標となる．早朝空腹時血中インスリン（IRI）と空腹時血糖（FBS）から以下の計算式で求められる．

　HOMA-β（％）＝IRI×360÷（FBS−63）

　インスリン分泌能が低下している場合は50以下となる．

3）C-ペプチド反応検査

　C-ペプチド反応検査は，内因性のインスリン分泌能を調べる検査で，膵β細胞でどの程度，インスリンが作られているか否かを知るために行う．検体は，血液または24時間尿である．尿中CPRの蓄尿をする際，細菌繁殖によりCPRが失活してしまうので冷所蓄尿，できれば凍結蓄尿がよい．

　基準値は24時間・尿中CPRが20μg以下，空腹時血清CPRが0.5ng/ml以下でインスリン依存状態と考えられる．

2 インスリン抵抗性検査

　インスリン抵抗性があるということは，血中のインスリン濃度に見合うインスリン作用が得られていない状態である．インスリン抵抗性は，上半身肥満や内臓肥満がある場合に起こりやすい．

　インスリン抵抗性検査には，骨格筋のインスリン感受性を反映する人工膵臓を用いるグルコースクランプ法による検査と，肝臓のインスリン抵抗性を反映するHOMA-IR（homeostasis model assesment）がある．最近はHOMA-IRがよく使用されている．HOMA-IRは，早朝空腹時のインスリン（IRI）値と血漿，グルコース濃度を用いて，次の式で計算される．

　　HOMA-IR＝空腹時血糖（mg/dl）×IRI（μU/ml）÷405

　正常値は1.6以下，2.5以上ではインスリンに抵抗性が存在すると考えられる．

　インスリン抵抗性が高い場合は，インスリン分泌が正常に行われていても細胞がインスリンを活用できないため，糖の取り込みがスムーズに行われず，血糖値は高いままとなる．

〈インスリン分泌能や抵抗性を知り，治療や日常生活活動の調整の必要性が理解できるための援助〉

　以上で述べてきた検査は，いずれもインスリン分泌能や抵抗性を調べる検査である．どの検査の場合においても検査の目的を説明し，検査に協力してもらうように働きかけることが必要である．また，検査の結果の説明が理解できるように援助する．

　インスリンの分泌状態がわかることで，患者の血糖値が高くなる原因が生活習慣にあるのか，身体のインスリン不足なのかが推測できる．インスリンの分泌が少ない場合には，高くなった血糖値を，ある一定の基準値まで調整する能力が乏しくなる．患者が食事療法や運動療法でかなり努力をしても，血糖値がなかなか安定しないだけではなく，生命の維持，生活活動に必要な糖代謝が行われない可能性もある．そのため，インスリン分泌能を改善するために，経口血糖降下薬やインスリンの投与が必要であることを詳細に説明することで，患者が治療を受け入れることができるよう援助する．

　また，逆にインスリンが十分に分泌されていれば，日常生活活動の調整により，血糖値の安定化が期待できることを説明することで，患者が前向きに食事療法による摂取エネルギーの調節や活動，運動による消費エネルギーの調節，インスリン抵抗性の改善に取り組めるよう援助する．

　インスリン抵抗性が高い場合には，肥満の改善が有効であり，肥満の改善に向けた生活改善の必要性について理解を促すよう説明する．また，実

施可能な目標を患者と一緒に考えるなど，具体的で実行しやすいところから生活改善を行うとよい．

インスリンによる治療や経口血糖降下薬による治療をしている場合に，HOMA-IRが高値であれば，インスリン抵抗性改善薬が使用されることも多い．薬物服用の意義を理解し，治療の継続を援助することが必要となる．

C 血糖値を上げるホルモンの分泌状態を調べる検査

血糖値が高い場合には，血糖値を上げるホルモンの過剰分泌の有無を調べる．血糖値を上げるホルモンには，成長ホルモン（GH），糖質コルチコイド，カテコールアミン（アドレナリン，ノルアドレナリン，ドパミン），グルカゴンがある．

これらのなかの1つが低値になっても血糖値が下がりすぎることはない．しかし1つでも高値になると血糖値が上がり，血糖調節が70～130ng/dlの範囲に維持できなくなる．

1 成長ホルモン（GH）検査

成長ホルモン（GH）検査（早朝空腹時）は，放射免疫測定（RIA）法によると，基準値は男性で1.5ng/dl以下であり，女性で0.2～9.0ng/dlである．血糖が高い原因がGHの過剰分泌である場合は，先端巨大症や巨人症が疑われるので，さらに検査が進められ，治療が必要となる．

〈検査の方法が理解でき，正しい測定結果が得られるための指導〉

GHは早朝空腹時は安定しているが，活動や食事，ストレス（たとえば全身麻酔手術）などにより上昇するので，1回の採血だけでは異常の有無はわからない．外来ではこれらの影響による検査結果の誤りを防ぐため，GHと相関するソマトメジンCの測定が有用である．

いつも同じ条件で測定できるように，入院中であれば，採血が終了するまでは食事をせず，安静にしていてもらうように協力を依頼する．

2 糖質コルチコイド（コルチゾール）検査

基準値は，午前8～9時の放射免疫測定（RIA）固相法で5～25μg/dlである．

コルチゾールは朝に高く，夜に低い．また，ストレスにより上昇する．血糖値が高い原因が糖質コルチコイドの過剰分泌であれば，原発性アルドステロン症や続発性アルドステロン症が疑われ，さらに検査が行われ，治療が必要となる．

〈検査の目的が理解でき，協力が得られるための指導〉

　活動やストレスにより高値となるため，早朝空腹時，30分間以上安静にしてから採血を行うことを説明し，検査への協力を得る．

　また，降圧薬や利尿薬で値が上昇し，アンギオテンシン変換酵素阻害薬で低下するので，これらの薬物の服用の有無を確認して，検査データを把握する必要がある．

3 尿中カテコールアミン（アドレナリン，ノルアドレナリン）検査

　基準値は，高圧液体クロマトグラフ（CHPLH）法で，アドレナリンが3～15μg/日，ノルアドレナリンが20～120μg/日である．

　カテコールアミン濃度には日内変動があり，日中は高く，夜間の睡眠時には低い．また，ストレスや運動で上昇し，立位では安静臥位時に比して2～3倍の高値を示すため，24時間蓄尿により尿中カテコールアミンを調べることが多い．

　カテコールアミンの過剰分泌のため血糖が上昇している場合は，褐色細胞腫や神経芽細胞腫が疑われ，さらに検査が行われ，治療が必要となる．

〈検査の方法が理解でき，正しい測定結果が得られるための援助〉

　検査の目的を説明し，尿中カテコールアミンを測定する場合には，検査の24時間前に，カテコールアミンの分解を防ぐ6N塩酸30mlを加えた蓄尿びんを患者に渡し，24時間にわたって蓄尿してもらうように伝える．また，24時間蓄尿の開始時刻，終了時刻を伝え，開始前および終了時には尿意の有無にかかわらず排尿してもらい，開始前の尿は破棄し，終了時の尿は蓄尿するよう指導する．

　また，採血により検査する場合は，検査結果への活動の影響を避けるため，採血が終了するまでは安静臥床していてもらうよう説明する．

　正しい検査結果を得るために，カテコールアミンを上昇させるストレスや喫煙，バナナ，バニラ，チョコレート，カフェインなどを避けてもらうことを説明し，協力を得る．また，向精神薬，降圧薬の影響も受けるので，蓄尿中はこれらの服用をどのようにするのか医師に確認する必要がある．

4 血中カテコールアミン検査

　基準値は，放射免疫測定（RIA）法でアドレナリンが120pg/ml以下，ノルアドレナリンが500pg/ml以下である．

　尿中カテコールアミンと同様に日内変動があり，ストレスや喫煙，バナナ，バニラ，チョコレート，カフェインなどにより影響を受け高値となる．検査前はこれらを避けてもらうよう協力を依頼する．

　採血は安静仰臥位とし，30分後に行う．入院中であれば，検査が終了す

るまで，食事をせず安静にしていてもらうように協力を依頼する．

5 グルカゴン測定

　基準値は，放射免疫測定（RIA）2抗体法で40〜180pg/mlである．グルカゴンの過剰分泌により血糖が高い場合は，グルカゴノーマなどが疑われるので，さらに検査が行われ治療が必要となる．

　検査は早朝安静時に行われるので，採血が終了するまで食事をせず，安静にしていてもらうように協力を得る．

D 血糖調節の司令塔の病変を調べる検査

1 磁気共鳴画像（MRI）検査

　磁気共鳴画像（magnetic resonance imaging；MRI）は，血糖調節の司令塔である視床下部の病変を任意の断面で輪切りにして調べるために行われる．

　MRIは，骨に囲まれた狭い部分の撮影に優れており，また，診断の妨げになる障害陰影であるアーチファクトがないので，脳の狭い領域に位置し，骨に囲まれている視床下部はMRIによる撮影の最適部位といえる．

(1) 検査の目的と検査方法が理解でき，協力が得られるための援助

　検査は，検査台に仰臥位になり30〜40分かかる．頭を動かすと正確な撮影ができない．また，強い磁場の中で検査が行われるので，ペースメーカーの埋め込みをしている患者や，磁性体（磁石に引かれる物質）の止血クリップなどを体内に入れている患者には禁忌となる．

　さらに義歯，補聴器，時計，眼鏡などの金属類をはずすことや，クレジットカード，キャッシュカードなどの検査室への持ち込みは禁止されている．化粧品のなかにも顔料として金属を含んでいるものがあり，アーチファクトが生じるので，検査前には化粧を落としておく．

　これらのことを患者に説明して，協力を得られるようにする．

(2) 安全・安楽に検査が受けられるための援助

　MRI検査は，強い磁場をもつ圧迫感のある機械の中で1人で検査を受ける．検査中の室内は暗く，検査室の中の声は聞こえなくなり，また，検査中には大きく不快な機械音がする．

　これらのことを説明し，検査中に何か連絡を取りたいときの合図を決めて（たとえば手をあげるなど）知らせておき，患者が安心して検査を受けられるよう援助する．

2 CT検査

CT（computed tomography）は，対象物を水平に輪切りにして調べる検査で，MRIで視床下部の画像を確認した後，さらに石灰化や止血の有無，骨に関する詳しい情報が必要な場合に行われる．

画像には，空気・水は黒く，脳実質は灰色に，骨は白く写る．また，出血は白く写る．腫瘍性の変化は灰色に写るが，造影剤を投与して検査を行うと白く写り，脳実質と判別することができる．

(1) 検査に対して協力が得られるための援助

検査の目的と方法について説明する．

検査は検査台に仰臥位になって行われる．頭部のわずかな動きでも検査の結果に大きな影響を与えるので，検査中は頭を動かさないように協力を求める．

(2) 安全・安楽に検査が受けられるための援助

造影剤を使用する場合には，患者に造影剤によるアレルギーの既往がないかを確認する．

造影剤の副作用に対して，いつでも緊急処置ができるように検査室内には酸素マスクや血管・気道確保のための機器，抗ヒスタミン薬，ステロイド薬，昇圧薬，強心薬，呼吸補助薬などの薬物の準備をしておく必要がある．

造影剤使用後は，排泄を促進するために水分を摂取するよう指導する．

2 血糖調節機能障害の治療に伴う看護

血糖調節機能障害の治療には，摂取エネルギーの調整，運動によるインスリン抵抗性の改善，インスリンの分泌を促進する治療，エネルギーの貯蔵促進および供給抑制のための治療，インスリン抵抗性を改善する治療，エネルギー摂取後の血糖上昇を緩徐にするための治療，インスリン補充，血糖調節機能の回復（膵島移植治療）がある（図3-9）．

1 摂取エネルギーの調整

飲食物による摂取エネルギーの調整をすることで，血糖を安定させることを目的に行われる．そして摂取エネルギーを調整することで，必要なインスリンを節約することができ，膵臓への負担が軽減される．

1日の摂取エネルギー量は，標準体重を基準とし，それに患者の活動強度（表3-1）に応じたエネルギー必要量を掛けたエネルギー量が医師より

図3-9 ● 血糖調節機能障害とその治療

- 5. インスリン抵抗性を改善する治療（ピオグリタゾン）
- 3. インスリン分泌を促進する治療（SU薬，速効型食後血糖降下薬）
- 7. インスリンの補充
- 8. 血糖調節機能の回復（膵島移植治療）

インスリン抵抗性

エネルギーの貯蔵，血中の供給
- 肝臓
- 骨格筋
- 脂肪

血糖を下げる：インスリン

血糖調節の中枢・血糖のセンサー → 血糖を上げるホルモン

血糖

血糖を上げる：グルカゴン

- 4. エネルギーの貯蔵促進および供給抑制のための治療（SU薬，BG薬）
- 2. 運動によるインスリン抵抗性の改善　筋肉のブドウ糖，遊離脂肪酸の利用促進
- 1. 摂取エネルギーの調整
- 6. エネルギー摂取後の血糖上昇を緩徐にするための治療（αグルコシダーゼ阻害薬）

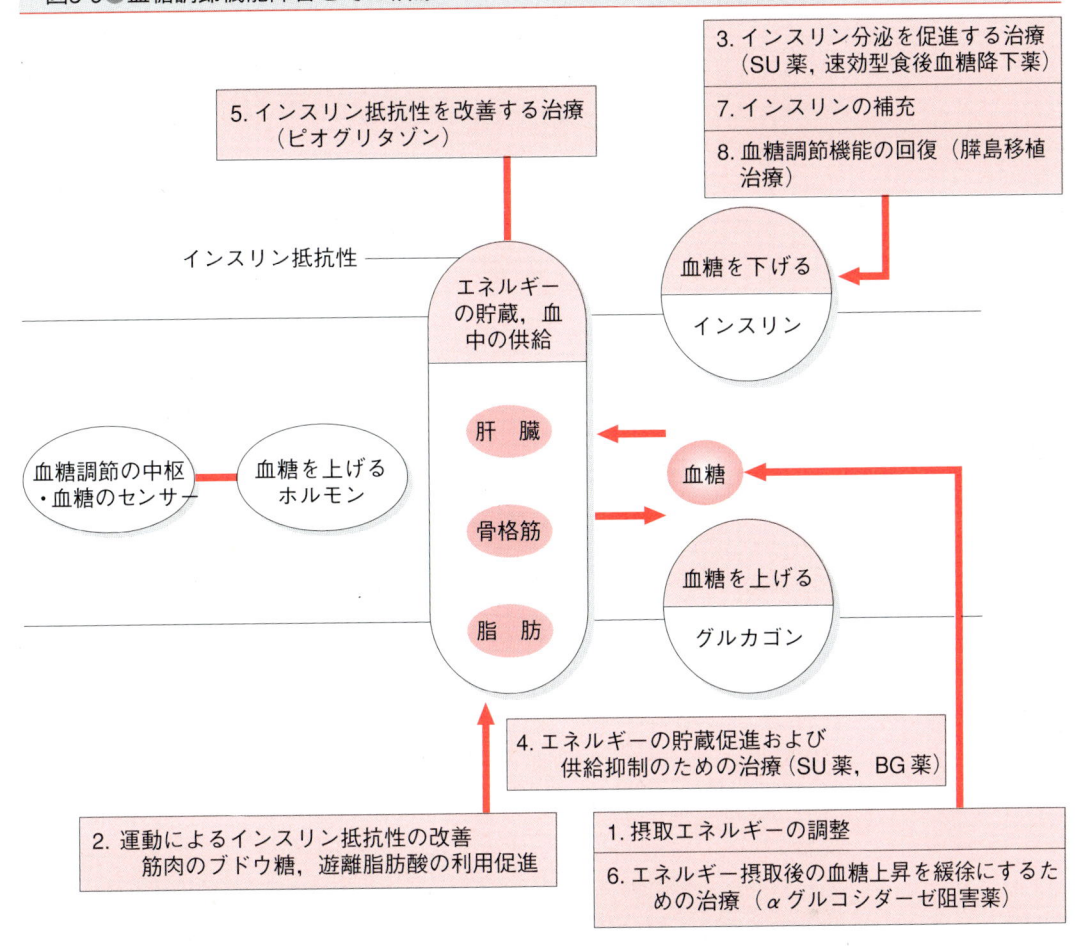

表3-1 ● 労働強度別の職業の例と標準体重1kg当たりのエネルギー必要量

労働強度	職業の例	エネルギー必要量（kcal/kg）
軽労働	文筆家，教員（中学，高校，大学），音楽家，美術家，デザイナー，公務員，会社・団体役員，一般事務員，和服・洋服仕立職，弁護士，主婦など	20〜30
中労働	理容師，美容師，教員（幼稚園，小学校），保育士，集金人，医師，薬剤師，外交員，飲食店主，左官，配管工，運転手，助産師，看護師，記者，メッキ工，パルプ工，印刷工，小売店主，塗装工，家政婦	30〜35
重労働	植木職，保健師，農業従事者，土砂採集人，土木工事作業者，漁業従業者，プレス工，大工，プロスポーツ家など	35〜

必要エネルギー量は，やせ型や若い人では高い値，肥満型や高齢者では低い値をとる．近年，労働現場における省力化が急速に進行し，また，同一種類でも労働の内容が多様化してきたため，職種のみから労働の強度を推測するのは困難であり，表はあくまでも目安にすぎない．通勤時間や余暇時間の過ごし方などでも活動の強度は異なってくるため，それらを考慮する必要がある．

出典／前原澄子，野口美和子監：調節機能の障害と看護〈図説新臨床看護学全書9〉，同朋舎，1998，p.140.

表3-2 ● 1日に必要な摂取エネルギー量，指示エネルギー量の計算例

患者（52歳，男性，一般事務職，身長170cm，体重80kg）
① 標準体重を求める：標準体重＝$(1.7)^2 \times 22 = 63.58$（kg）
② 労働強度を調べる：一般事務職は軽労働であり，エネルギー必要量は25〜30kcal/kg
③ 標準体重にエネルギー必要量を掛ける：$63.58 \times 25 = 1589.5$（kcal）
④ 指示エネルギー量決定：1600kcal（20単位）

表3-3 ● 食品分類表

主な栄養素	炭水化物		たんぱく質		脂質	ビタミン，ミネラル	
主たる栄養素	表1	表2	表3	表4	表5	表6	調味料
食品の種類	・穀類，いも ・炭水化物の多い野菜と種実 ・豆（大豆を除く）	・果物	・魚，貝 ・肉 ・卵，チーズ ・大豆と大豆製品（納豆，豆腐など）	・牛乳 ・乳製品（チーズを除く）	・油脂 ・多脂性食品（ピーナッツ，ベーコンなど）	・野菜 ・海藻 ・きのこ ・こんにゃく	・みそ ・砂糖 ・みりん

出典／日本糖尿病学会編：糖尿病食事療法のための食品交換表，第6版，文光堂，2002, p.9.

指示される（表3-2）．

　医師から指示された摂取エネルギー量を，どのように食事や間食で摂取するかは，患者の職業や生活様式，食習慣，家族構成により異なるため，個別の指導が必要となる．

　摂取するエネルギーの調整方法は，日本糖尿病学会から発行されている食品交換表を用いて，1日のなかでの食品の摂り方について説明される．食品交換表では80kcalに相当する食材の量を1単位として扱い，食品に含まれる主たる栄養素で表1〜表6に分類し（表3-3），バランスよく3食に各表の食品を分けて指示されたエネルギーを摂取することが勧められる（図3-10）．また，さとう，みそ，みりんなど調味料は別に計算され，これも摂取エネルギーに含まれる．

（1）摂取エネルギーの調整を，患者が考えられるための援助

　摂取エネルギーの調整方法の指導は，栄養士による栄養指導で行われることが多い．栄養指導では，1日の摂取エネルギーやバランスよく栄養を摂る必要性，食品交換表の使い方，献立の立て方が説明される．また，患者が立てた献立や実際に食べている1日の食事内容についてアドバイスされる．

　看護師は，患者の理解度に応じて食事療法の必要性や患者に適した具体的な食事療法の方法について説明する．また，日常生活での食事療法や飲食物の摂取への疑問があれば説明し，食事療法への理解が促進されるように援助する．

　患者の実際の活動と摂取エネルギー，血糖値を比較し，血糖調節がうまくいくようにという視点から，生活や活動に合わせた飲食物の摂取の工夫

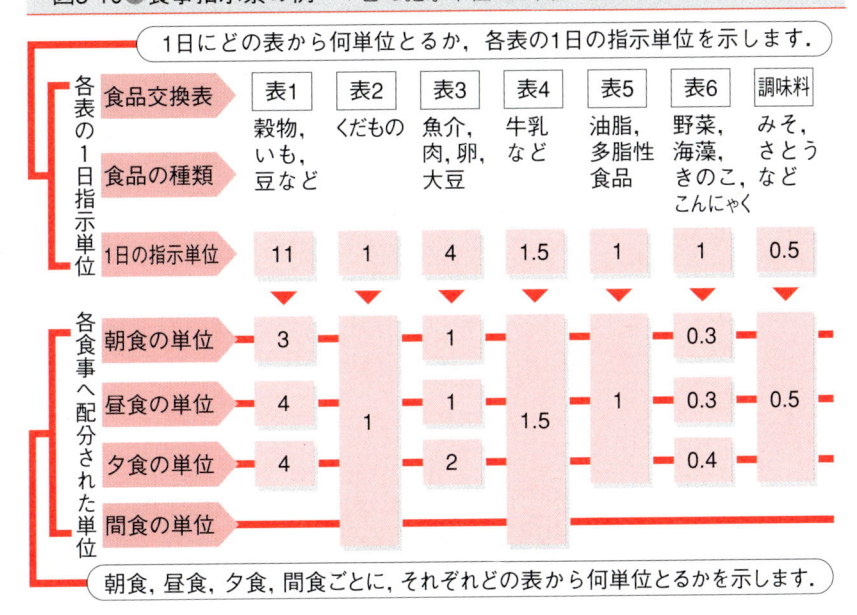

図3-10 ● 食事指示票の例　1日の指示単位 20単位（1600kcal）

	食品交換表	表1	表2	表3	表4	表5	表6	調味料
各表の1日指示単位	食品の種類	穀物，いも，豆など	くだもの	魚介，肉，卵，大豆	牛乳など	油脂，多脂性食品	野菜，海藻，きのこ，こんにゃく	みそ，さとうなど
	1日の指示単位	11	1	4	1.5	1	1	0.5
各食事へ配分された単位	朝食の単位	3		1			0.3	
	昼食の単位	4	1	1	1.5	1	0.3	0.5
	夕食の単位	4		2			0.4	
	間食の単位							

1日にどの表から何単位とるか，各表の1日の指示単位を示します．
朝食，昼食，夕食，間食ごとに，それぞれどの表から何単位とるかを示します．

出典／日本糖尿病学会編：糖尿病食事療法のための食品交換表，第6版，文光堂，2002, p.9.

や摂取時間の変更などについて患者と共に考えていく．具体的には，毎回の血糖測定の記録をみながら，患者が生活を振り返れるように質問をする，患者が高血糖や低血糖をきたした飲食物のエネルギー摂取状況や，改善点を一緒に考えるなどの方法である．

(2) 食事療法が継続できるための援助

摂取エネルギーの調整は毎日行わなくてはならないため，食べる楽しみや社会的な付き合いという理由から，患者の思いどおりにいかない難しさもある．患者の体験している難しさや，医師の指示どおりにできなくて情けないという思い，ジレンマを傾聴し，患者の意欲が持続するように励ましていく．

患者が努力をしても，血糖の安定という効果が得られない場合も多い．看護師は，血糖コントロールの結果だけにとらわれず，患者の食事療法に取り組む気持ちや，努力について十分に話を聴き，努力を評価し，意欲を支えたうえで具体的なやり方で改善すべき点を患者自身が見出せるよう援助する．患者の意欲が継続され，安定した気持ちで療養生活が過ごせることが重要である．

また，どのようなことが大変と感じられるかを患者に聴き，患者の大変さを傾聴し，共感していく姿勢も大切である．経過の長い患者ほど様々な困難を経験しているので，患者の思いを知ろうとする看護師の姿勢が必要となる．

2 運動療法によるインスリン抵抗性の改善

　運動療法の目的は，血糖値の低下と心肺機能の維持，増進やインスリン抵抗性の改善である．ただし1型糖尿病の患者に対する運動療法の長期的血糖コントロールへの効果については，まだ一致した見解がない．運動は食後に行うと血糖値が下がり，運動後1～2日間血糖を低くする効果が続く．これは運動中に使用されたグリコーゲンを筋肉や肝に貯蔵するために，血液中のグルコース（ブドウ糖）が使われるためである．また，筋肉の遊離脂肪酸の利用も促進される．しかし，運動量が少ない場合や，一部の小さな筋肉しか使わない運動では，効果は現れにくい．つまり運動療法とは，毎日，継続して計画的に血糖値を低くするのに効果がある，一定量以上の運動をすることである．

　患者は医師から運動療法を行うように指導されるが，具体的な運動量まではわからない場合も多い．運動を行うことで糖尿病網膜症や糖尿病腎症などの合併症，虚血性心疾患などの疾病が悪化する場合もある．そのため安全に運動療法を始められるように，運動療法を開始する前には，糖尿病性慢性合併症や心血管障害の有無をメディカルチェック（表3-4）によって確認し，運動による全身状態への影響を把握する必要がある．

表3-4●運動療法開始前のメディカルチェックの実際

検査分類	チェック項目
1. 問　診*	自覚症状，既往歴，家族歴，日常生活状態（食生活，運動など）
2. 診　察*	身長，体重，血圧，脈拍数 内科診察 整形外科的診察（骨，関節など） 眼科診察（眼底検査，白内障の有無）
3. 胸部X線*	立位正面像および側面像
4. 心電図	安静時12誘導心電図* 運動負荷試験：マスター法負荷，トレッドミル負荷，自転車エルゴメーター
5. 血液検査	白血球，赤血球，Ht，Hb，血小板 AST(GOT)，ALT (GPT)，γ-GTP，LDH BUN*，クレアチニン*，尿酸*，Na，K，Cl 血糖*，グリコヘモグロビン（HbA1c），総コレステロール*，TG*，HDL-C*，リポたんぱくプロフィール
6. 尿検査	糖*，ケトン体*，たんぱく*，潜血*，沈渣，微量アルブミン
7. その他	腹部超音波検査（腹部エコー） 心臓超音波検査（心エコー） 心筋シンチグラフィ 肺機能検査 動脈血ガス分析など

*必須項目：糖尿病合併症や他の慢性疾患（虚血性心疾患など）の有無の確認のため必要である．

出典／梶沼宏，羽倉稜子，岩本安彦：糖尿病療養指導士のための糖尿病の生活指導ガイドライン，金原出版，2000, p.54.

表3-5 ● 運動強度に対応する年代別脈拍数

運動強度	最大	強い	中等度		軽い
割合（％）	100	80	60	40	20
20〜29歳	190 (32)	165 (28)	135 (23)	110 (18)	100 (17)
30〜39歳	185 (31)	160 (27)	135 (23)	110 (18)	100 (17)
40〜49歳	175 (29)	150 (25)	130 (22)	105 (18)	95 (16)
50〜59歳	165 (28)	145 (25)	125 (21)	100 (17)	80 (13)
60歳以上	155 (26)	135 (23)	120 (20)	100 (17)	80 (13)

注：（ ）の中は10秒間の脈拍を示しています．
出典／阿部隆三：患者さんとスタッフのための糖尿病教室，医歯薬出版，1997, p.182.

また，血糖コントロールの悪いとき（空腹時血糖250mg/d*l*以上，または尿ケトン体陽性）は，運動を積極的には行わない．

運動療法士のいる施設では，運動療法士によって運動処方が行われることもある．運動処方は，患者の日常生活の行動パターンを把握して，運動種目，運動強度，継続時間，実施頻度，時間帯が処方される．

運動種目は，ウオーキング，ジョギング，ラジオ体操，自転車（エルゴメーター），水泳など，全身の筋肉を使用し，脂肪を燃焼できる有酸素運動が適している．

運動強度は，自分が最大に行える強さの40〜60％がよく，脈拍数を目安にして（表3-5），運動の強度を加減するよう指導される．

継続時間は15分から30〜40分が適している．なぜならば，運動を開始してから5〜10分くらいすると，筋肉に酸素を取り入れることがうまくできるようになり，15分くらいで体内の脂肪がエネルギーとして使われ始めるからである．

実施頻度は，運動の糖代謝に及ぼす効果が運動後1〜2日は維持されるため，週3〜5日を目標にするとよい．

実施時間は，患者が無理なく行える時間帯でよいが，可能であれば摂取した食物が消化吸収されて，血糖値が高くなり始める食後1〜1.5時間くらいが効果的である．

インスリンや経口血糖降下薬を使用している患者でも，食後1〜1.5時間であれば低血糖を起こしにくいので安全に運動ができる．

（1）運動の効果が理解でき，生活に取り入れられるための援助

運動の効果として，インスリン抵抗性が改善され，インスリンが身体で効率よく利用できるようになることや，脂肪の燃焼が進むこと，食後に運動すると血糖が下がることなどを患者に説明する．運動がよいと理解しても，実際に忙しく生活をしている患者が継続していくことは難しい．患者の生活様式を確認しながら，無理なく運動が取り入れられるように，患者と一緒に考える必要がある．

表3-6 ● 運動療法を中止したほうがよい場合

● 次のようなときは運動を休みましょう
  1) 血糖が250mg/dl以上あり，尿のケトン体もプラスのとき
  2) 血圧がいつもより高く180mmHg以上あるとき
  3) 脈拍がいつもより速く1分間に100拍以上のとき
  4) かぜをひいているとき
  5) 頭痛があるとき，熱が高いとき
  6) 腹痛や下痢のあるとき
  7) 寝不足や二日酔いのとき
● 次のようなときは，ただちに運動を中止しましょう
  1) 胸が締めつけられるように苦しくなったとき
  2) 急に脈が速くなったり，とぎれたりするとき
  3) めまいがして，倒れてしまいそうになったとき
  4) 冷や汗が出てきたとき
  5) いつもと違う強い疲れを感じたとき
  6) 強い空腹感やふるえを感じたとき
  7) 関節や筋肉に強い痛みを感じたとき

出典／阿部隆三：患者さんとスタッフのための糖尿病教室，医歯薬出版，2001，p.188．

　運動療法のために，まとまった時間が取れない患者の場合には，通勤時間を利用した運動（電車通勤であればひと駅前で降りて歩くなど）やスーパーへ買物に行くときに遠回りするとか，昼休みに会社の中を歩いたり階段の昇降など，工夫できることがないか考え，だいたい1日1万歩を目標に，ウオーキングできるように生活の見直しを促してみる．また，運動を始めようと考えていることを支持したり，実際に頑張って行っている努力を評価し，意欲が維持されるようにかかわる必要がある．

（2）安全に運動が行えるための援助

　運動中の患者の身体状況は，患者にしかわからないことが多い．虚血性心疾患の徴候，足，肩などの筋肉や関節の痛みの有無，運動中に低血糖を起こしていないかなどを確認するよう指示し，安全に運動が行えるように患者と話し合う必要がある．また，特に夏は，運動による発汗で脱水になりやすいため，水分補給のことも説明する必要がある．

　体調が悪いときに，無理をして運動をしても逆効果である．どのような場合に運動療法を中止したらよいか（**表3-6**）を伝えて，無理をしないよう指導することも大切である．

　ウオーキングやジョギングを行う場合には，靴によっては足を痛めることが多い．また，軽い神経症があると末梢の知覚鈍麻になっている場合もあるので，足に負担のかからない安定性のよい靴を選んでもらう（図3-11）．

3　インスリンの分泌を促進する治療

　インスリンの分泌を促進する治療は，膵臓からインスリンの分泌はある

図3-11 ● 靴に関する留意点

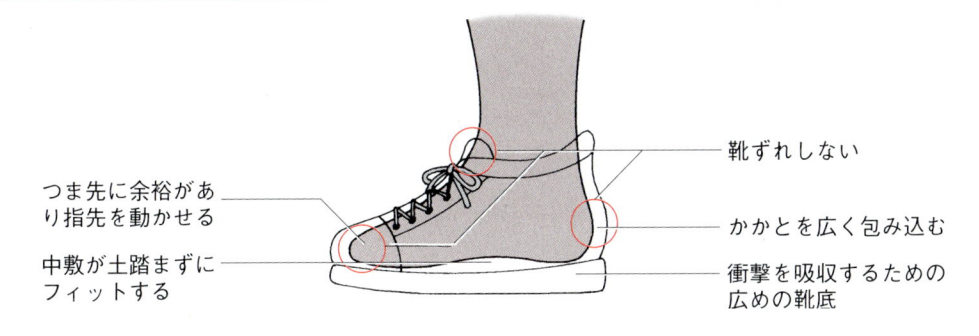

- つま先に余裕があり指先を動かせる
- 中敷が土踏まずにフィットする
- 靴ずれしない
- かかとを広く包み込む
- 衝撃を吸収するための広めの靴底

が相対的に不足している2型糖尿病患者であって，摂取エネルギーの調整と運動療法で十分に高血糖を防ぐことができない場合に行われる．

この治療に使用される薬物は，①スルホニル尿素薬（SU薬）：ダオニール®，グリミクロン®，アマリール®など，②速効型食後血糖降下薬：スターシス®，ファスティック®であり，いずれも患者の膵臓のβ細胞を刺激してインスリン分泌を促進させることで，血糖が安定するように調整する．SU薬はエネルギーの貯蔵促進・供給抑制の働きも同時に行う．

(1) 治療の目的が理解でき，生活調整が継続してできるための援助

速効型食後血糖降下薬は，糖尿病を治す薬ではないので，血糖調整の基本は，摂取エネルギーの調整と運動療法であることに変わりはない．

患者の血糖は，内服薬と摂取エネルギーと運動療法の結果であることを患者に説明し，摂取エネルギーと運動療法による生活調整を継続する必要があることを理解してもらうことが大切である．血糖自己測定（SMBG）や尿糖測定を行い，血糖値と生活調整の関係を把握し，摂取エネルギーの内容や摂取する時間などの工夫，運動療法の調整方法について患者が気づけるように質問やアドバイスを行う必要がある．

(2) 継続して低血糖症状が予防できるための援助

SU薬や速効型食後血糖降下薬の服薬者に，低血糖が生じる可能性がある．低血糖が起こりやすいのは空腹時あるいは激しい運動や活動をした場合である．

一方，食品の種類によっても低血糖が起こりやすくなる．たとえば，うどんなどの麺類は消化がよいため，次の食事の前に低血糖が起こりやすくなる．また，アルコールを飲用した後では低血糖が起こりやすくなる．どのようなときに低血糖が起こりやすいのかを患者に説明する必要がある．

血糖の大きな変動は，微小血管に悪影響を及ぼすので，低血糖が頻回に起こると網膜症が進行しやすくなる．したがって低血糖を起こさないように指導する必要がある．個々の患者の日常生活状況を確認し，低血糖の生

じやすい状況や時間帯について振り返りながら，個々の生活に合わせた具体的なアドバイスを行うことが大切である．

低血糖の生じやすい時間帯や状況では，ふらつきや意識低下があった場合に，大きな事故につながるような事柄，たとえば車の運転や高い所での作業などの行動を避ける必要があることを説明する．

速効型食後血糖降下薬は，短時間作用型で，食後の血糖を抑え，遷延する低血糖を起こしにくいという利点がある．しかし，服用後，食事を始めるまで30分以上時間が経つと，食事により血糖が上昇する前に薬の効果が現れる結果，低血糖を起こしやすい．必ず食事開始前10分以内に内服してもらうように指示する．

(3) 低血糖症状への対処方法ができるための援助

低血糖症状をできるだけ起こさないようにするために，患者が自分の体調の変化と血糖の状態の関連を把握できることが必要となる．そのため看護師は，患者と共に低血糖の体験を振り返り，自覚症状やそのときの状態について質問して，患者が低血糖症状に気づき，対処できるように援助していく．

低血糖の症状は，頭痛，不安感，発汗（冷汗），動悸，頻脈，悪心などから始まり，次第に倦怠感，振戦，痙攣，意識低下，昏睡など中枢神経症状が起こる．振戦や意識低下が生じると対処ができなくなり危険であるので，早期の段階で気づくことが大切である．

患者によっては，最初に気づく自覚症状が異なる．また，血糖自己測定器をもっている場合には血糖自己測定をしてもらい，どのくらいの血糖値でどのような症状があるかを確認してもらうことが必要である．

低血糖への対処方法は，ブドウ糖5～10gまたはそれと同等量の糖質を摂取することである．糖質は，吸収の早い砂糖やブドウ糖がよい．特にαグルコシダーゼ阻害薬を併用している場合，低血糖からの回復にはブドウ糖のみが有効なので，あらかじめ患者に説明し，ブドウ糖を渡しておく．

図3-12● 糖尿病カード（見本）

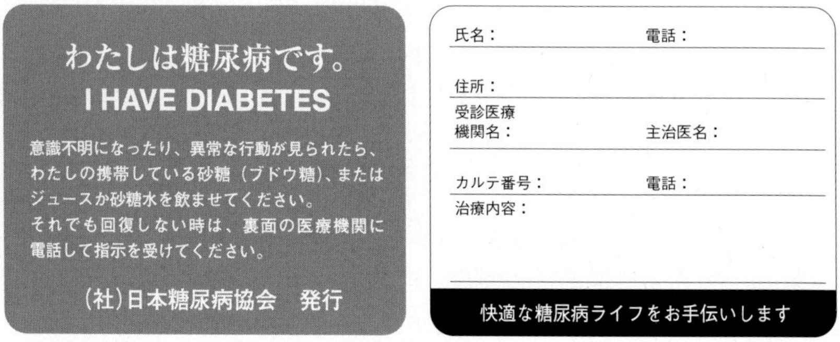

糖分を摂取したら，症状が落ち着くまで椅子に座るか，横になるなどして安静にしてもらう．15～30分くらいしても症状が改善しない場合は，もう一度ブドウ糖5～10g分の糖質を摂取してもらう．

また，いつ，どこで低血糖が起きるかわからないので，砂糖や口溶けのよいアメなどを常備しておくとよいことを説明する．外出先で倒れた場合に備えて自分が糖尿病であることを記した糖尿病カード（図3-12）を持参すると，周囲の人が適切に対応してくれるので役立つことを説明する．

4 エネルギーの貯蔵促進および供給抑制のための治療

エネルギーの貯蔵促進および供給抑制のための治療も，インスリン分泌を促進する治療と同様で，インスリンが相対的に不足している2型糖尿病患者の摂取エネルギーの調整と運動療法で十分な効果が得られない場合に行う．使用される薬物は，①スルホニル尿素薬（SU薬）：ジメリン®，オイグルコン®，アマリール®，②ビグアナイド薬（BG薬）：メルビン®，ジベトスB®などがある．スルホニル尿素薬は，空腹時血糖140mg/dl以上，あるいはHbA1c 7％（JDS値）以内で肥満がない場合に用いられる．膵β細胞を刺激してインスリンの分泌を促す．

ビグアナイド薬は，肥満を助長しないので，特に肥満による2型糖尿病の患者に適用される．患者の筋肉などでのブドウ糖の利用を促進したり，肝臓に貯蔵されているブドウ糖の放出を抑制して，血糖が不足するように調整する．ビグアナイド薬には，膵臓のβ細胞への負担のかけすぎによる疲弊をさせないという利点がある．これらの薬でも低血糖が起こる可能性があるので，看護師は，低血糖症状を予防できるための援助や，低血糖症状への対処方法の指導を行う．

〈安全に治療が継続してできるための援助〉

BG薬では副作用で，まれに乳酸アシドーシスになることがある．気分が悪い，嘔吐，腹痛，昏睡などの症状が起こる．このような症状が起こる可能性があることを内服開始時に伝える．もしも症状が出現したら，医療機関に連絡するように説明する必要がある．

特に過度のアルコールを摂取した場合や，下痢や嘔吐のあるときなどは症状が出やすいので，このような場合は内服はしないほうがよい．患者は自分で判断できないことも多いので，体調が悪い場合などは医療機関に連絡をして，内服薬を服用するか否かを確認するよう患者に説明する．

また，胃腸障害が起こることもあるので，内服を食後にするように内服開始時に説明する．

5｜インスリン抵抗性を改善する治療

　インスリン抵抗性を改善する治療は，2型糖尿病患者で，摂取エネルギーの調整や運動療法のみでは血糖調整がうまくいかず，インスリン抵抗性が大きく，インスリンの効果が十分得られない場合に適用となる．

　2型糖尿病患者で，長期間SU薬などを使用し，膵臓のβ細胞を働かせることにより膵臓が疲弊し，インスリン分泌能が低下した場合にも適用される．

　この治療に使用される薬物は，ピオグリタゾン（アクトス®）で，インスリンを分泌させる効果はないが，インスリン感受性を改善し，インスリンの作用を増強することで，血糖が安定するよう作用する．

（1）治療の目的が理解でき，摂取エネルギーの調整が継続してできるための援助

　摂取エネルギーの調整や運動療法による生活調整をしなければ，治療の効果が得られないことを説明し，生活調整の必要性を理解してもらい，継続してできるよう援助していく．

　この薬物は効果が得られるまでに3か月くらいかかる場合があるものの，その後は安定した効果が持続するという特徴がある．そのため規則正しく服用することが大切であることを説明する．

（2）副作用が理解でき，安全に治療が受けられるための援助

　ピオグリタゾンでは，インスリン感受性改善に伴い，尿細管Na^+-K^+-ATPアーゼが活性化され，尿細管での再吸収が促進され，循環血液量が増加する．そのため浮腫や体重増加が出現したり，心不全やその既往のある患者では心不全の進行が起こりやすくなる．

　浮腫が強い場合には，利尿薬が用いられることもある．服用開始前に患者に心疾患の既往について確認し，安全に投与できることを確認する必要がある．また，副作用の有無を観察するとともに，患者へも浮腫が出現する可能性のあることを服用開始前に説明し，顔や足のむくみや息切れ，動悸などの身体症状があれば教えてもらうように指導する必要がある．

　また，肝機能データを定期的に把握する．

6｜エネルギー摂取後の血糖上昇を緩徐にするための治療

　血糖の急な上昇を防ぐための治療は，追加分泌分のインスリンが不足している場合に適用となる．

　この治療に使用される薬物は，αグルコシダーゼ阻害薬（ベイスン®，グルコバイ®）で，主に腸管内で糖類をグルコース（ブドウ糖）に分解する酵素（マルターゼ，スクラーゼ，α-アミラーゼなど）の働きを抑えることで，エネルギー摂取後の過度な血糖上昇を抑制し，血糖が安定するよ

図3-13 ● 食後過血糖改善薬の作用発現メカニズム（ベイスン®資料より）

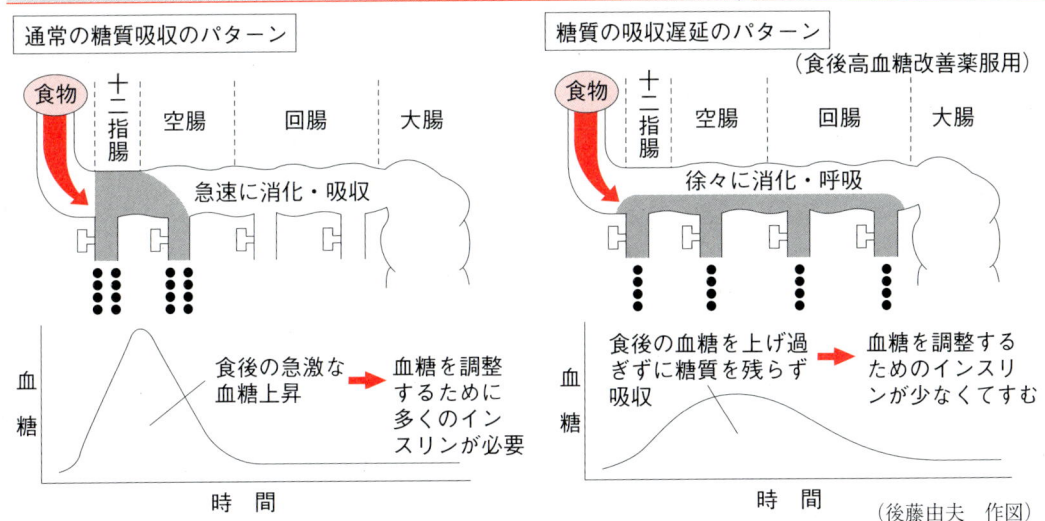

通常の糖質吸収のパターン／糖質の吸収遅延のパターン（食後高血糖改善薬服用）

食後の急激な血糖上昇 → 血糖を調整するために多くのインスリンが必要

食後の血糖を上げ過ぎずに糖質を残らず吸収 → 血糖を調整するためのインスリンが少なくてすむ

（後藤由夫　作図）

出典／阿部隆三：患者さんとスタッフのための糖尿病教室，医歯薬出版，2001，p.213．

うに調整する（図3-13）．

（1）治療の目的が理解でき，摂取エネルギーの調整が継続してできるための援助

αグルコシダーゼ阻害薬は，エネルギー摂取後の高血糖は抑えるが，摂取したエネルギーは遅れはするものの吸収されるので，摂取エネルギーの調整を継続しなくてはならないことを患者に説明する．

治療の効果を発揮するためには，食事直前の服用がよい．もし，食事開始から30分以上経過してから服用し忘れたことに気がついた場合は，効果がないので服用せず，次の服用時間から通常どおり服用するよう説明する．

副作用には，腹部膨満や放屁，下痢などがあり，このため服用を中断する患者もいる．これらの症状は，糖質が徐々に吸収されるので，腸内細菌が繁殖し，ガスを発生させるために起こる．服用開始前に患者には副作用について説明し，服用を継続するうちに症状が軽減すること，治療の必要性についての理解を促進し，服用が継続してできるように援助する．

（2）低血糖の対処方法ができるための援助

αグルコシダーゼ阻害薬のみの服用では低血糖は出現しないが，SU薬やインスリンを併用した場合に，それらの薬物の副作用で低血糖が起こる．αグルコシダーゼ阻害薬は，二糖類以上の糖質（砂糖など）の吸収には時間がかかり，低血糖症状がなかなか改善しない．そのため，もし低血糖が起きた場合には，ブドウ糖5〜10g，またはそれと同等量の糖質を摂取するか，ブドウ糖を含んでいる飲料（表3-7）を飲む必要があることを説明する．

表3-7● 清涼飲料水中のブドウ糖含量

商品名	ブドウ糖含量〔g〕	1缶（びん）の容量〔mℓ〕
〔コカ・コーラボトラーズ〕		
コカ・コーラ	12.95	350
HI-Cオレンジ	15.35	350
HI-Cアップル	14.00	350
ファンタオレンジ	18.90	350
ファンタグレープ	20.00	350
リアルゴールド	7.70	120
フルーティア実ごろ飲みごろ　オレンジ・グレープフルーツ	10.40	280
〔サントリー〕		
デカビタC	7	210
CCレモン	8	350
〔武田食品〕		
C 1000タケダ　ビタミンレモン	3.3	140
C 1000タケダ　ビタミンドリンク	5.7	350
C 1000タケダ　Ca&Mg	4.6	140
V 10-A	7.2	135
プラッシーオレンジ	11.0	250

（各メーカー測定値）

出典／阿部隆三／患者さんとスタッフのための糖尿病教室，医歯薬出版，2001，p.213.

7 インスリン補充

　インスリン補充は，インスリンの分泌量不足を補ったり，膵臓の疲弊がある場合に，膵臓の負担を軽減する目的で行われる．また，感染症や手術，妊娠などで，通常より身体のインスリン必要量が増えている場合や，重篤な肝障害，腎障害がある場合，副腎皮質ホルモン薬など血糖を上昇させる薬物による治療を行う場合にもインスリン補充が行われる．

　インスリンは，アミノ酸でできているため内服すると消化されてしまい，効力を発揮しない．そのためインスリンの投与はほとんど皮下注射で行われるが，患者の状況によっては一時的に静脈注射で投与されることもある．また，近年は身体に針を刺す痛みを回避する目的で吸入式のインスリンなども研究されているが，インスリン血中濃度の安定性に欠け，実用には至っていない．

　インスリン製剤の種類には効果の持続時間の違いによって超速効型，速効型，準速効型，中間型，遅効型，持効型と，速効型と中間型または超速効型と中間型を混合した混合型がある（表3-8）．

　本来のインスリンの分泌は，少なくとも2相性となっていることがわかっている．絶えず少量ずつ分泌され，主に代謝のために使用される基礎分泌と，エネルギー摂取に応じて高くなった血糖から糖を利用するために使

表3-8● インスリン製剤の種類と作用時間

種類	注射後 0〜36時間の作用曲線	作用時間	主な商品名	役割
超速効型 (リスプロ, アスパルト)		発現：10〜20分 最大：0.5〜3時間 持続：3〜5時間	ヒューマログ® ノボラピッド®	インスリン 追加分泌
速効型 (1) インスリン (2) 中性インスリン		発現：0.5時間 最大：2.5〜5時間 持続：約8時間	ノボリンR®, ペンフィルR® イスジリン®, ヒューマリンR® ヒューマカートR®	インスリン 基礎分泌
準速効型 (セミレンテ)		発現：0.5時間 最大：5〜7時間 持続：12〜16時間	*セミレンテイスジリン®	インスリン 追加分泌
混合型（超速効型＋中間型）		発現：10〜20分 最大：1〜4時間 持続：約24時間	ノボラピッド30ミックス® ヒューマログミックス25® ヒューマログミックス50®	
混合型（速効型＋中間型） 2相性イソフェンインスリン 水性懸濁		発現：0.5時間 最大：2〜8時間 持続：約24時間	ノボリン30R®, ペンフィル30R® ヒューマリン3/7® ヒューマカート3/7®	インスリン 追加分泌＋ 基礎分泌
中間型 (1) イソフェンインスリン 　 (NPH) (2) インスリン亜鉛水性懸濁		発現：約1〜2.5時間 最大：4〜15時間 持続：16〜24時間	モノタード®, *レンテインスリン® *NPHイスジリン®, ノボリンN® ペンフィルN®, ノボレットN® ヒューマリンN®, ヒューマカートN®	インスリン 基礎分泌
遅効型 (1) プロタミンインスリン 　 亜鉛水性懸濁 (2) 結晶性インスリン亜鉛 　 水性懸濁		発現：約4時間 最大：10〜30時間 持続：24〜36時間	*ウルトラレンテイスジリン®, ノボリンU®, ヒューマリンU®	インスリン 基礎分泌
持効型インスリングラルギン		発現：1〜2時間 最大：なし 持続：約24時間	ランタス®	インスリン 基礎分泌

出典／水島裕編：今日の治療薬2004，南江堂，2004, p.292を一部改変．　　　　＊動物由来

用される追加分泌である．

　生理的な2相性のインスリン分泌に近づけ，血糖の安定を図るため，患者の血糖の変動と生活様式や合併症，年齢などを考慮して，インスリン製剤の種類や量，注射時間が医師から指示される．

　1型糖尿病患者の場合には，身体からインスリンの分泌がほとんどないため，インスリン補充が2相性となるように，超速効型や速効型と中間型を併せて使用したり，中間型を朝夕の2回注射する．また，最も生理学的なインスリン分泌に似せてインスリンを補充するために，携帯型のシリンジポンプ装着により，速効型インスリンを極少量ずつ基礎分泌のように注入し，さらに食事前に追加分泌に相当するインスリンを注入する方法（持続皮下インスリン注入療法）もある（図3-14, 15）．

図3-14 ● 代表的なインスリン注射療法

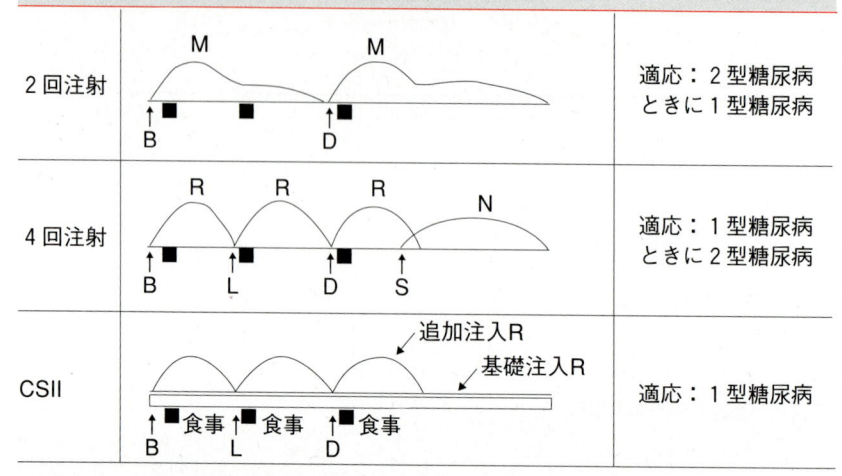

2回注射	M M ↑■ ■ ↑■ B D	適応：2型糖尿病 ときに1型糖尿病
4回注射	R R R N ↑■ ■ ■ ↑ B L D S	適応：1型糖尿病 ときに2型糖尿病
CSII	追加注入R 基礎注入R ↑■食事↑■食事↑■食事 B L D	適応：1型糖尿病

1型・2型ともに用いられる．
N：NPHインスリン，R：超速効型，速効型，M：NとRの混合型，B：朝食前，L：昼食前，D：夕食前，S：就寝前

出典／梶沼宏，羽倉稜子，岩本安彦：糖尿病療養指導士のための糖尿病の生活指導ガイドライン，金原出版，2000, p.208.

図3-15 ● インスリンの投与に使用する機材

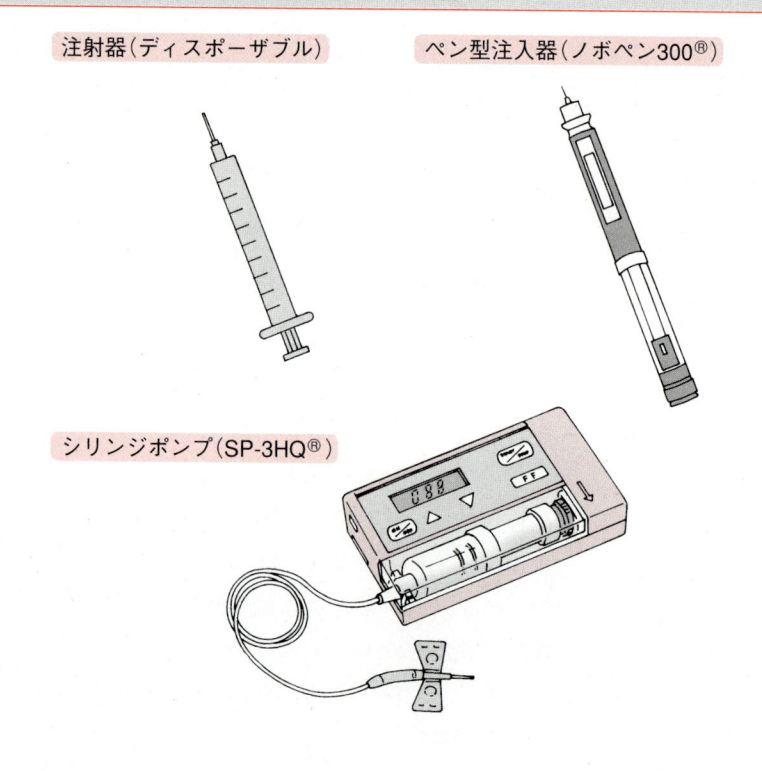

注射器（ディスポーザブル）

ペン型注入器（ノボペン300®）

シリンジポンプ（SP-3HQ®）

図3-16 ● 代表的なインスリン注射療法

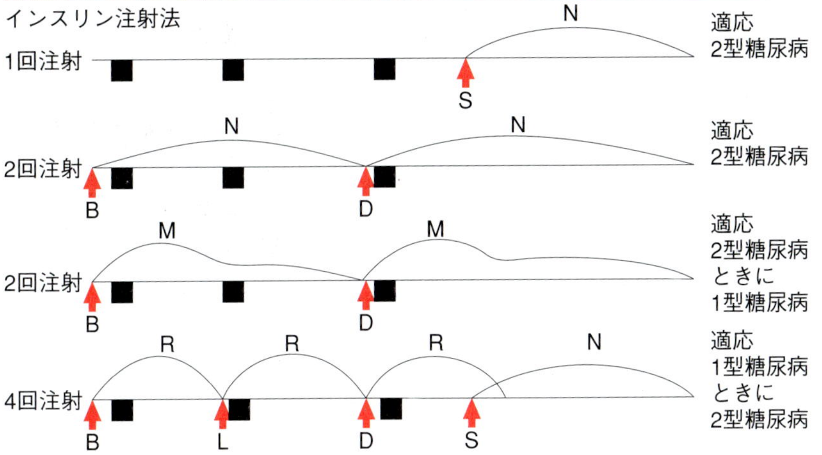

インスリン注射法

1回注射　　　適応　2型糖尿病

2回注射　　　適応　2型糖尿病

2回注射　　　適応　2型糖尿病　ときに1型糖尿病

4回注射　　　適応　1型糖尿病　ときに2型糖尿病

1型・2型ともに用いられる.
N：NPHインスリン，R：超速効型，速効型　M：NとRの混合剤，B：朝食前，
L：昼食前，D：夕食前，S：就寝前.

出典／梶沼宏，羽倉稜子，岩本安彦：糖尿病療養指導士のための糖尿病の生活指導ガイドライン，金原出版，2000，p.68.

　2型糖尿病患者の場合には，少量ではあるが身体からインスリンが分泌されている．治療は，朝食前または就寝前に中間型インスリンを用いる．血糖コントロールの状況によって中間型や混合型の朝・夕2回打ちや，手術，妊娠あるいは肺炎，胆道炎，腎盂炎などの感染症があるときには，速効型の4回注射やスライディングスケールといって定時的に血糖値を測定し，その値に応じて速効型インスリンを補充する（図3-16）.

　インスリン製剤と注入器の組み合わせには，製剤と注射器が一体になった使い捨てのペン型注射器による組み合わせ，インスリン製剤の入ったカートリッジとペン型の携帯用注入器による組み合わせ，バイアル製剤をプラスチック製シリンジで吸引して注射する組み合わせがある．プラスチック製シリンジは，シリンジ内の空気を抜き，正確にインスリン量をバイアルから吸引する操作などが煩雑であるが，患者に最適な比率で中間型と速効型インスリンを使用できる利点もある．

(1) インスリン注射の必要性が理解でき，受け入れられるための援助

　インスリンが分泌されていない場合や作用不足がある場合には，インスリン注射をしなければ高血糖が続き，生命の危機に陥る．また，長期間，高血糖が続くと全身に様々な合併症が起きる．血糖コントロールは，現在の血糖が安定していることも大切であるが，将来，合併症を起こさないことが最も大切なことである．インスリンを注射することの利点を理解できるように説明することも，インスリンを受け入れるための援助となる．

　患者はインスリン注射による治療となることでショックや重症感を感じ

やすい．また，注射を自分で身体に打つことに抵抗を感じる者や，注射の痛みへの恐怖，他人に注射をしていることを知られることを不安に思う患者もいる．また，インスリン注射をするために生活を変更しなくてはならないことが困難な場合もある．

　患者がこのような状況を乗り越えて，少しでも前向きに療養に取り組めるように，看護師は，患者がどのような思いで病気の診断やインスリン治療の必要性を受け止めたのかを十分に理解する必要がある．

　インスリン治療は，毎日欠かせないものであるが，注射を自分で打つことと，インスリンによる治療や疾病を受け入れることとは異なる．インスリンによる治療や疾病を患者なりに納得するためには時間が必要であり，看護師には患者が受け入れることを焦らずに待つかかわりが必要である．

　また，一度はインスリン治療を受け入れたとしても，生活のなかで様々な困難に出合うと，落ち込んだり，インスリンをもう打ちたくないと思うなど気持ちは揺れるものである．そのような患者の揺れる思いにつき合いながら，患者が困難を一つひとつ乗り越えて，疾病やインスリンによる治療を自分の生活の一部としていけるように援助することが必要である．

（2）インスリンの自己注射が安全・正確にできるための援助

　インスリンを患者自身が安全に注射できるために，自分に使われるインスリンの種類，インスリンの取り扱い方，注射の方法，使用済みの注射針の取り扱いについて説明する．

　インスリンの名前を覚えるのが難しい場合は，インスリン製剤の帯の色で覚えるなどの工夫をしてもらう．患者や家族が必要としている知識や情報の程度を判断して，患者や家族が理解できる方法で内容を伝えていく．また，現在，インスリンは1 mlあたり100単位含まれる製剤のみが販売されている．インスリン自己注射関連物品の扱い方について，**表3-9**にあげたようにインスリン製剤の有効期限，保管方法，注射針・注射筒の保管，廃棄方法，消毒綿の準備方法などについて説明が必要である．

　インスリン注射の方法について，パンフレットの使用や看護師による実演を見てもらいながら少しずつ覚えてもらう．現在は**図3-17**に示したようなペン型インスリン注入器の使用が多い．使い捨てのペン型インスリン注入器も普及して，インスリン液（カートリッジ）の交換が不要になり簡便になっている．

　インスリン注射の原則は，清潔で安全に操作し，医師に指示された分量のインスリンを確実に皮下に注入することである（患者によっては筋肉に注射するよう指示されている場合もある）．看護師は，患者の学習進度に応じて，できるところまで実際に患者に行ってもらう．

　たとえばペン型インスリン注入器の単位合わせを患者にしてもらい，実

表3-9 ● インスリン自己注射関連物品の扱い方

インスリン製剤の有効期限	有効期限の切れたインスリン製剤は，期待した効果が得られない可能性があるため，有効期限を確認し，過ぎていれば使用しない．
インスリン製剤の保管	インスリンは高温下で変性する．また，直射日光はもちろん，散乱光下でも効果が低下するので，冷暗所（4℃適温）で保管する． ペン型の場合は冷所では結露が生じ故障の原因となるためペン本体に入れたまま保管し，注射液のみ冷蔵庫に保管する． 夏場は自動車に放置しない． 持ち運び時のクーラーボックスや保冷用のシートの活用を紹介する．
注射針・注射筒の保管，廃棄	子どもの手の届かないところに保管する． 使用後，シリンジ注射筒のプラスチック部分のみは不燃ごみ扱いになるが，針の部分は医療廃棄物の扱いになるため，家庭で廃棄する場合は捨て方を各地方自治体に問い合わせる．通院先で引き取ってくれる場合には，運ぶ途中で周囲の人に触れないよう，缶やびんに入れる．また，販売されている廃棄物専用の各種ボックスや袋，シリンジ注射筒の針先を切るカッター（切った後の針が外に出ない）の活用を紹介する． 飛行機に乗る場合，手荷物として持ち込む．
消毒綿	注射部位の消毒には，市販の消毒用アルコールとカット綿で消毒綿を作る方法がある．また，持ち運びに便利な市販の洗浄綿のパックなどを紹介する．

出典／前原澄子，野口美和子監：調節機能の障害と看護〈図説新臨床看護学全書9〉，同朋舎，1998，p.172．

際の注射は看護師が行うなどである．また，患者によって覚えやすい方法，操作しやすい方法がある場合には，原則が守られ，患者にとって危険や不利益がなければ患者のやり方を尊重する．もし，患者の行っている注射方法で危険や不利益が生じている場合には，なぜ危険なのか，なぜ不利益なのかという理由を説明し，方法の変更を提案する．

また，プラスチック製シリンジは，中間型と速効型を患者に適した比率で混合して使用する場合や，ペン型インスリン注射器のトラブル時やアレルギーがある場合などに使用される．看護師は，ペン型，プラスチック製シリンジの両方の注射方法を知る必要がある．図3-18にプラスチック製シリンジによる注射方法について図示した．

実際に患者が注射を行う場合，最初は，自分の身体に針を刺すことに不安や恐怖，抵抗感をもつ患者が多い．人形あるいは，腕や腹部の模型を使用して，皮下注射を打つ練習を十分にする．また，看護師自らが生理食塩水などを用いて注射してみせ，患者にも実施してもらうなど，注射に対する患者の心の準備が整えられるように援助する．

インスリンは，作用発現時間の違いがあるため，超速効型インスリンは食事直前〜10分前の注射，それ以外のインスリンは食事の15〜30分前に注

図3-17 ● ペン型インスリン注入器の使用方法

① キャップをはずし，ゆっくり10回以上振ってインスリンを混ぜる．混濁液であり，カートリッジの中にガラスの小球が入っている．

② ゴム栓をアルコール綿で拭く．

③ 針ケースの保護シールをはがし，針をカバーのついたままインスリンホルダーに接続する．

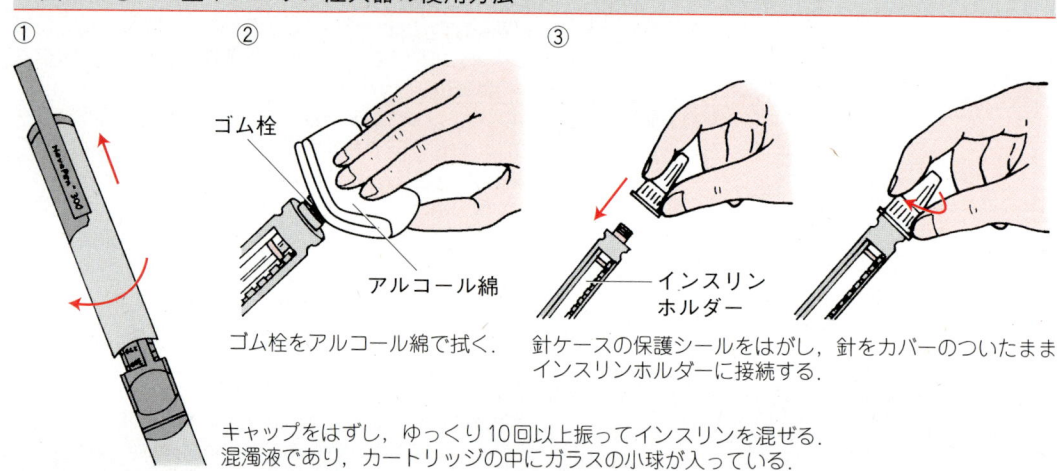

④ 空気抜き用に目盛を2単位に合わせる．

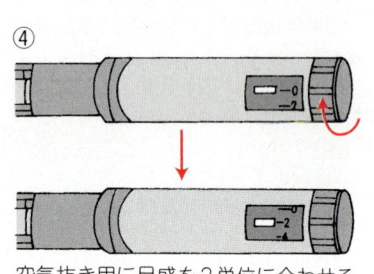

⑤ 針ケースとキャップをはずし，針先をまっすぐ上に向けて，ホルダーの上部をたたいて，内部の空気を上に集める．

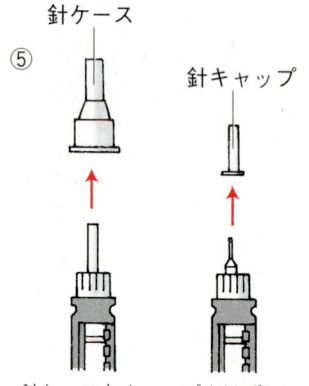

⑥ 空気を抜き，針先からインスリンが出ることを確認する．

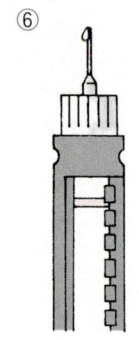

⑦ 実際に注入する単位の目盛に合わせる．

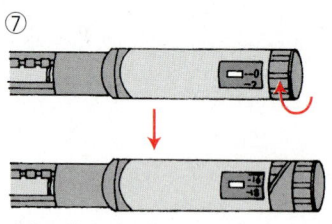

⑧ 注入部位をアルコール綿で広く消毒し，針を刺す．注入ボタンを押したまま約6秒間待ち，ボタンを押した状態のまま針をまっすぐ抜く．注入部位を軽く押さえる．

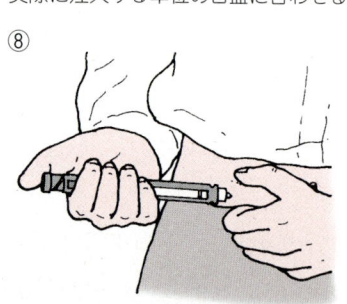

⑨ 針ケースを針にかぶせて回し，ホルダーとの接続をはずす．使用済みの針はびんやペットボトルに入れて医療機関に持参して処理してもらうよう患者に説明する．

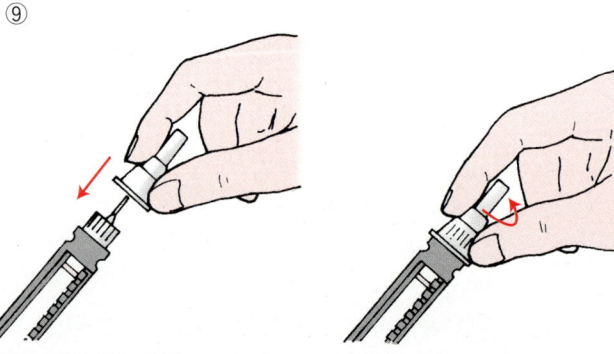

資料／ノボノルディスクファーマ株式会社パンフレットより．

図3-18 インスリン注射の方法（シリンジ型注射器による注射方法）

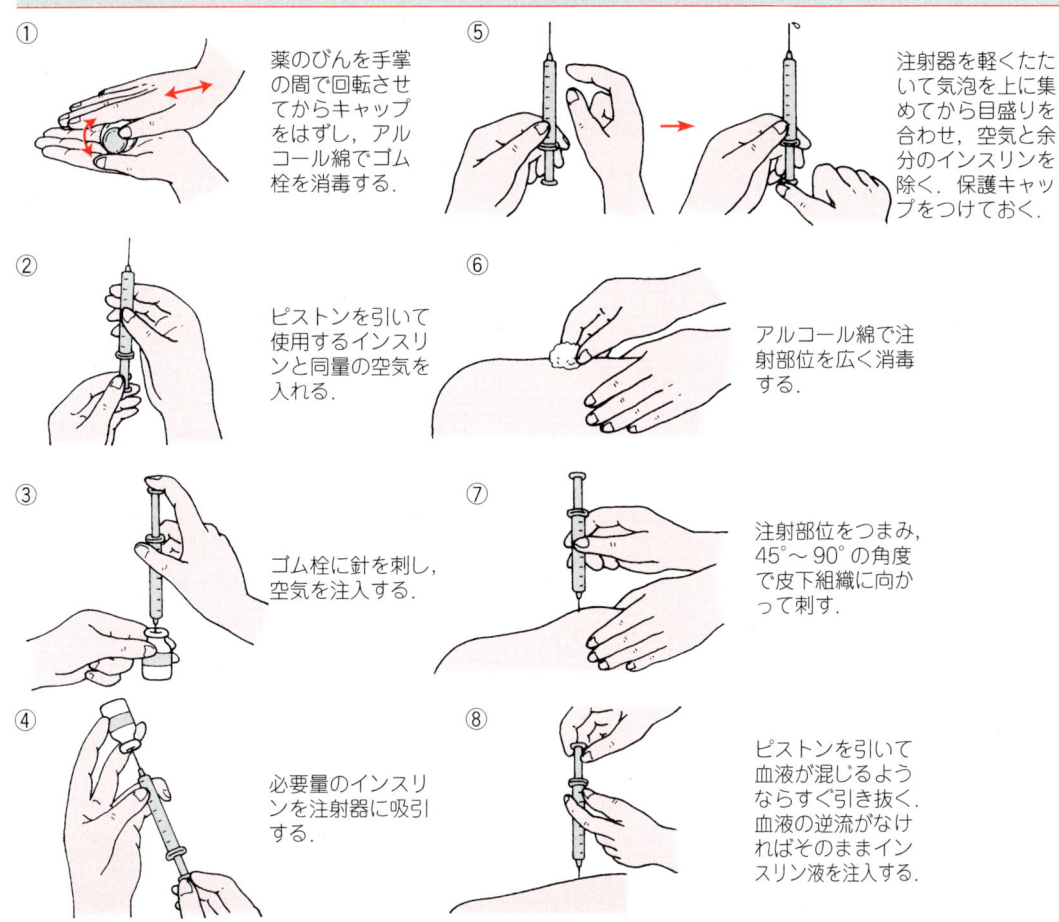

① 薬のびんを手掌の間で回転させてからキャップをはずし，アルコール綿でゴム栓を消毒する．

② ピストンを引いて使用するインスリンと同量の空気を入れる．

③ ゴム栓に針を刺し，空気を注入する．

④ 必要量のインスリンを注射器に吸引する．

⑤ 注射器を軽くたたいて気泡を上に集めてから目盛りを合わせ，空気と余分のインスリンを除く．保護キャップをつけておく．

⑥ アルコール綿で注射部位を広く消毒する．

⑦ 注射部位をつまみ，45°〜90°の角度で皮下組織に向かって刺す．

⑧ ピストンを引いて血液が混じるようならすぐ引き抜く．血液の逆流がなければそのままインスリン液を注入する．

射を行う．持効型インスリンは，作用が24時間であることから，注射の時間と食事の時間の関連を考慮する必要性は特にないが，毎日の注射時間が極度に変化すると血糖調節が乱れる原因となるので，一定の時間を決めて注射することが必要である．

インスリンを注射する部位は，腹部，大腿部，殿部，上腕外側部である（図3-19）．吸収速度は腹部＞上腕＞殿部＞大腿の順に速いが，大腿は注射後に運動したり，入浴などで循環がよくなると吸収が速まるので，注射後の活動も考えて注射部部位を選択する．また，注射部位は毎回，指1本ずつの幅をもってずらしていく．

(3) 生活のなかにインスリン療法を取り入れることができるための援助

インスリン注射による手技の煩雑さに加えて，食事時間やスケジュールの調整など，生活リズムを変更しなくてはならない大変さもある．また，

図3-19 ●インスリン注射の部位

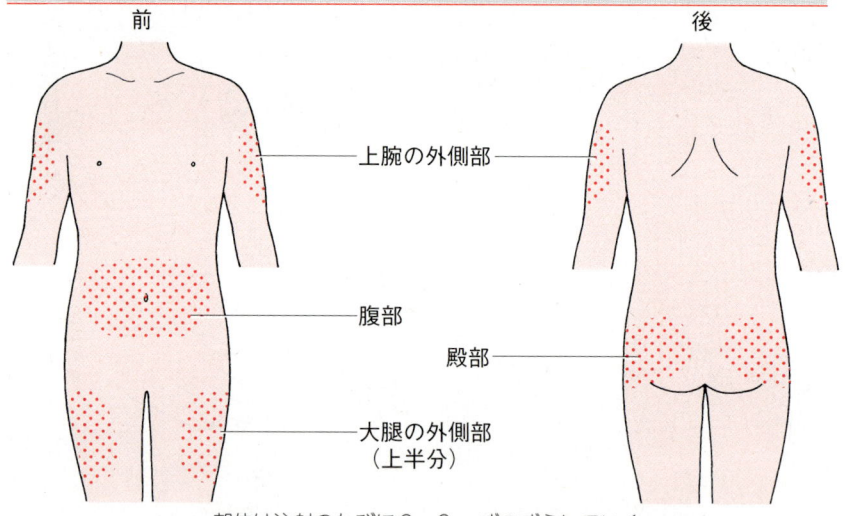

前　　　　　　　　　　　　　後

上腕の外側部

腹部

殿部

大腿の外側部
（上半分）

部位は注射のたびに2～3cmずつずらしていく．

　外出や旅行などの場合にも食事やインスリン注射の時間や場所を考えなくてはならないこと，他人に注射している場面を見られたくないという思いなどがある．

　生活の場や価値観が多様であり，家庭や社会での役割を担う成人期にある患者が，毎日の生活のなかでインスリン療法を継続することには様々な困難が生じる．看護師は，患者がインスリン療法を続けるうえでどのような日常生活上の困難があるのかを把握し，患者のわずらわしい，大変だという思いを受け止めながら，インスリンによる治療を継続できるよう励まし，具体的な解決方法を患者と共に考えていくことが大切である．

　また，インスリンの注射時間が毎日，極端に異なると血糖の調節が安定しなくなる場合がある．そのため，だいたい，毎日ほぼ同じ時間にインスリン注射を行えるように，食事時間や1日のスケジュールを調整することが望ましい．そのためには実際の患者の1日の生活とインスリンの作用動態を照らし合わせて，食事や入浴，労働，余暇などのスケジュールをする際に，食事時間の間隔が開き過ぎていないか，低血糖が起こりそうな時間帯はどこかなど，具体的に患者と話し合いながら，生活のなかに無理なくインスリン療法を取り入れる工夫や必要な対処などについて，一緒に考えることが有用である．

(4) 低血糖が予防でき，低血糖症状への対処方法ができるための援助

　インスリン注射をしている患者では，摂取エネルギーと活動量のバランスが崩れると，低血糖を起こしやすくなる．特に，空腹時やインスリンの最大効果発現時間に低血糖は起こりやすくなる．また，食欲不振や嘔吐，

図3-20 グルカゴンの注射方法と部位

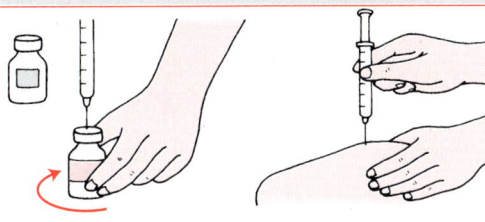

グルカゴンは冷蔵庫に保管しておく．溶解液をグルカゴンのびんに注射器で注入し，静かに回して溶かす．

グルカゴン溶液を注射器に吸引し，皮下注射または筋肉注射をする．注射部位をよくもむ．

前　後
肩
殿部
大腿外側

　下痢などで摂取エネルギーが吸収されない場合や激しい運動をした場合，アルコールの大量飲用後も低血糖を起こしやすくなることを説明する．生活様式とインスリン注射をする時間を照合し，血糖の変動をみて，なるべく血糖が安定するように生活の調整をしたり，反対にインスリン注射について医師と相談し，調整することも必要となる．

　インスリン補充をしている場合，低血糖症状の進行が急速であることが多く，急に血糖値が30〜40mg/dlになり，意識が低下することもある．

　意識が低下しており，経口摂取が不可能な場合は，家族が口唇と歯肉の間にブドウ糖や砂糖を入れ，医療機関に運ぶことが必要となる．

　またはグルカゴン注射が家にある場合には，家族にグルカゴンを筋肉注射をしてもらう．そのため家族にも低血糖症状と対処方法について説明し，グルカゴン注射の打ち方を指導する必要がある（図3-20）．注射後5〜10分くらいで意識が回復することが多い．意識が回復したらブドウ糖，砂糖，ジュースなどを摂取してもらい，血糖値を測定してもらう．グルカゴン注射をしても意識が戻らない場合や，血糖値が上がらない場合は，医療機関を受診して，グルコースの静脈投与などの適切な処置を受けるよう説明する．

8 血糖調節機能の回復（膵島移植治療）

　インスリン依存状態では，内因性インスリン分泌が枯渇し，強化インスリン療法やインスリン持続皮下注入療法（CSII）を駆使しても，刻々と変動する血糖に対応することが困難である．このため，血糖値はきわめて不安定で，突然の低血糖を初めとする急性合併症や低血糖を回避するため，やむをえず高血糖を維持することによる慢性合併症の発現，進展がきわめ

て大きな問題となっている.

　膵島（ランゲルハンス島）移植とは，膵臓から単離した膵島のみを移植する細胞移植である．膵島移植は，局所麻酔下で門脈に穿刺されたカテーテルを介して，点滴のように膵島を肝臓に注入する．移植された膵島は，門脈の末梢部にとどまり，肝臓からの新生血管が膵島の血管網と吻合することで生着する．移植に要する時間は10～20分であり，患者にとって低侵襲であることが特徴である．

　膵島移植は，わが国では臓器移植法案の範囲からはずれており，脳死ドナーは膵臓移植に用いられるため，膵島移植は心停止ドナーに限られる．しかし，最近では慢性的ドナー不足を解消するために生体ドナー膵島移植も施行されている．

　適応は，インスリン治療を必要とする血糖コントロールが困難なインスリン依存状態の糖尿病患者である．年齢は75歳以下であり，現時点で小児は適応外である．アルコール中毒，感染症，悪性腫瘍（5年以内の既往），未治療の網膜症は適応とならない．重度の心疾患・肝疾患も適応はケースによる．

　合併症には，移植手技に起因するものは，門脈内穿刺による腹腔内出血，門脈内血栓，β細胞の門脈内塞栓による肝障害がある．免疫抑制剤に起因するものとしては，腎機能悪化，高血圧，高脂血症，口腔内アフタ，骨髄抑制などがある．

1）膵島移植待機中の看護

　移植待機中は，患者・家族が今後の人生を考え，移植に対する自己決定を支える看護が重要である．

　移植待機中の患者は，昏睡を伴う重症低血糖のリスクが高く，患者・家族のQOLに影響する．重症低血糖やケトアシドーシスの予防，合併症の進行防止が必要であり，患者・家族の生活を十分に考慮し，精神面の援助を含め生活を調整することが重要である．十分自己管理をしていても，良好な血糖コントロールを得ることができないこともある．患者・家族の心理状態を考慮し，意欲を損なわないように援助することが重要である．

　低血糖の不安，合併症進行の不安，自己管理のストレスは，患者・家族のQOLに影響する．また，膵島移植という初めての経験・未知の治療効果に関する不安もある．不安の表出を助けること，支援の姿勢でかかわることなど，精神面の援助は重要である．必要に応じ，的確に専門家にコンサルトすることも考えなければいけない．

　「低血糖が恐くて，バイクや車の運転ができない」「低血糖が恐くて，外出や旅行ができない」「夜間・睡眠中に低血糖昏睡を起こすのではない

か」という訴えを患者・家族から聴く．低血糖に対する恐怖から，必要以上に高い血糖値でコントロールを望む患者もいる．

　膵島移植は開始されたばかりの治療であり，膵島移植後の生活は想像し難く，移植後の自己管理の内容は，移植を受けてみなければ明確なことはわからない．そのため，移植前から移植後の生活，医療費，今後の人生を含め，長期的な人生設計を考える必要に迫られる．女性は，結婚・出産を優先するか，移植を優先するかという選択を迫られる．

　また，移植に要する費用や，継続して医療を受ける費用の問題も避けられない．進学など費用の必要な家族のライフイベントを控えている場合，移植を優先するか，家族のライフイベントを優先するかという選択を迫られる．患者・家族の心理状態を考慮した的確な情報提供を行い，人生設計・目標を共に考え，自己決定を支援する姿勢でかかわることが重要である．

2）移植後急性期の看護

　移植が決定すると，緊急入院となるため，移植に向けて短時間で迅速に患者の準備を整える必要がある．

　最終のインフォームドコンセントで意思の確認をし，術前準備を進めていく．膵島移植は，血管造影室において，局所麻酔下で門脈に穿刺されたカテーテルを介して，点滴のように膵島を肝臓に注入する．通常，30分以内に終了し1時間ほどで病棟へ帰室する．帰室後は，腹腔内出血や異常の早期発見に努め，穿刺部痛，臥床安静，血糖値の変動に対する援助とともに，苦痛を緩和するための援助も必要である．

　翌日には，腹部エコー，採血の結果により止血を確認し，穿刺部圧迫および臥床安静は解除され，昼食より食事開始となる．通常約3日間で内科病棟に移る．移植によりインスリンが自己分泌され，低血糖が起こりやすいので，血糖値のモニタリングを行うとともに，患者それぞれの低血糖発作時の前駆症状について情報を聴取し，対処する．処置が多いので，患者に不要な不安を感じさせないようにケアを行うことも大切である．

3）回復期の看護

　移植をすることで新たに必要となる免疫抑制剤，感染を予防するための管理などを含め，回復期は自己管理を確立していく時期である．そのためには患者のよいところを強化していく指導力が重要となる．

　膵島移植により，インスリンの自己分泌を認めるようになるので，血糖値をモニターし，インスリン量を再調節する．インスリンが離脱できるかどうかは患者個人による差があるが，インスリンの自己分泌が認められる

ようになれば，血糖コントロールの不安定さが改善される患者も多い．移植した膵島に負担をかけないよう，今までと同じように，食事・活動量を合わせて退院後の生活を想定しながら，患者と共に血糖値をモニタリングし，生活を整えていくことが重要である．

新たに開始される免疫抑制剤の管理と感染予防のための自己管理指導が必要となる．免疫抑制剤は，生涯にわたって内服を続けることが必要であり，途中で中止することはできない．血中濃度をモニタリングしながら量を調節するため，インスリンと異なり自己調節はできないことを理解してもらうことが大切である．

膵島移植前と同じように自己管理は必要である．せっかく移植した膵島に負担をかけないようにしなければいけないという精神的負担を感じながら，糖尿病の自己管理の継続，免疫抑制剤の管理，感染予防にストレスを感じることも多い．膵島移植は，まだ確立されていない医療である．長期的な膵島移植の治療効果が明確ではないということ，治療に対する期待と現実の違い，不安やストレスを増長させる要因も多い．

患者の話を十分に聴き，不安の表出への援助，精神面への支援，療養環境の調整が大切である．必要時，的確に専門家にコンサルトすることも考慮しなければならない．

「1型糖尿病であったことで，多くの人と出会うことができ，人生の糧とすることができた」「移植を受けて，多くの人からのサポートを受けていることを感じた」「移植を受けることで家族の絆が強まった」「他の人より病気をもつ人の苦しみ・痛みを理解できる」と1型糖尿病であること，膵島移植を受けたことで患者が感じているよいこともある．患者が感じているよい面を強化していけるようなかかわりが大切である．また，チーム医療，患者会も患者を支援するうえで重要である．

第4章 血糖調節機能障害をもつ患者の看護

A 2型糖尿病（血糖調節機能障害）患者の看護

2型糖尿病は血糖調節機能障害であり，患者は障害された血糖調節機能を補うため自己の行動による調節が求められる．すなわち摂取エネルギーを調節するための食事療法，インスリン抵抗性の改善，筋肉のグルコース（ブドウ糖），遊離脂肪酸の利用促進のための運動療法などの自己管理を行う．また，血糖調節機能障害の程度に応じて薬物療法が必要な場合もある．

1）アセスメントの視点と情報収集

アセスメントの視点は，(1)血糖調節機能障害の程度，影響，要因，罹病期間，治療内容，(2)日常生活習慣，(3)血糖調節機能障害に対する受け止め，(4)行動による調節に対する意欲，(5)行動による調節の知識，(6)行動による調節の実行度，(7)行動による調節をサポートしてくれる家族，周囲の人の存在を把握することが必要である．

(1) 血糖調節機能障害の程度，影響，要因，罹病期間，治療内容の把握

血糖調節機能障害の程度の把握のために，血糖，尿糖などの値など，グリコヘモグロビン，長期間の血糖コントロール状態，インスリン分泌能，インスリン抵抗性を把握する．また，血糖調節機能障害の影響を把握するために，糖尿病網膜症，糖尿病腎症，糖尿病神経障害，糖尿病足病変，動脈硬化性疾患（冠動脈硬化症，脳血管障害，下肢閉塞性動脈硬化症）の有無と程度，生じている症状を把握する．

さらに血糖調節機能障害の要因を把握する．糖尿病の要因となる疾患，病態，治療には肥満，内分泌疾患，副腎皮質ステロイド薬の投与などがある．これらの要因の有無を確認する．また，罹病期間，食事の指示エネルギー，運動療法の適否など治療内容についても把握する．

(2) 日常生活習慣の把握

血糖調節機能障害を補うための行動調節には，食事による摂取エネルギーの調節，活動量の増量によるインスリン抵抗性の改善，筋肉のグルコース，遊離脂肪酸の利用促進のための運動療法がある．血糖調節機能障害に対する行動による調節のために，長年の生活習慣を変更することは成人にとっては非常に難しい課題であり，変更する内容が多いほど困難である．しかし，血糖調節機能障害を補うための行動による調節とこれまでの日常生活習慣を比較して，血糖調節機能障害にとって不都合な日常生活習慣のみを変更する方法であれば，患者は実行しやすく，継続も可能となりやす

い．そのため血糖調節機能障害が起こる前の日常生活習慣を把握することが大切である．特に食生活，アルコール，間食の習慣，運動習慣，職業，生活リズム，ストレスへの対処方法，宗教（宗教による特別な習慣や日課がある場合）について詳しく情報収集し，アセスメントを行う．また，患者の職業は生活リズムに大きく影響するので，具体的な労作量やストレスの度合い，労働時間，夜勤の有無なども確認するとよい．生活リズムは就業日と休みの日では異なるので，どちらも確認すると血糖の変動が予測しやすくなる．

（3）血糖調節機能障害に対する受け止めの把握

血糖調節機能障害である2型糖尿病の診断を受けた成人は，「なぜ自分が？」というショック，怒り，病気の否認など病気に対して様々な気持ちを抱くことがある．反対に今までの日常生活習慣を振り返り，糖尿病を発症する要因を探し，反省や後悔をしたり，同病の親や兄弟を思い出し遺伝のためだと思うなど，自分自身が納得できる糖尿病を発症した理由を探そうとすることもある．あるいは常に合併症が発症することへの不安を抱いている者もいる．

また，患者のなかには2型糖尿病とともに生きた年月が長期になると，2型糖尿病であったことで健康に留意しながら生活できたと前向きにとらえたり，自分の療養に協力してくれる家族や友人の存在に気づき感謝の思いや幸せだと感じる者もいる．

このように病気に対する患者の思いは様々であり，罹病期間の長さや療養を支えてくれる周囲の人の存在の有無によっても異なる．そのため患者がどのように病気を受け止めているのかを把握することが重要となる．

（4）行動による調節に対する意欲の把握

血糖調節機能障害を補うための行動による調節は，長年培った生活習慣を変更することが必要となるため困難を伴うことが多い．したがって血糖調節機能障害を補うためには患者が行動による調整を行うことを決意し，意欲を持続することが必要となる．そのために患者の行動による調節に対する意欲の有無とその理由，意欲の程度について把握する．行動による調節に対する意欲があるのかないのか，その理由を把握することで，行動による調節が行えるように援助するための糸口が見出しやすくなる．

（5）行動による調節の知識の把握

血糖調節機能障害を補うための行動による調節には，2型糖尿病の性質，病みの軌跡，血糖調節機能障害を補うことに寄与する食事，運動，日常生活リズムなど行動による調節に関する知識が必要となる．これらの知識は患者が本やマスメディアなどを活用して自分で学習している場合も多い．また，医療機関や保健所などで行動による調節に関する知識を教育されて

いる場合もある．あるいは家族，友人，患者同士による情報交換から取得している場合もある．このように患者がすでに学習している糖尿病の知識，体験から得ている知識，患者の血糖調節機能障害を補うために必要とされる行動による調節に関する知識などを把握することが大切である．

（6）行動による調節の実行度の把握

知識や意欲があっても行動による調節を実行しなければ身体の血糖調節機能障害は悪化する．そのため行動による調節の内容と実行度を具体的に確認することが必要である．

（7）行動による調節をサポートしてくれる家族，周囲の人の存在の把握

血糖調節機能障害を補うための食事療法や運動療法などの行動による調節は生涯必要であり，家族や周囲の人からのサポートが得られなければ孤独感や疎外感を感じる．また，家族と一緒に生活している場合には，食事や日常生活活動を家族と共に行っているために，患者は家族の日常生活習慣の影響を受けやすい．そのため家族や周囲の人から行動による調節へのサポートが得られると2型糖尿病患者は行動調節を継続しやすくなる．しかし，患者によっては自分の病名を他人に知られるのを嫌がる者もいる．すべての患者に自分の病気を他者に告げることを医療者が強要することはできない．しかし，できれば家族や周囲の人にも糖尿病に関する正しい知識をもってもらい，患者の行動による調節をサポートしてもらうと実行しやすくなる．家族や周囲の人からのサポートを得るためにも，患者のサポートの必要性に対する考えや病名を告げている相手の有無，サポートが得られる周囲の人の属性，サポート内容などについて把握する．

2）生じやすい看護上の問題

①糖尿病であることを受け入れられず，自己管理に取り組めない可能性がある．

②身体の血糖調節機能障害を補うために食事療法や運動療法などの行動による調節（自己管理）を生活に取り入れることが難しい．

③自覚症状が乏しいことにより自己管理，治療の継続が難しい．

④血糖調節が乱れることで全身に合併症が生じ，QOLを低下させる可能性がある．

⑤自己管理と本来の自己の目標や生活の折り合いがつかず，自己実現が果たしにくいと感じる可能性がある．

⑥自己管理を行うために社会生活でのつき合いの制限や孤立感を感じやすい．

3）目標と看護

（1）血糖調節機能障害を補うための食事療法，運動療法などの行動による調節（自己管理）を理解し，実行することで，よい血糖コントロールが得られるための援助

　よい血糖コントロールが得られるためには患者が正しく自分の病状を認識し，血糖調節機能障害を補うための食事療法，運動療法などの行動による調節（自己管理）の必要性を理解することが必要である．そのうえで患者に適した食事療法や，運動療法の実行方法を患者と話し合いながら見出していく．診断されたばかりの患者であれば，知識がないので自分に適した自己管理方法といっても，どのような方法がよいのか考えることができない．そのような患者の場合には，患者の理解力，学習パターン，学習ペースに合わせて食事療法や運動療法など自己管理方法に関する基礎知識を説明する必要がある．

　食事については栄養士による栄養指導が行われる場合も多い．看護師は毎日の生活のなかで生じる食事療法への疑問や血糖コントロールの状態から，食事療法への振り返りを患者に問いかけ，患者が自分で血糖コントロールと食事療法の内容を照らし合わせて，どのように食事による行動調節をすると血糖コントロールが安定し，かつ自分の楽しみとなる食事も実現することができるのかを考えていけるように働きかけていく．それには時間がかかる場合もあり，患者によっては努力しても，よい血糖コントロールの結果が得られないことに不満や無力感を感じ，食事療法を実行することに意味を見出せなくなる者もいる．看護師は，血糖コントロールの結果だけで判断するのではなく，血糖コントロールや糖尿病をもちながら生活することへの患者の考え，実行しようとしていること，努力していることなど，自己管理に取り組んでいるプロセスにも目を向け，患者の努力を認め励ましていくことが大切である．

　また，患者ができないこと，失敗したことに対して批判するのではなく，できなかった理由や失敗した理由，そのことに対する患者の思いや考えを聴き，患者の理解に努めることが必要である．なぜならば患者の生活を一番知るのは患者自身であることから，信頼関係なくしては患者の療養をサポートしていくことはできない．患者のことを知ろうとする看護師の姿勢やかかわりにより，患者と看護師の間で安心して何でも話せる信頼関係を築くことができるのである．具体的な食事療法，運動療法に伴う看護については第3章「血糖調節機能障害の検査・治療に伴う看護」を参照されたい．

　食事療法や運動療法などの行動による調節を実行するにあたり，家族の

協力が得られると実行しやすくなるので，必要に応じて家族に対しても病気，治療，自己管理方法についての正しい知識を提供していく．また，自己管理を行う患者に対する家族の思いは様々である．患者が家族の意図を汲み，家族の協力に感謝している場合はうまくいくことが多いが，そうでない場合には家族が自己管理を勧めても，患者は消極的であったり，反対に家族の干渉が患者の怒りの対象になるなど，必ずしも患者と家族がいつもうまく自己管理を共同して担うことができるとはかぎらない．そのような場合には，看護師は家族の思い，患者の思いの両方を確認して調整することが必要となる場合もある．

(2) 自己管理，治療の継続をすることで合併症を予防するための援助

血糖コントロールを良好に保つためには，自己管理と治療の継続が不可欠である．しかし，血糖調節機能障害による症状は，自覚症状に乏しいために治療を中断する患者も多い．高血糖が長期間続くと網膜，腎臓，神経に細小血管障害や，心筋梗塞，脳卒中，下肢閉塞性動脈硬化症など大血管障害や潰瘍，壊疽など糖尿病足病変が生じるリスクが高くなる．また，足の小さな傷や白癬などからも潰瘍，壊疽などの足病変が生じやすい．これらの合併症は患者のQOLを低下させる要因となる．治療に対して消極的な患者であっても，合併症によるQOLの低下を心底望む者はいない．それゆえ患者には長期間血糖コントロールが不良である場合の身体の変化について話し，自己管理と治療の継続，足の手入れの方法について説明することが必要である．足の手入れについて図4-1に示した．

(3) 糖尿病と自己との折り合いがつき，自己実現ができるための援助

患者は糖尿病と診断されると様々な気持ちを抱く．そのために自覚症状が強く現れない場合には糖尿病であることを否認し，血糖調節機能が正常であったときと同じように振舞う患者もいる．糖尿病と自己との折り合いをつけるためには糖尿病を患者自身が受容する必要がある．しかし，糖尿病と診断されてすぐに受容するというのは難しい．また，患者に受容の強要もできない．看護師は，糖尿病であっても自分らしく生活し，自己実現を果たすことができることに気づけるように，糖尿病であっても本来の患者と変わりはなく，うまく自己管理を行えば血糖調節機能障害のない人と同様に健康的でいられることなどを伝え，少しずつ受容が進むような働きかけが必要である．

また，患者によって果たしたい自己実現の内容は異なり，ある者は職場や家庭での役割に関する内容であり，ある者は長年培ってきた目標であることもある．看護師は，患者が自己実現を果たすために，血糖調節機能障

図4-1 ● フットケアの方法

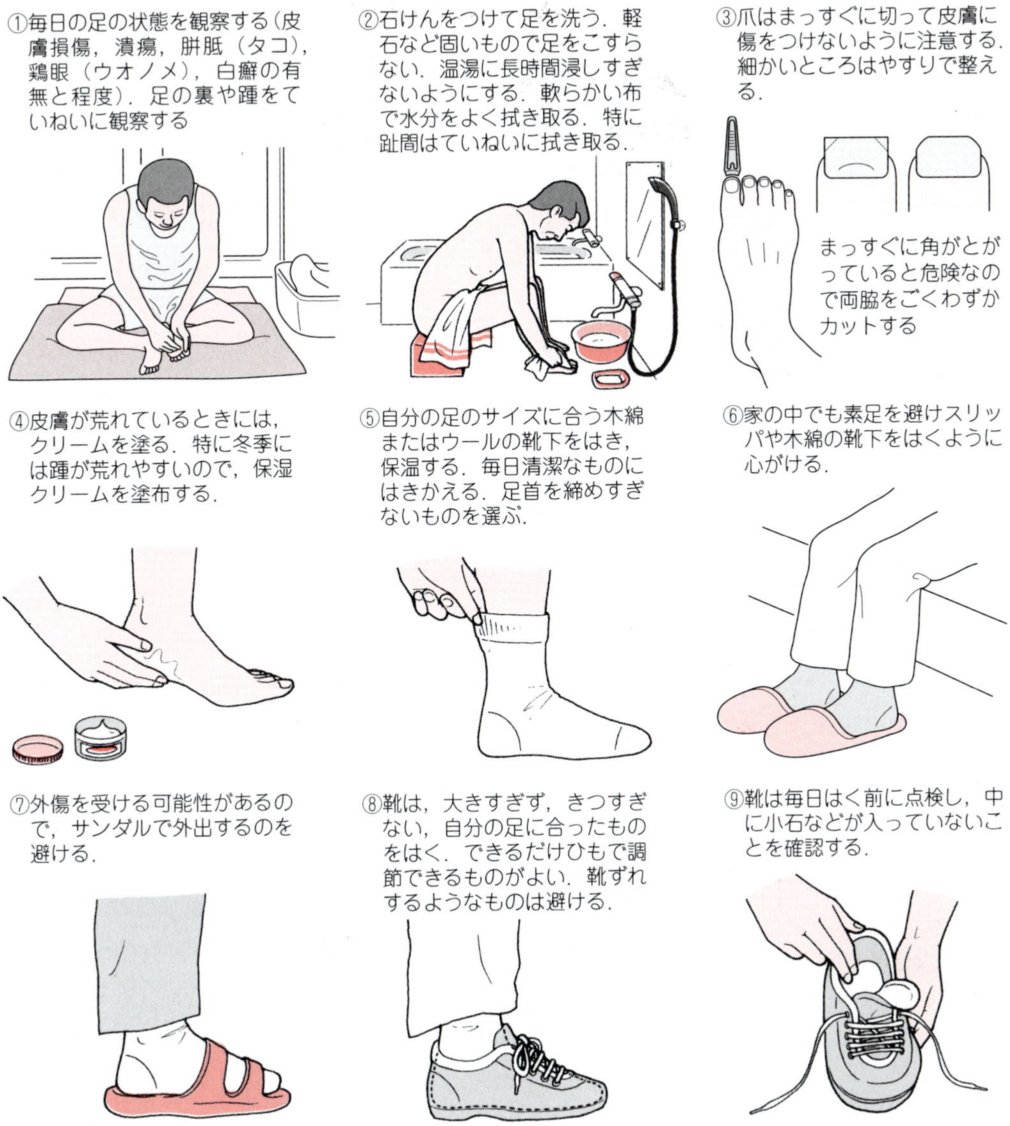

① 毎日の足の状態を観察する（皮膚損傷，潰瘍，胼胝（タコ），鶏眼（ウオノメ），白癬の有無と程度）．足の裏や踵をていねいに観察する

② 石けんをつけて足を洗う．軽石など固いもので足をこすらない．温湯に長時間浸しすぎないようにする．軟らかい布で水分をよく拭き取る．特に趾間はていねいに拭き取る．

③ 爪はまっすぐに切って皮膚に傷をつけないように注意する．細かいところはやすりで整える．

まっすぐに角がとがっていると危険なので両脇をごくわずかカットする

④ 皮膚が荒れているときには，クリームを塗る．特に冬季には踵が荒れやすいので，保湿クリームを塗布する．

⑤ 自分の足のサイズに合う木綿またはウールの靴下をはき，保温する．毎日清潔なものにはきかえる．足首を締めすぎないものを選ぶ．

⑥ 家の中でも素足を避けスリッパや木綿の靴下をはくように心がける．

⑦ 外傷を受ける可能性があるので，サンダルで外出するのを避ける．

⑧ 靴は，大きすぎず，きつすぎない，自分の足に合ったものをはく．できるだけひもで調節できるものがよい．靴ずれするようなものは避ける．

⑨ 靴は毎日はく前に点検し，中に小石などが入っていないことを確認する．

害を自己の行動による調節により補い，合併症を起こさずにいられるように，患者が自己管理に取り組むことに意味を見出せるように援助する必要がある．患者が糖尿病である自己との折り合いをつけられるように，一人ひとりの患者に適した食事や運動などの自己管理の方法を患者が理解し，実行できるような援助が必要である．

B 1型糖尿病（血糖調節機能障害）患者の看護

1型糖尿病とは膵臓にあるβ細胞の破壊によりインスリンの分泌ができないため，絶対的なインスリン欠乏が生じ血糖調節機能障害となる疾患である．そのため1型糖尿病患者は体外からインスリンを補充することが必要となる．1型糖尿病では，体内でインスリンが欠乏していることから血糖調節が不良となり，高血糖になると糖尿病性ケトアシドーシスに陥りやすい．

1型糖尿病の発症は若年者に多く，家族関係，交友関係，進路，就職，恋愛，結婚，出産など発達課題上の問題を多く抱え，悩みや不安も抱きやすい．そのため医療者だけではなく，家族や同病者との交流などをとおして発達課題上の問題を解決する糸口を患者が見出しながら療養を続けることが大切となる．

1）アセスメントの視点と情報収集

1型糖尿病患者のアセスメントの視点は，2型糖尿病患者の「アセスメントの視点と情報収集」と重なるところがある．さらに1型糖尿病であることやインスリン療法をしていることから，必要なアセスメントの視点としては，(1)使用しているインスリン製剤の種類と作用動態，(2)患者のインスリン注射手技と部位，(3)自己血糖測定の手技と結果の活用，(4)低血糖の予防と対処，(5)シックデイの対処を把握することである．

(1) 使用しているインスリン製剤の種類と作用動態

1型糖尿病では，自己の膵臓からのインスリン分泌が絶対的に不足しているため，生命の維持のためにインスリン注射が不可欠となる．そのためにインスリン基礎分泌に相当する持効型インスリンまたは中間型インスリンとインスリン追加分泌に相当する超速効型インスリンまたは速効型インスリンを食前に投与する．あるいは基礎分泌と追加分泌を組み合わせた混合型インスリンを投与している場合もある．

投与回数は1日2～4回であり，持続皮下注入器を使用して24時間投与する場合もある．このため患者に投与されているインスリンの種類と作用動態を把握する必要がある．インスリンの作用動態と患者の生活スタイルを比較して，安全に安心してインスリンが使用できるように低血糖が起こりやすい時間帯などを確認するとよい．

(2) 患者のインスリン注射手技と部位

患者は1型糖尿病と診断されると，まず最初にインスリン自己注射について，正しい注射方法を医療者より説明される．しかし長期間，注射して

いるうちに簡便性や手順忘れから自己流の打ち方に変化していることが多い．そのためインスリンの取り扱い，注射手技を正しく理解し，実行できているかを適宜確認する必要がある．

注射部位は，脂肪組織の萎縮や硬結を予防するため原則的には注射のたびに2～3cmずつずらして行う．患者のなかには打ちやすいという理由で無意識に毎回同一部位に注射している者も多く，注射部位の状態を時々確認することが大切である．注射部位に脂肪組織の萎縮や硬結があればインスリンの吸収が悪くなり，血糖コントロールが乱れる原因となる．

(3) 自己血糖測定の手技と結果の活用

インスリン注射をしている場合には，血糖を把握するために，自己血糖測定を注射の前に行う場合が多い．また毎回，注射前に自己血糖測定を行わなくても週に何度か血糖の日内変動を把握するため，あるいは日常生活行動と血糖との関連を調べるために自己血糖測定を行う場合もある．血糖は採血量が少ないと値が低めに表示されることが多いため，正しく測定することが必要である．そのため自己血糖測定が確実に行えているか手技を確認する．また，穿刺部位の状態も確認する．同一部位ばかりを穿刺していると肥厚している場合がある．

最近では指先ではなく手掌や前腕で穿刺することも可能となり，穿刺時の痛みが緩和されてきている．穿刺に伴う痛みの感じ方や指先に傷ができないほうがよい職業か否かなどを確認し，患者に適した穿刺部位を選択できているか確認するとよい．

血糖を測定することで患者は空腹時や随時血糖の値を知ることができるが，その結果をどのように解釈し，自己管理に活用しているかを把握する必要がある．

(4) 低血糖の予防と対処

インスリンを投与されている患者は低血糖を起こす危険がある．

そのため低血糖を予防するための方法と対処について理解し，実行できているかを把握する．また低血糖の体験の有無を確認し，低血糖の症状とそのときの血糖値，そのときの対処方法，血糖値の回復の仕方などを確認する．

(5) シックデイの対処

糖尿病患者が治療中に発熱などの感染症状による身体的ストレスを受けたり，消化器疾患などに罹患し，下痢，嘔吐，食欲不振で食事ができず水分や栄養素を摂取できない場合などをシックデイという．このような場合には，インスリンを使用している患者は低血糖や高血糖を起こすことが多い．高血糖の期間が持続すると糖尿病性ケトアシドーシスを生じ，糖尿病昏睡となり生命の危機に陥る場合もある．糖尿病性ケトアシドーシスを未

然に防ぐためにも，患者にシックデイの対処の知識や体験の有無を確認することが大切である．

2）生じやすい看護上の問題

①発達課題上の問題により，人生の岐路に立つ際に病気であることが障壁となり，自己実現が果たしにくい．
②様々な要因により血糖が影響されるため，思うように血糖コントロールができない．
③インスリン欠乏状態となり，糖尿病性ケトアシドーシスになりやすい．

3）目標と看護

(1) 糖尿病を受容し，自己と病気との折り合いをつけ，自己実現ができるための援助

2型糖尿病患者の看護の項でも触れたが，糖尿病を受容し，自己と病気との折り合いをつけ，自己実現ができることは血糖調節機能障害をもつ患者にとって重要なことである．特に1型糖尿病患者では，発症が若年であることが多く，家族関係，交友関係，進路，就職，恋愛，結婚，出産など発達課題上の問題を多く抱え，悩みや不安をも抱きやすい．また，病気の自分を理解して相談にのってくれる相手が身近にいないことも多いため，医療者は患者の抱える悩みを傾聴することはもちろんであるが，同年代の同病者との交流をもてるように患者会を紹介したり，その患者と状況が似ているモデルとなれそうな患者と交流がもてるように調整する役割を果たすことも大切である．

(2) 血糖コントロールに必要な知識と技術を獲得し，自分らしく自己管理を継続できるための援助

1型糖尿病患者の場合，自己管理は食事療法とインスリンによる薬物療法が中心となる．また，薬物療法は生活リズムとも関係が深い．インスリンによる具体的な治療に伴う看護については第3章「血糖調節機能障害の検査・治療に伴う看護」を参照されたい．特に1型糖尿病患者では，自己血糖測定の結果を活用しながら，自己の血糖パターンをつかみ，生活調整することができるように援助する．

(3) 低血糖の予防と対処，シックデイへの対処など緊急事態への対応ができるための援助

血糖に対する対処と予防についても知識をもち，実行できることが求められる．

低血糖の予防と対処に関する知識や実行していること，体験を確認する．

表4-1●シックデイ対処法の指導

1. シックデイのときには必ず主治医に連絡し指示を受けるよう指導する．また緊急時に連絡する病院などの電話番号を教えておく．
2. 薬物，特にインスリン注射は勝手に中断せず，必ず電話などで指示を受ける．
3. 高血糖状態になりやすい場合は，排尿ごとに尿中ケトン体を自己チェックさせる．
4. SMBG指導すみの場合で，かつ速効型インスリン注射を使用している場合は，3時間ごとに自己血糖測定をして，その値が200mg/dl以上のときは，速効型インスリン2単位を追加する．
5. 低血糖症状とその対策を繰り返し指導しておく．

出典／渥美義仁，門脇孝編：糖尿病療養指導ハンドブック，南江堂，2002．

詳しくは第2章-B「低血糖」の看護を参照されたい．また，シックデイの対処について知識がなければ，対処方法について**表4-1**に示した内容を説明する．

身体防御機能障害をもつ成人の看護

第1章　身体防御機能障害と日常生活　　243

① 身体防御機能とその役割────244
② 身体防御機能とその障害────246
③ 身体防御機能障害と生命・生活────265

第2章　身体防御機能障害の把握と看護　　269

① 1次バリア障害────270
② 2次バリア（免疫機能）障害────286
③ サポート機能障害────304

第3章　身体防御機能障害の検査・治療に伴う看護　　309

① 身体防御機能の検査に伴う看護────310
② 身体防御機能障害の治療に伴う看護────323

第4章　身体防御機能障害をもつ患者の看護　　355

① 1次バリア障害をもつ患者の看護────356
② 2次バリア障害をもつ患者の看護────362
③ サポート機能障害をもつ患者の看護────392

第1章

身体防御機能障害と日常生活

1 身体防御機能とその役割

A 身体防御機能とは何か

　人を取り巻く環境には様々なものがある．その環境のなかには人に障害を与えるものが数多くあるが，人にはその障害を生体に侵入させないようにしたり，万が一入ってしまってもそれを排除し自己を守る機能が備わっている．また，生体内で発生した異物や老廃物に対してもそれを排除する機能をもっている．これが身体防御機能である．

　身体防御機能は1次バリア，2次バリア，サポート機能の3つに分けて考えることができる（図1-1）．

（1）1次バリア

　1次バリアは，身体のすべてを覆っている皮膚と粘膜が担っており，被覆，遮光，感染防御の働きがある．被覆は膜という物理的な壁で内部環境を覆う機能で，外部環境からの異物の侵入を防いでいる．また，人間の身体の60％は水で構成されており，細胞や組織が生命活動をしている．大気の乾燥から，内部の水分を奪われないようバリアの働きをしている．遮光は，皮膚のメラニン細胞などで紫外線から細胞の損傷を防ぐ機能である．抗菌は皮膚・粘膜上の常在菌や分泌物質で外部環境から身体の内部環境を守る機能である．また，危険を回避するために皮膚にある神経終末によって外部刺激を知覚して脳に伝達している．

（2）2次バリア

　2次バリアは，白血球とたんぱく質による免疫反応であり，それには自己と非自己を識別して非自己を排除し自己を守る働きがある．1次バリアを突破して侵入してきた微生物や，自己のなかで変性した癌細胞や老廃組織やほかの個体の細胞から免疫の力で防衛している．

（3）サポート機能

　サポート機能は，1次バリア，2次バリアが正常に働くようにサポートするもので，肝細胞による解毒と血小板，血管壁，凝固因子，線溶系による止血の働きがある．1次バリアの被覆の機能が破れると，そこから血液が流出してしまう．2次バリアの免疫反応も血液によって行われているものなので，その機能を失ってしまう．1次バリアが破綻したときに止血によって血液の喪失を止め修復する．

　また，免疫反応では捕えられない低分子の侵入物質については，肝細胞の酵素の働きで解毒をして防御している．

図1-1 ● 身体防御機能

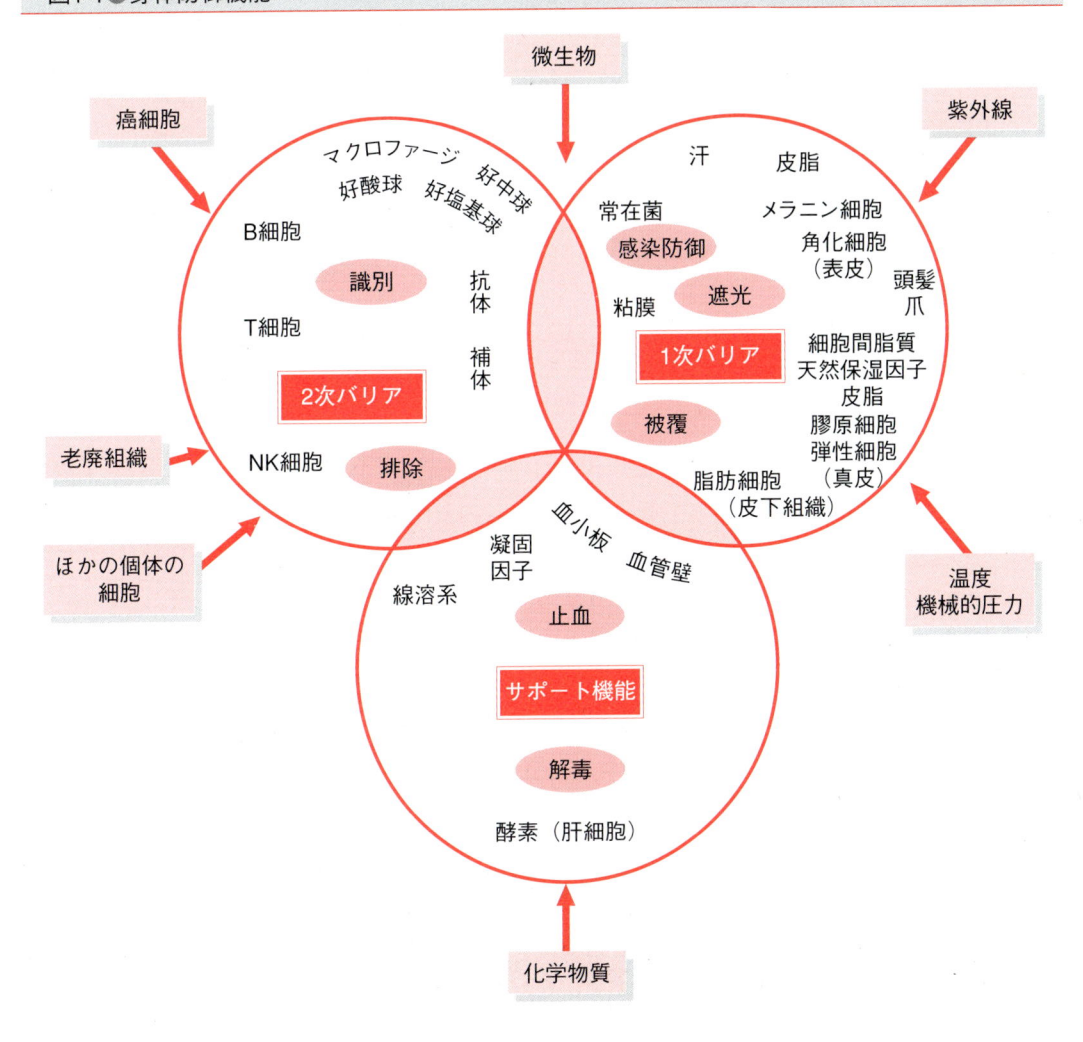

癌細胞

微生物

紫外線

マクロファージ　好中球
好酸球　好塩基球
B細胞
　　　識別　　抗体
T細胞　　　　　補体
　　　2次バリア
NK細胞　　排除

汗　　皮脂
常在菌　　メラニン細胞
　感染防御　角化細胞
　　　　　　（表皮）
粘膜　遮光　　　頭髪
　　　　　　　　爪
　　　　　細胞間脂質
　1次バリア　天然保湿因子
　　　　　　皮脂
　被覆　　　膠原細胞
　　　　　　弾性細胞
　　　脂肪細胞（真皮）
　　　（皮下組織）

老廃組織

ほかの個体の細胞

血小板　血管壁
凝固因子
線溶系　　止血

サポート機能

解毒

酵素（肝細胞）

化学物質

温度
機械的圧力

B 身体防御機能と生命・生活

　人の身体防御機能は，単独で機能するのではなく，身体のそのほかの機能，セルフケア行動，社会システムと連携している（図1-2）．
　身体防御が正常に機能するためにはまず，担い手に栄養が必要で，さらにその栄養を運ぶ循環機能も必要である．免疫反応や解毒作用で出現した不用物を排泄する機能も大切である．
　セルフケア行動には，身を守るために危険を察知し回避できる能力や，より安全で快適な生活を送るために病気などに対する予防行動ができる能力，また，精神的ストレスへの対処能力などが必要になる．
　人の安全を守る社会システムとしては，地方自治体，国，WHOなど，

1 身体防御機能とその役割　245

図1-2● 身体防御機能のシステム

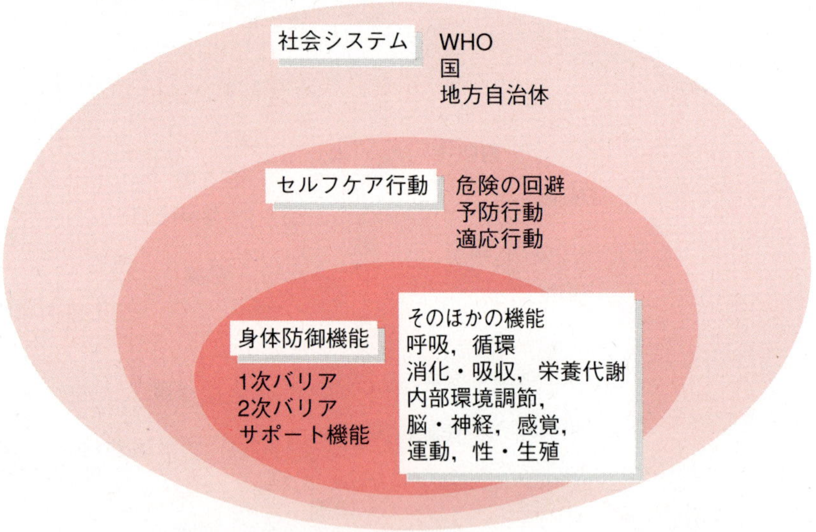

社会システム：WHO／国／地方自治体
セルフケア行動：危険の回避／予防行動／適応行動
身体防御機能：1次バリア／2次バリア／サポート機能
そのほかの機能：呼吸，循環／消化・吸収，栄養代謝／内部環境調節，脳・神経，感覚，運動，性・生殖

それぞれのレベルで人々の安全と健康を守るための感染症の予防や公衆衛生，化学物質の規制，自然環境保全，労働環境の整備，安全な水・食物の確保，交通ルールなどのシステムができている．

2 身体防御機能とその障害

A 1次バリアとその障害

1次バリアは，その働きから3つに分けられる．
① **被覆**：内部環境を覆い，微生物，化学物質，温度，機械的圧力などの侵入を防ぐ．
② **遮光**：紫外線を反射・吸収・散乱して内部環境を守る．
③ **感染防御**：病原微生物の侵入や繁殖を常在菌や分泌物が抑え内部環境を守る．

これらの機能の担い手は，皮膚とその付属器・粘膜である（図1-3，4）．

1　1次バリアの担い手

1）皮膚とその付属器および粘膜による被覆

皮膚の被覆の担い手は，表皮の角化細胞，細胞間脂質，皮脂，天然保湿

図1-3 ● 皮膚と付属器の身体防御機能

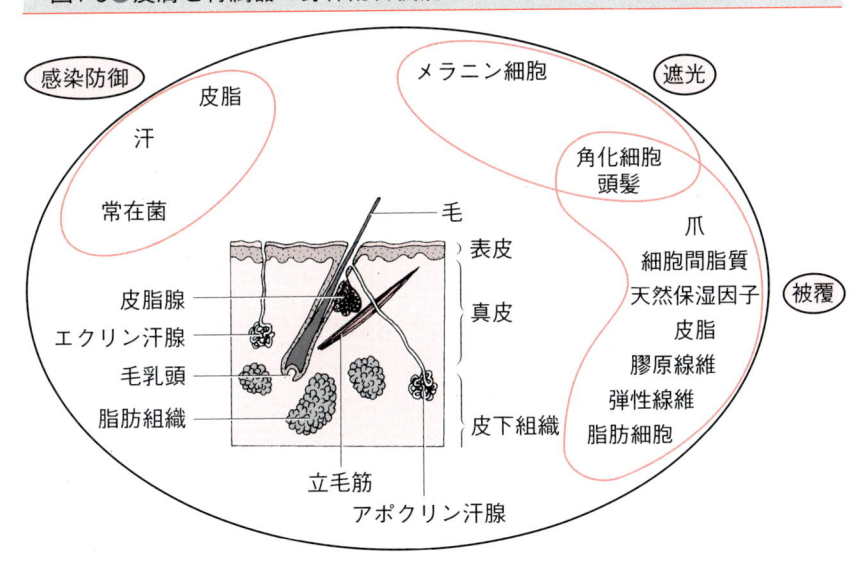

（感染防御）
- 皮脂
- 汗
- 常在菌

（遮光）
- メラニン細胞

（被覆）
- 角化細胞
- 頭髪
- 爪
- 細胞間脂質
- 天然保湿因子
- 皮脂
- 膠原線維
- 弾性線維
- 脂肪細胞

構造：毛、表皮、真皮、皮下組織、皮脂腺、エクリン汗腺、毛乳頭、脂肪組織、立毛筋、アポクリン汗腺

図1-4 ● 身体防御機能をもつ粘膜の部位

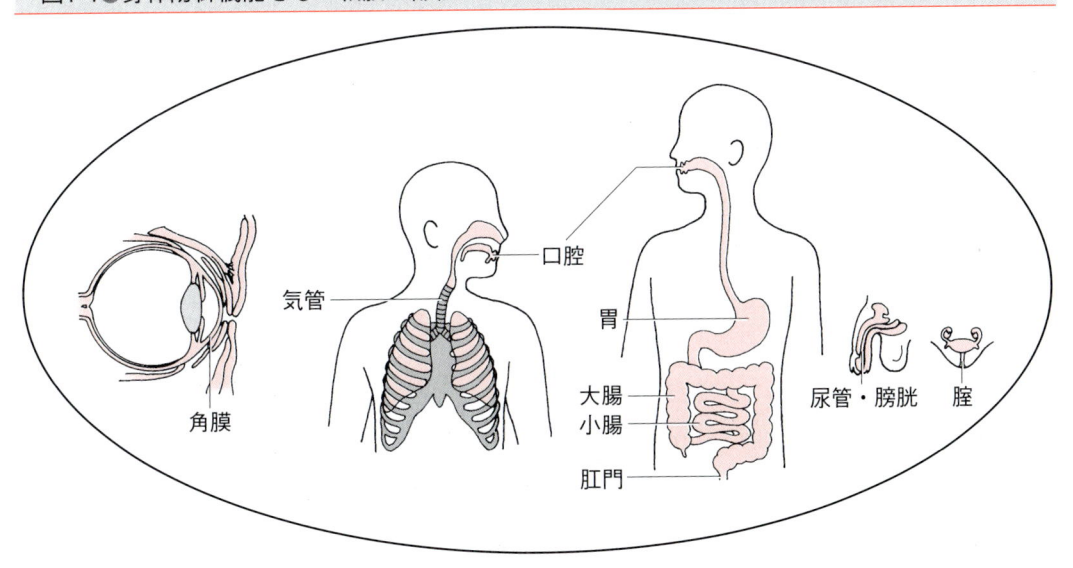

角膜、気管、口腔、胃、大腸、小腸、肛門、尿管・膀胱、腟

因子，真皮の膠原線維，弾性線維，皮下組織の脂肪細胞である．皮膚の付属器の被覆の担い手は，爪と頭髪である．

粘膜の被覆の担い手は，角膜，気管，口腔，消化管，泌尿器，生殖器の粘膜と，分泌される涙液などの物質である．

(1) 皮膚とその付属器による被覆

①皮膚の一番上は表皮であり，1次バリアの要である．表皮の角化細胞

は，弾力性と柔軟性で外部からの機械的圧力を緩衝し，熱の不良導体であるため，外部環境の温熱や寒冷から内部環境を守っている．角化細胞間を埋める細胞間脂質であるセラミドは化学物質や微生物の侵入を阻止している．さらに，角質部分には天然保湿因子があるので水分保持が可能である．この角化細胞は基底細胞から分裂をして約45日で垢として体外へ脱落する．このように古い細胞と新しい細胞が入れ替わることによって機能が維持されている．脂腺から分泌される皮脂は，皮膚の表面で皮脂膜となり水分の蒸発を防ぎ皮膚を潤している．

　この表皮が正常に機能するためには特に，水分の補給とたんぱく質，ビタミンの補給が大切である．角化細胞への水分の補給は表皮からと，発汗により直接行われる．

②表皮の下は真皮である．大半を占める膠原線維（コラーゲン）や弾性線維（エラスチン）は皮膚の弾力性をつくっていて，緩衝の役割をもっている．

③真皮と筋膜との間に存在するのは皮下組織である．その中の脂肪細胞は，物理的な保温，外力の緩衝作用に働く．毛細血管は，皮膚の細胞をつくり機能させていくための栄養代謝・水分補給にかかわる．また，神経線維の終末である痛覚，触覚受容器により危険なものを感知し逃避の行動，反射を起こすことができる．

④皮膚の付属器である爪には，外圧から指先を守る役割がある．また，頭髪には外圧の緩衝作用がある．

（2）粘膜による被覆

粘膜は身体防御機能のほかに，外部環境との物質交換などその部位に合った様々な機能がある．そのため，物質交換などの働きを妨げないために皮膚ほど強固な上皮の形成はなく，粘液で表面を覆い保護している．

　粘膜は，眼球，気道，消化管，尿道，腟の内腔を覆って，外部環境からの物理的・化学的侵害，病原微生物の侵入を防いでいる．部位によって形態が異なる粘膜上皮（皮膚の表皮に相当），粘膜固有層（皮膚の真皮に相当），粘膜下組織（皮膚の皮下組織に相当）からなる．粘膜から分泌される粘液は湿潤の環境をつくり，含まれる酵素などには殺菌効果がある．

①眼球の角膜は刺激を受けると神経反射により瞬きを生じたり，涙液を分泌したりする．また，眼瞼の開閉による摩擦や乾燥から角膜を保護している．涙液は外眼角上部の眼窩内にある涙腺で産生され，リゾチーム（細菌溶解酵素）を含んでいる．

②鼻腔から気管支までの気道粘膜は，粘液を分泌し，細菌や粉塵などに付着し，線毛運動によって咽頭に押し出しその侵入を阻止している．最終的に粘液は肺に入ることなく吐き出されるか，飲み込まれて胃液

で消化される．
③口腔粘膜は下層に粘膜下組織，筋組織があって弾力性があり，咀嚼時の機械的圧力を受けても傷つきにくい．

　耳下腺，顎下腺，舌下腺で産生され分泌される唾液は，口腔内に熱いものが入ったときにその温度を下げる作用と，粘膜を傷つけずに食物を嚥下させる潤滑作用がある．また，唾液に含まれるリゾチームや抗体（IgA）には，細菌の増殖を阻止する作用がある．

④胃粘膜の副細胞で産生・分泌される粘液は，アルカリ性で粘稠度が高く胃壁をシートのように覆い，胃壁自体が胃液の酸や酵素によって傷害されるのを防いでいる．

⑤小腸粘膜は，絨毛により栄養素を吸収しやすい構造になっている．小腸でも粘液が分泌され，粘膜を保護している．大腸粘膜には絨毛はなく，多数の杯細胞が粘液を分泌する．この粘液は，糞便が移動する際に潤滑作用を発揮する．小腸・大腸粘膜は，食物の消化物や消化液より，苛酷な環境下にあるため，粘膜上皮は盛んに入れ替わり機能を維持している．

⑥尿道粘膜・腟粘膜は重層扁平上皮，尿管・膀胱は移行上皮からなり，尿道や腟の内部を保護している．

2）皮膚とその付属器による遮光

　表皮の角質細胞は，肥厚していることによって紫外線を散乱する役目を果たす．メラニン細胞はメラニン色素産生を亢進し，細胞核の上に集まる（褐〜黒色の色素沈着をして見える）ことによって遺伝子障害を防いでいる．また，紫外線により産生された活性酸素を消去する酵素や，酸化的傷害を防ぐ低分子抗酸化物質が存在する．その一方で，紫外線を受けて皮膚に存在するコレステロール誘導体からビタミンDを合成している．

　頭髪には紫外線の反射・吸収の役割がある．

3）皮膚とその付属器および粘膜による抗菌

　皮膚では常在菌と分泌される汗が抗菌の働きをもつ．粘膜では，常在菌と分泌される涙液や唾液が抗菌の働きをもつ（表1-1）．

（1）皮膚とその付属器による抗菌

①皮膚の表面に存在する種々の常在菌の働きは病原微生物の付着を妨げ，侵入を防ぐことである．常在菌は，宿主の防御機能により排除されることはなく，共生関係が成り立っている．正常な状態では，各菌種間にも一定の生態学的均衡関係が維持される．

②脂腺から分泌される皮脂は，皮膚の表面で皮脂膜となり遊離脂肪酸に

表1-1 ● 常在菌の構成

部位	よくみられる菌群	身体防御の働き
皮膚（角質層，毛嚢部）	表皮ブドウ球菌 プロピオニバクテリウム・アクネス αおよびβ-レンサ球菌 コリネバクテリウム ペプトストレプトコッカス	常在菌が皮脂の中性脂肪を加水分解し，遊離脂肪酸を生成する．その結果，皮表脂質膜の酸塩基平衡は酸性となり，病原微生物の定着を防いでいる．
口腔（唾液，歯肉溝など）	ペプトストレプトコッカス プレボテラ ペプトコッカス	殺菌物質を産生し，病原微生物の発育を阻止するとともに粘膜上皮への付着を防いでいる．
大腸	バクテロイデス ビフィズス菌 ユウバクテリウム クロストリジウム ペプトストレプトコッカス ペプトコッカス 大腸菌 腸球菌 乳酸杆菌 レンサ球菌 ブドウ球菌 ベーヨネラ	乳酸菌群は糖を分解して乳酸や酢酸を産生し，腸管内の酸塩基平衡を酸性にして，病原微生物の増殖を抑制し排除する．
腟	デーデルライン杆菌 ペプトストレプトコッカス ペプトコッカス ユウバクテリウム ビフィドバクテリウム	デーデルライン杆菌によりグリコーゲンが分解され腟内の酸塩基平衡は酸性となるため病原微生物の侵入，定着が阻害される（自浄作用）．

よって酸性に傾いて病原微生物の緩衝作用や殺菌作用を示す．汗腺にはエクリン汗腺とアポクリン汗腺があるが，1次バリアの役割があるのはエクリン汗腺である．エクリン汗腺は全身に分布し汗の分泌に関与する．汗は酸性であり病原微生物の増殖を防いでいる．熱刺激に対しては発汗し内部環境の調節をする働きもある．

③表皮のランゲルハンス細胞や，組織球，真皮の肥満細胞は2次バリア（免疫）の担い手として働く．

（2）粘膜による感染防御

①涙液は，角眼角上部の眼窩内にある涙腺で産生され，抗体やリゾチーム（細菌溶解酵素）を含み殺菌作用を示す．

②唾液は，リゾチームや抗体（IgA）を含み，病原微生物の増殖を阻止している．

③尿は尿道粘膜を洗い流し無菌状態を保っている．

④デーデルライン杆菌などは腟内を酸性に保ち，病原微生物の侵入・定着を阻止している．

2 | 1次バリア障害の要因

1）被覆障害の要因

被覆の障害は，外壁の役割をしている皮膚・粘膜が脆くなったり，弱くなった状態（脆弱），皮膚・粘膜が破綻し傷つき連続性がなくなった状態（断絶）である（図1-5）.

被覆が脆弱化すると，機械的外力や化学物質，病原微生物からの攻撃を防御する力が弱まり，容易に断絶する．断絶すると，内部環境が外部にさらされ易感染状態になる．断絶の面積が広いと体液の喪失により生命の危機に陥る.

被覆の障害を起こす原因には，全身の栄養障害，局所の血流障害，皮膚・粘膜の疾患，物理的・化学的外力がある.

全身の栄養障害を引き起こすものとして，摂取する栄養の不足と摂取した栄養の吸収不良，下痢などによる過剰喪失（栄養代謝の障害）などがある．皮膚・粘膜に必要な栄養素や水分が補給されないと角質層での保湿機能が低下し，脆弱化する．また，脂肪組織の減少で保温作用，外力の緩衝作用も弱くなる.

局所の血流障害を引き起こすものには，皮膚・粘膜の過度の伸展・摩擦・圧迫，寒冷刺激，乾燥・湿潤，血管の閉塞などがある.

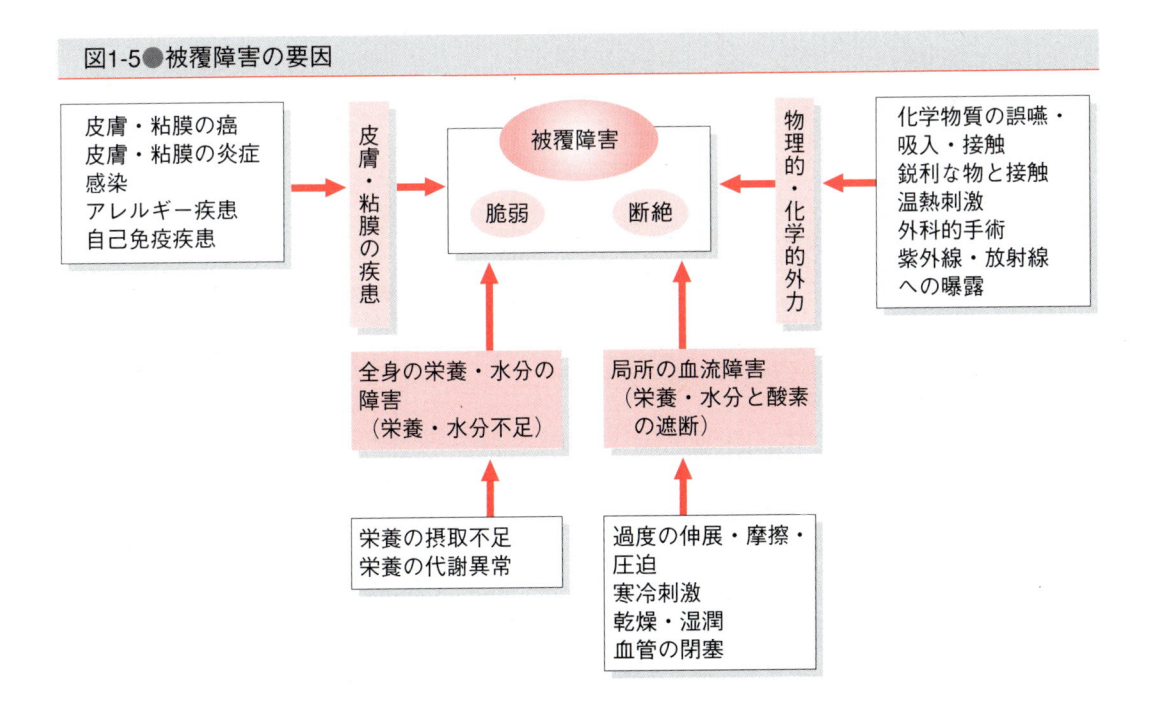

図1-5●被覆障害の要因

局所の血流障害は，血流が遮断された時間や刺激の強弱などにより，脆弱になるとき，脆弱から断絶に至るとき，直接断絶を引き起こすときがある．

　物理的・化学的外力によって，断絶が引き起こされる例に，化学物質の誤嚥・吸収・接触や鋭利な物による外傷，熱刺激による熱傷，外科手術，紫外線・放射線への曝露などがある．

　皮膚・粘膜の疾患で被覆の障害を引き起こすものには，癌，炎症，感染，アレルギー疾患，自己免疫疾患などがある．

2）遮光障害の要因

　遮光の障害は，紫外線から表皮細胞のDNAを保護するメラニン色素の減少や産生された活性酸素を消去する酵素の異常や欠損，光感作物質によって起こる（図1-6）．

　代謝異常・酵素欠損は，日光や紫外線の照射で炎症反応を引き起こす．ヘモグロビン合成過程で生じるポリフィリンは光毒性をもち，通常は便に排泄されるが，代謝異常があると皮膚に沈着し日光があたるとその沈着部分の皮膚に潰瘍を引き起こす．また，色素性乾皮症は破壊されたDNAを修復する酵素が欠損して起こる．白皮症はメラニン産生に必要な酵素が減

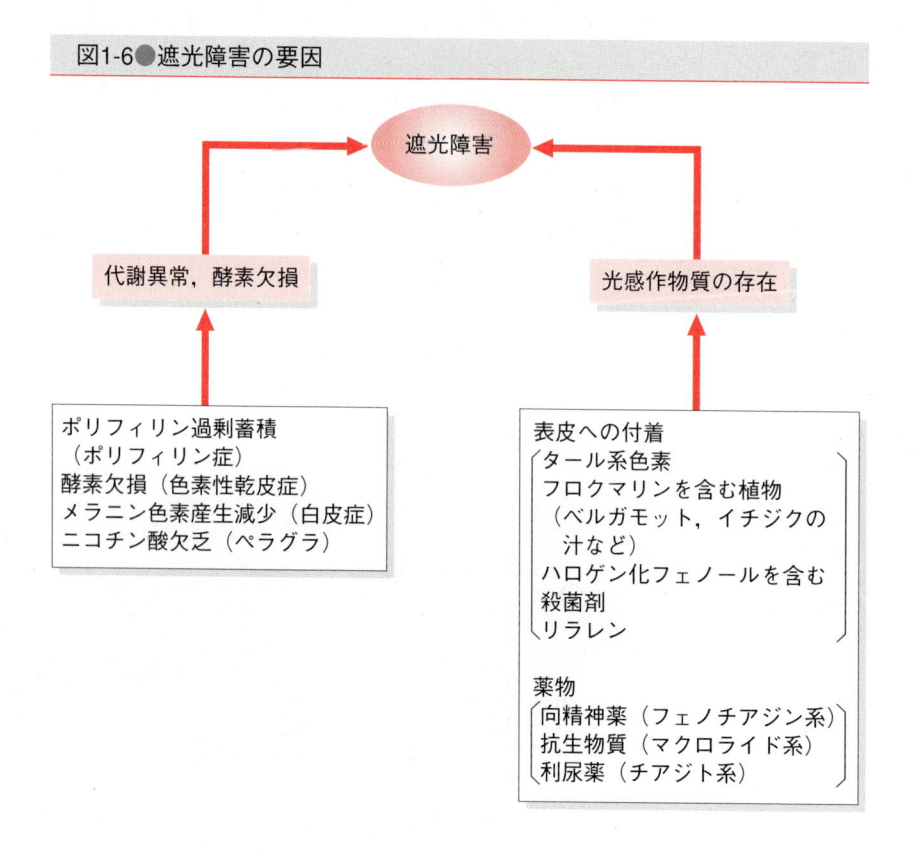

図1-6● 遮光障害の要因

```
                    遮光障害
                   ↗        ↖
        代謝異常, 酵素欠損      光感作物質の存在
              ↑                    ↑
    ┌──────────────────┐   ┌──────────────────────┐
    │ ポリフィリン過剰蓄積  │   │ 表皮への付着            │
    │  （ポリフィリン症）   │   │  タール系色素           │
    │ 酵素欠損（色素性乾皮症）│  │  フロクマリンを含む植物  │
    │ メラニン色素産生減少  │   │   （ベルガモット，イチジクの│
    │  （白皮症）          │   │    汁など）            │
    │ ニコチン酸欠乏（ペラグラ）│ │  ハロゲン化フェノールを含む│
    └──────────────────┘   │   殺菌剤               │
                           │  リラレン               │
                           │                        │
                           │ 薬物                    │
                           │  向精神薬（フェノチアジン系）│
                           │  抗生物質（マクロライド系） │
                           │  利尿薬（チアジト系）     │
                           └──────────────────────┘
```

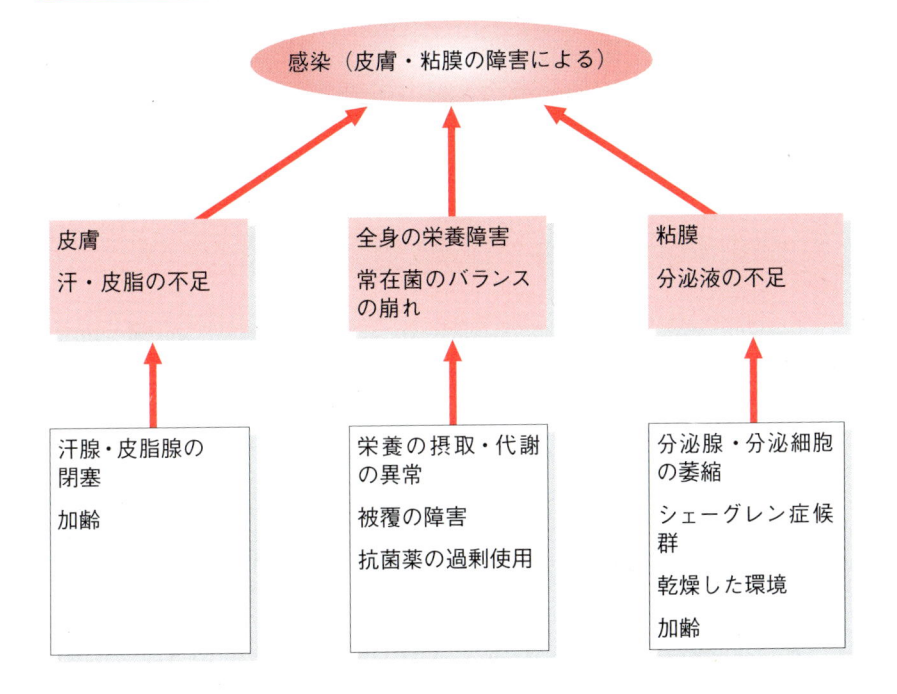

図1-7 ● 感染（皮膚・粘膜の障害による）の要因

```
                    感染（皮膚・粘膜の障害による）
                    ↑           ↑           ↑
            ┌───────────┐ ┌───────────┐ ┌───────────┐
            │ 皮膚       │ │全身の栄養障害│ │ 粘膜       │
            │ 汗・皮脂の  │ │常在菌のバラ │ │ 分泌液の   │
            │ 不足       │ │ンスの崩れ   │ │ 不足       │
            └───────────┘ └───────────┘ └───────────┘
                 ↑             ↑             ↑
            ┌─────────┐  ┌─────────┐  ┌─────────┐
            │汗腺・皮脂腺│  │栄養の摂取・│  │分泌腺・分泌│
            │の閉塞     │  │代謝の異常 │  │細胞の萎縮 │
            │          │  │          │  │          │
            │加齢      │  │被覆の障害 │  │シェーグレン│
            │          │  │          │  │症候群     │
            │          │  │抗菌薬の過 │  │          │
            │          │  │剰使用    │  │乾燥した環境│
            │          │  │          │  │          │
            │          │  │          │  │加齢      │
            └─────────┘  └─────────┘  └─────────┘
```

少して起こる．ペラグラはニコチン酸の欠乏による．

表皮に付着する物質や，使用される薬物に光感作物質があると日焼けを促進・増強する．また，タール系色素の長期間の反復付着は表皮癌を引き起こす．

3）感染（皮膚・粘膜の障害による）の要因

感染（皮膚・粘膜の障害による）は，汗や皮脂，分泌液の不足，常在細菌のバランスの崩れ，全身の栄養障害で起こる（図1-7）．

感染（皮膚・粘膜の障害による）は皮膚では，汗腺・皮脂腺の閉塞などにより，汗・皮脂の分泌が不足することにより起こる．粘膜では，分泌腺・分泌細胞の萎縮やシェーグレン症候群，などにより分泌液が不足することで起こる．粘膜の粘液が乾燥してしまうことも，抗菌作用を低下させる．

共通の原因として，栄養の摂取・代謝の異常による全身の栄養障害がある．被覆の障害や抗菌薬の過剰使用により，常在菌や抗菌作用のある分泌物が存在できなくなることも考えられる．

B 2次バリア（免疫）とその障害

2次バリアとは，病原微生物が1次バリアを通過し，生体内に侵入した

り，生体内に癌細胞，老廃組織などが発生したときに働く．血液のなかの白血球とたんぱく質が役割を担って組織的に身体を守る免疫の機能である（図1-8）．2次バリアは粘膜上の抗体が働く局所免疫，マクロファージや好中球が中心の非特異的免疫，リンパ球が中心の特異的免疫がある．

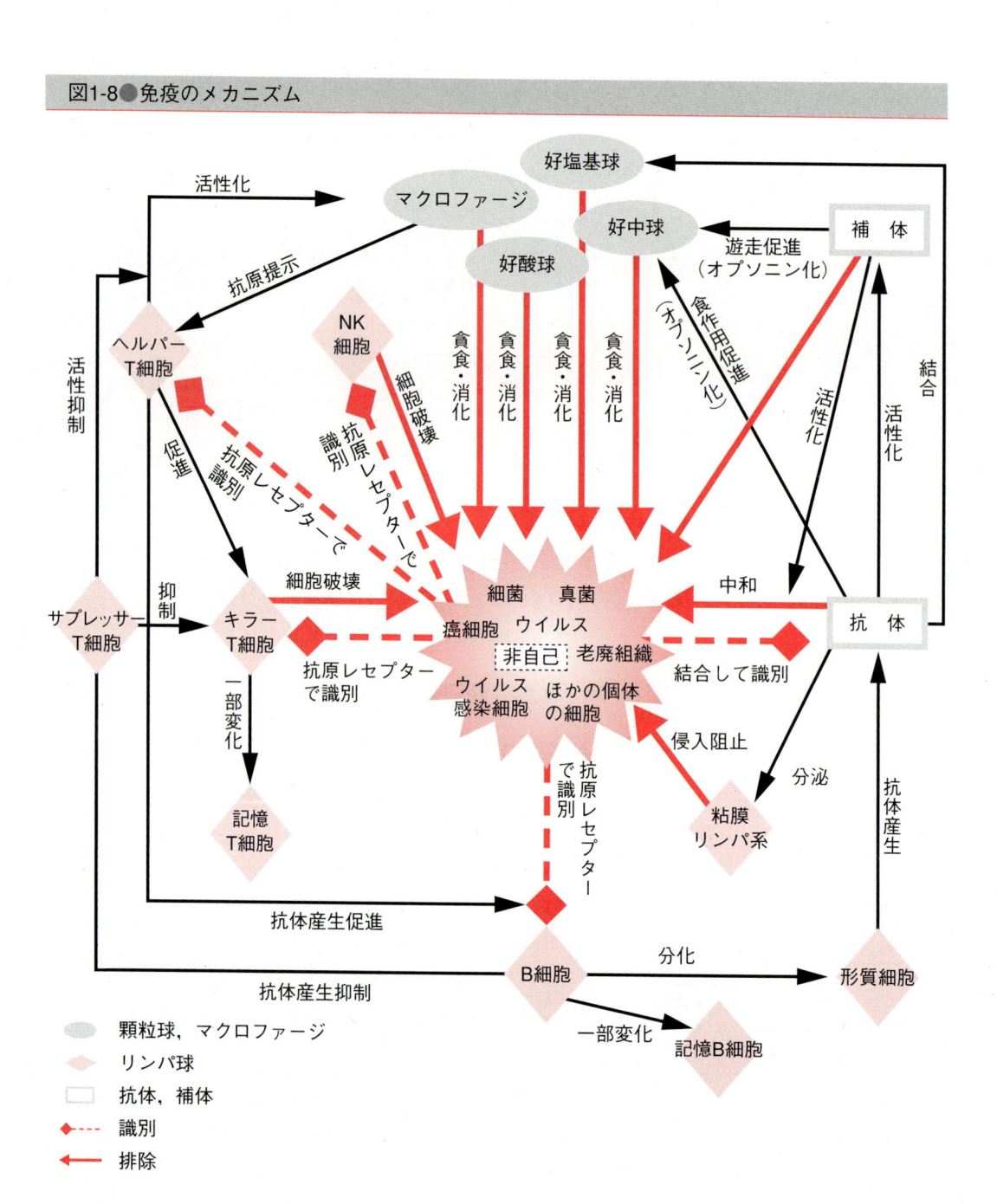

図1-8 ● 免疫のメカニズム

1 2次バリアの担い手

1) 免疫のメカニズム

　免疫の機能の過程は，排除する相手と自分とを正確に識別すること，識別した相手を処理して排除することの2つである．この排除すべき病原微生物や癌細胞や老廃組織やほかの個体の細胞などを「非自己」，守るべき自分自身の組織を「自己」という（図1-8）．

　非自己が侵入した病原微生物（ウイルス，細菌など）の場合と癌細胞や変性した自己細胞などの場合など，非自己の種類，性質，量と，自己の条件によって異なる．またリンパ球を中心とした特異免疫は非自己を正確に識別・排除ができるが，時間がかかるので，すぐにおおよその識別をし排除できるマクロファージや好中球などを中心とした非特異免疫が働くようになっている．

(1) 侵入阻止のための局所免疫：粘膜リンパ系

　1次バリアの被覆，抗菌の機能によって病原微生物の侵入を防いでいるが，粘膜は皮膚よりも角質の発達が悪く，病原微生物の侵入を受けやすい．そこで粘膜で働くリンパ球は，リンパ節や脾臓に存在するリンパ球と独立して独自のリンパ組織を形成している．

　粘膜で抗体と反応したリンパ球は，リンパの流れや血流に乗ってほかの粘膜や腺組織に移行する．そこでIgA抗体を産生し，再び粘膜に戻って分泌型IgAを含む粘液，唾液，涙液などを分泌する．

(2) 特異的免疫の担い手とプロセス：細菌などの侵入時

①細菌が侵入するとその抗原に対する抗原レセプター（抗体）を表面にもつB細胞が結合して細菌（非自己）を識別する．
②結合したB細胞が形質細胞に分化し，抗体を産生する．
③その抗体が細菌に結合し非自己である目印となり，好中球やマクロファージは貪食する．
④貪食したマクロファージは自分の主要組織適合抗原とともに貪食した非自己の特異的抗原を提示する．また，マクロファージは抗体や好中球で排除できない抵抗力の強い微生物（結核菌，らい菌，サルモネラなどの細菌，カンジダ，アスペルギルスなどの真菌，カリニ，マラリアなどの原虫）を貪食する．
⑤マクロファージが提示する特異的抗原をヘルパーT細胞が識別し，マクロファージの作用を増強する．

(3) 特異的免疫の担い手とプロセス：ほかの個体の細胞（輸血，移植片），変性した自己細胞（ウイルス感染細胞），癌細胞などの場合

キラーT細胞は自己と異なる主要組織適合抗原と結合することでほかの個体の細胞を認識し，排除する．

ウイルスは細胞に感染して自己複製をするので，ウイルス感染細胞ごと破壊し排除しなければならない．ウイルスに感染した細胞はウイルスが主要組織適合抗原のそばに分子を出すので，キラーT細胞がヘルパーT細胞の促進作用によって，破壊，排除する．

癌細胞の表面にも癌関連抗原が出現するので，キラーT細胞がヘルパーT細胞の促進作用により破壊し排除する．また，NK細胞はすぐに反応し，非特異的に癌細胞を攻撃する．

(4) 非特異的免疫の担い手とプロセス：原始的な識別と排除

リンパ球を中心とした特異的な免疫は正確に識別するが，排除するのに時間がかかる．そこで生体には識別の精度が低くても直ちに排除できる機構が自然に備わっており，これを非特異的免疫という．担い手はマクロファージや好中球，NK細胞，補体である．マクロファージや好中球は，抗体が細菌と結合しているときほど強くはないが，貪食，消化する．NK細胞，マクロファージ，補体は癌細胞やウイルス感染細胞などを破壊できる．

2）免疫の担い手（図1-9）

免疫の担い手は，抗体，補体，リンパ球，マクロファージ，好塩基球，好中球，好酸球である．

(1) 抗 体

抗体はIgG，IgM，IgA，IgE，IgDの5つに分けられている（図1-10）．

IgGは血漿中で最も多い抗体で，侵入した細菌やウイルスに取り付き，生体の細胞へ取り付く部分を覆ったり，変化させて侵入を阻止したり（中和），好中球が細菌を捕えやすくしている（オプソニン化）．また，補体を活性化し，補体は細菌膜を破壊するIgGは胎盤を通じて胎児に与えられる．

IgMは細菌やウイルスの侵入時にいちばん先につくられる抗体である．

IgAは粘液中に多く含まれていて，粘膜リンパ系の中で働いている．

IgEは皮膚，消化管，気道などに存在して肥満細胞や好塩基球と結合し，そこに抗原が結合するとヒスタミンなどを放出する．

IgDの機能は不明である．

(2) 補 体

補体は一種のたんぱく質で，抗体の働きを補うものである．補体は抗体により活性化され，前の成分が次の成分を活性化するという連鎖反応の形で活性化反応が進行し，機能を示すようになる（図1-11）．

(3) リンパ球（T細胞，B細胞）

リンパ球（T細胞，B細胞）は白血球の種類で，成人では白血球の約

図1-9●血液の構成成分の中の免疫の担い手

```
血液 ─┬─ 血漿 ─┬─ 水
      │        ├─ 無機塩基類
      │        └─ 有機物 ─┬─ 老廃物
      │                   ├─ 脂質
      │                   ├─ 糖質
      │                   └─ たんぱく質 ─┬─ アルブミン
      │                                  ├─ フィブリノゲン
      │                                  └─ グロブリン ─┬─ 抗体
      │                                                 └─ 補体
      │        担い手
      └─ 血球 ─┬─ 白血球 ─┬─ 顆粒球 ─┬─ 好塩基球
               │          │          ├─ 好中球
               │          │          └─ 好酸球
               │          ├─ 単球 ─── マクロファージ
               │          │          そのほかの単球-マクロファージ系の細胞
               │          │          ［組織球, ランゲルハンス細胞(皮膚),
               │          │           クッパー細胞(肝臓)］
               │          └─ リンパ球 ─┬─ T細胞 ─┬─ ヘルパーT細胞
               │                       │         ├─ サプレッサーT細胞
               │                       │         ├─ キラーT細胞
               │                       │         └─ 記憶T細胞
               │                       ├─ NK細胞
               │                       └─ B細胞 ─┬─ Bリンパ球
               │                                 ├─ 形質細胞
               │                                 └─ 記憶B細胞
               ├─ 赤血球
               └─ 血小板
```

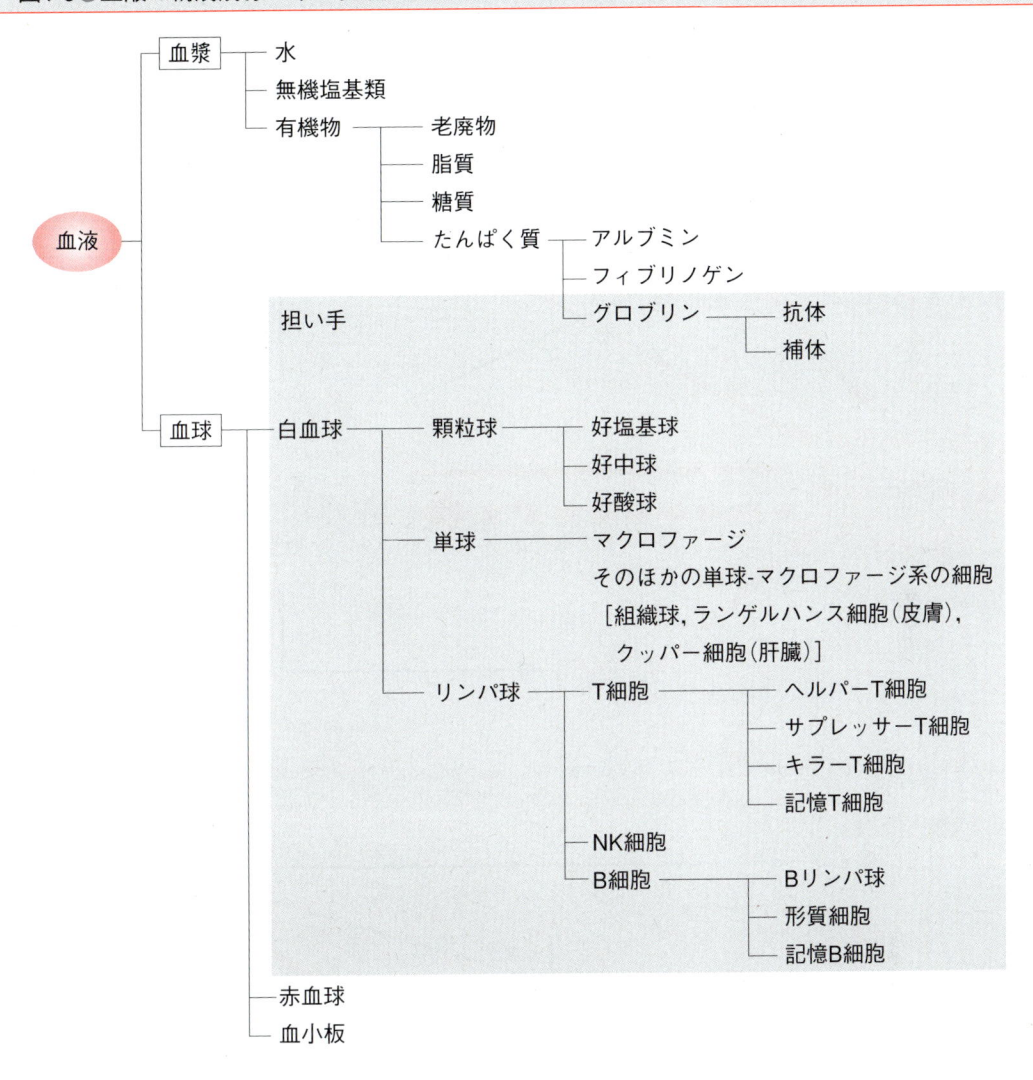

30%を占めていて，T細胞は非自己の識別と排除の機能をもつ．B細胞は非自己の識別の機能をもつ．リンパ球には，リンパ節・扁桃・脾臓などにじっとしているものと，リンパ節を離れて血液に乗って全身を巡り，再びリンパ節に戻ってくるものがある．

リンパ球も赤血球や血小板と同じように骨髄の造血幹細胞から分化する．抗体産生を目的として骨髄や脾臓，リンパ節などで分化したものはB細胞とよばれ，体液性免疫に関与している．胸腺で分化したものはT細胞とよばれ，抗体の関与なしに細胞性免疫を営む．

① T 細 胞

T細胞は主に3つの機能をもっている．

1つは，ほかの個体の細胞，ウイルス感染細胞，腫瘍細胞を破壊するこ

図1-10 ● 免疫グロブリンの種類と働き

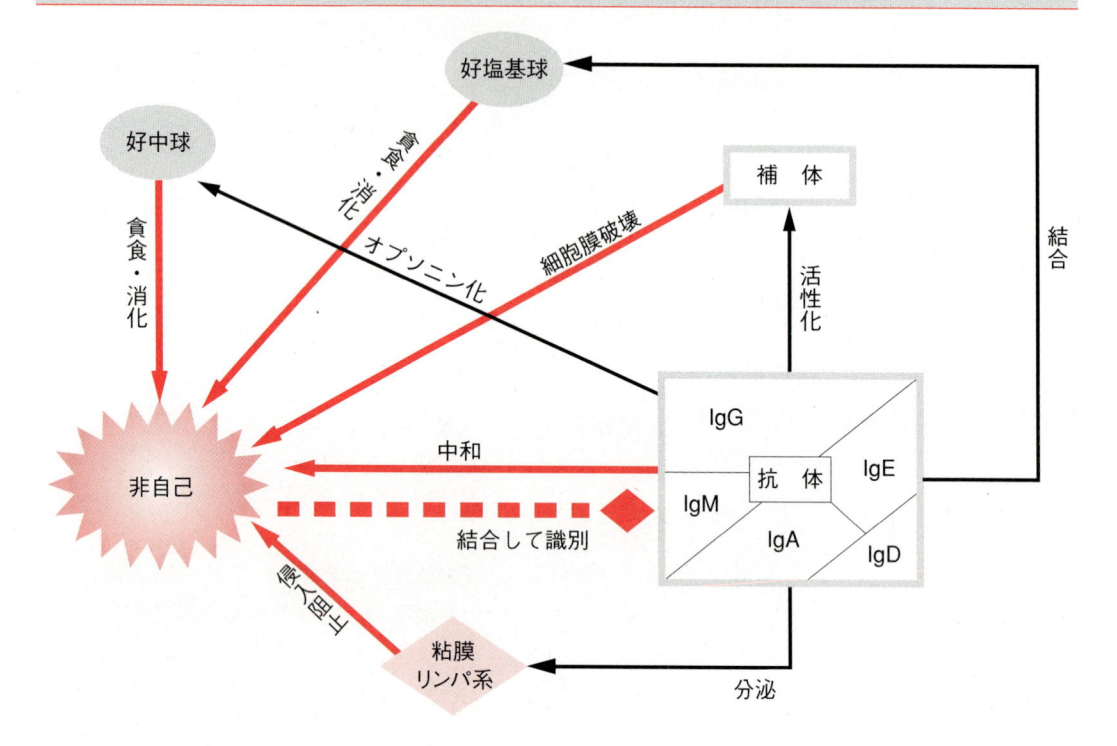

図1-11 ● 補体の働き

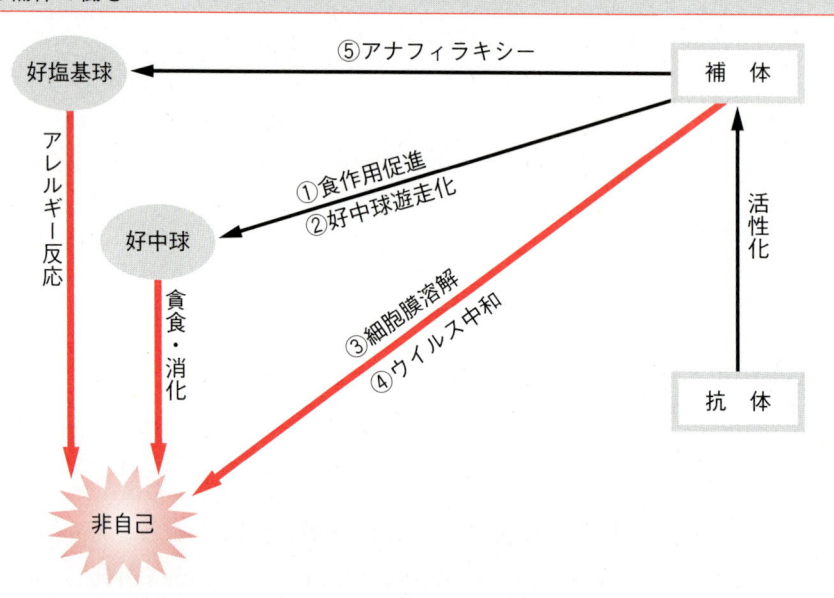

①食作用促進（オプソニン化）：好中球が細菌を捕えるのを助ける
②好中球遊走化（炎症惹起）：好中球を反応部に呼び寄せる
③細胞膜溶解：細菌膜・細胞膜に孔を作り，細菌膜や細胞膜を破壊する
④ウイルス中和：ウイルスの外膜の感染性を失わせる
⑤アナフィラキシー（炎症惹起）：肥満細胞，好塩基球からヒスタミンを放出させる

第1章　身体防御機能障害と日常生活

とである．この役割はキラーT細胞（細胞傷害性T細胞）が担当する．キラーT細胞は，ほとんどの組織の細胞に存在する主要組織適合性遺伝子-複合体（MHC）（ヒトの場合HLA）を識別して，異なったほかの個体の細胞に対して，細胞傷害物質（パーホーリン，グランザイム，リンホトキシン，TNF-α）を放出して細胞を破壊する．キラーT細胞の一部は記憶T細胞として次回の同一ウイルスの侵入時はすぐに対応できるよう備えられる．

1つは，リンホカインという活性物質を放出し，マクロファージの貪食，殺菌能を高める．

もう1つは，免疫反応の強さを調節することである．B細胞の抗体の産生，キラー細胞の分化などを助ける役割はヘルパーT細胞が担っている．逆に，抗体産生，キラーT細胞の分化，T細胞のリンホカインの産生を抑えて免疫反応が過剰にならないように調節する役割は，サプレッサーT細胞が担っている．ナチュラルキラー（NK）細胞は，腫瘍細胞の一部，ウイルス感染細胞の一部を破壊，除去する．

② B細胞

B細胞は，抗体産生を担当している．侵入してきた非自己（細菌やウイルスなど）の抗原はリンパ液の流れに乗ってB細胞が多く存在するリンパ節にたどり着く．抗原と適合する抗体を細胞表面上にもったB細胞が近づいていき，結合することで非自己の識別をする．そしてB細胞は活性化され，形質細胞へと分化し，抗体を産生する．また，一部のB細胞は記憶B細胞に分化し，次回，同じ病原体に攻撃されても形質細胞への分化と抗体の産生が1度目より速やかに行われる．

(4) マクロファージ

異物，微生物，老廃組織などを細胞内に取り込み処理するものを食細胞といい，マクロファージと好中球がある．

マクロファージは全身組織に分布して，各部位でその目的に合った機能をもつ細胞群のことである．肝ではクッパー細胞，皮膚などの結合組織では組織球，骨では破骨細胞とよばれる細胞である．役割は，細菌や老廃組織などに遊走し貪食して消化し除くこと，抗原分子の一部をT細胞に抗原提示することである．T細胞の産生するリンホカインによって活性化される．

(5) 好中球，好酸球，好塩基球

好中球，好酸球，好塩基球は，細菌などの侵入直前に非特異的な免疫反応で細菌などを貪食・消化する．さらに細菌についた抗体を目印として，特異的細菌をとらえ貪食・消化し排除する．

2│2次バリア障害発生のプロセス

2次バリア障害は，リンパ球，抗体，補体，マクロファージ，好中球などの担い手が様々な要因により非自己の識別・排除の機能障害を起こした結果生じる．免疫は，本来身体防御のために働くものであるが，生体には大きな影響のない非自己が侵入した際や何らかの原因で自己の組織に対して識別を誤ってしまい，非自己であると認識して，抗体を作ってしまうことがある．この識別の誤りの結果，誤って生じた抗体が自己の組織に傷害を与えることがある．

排除しようとする強い反応，外部環境からの異物に対する過剰反応をアレルギー反応という．自己組織に対する抗体を作った結果，自己組織に傷害を与える誤作動を自己免疫疾患とよぶ．また，免疫の担い手の細胞や，細胞が作られる過程などで，先天的，後天的に非自己の識別が不可能になる障害が起こることがある．この結果，身体の防御ができない状態になることを免疫不全という．

3│2次バリア障害の要因

担い手の一部の障害によるものと，すべての担い手の障害によるものがある（図1-12）．

①マクロファージ，好中球の障害：遺伝性好中球減少症，なまけもの白血球症候群などの先天的な疾患による遊走能低下，白血球粘着不全症などによる貪食能低下，慢性肉芽腫などによる殺菌能低下がある．このマクロファージ，好中球の障害では化膿菌の感染が起こりやすい．

②リンパ球の障害：リンパ球の障害では，先天的な疾患では重症複合免疫不全症，胸腺無形成症などがある．後天的な疾患では，後天性免疫不全症候群（AIDS）などがある．このリンパ球の障害ではウイルスや真菌などによる感染の重症化が起こりやすい．

③マクロファージ，好中球とリンパ球の障害：糖尿病，クッシング症候群などがある．

④抗体・補体の障害：先天的なものでは抗体欠乏症，補体欠損症などがある．後天的なものとしてアレルギー疾患，骨髄腫などがある．この障害では，化膿菌・ウイルスの感染を起こしやすい．

⑤リンパ球と抗体・補体の障害：先天的なものとして無γ-グロブリン血症，後天的なものとしてネフローゼ，妊娠などがある．

⑥すべての担い手の障害：2次バリアの担い手すべてを障害するものとして，薬物，疾患，ストレスなどがある．薬物では，副腎皮質ステロイド薬は，マクロファージの遊走能を低下させT細胞を減少させる．

図1-12 ● 2次バリア障害とその要因

2次バリア障害
- 過剰反応（アレルギー）
- 誤作動（自己免疫疾患）
- 免疫不全

↑ 識別・排除の障害

マクロファージ，好中球
- 遺伝性好中球減少症
- なまけもの白血球症候群
- 白血球粘着不全症
- 慢性肉芽腫　など

（マクロファージ，好中球 ∩ リンパ球）
- 糖尿病
- クッシング症候群　など

（中央：三者共通）
- 副腎皮質ステロイド薬
- 抗癌薬
- 免疫抑制薬
- 亜鉛欠乏症
- 熱傷
- 血液造血器疾患（白血病，悪性リンパ腫など）
- 栄養障害（たんぱく質・エネルギー欠乏）
- 自己免疫疾患（全身性エリテマトーデス，関節リウマチなど）　など

リンパ球
- 重症複合免疫不全症
- 胸腺無形成症
- 後天性免疫不全症候群（AIDS）
- ウイルス感染症　など

（リンパ球 ∩ 抗体，補体）
- 無γ-グロブリン血症
- ネフローゼ
- 妊娠　など

抗体，補体
- 抗体欠乏症
- 補体欠損症
- アレルギー疾患
- 骨髄腫　など

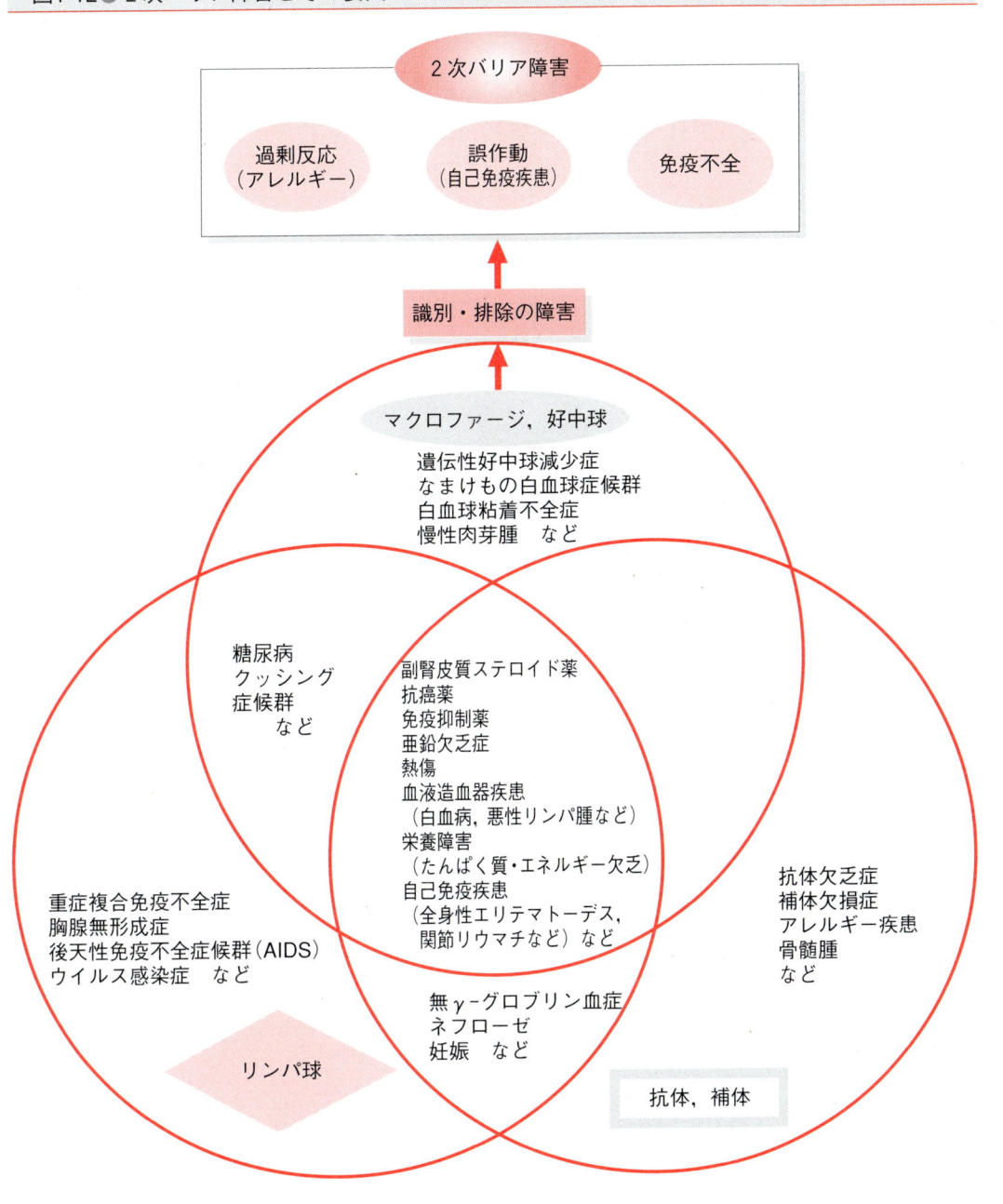

抗癌薬は，好中球の生成と，リンパ球の増殖を阻害する．リンパ球やマクロファージ・顆粒球はすべて骨髄にある造血幹細胞から分化し，抗体はリンパ球から生成される．この過程の障害は，血液・造血器疾患である白血病や悪性リンパ腫などである．

C サポート機能とその障害

1 サポート機能の担い手

1）解　毒

　アルコールや薬物など免疫機能の対象とならないような低分子の有害物質の処理は，肝細胞の酵素の働きで比較的毒性の低い物質に分解し，疎水性を親水性に変えて，腎臓，肺から体外へ排泄する（図1-13）．

2）止　血

　止血は，血管壁と，血液中の血小板，血液凝固因子によって行われ，血管壁が損傷されたときに働く．そして，血管壁の損傷部が修復された後，不要になった止血栓を溶解する機能（線溶系）も含まれる．止血を促進する因子と阻害する因子が平衡を保ち調節している（図1-14）．

〈止血のメカニズム〉

①血小板血栓の形成：血小板は正常な内皮細胞には付着しないが，血管が破綻すると，内皮細胞下の膠原線維が露出するため，その部位に付着する．これを血小板血栓（白色血栓）という．

②血管収縮：付着した血小板はセロトニンを放出する．セロトニンは血管を攣縮させ血流を低下させるので，凝固が完成するまでの間，一時的に出血が抑えられる．

③フィブリン血栓の形成：同時に，肝臓で合成され血液中に分泌されている血液凝固因子が働き始め，血漿中のプロトロンビンはトロンビン

図1-13●解毒の担い手とプロセス

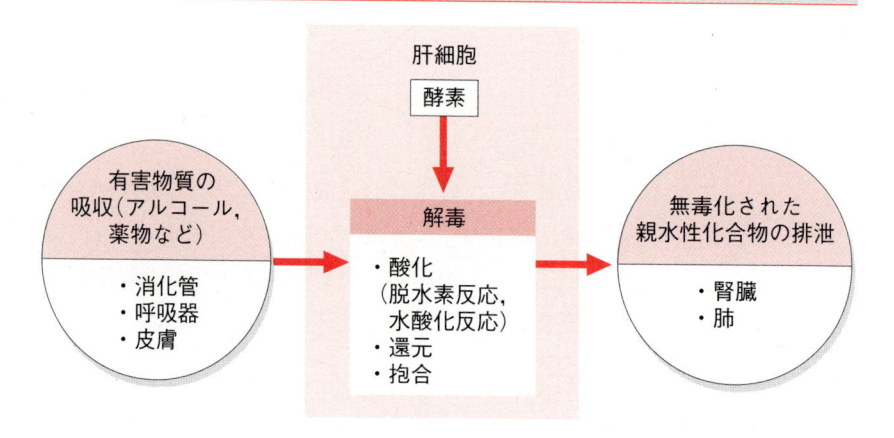

図1-14 ● 止血のメカニズム

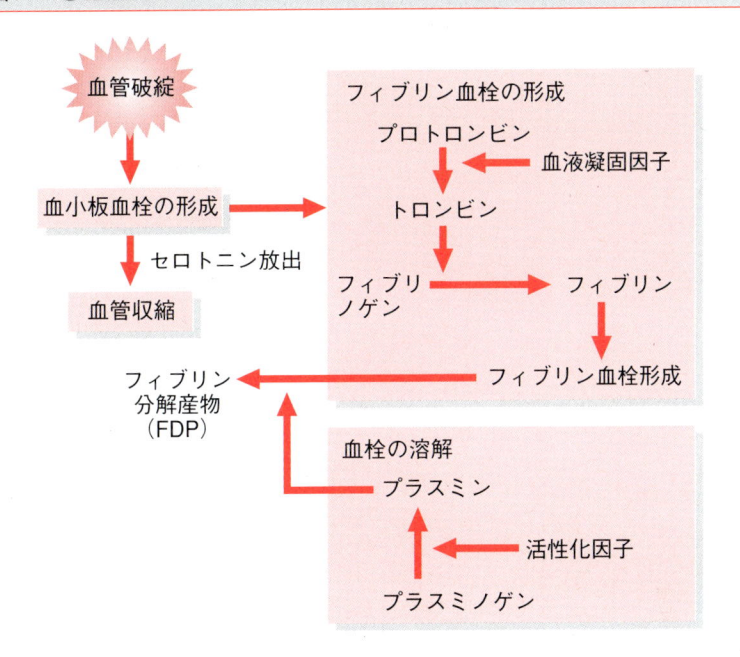

に変換する．トロンビンは，血漿中の可溶性フィブリノゲンを不溶性フィブリンに変換する．フィブリンは集まって網目構造を作り，赤血球を捕捉してフィブリン血栓（赤色血栓）を形成する．止血が完了した後の凝固は制限される．

④血栓の溶解：その後，血栓はプラスミンとよばれる酵素によって溶解される．プラスミンは血中ではプラスミノゲンとして存在し，活性化因子によってプラスミンに変換される．

2 サポート機能障害の要因

1）中毒の要因

解毒の障害によって中毒が引き起こされる．

中毒とは，外部からの薬物，毒物，内部からの毒素などの作用により身体に不利な反応現象，機能障害の起こることをいう．

中毒の要因は，肝機能障害や栄養障害によって生じる酵素の機能障害である．

また，肝臓での解毒能力を超えた有害物質が侵入した場合もある（図1-15）．

図1-15 ● 中　毒

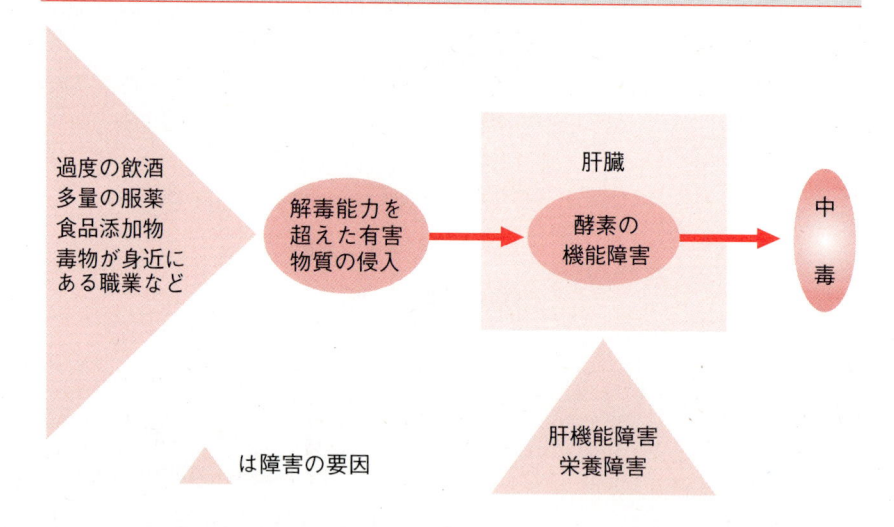

過度の飲酒
多量の服薬
食品添加物
毒物が身近に
ある職業など

解毒能力を超えた有害物質の侵入 → 肝臓　酵素の機能障害 → 中毒

肝機能障害
栄養障害

■ は障害の要因

2）出血傾向の要因

　止血の障害は出血傾向として現れる．この出血という現象は，前述の止血のメカニズムに何らかの障害が加わり，血管壁，血小板，血液凝固因子，

図1-16 ● 出血傾向とその要因

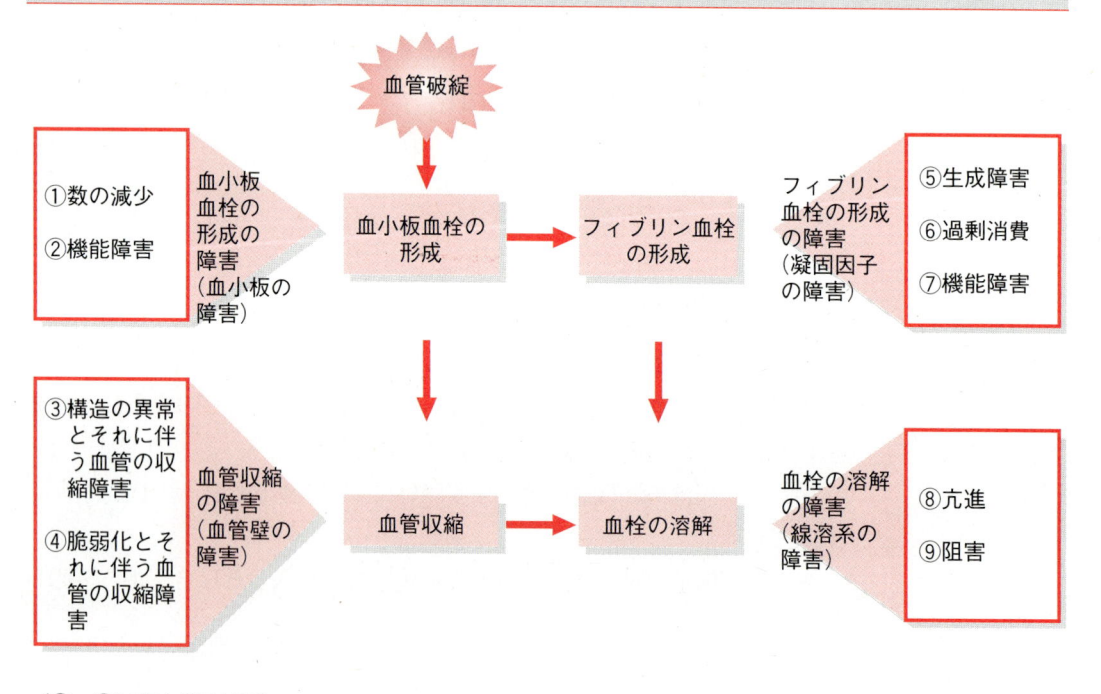

血管破綻

血小板血栓の形成の障害（血小板の障害）
① 数の減少
② 機能障害

血管収縮の障害（血管壁の障害）
③ 構造の異常とそれに伴う血管の収縮障害
④ 脆弱化とそれに伴う血管の収縮障害

血小板血栓の形成 → フィブリン血栓の形成

血管収縮 → 血栓の溶解

フィブリン血栓の形成の障害（凝固因子の障害）
⑤ 生成障害
⑥ 過剰消費
⑦ 機能障害

血栓の溶解の障害（線溶系の障害）
⑧ 亢進
⑨ 阻害

（①～⑨は表1-2に対応）

表1-2 ● 出血傾向とその要因

機　能	障害の種類	要　因
血小板	① 数の減少	生成障害：癌などの骨髄浸潤，放射線照射，抗癌薬による造血機能障害 　　　　　血小板生成不全，巨赤芽球性貧血，再生不良性貧血 　　　　　栄養障害（葉酸などの不足） 破壊の亢進：特発性血小板減少性紫斑病 脾臓での貯留の増加：脾腫，肝硬変 過剰消費：播種性血管内凝固症候群（DIC），血栓性血小板減少性紫斑病（TTP），溶血性尿毒症症候群（HUS）
	② 機能障害	粘着障害：ベルナール-スーリエ症候群 　　　　　フォン・ウィルブランド病 凝集障害：先天性血小板無力症 　　　　　幼弱な血小板の産生 　　　　　トロンボキサンA_2の産生を抑制する薬物（アスピリン，インドメタシン）
血管壁	③ 構造の異常とそれに伴う血管の収縮障害	遺伝性出血性毛細血管拡張症（オスラー病：常染色体優性遺伝）
	④ 脆弱化とそれに伴う血管の収縮障害	単純性紫斑病 シェーライン-ヘノッホ症候群（アレルギー性の出血反応） 壊血病（ビタミンC欠乏） 副腎皮質ステロイドホルモンの分泌過剰（副腎皮質ステロイド薬の連続投与，クッシング症候群）
血液凝固因子	⑤ 生成障害	血友病 肝機能障害，ビタミンKの欠乏
	⑥ 過剰消費	DIC，アミロイドーシス
	⑦ 機能障害	抗凝固薬の投与
線溶系	⑧ 亢進	プラスミノゲンアクチベータ（PA）の過剰生成：卵巣，前立腺，肺の手術後，重症感染症，白血病，運動負荷，ストレス，ウロキナーゼの使用，プラスミンの過剰生成
	⑨ 阻害	感染などによるプラスミノゲンアクチベータ・インヒビターの産生増加

線溶系に異常が起こり発生する（図1-16）．出血傾向の要因には様々なものがあるが，表1-2に主なものを示す．

3 身体防御機能障害と生命・生活

　身体防御機能が障害されると外部環境の細菌やウイルスなどの微生物は身体防御機能の破綻部から侵入し，感染を引き起こし，生命を脅かす．
　また，自分自身の内部にできた癌細胞をみつけ，排除する機能が弱ると癌が発症する．
　サポート機能が障害されると，出血しやすくなったり，止血ができなくなり生命に直接影響を与える．
　身体防御機能が働かない場合，取り巻く環境を清潔にするための活動や環境を身体の防御機能の能力に合わせて調整しなければならない．そのた

図1-17 ● 身体防御機能の障害と生命・生活への影響

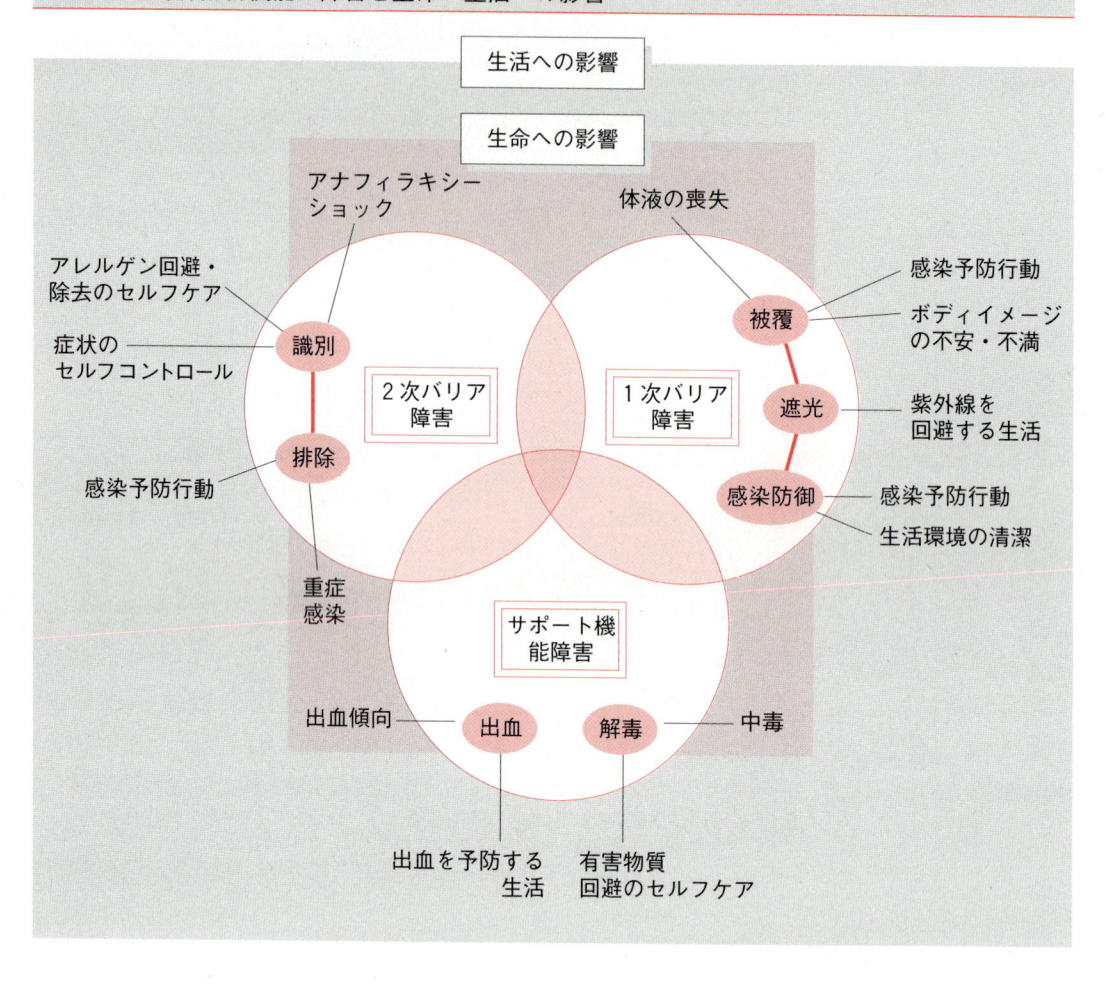

め，疾患の治療や予後に対する不安はもちろん日常生活上の不安が多くある．

また，生命に直結する症状の場合には生命危機の不安が起こる（図1-17）．

1）1次バリア障害

1次バリアの被覆の機能が障害されると，皮膚・粘膜は脆弱になったり断絶したりする．脆弱になった状態では，まだ被覆の機能は保たれているが，少しの外力で断絶に至る．脆弱になった皮膚粘膜では発赤・発疹，びらん，浮腫などの症状がみられ，かゆみなどの症状も伴う．断絶した皮膚・粘膜とは創傷，熱傷，褥瘡などである．これらはその断絶した面積や深度によって，生命に直結する場合がある．

皮膚は，ひとの外見を形成するものなので，脆弱になったり断絶したり

することによって，ボディイメージに不安や不満が起こって精神的苦痛を生じることも多い．

遮光の障害では，酵素などの機能低下により紫外線を遮光できなかったり，逆に光感作物質によって紫外線を吸収しすぎたりする．紫外線による皮膚組織の障害を避けるため，ほかの手段で遮光しなければならないことから，活動は非常に厳しく制限される．皮膚は全身を覆う組織であるため，外出時はそのすべてを覆う衣服，帽子，サングラスをつけての生活が必要になる．また，外出する場合も，紫外線の多い時間を避けなければならない．

感染（皮膚・粘膜の障害による）では，常在菌や粘膜に含まれる抗体などの機能が低下するので，接触する生活環境をより清潔にして，感染を予防する行動が必要になる．

2）2次バリア障害

免疫の過剰な反応はアナフィラキシーショックを起こし生命の危機状態となるので救急処置が必要となる．日常生活ではアレルゲンを回避，除去するセルフケアが必要である．

誤作動による自己免疫疾患の多くは，慢性化しやすい．その症状は全身の機能に及ぶので生活行動への影響が大きい．症状をセルフコントロールしながら2次バリアの障害に合わせた生活を構築していく必要がある．

免疫不全の状態は感染しやすく，その感染が重症化すると生命の危機に及ぶ．感染予防とともに，重症化したときは直ちに救命処置が必要になる．日常生活では，常に感染を予防する行動が必要である．

3）サポート機能障害

中毒では，有害物質の量や性質などによって死に直結する中毒を引き起こす場合があるので，緊急な救命処置をして解毒を図る必要がある．日常生活では，解毒能力に見合ったアルコール量を守る，有害物質を回避するなどのセルフケアが必要になる．

出血傾向では，出血時は止血が困難で，出血性ショックを起こすと死に直結するので，輸血や止血剤の使用で救命処置を行う．日常生活ではまず出血を起こさないよう注意する予防的な生活が重要である．

第2章

身体防御機能障害の把握と看護

1 1次バリア障害

　身体防御機能を直接的に，しかも最初に担うのが1次バリアである皮膚・粘膜であり，この皮膚・粘膜に障害が起こると，身体内部環境が病原微生物や機械的外力などに直接さらされることになる．

　1次バリア障害の一つである被覆障害には，皮膚・粘膜の脆弱化した状態である「発疹」，さらに進んで皮膚・粘膜の断絶である「創傷」「褥瘡」「熱傷」がある．また，皮膚・粘膜の障害による感染（皮膚・粘膜の障害による）がある．遮光障害については，臨床では多く遭遇することはないため，ここでは取り上げない．

A 発　　疹

1）発疹の種類

　発疹には皮膚に生じる皮疹と粘膜に生じる粘膜疹があり，1次性に発生する原発疹と，原発疹に続いて発生する続発疹がある．皮疹は全身に生じるが，粘膜疹は主に口腔粘膜に生じる．

（1）原発疹
①斑（はん）：立体的変化がなく，色調により，紅斑，紫斑，白斑，色素斑（褐色・黒褐色）に分けられる．
②丘疹（きゅうしん）・結節（けっせつ）：丘疹とは皮膚の一部が大豆大（直径5mmくらいまで）に隆起した比較的小型のものをいう．丘疹と同じ形状で，丘疹より大型のものを結節といい，大きな結節（直径3cm以上）を腫瘍，または腫瘤という．
③水疱（すいほう）・膿疱（のうほう）：丘疹と同じ形状だが，その内容物が血清，フィブリンなどの液状のものを水疱という．水疱の内容物が膿汁のものを膿疱という．
④嚢腫（のうしゅ）：真皮内に生じた空洞で，その辺縁に結合組織や上皮性の壁を有し，内容物が液体，細胞成分，脂肪からなるものである．
⑤膨疹（ぼうしん）：一過性の腫れである．多くは瘙痒感を伴い，短時間で消失するもので，蕁麻疹などがある．

（2）続発疹
①びらん：表皮が基底層まで剥離したもの．水疱の破れた後や擦過傷などにみられる．

図2-1 ● 発疹の経過

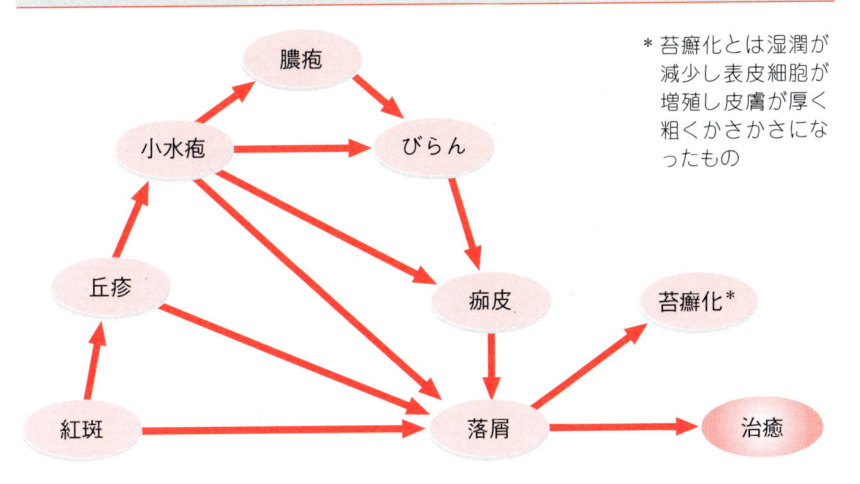

*苔癬化とは湿潤が減少し表皮細胞が増殖し皮膚が厚く粗くかさかさになったもの

②**潰瘍**：表皮から真皮に及ぶ欠損．その底面に出血，漿液があり痂皮で覆われる．
③**膿瘍**：真皮ないし皮下組織内に膿汁がたまったものをいう．
④**亀裂**：いわゆる「ひび割れ」であり，手足など角質層の厚い部分に生じる表皮の深層から真皮に達する細く深い線状の切れ目をいう．
⑤**鱗屑，落屑**：鱗屑とは，皮膚の角質層が正常より厚くなり剥離する状態で，それが脱落したものを落屑という．
⑥**痂皮**：いわゆる「かさぶた」のことで，血液，血漿，膿汁などが固まったものをいい，びらんや潰瘍などを覆う．血液が固まったものを特に血痂とよぶ．
⑦**瘢痕**：皮膚の欠損が修復されるとき，膠原線維の増殖で補充し，その上は薄い表皮が覆って，皮膚付属器を欠くものが瘢痕．皮膚面より陥凹するものを萎縮性瘢痕，隆起するものを肥厚性瘢痕という．
⑧**萎縮**：組織の退行変化のため，皮膚・粘膜全体が薄くなりしばしば，皮下の血管が透けて見える．

2）発疹の経過

発疹の多くは，紅斑→丘疹→小水疱→膿疱→びらん→苔癬化→治癒の経過をたどるが，それぞれの段階で，痂皮，落屑を経過する場合もある（図2-1）．

1　発疹の要因

発疹は，直接的な原因と間接的な要因が複雑に絡み合って発生することが知られている．

接触や熱などの物理的な刺激によるもの，酸やアルカリなどによる化学的な刺激によるもの，薬物や中毒などの非感染性のもの，病原微生物の感染によるもの，またアレルギー性疾患・自己免疫疾患などの全身性疾患の一症状として現れるものなどがある．それに加え，精神的な要因もある．発疹により身体内部に様々な影響が及ぶ．

2 発疹のある人のアセスメント

1）発疹による身体防御機能障害の程度の把握

原因と予後を予測し，必要な治療や処置を検討するために発疹の性質と特色を把握する必要がある．

①**大きさ**：粟粒大，米粒大，ソラマメ大などと表現することもあるが，○cm×○cmなどのようにメートル法で表現することもある．

②**輪郭**：発疹の境界は鮮明か不鮮明か，あるいは円の形がいびつな形かなど．

③**色調**：ピンク色，暗褐色，暗赤色，鮮紅色など．

④**発疹表面の性質**：滑らかか，凸凹状か，乾燥しているか，湿潤しているかなど．また，発疹は流動的か固定的か，あるいは軟らかいか硬いかなど．

⑤**配列と部位**：単発か複数か，散発的か，線状か，蛇行しているかなど．さらに，限局的か全身的かなど．

⑥**自覚症状**：瘙痒感，熱感，疼痛，知覚異常など．

⑦異常が生じたときの生活から思いあたる原因がないか．

⑧異常を感じたときから発疹と自覚症状が出たとき，およびその後の変化．

⑨**他疾患との関連**：膠原病やアレルギー性疾患，糖尿病などの全身性疾患との関連を知る．

2）発疹の程度と日常生活への影響の把握

皮膚・粘膜は発疹により脆弱化していると，少しの刺激でも断絶することが多い．断絶すると，病原微生物が侵入し，感染を引き起こす．

皮膚はヒトの外見を決定づける大部分の要素になっているので，皮膚の変化は自己像のゆらぎを引き起こす可能性もある．

脆弱化に伴う痛みやかゆみは，睡眠障害，活動制限，食欲低下など日常生活に影響を及ぼす．

3 | 発疹のある人の看護

1）皮膚の脆弱化の進行を防止し回復を促すための援助

（1）感染防止のための援助
脆弱化した皮膚に付着した汗や皮脂，落屑，皮膚の常在菌などは，さらに脆弱化を進行させたり，病原微生物による感染を招きやすい．

（2）物理的・化学的刺激の回避
脆弱化した皮膚は，少しの刺激で断絶してしまうので，刺激を回避する．皮膚に直接当たる衣類，寝具は低刺激のものにする．

使用する洗浄液は刺激のないものとする．そのあと洗浄剤の成分が残らないように十分すすぐ必要がある．洗うときは，ナイロンタオルやブラシなど摩擦力の強いものは使用せず，軟らかい木綿のタオルやガーゼを使用するよう指導する．

日光が刺激となる場合は直射日光を帽子や衣類で遮光したり，直射日光に当たらないよう日常生活活動を調整する．乾燥を防ぐため保湿を行う．

アレルギー性皮膚疾患のある場合はアレルゲンを避ける．

（3）原因となっている疾患などの治療
アレルギー性疾患や自己免疫疾患などから生じた発疹は，原因となっている疾患の治療が必要である．

また，肝機能障害，腎機能障害，糖尿病，血流障害などは治癒を阻害するので疾患の治療が必要である．

（4）痛みやかゆみの軽減
痛みやかゆみにより，睡眠が十分に取れなかったり，食欲が低下したり，集中力が落ちて仕事や勉強ができなかったりというように日常生活に影響を及ぼす．痛みには，必要に応じて鎮痛薬を使用する．かゆみは，皮膚を冷却することで和らぐことがある．

心理的影響で痛みやかゆみは増強する．患者の訴えをよく聴き，つらい気持ちに共感する態度で接する必要がある．

（5）栄養の補給の指導
皮膚の生成にかかわるたんぱく質やビタミン類を十分に補給する．

（6）外見の変化による影響への援助
顔などの人目につく部分の皮膚の変化により，患者は自己像の変化に戸惑い，劣等感を抱き，引き込もりがちになる．厚い化粧が逆効果となり発疹を悪化させることもある．患者が自分に合った対処法を見出せるように相談にのる．

2）粘膜の脆弱化の進行を防止し回復を促すための看護

（1）乾燥と感染の防止のための援助

　唾液，粘液の不足は口腔粘膜の乾燥を引き起こし，病原微生物が繁殖し易感染状態となる．湿潤環境をつくるとともに，感染を防止するために口腔内の清潔の援助が必要である．

　感染防止のため，含嗽や歯磨きを励行し，口腔内の清潔を保つ．手洗いを行い手指からの感染を防ぐ．乾燥防止には人工唾液を噴射したり，生理食塩水を浸したガーゼで口元を覆ったり，マスクをして乾燥を防ぐ．

　口腔粘膜と通じている気道粘膜の乾燥の防止のため加湿器，ネブライザーを利用したり，感染防止のため気道内の痰が喀出しやすくなるよう水分の摂取により粘液の分泌を増やしたり，体位ドレナージや去痰薬で喀出を促す．自己喀出できない場合は，吸引を行う．

（2）物理的・化学的刺激の回避

　粘膜上皮細胞の増殖を促進するように，物理的・化学的刺激を与えない援助が必要である．

　口腔粘膜は食物による刺激があるので，必要に応じて，絶食にしたり，刺激の少ない食物や形態にして摂取する工夫をする．

　気道粘膜は，マスクを使用し空気の汚染や寒冷刺激から守る．

B　創　傷

　創傷とは，皮膚・粘膜が破れ，外部に開いているものをいい，これを開放性損傷という．一方，非開放性損傷とは，皮膚・粘膜には損傷がなく，深部の組織や臓器が損傷を受けることである．

　創傷が生じると，皮膚・粘膜による被覆の機能がないために内部環境が外部環境にさらされ，病原微生物など異物の侵入を受けやすくなる．

1　創傷の要因

　創傷は，基本的には外部からの物理的な力によって起こる．その発生の機序により，

　　刃物，ガラス片などで切った創（切創）
　　ナイフなど先の尖ったもので刺されたときにできる創（刺創）
　　斧などで生じる創（割創）
　　摩擦で起こる皮膚の剝離（擦過傷）などとよんでいる．

2 創傷のある人のアセスメント

1）創傷による身体防御機能障害の程度の把握

　創傷が太い動脈，頭部や腹部の臓器に達していると出血量が多くショックに陥り，出血死に至る危険がある．

　創傷による生命への影響を考慮するために身体防御機能障害の程度を把握する．被覆の障害による感染の可能性を把握するために，創傷の部位や広さを把握する．内部環境に影響を及ぼす出血の有無（止血の状態），体液の喪失の有無，他の臓器の損傷などを把握する．

　また，創傷によって生じる疼痛の有無と程度を把握する．

　さらに，創傷治癒を予測し必要な援助を検討するために，創傷治癒を促進する要因である全身の栄養状態や，創傷治癒を阻害する要因である血流障害や糖尿病などを把握する．

2）創傷の程度と日常生活への影響の把握

　創傷の部位や程度によって，運動機能などに障害を与え日常生活に影響を及ぼす場合がある．

　四肢の創傷では，血管，神経，筋に損傷がある場合は，運動機能に障害が起こり，生活活動に不便を生じていることもある．

　皮膚には知覚神経が分布しているため，創傷部位に痛みを感じ苦痛である．痛みのために入浴や睡眠などの日常生活活動が制限されていないかを把握する．

　指先の創傷では痛みのために細かい作業ができにくくなる．患者のセルフケア行動として，感染を予防するため創部の清潔を保つことや出血を予防するため創部への刺激を避けるなどの行動がとれているか否かを把握する．

3 創傷のある人の看護

　創傷を受けても，生体には細胞分裂と増殖によって元の状態に戻ろうとするメカニズムがある．そのプロセスは，炎症期，増殖期，成熟期からなる．特に，炎症期における創の感染予防と治癒促進は重要である（図2-2）．

(1) 創傷による感染の予防と痛みを緩和するための援助

①止血の確認：縫合や圧迫，止血薬によって止血できているか，創傷部位を確認する．

②創傷部位の感染の予防：創部の清浄化は，壊死組織の除去と生理食塩水による洗浄を行う．消毒薬は治癒に必要な炎症細胞を傷害してしま

図2-2 ● 創傷治癒のプロセスと看護

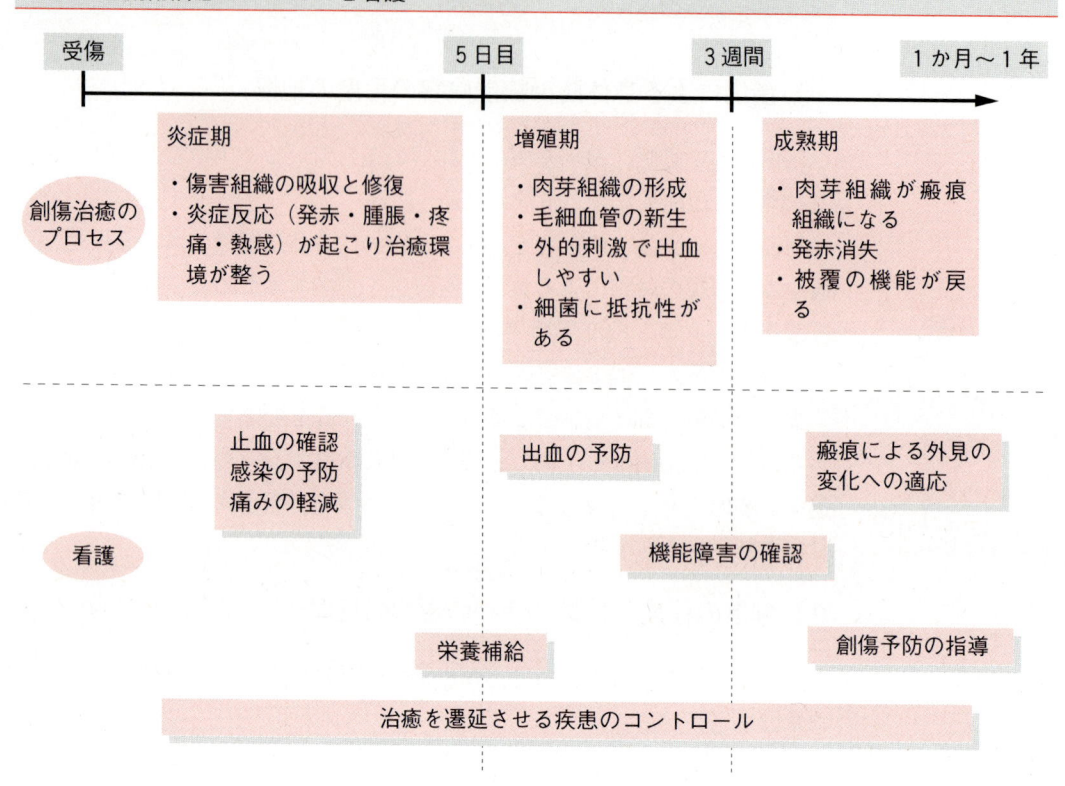

	受傷	5日目	3週間	1か月～1年
創傷治癒のプロセス	**炎症期** ・傷害組織の吸収と修復 ・炎症反応（発赤・腫脹・疼痛・熱感）が起こり治癒環境が整う	**増殖期** ・肉芽組織の形成 ・毛細血管の新生 ・外的刺激で出血しやすい ・細菌に抵抗性がある	**成熟期** ・肉芽組織が瘢痕組織になる ・発赤消失 ・被覆の機能が戻る	
看護	止血の確認 感染の予防 痛みの軽減	出血の予防 機能障害の確認 栄養補給	瘢痕による外見の変化への適応 創傷予防の指導	
	治癒を遷延させる疾患のコントロール			

うので，創部の観察をしながら使用する．

皮膚の被覆の機能の代わりとなる被覆材（ドレッシング材）を創傷の状態に合わせて使用する．

外部からの感染を予防するため，創部の保清のためのセルフケア行動ができるよう必要性を説明し方法を指導する．

③痛みの軽減：訴えや表情，行動などから痛みの程度と日常生活への影響をアセスメントし，鎮痛薬を適切に使用し，痛みの軽減を図る．不安，恐怖感があると痛みも増強するので頻回に訪床し，訴えを傾聴する．必要に応じて精神安定薬を使用する．

創部の圧迫があると，痛みが増強するので圧迫を取り除く体位とする．

包帯交換の処置で痛みが増強する場合は，処置の20～30分前に鎮痛薬を使用するなど効果がある時間帯に行う．

（2）創傷の治癒の促進

①出血の予防：創部に機械的刺激を与えないよう，生活のなかで注意するセルフケア行動ができるよう指導する．

②機能の障害の有無を確認：被覆の機能は戻るが，受傷部位により運動

機能や内臓の機能に障害が残る場合もあるので，全身の機能の確認を行う．

③創傷治癒に必要な栄養や酸素の供給：皮膚組織の形成のために次のような点に配慮した栄養補給をする．たんぱく質，ビタミン，ミネラルは肉芽組織を作るコラーゲンの産生に必要なので摂取する．エネルギー，たんぱく質が十分でないと2次バリア（免疫）の働きも悪くなり，感染しやすくなる．できるだけ経口摂取できるよう，嗜好や形態を工夫する．

（3）治癒を遷延させる疾患などのコントロール

糖尿病は血管閉塞や微小血管病変，免疫機能の低下，自律神経障害による皮膚の血流の低下により傷が治りにくく，感染も起こしやすい．

皮膚組織を形成するために必要な栄養と酸素の運搬をする血流に障害が起こる閉塞性動脈硬化症，バージャー病，下肢静脈瘤も治療が必要である．

肺の換気機能の悪化による低酸素状態では酸素の供給不足が起こる．ステロイド薬，抗癌薬が投与されている場合は，炎症反応や増殖細胞に影響があり，治癒が遷延する．

（4）瘢痕による外見の変化への適応のための援助

瘢痕が残った場合には，外見の変化によるショックを受ける．変化した外見を受け入れて対人関係を維持できるよう援助する．

（5）創傷予防のための指導

創傷を起こさないように，セルフケア行動として危機の回避，予防行動を行う必要性を理解し，行動できるように指導する．

①刃物などの鋭利なものを安全に使用する方法の習得．
②交通事故防止のために交通ルールを守る．
③家庭・職場での危険物・危険箇所，災害の予測をして対策を立てておく．

C 褥　瘡

1）褥瘡とその好発部位

褥瘡とは，身体の一定の場所に，一定時間以上，一定の圧力が加わることで血流がとだえ，皮膚と皮下組織が壊死してしまうことである．

普通，人は無意識のうちに体位変換を行っているが，それが困難な患者（寝たきり，脳血管障害，脊髄損傷など）で，褥瘡が発生する．また，装具やカテーテルの圧迫によっても生じる．表皮の剥離した褥瘡は，感染を

図2-3 ● 褥瘡の好発部位

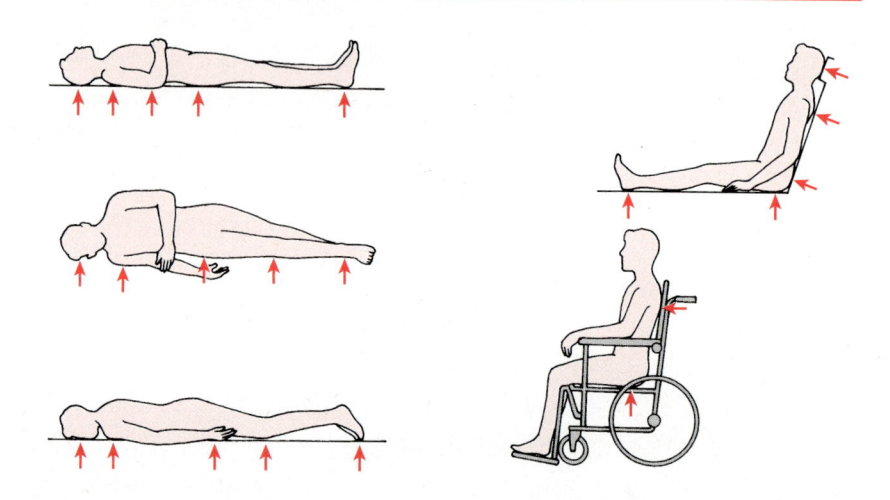

受けやすい．一度起こった感染は完治しにくく，体液の喪失，敗血症などにより，患者の生命を脅かす．

体位変換が困難なため褥瘡の最も多く発生する部位は仙骨部で，約50％にあたるといわれている．そのほか，肩甲部，腸骨稜部，大転子部，外果部などがある．身体と床や背もたれなどとの接触面で，特に骨突起部分で体圧がかかるところに発生する（図2-3）．

2）褥瘡の重症度

褥瘡の重症度は，「深さ」と「色調」による病期分類が褥瘡の治療や看護において有用とされ，用いられる．

〈深達度〉（図2-4）

Ⅰ度：発赤，紅斑があり，圧迫をなくしても消えない．
Ⅱ度：水疱，びらん，浅い潰瘍があり，真皮に達している．
Ⅲ度：真皮から皮下脂肪に及ぶ．
Ⅳ度：褥瘡が筋肉，腱，関節包，骨にまで及ぶ．

〈創面の色調〉（図2-5）

Ⅲ，Ⅳ度の「深い褥瘡」の病期は，創面の色調で分類できる．

黒色期（炎症期）：表皮・真皮が壊死に陥り，黒く乾燥したもの（黒色壊死組織）が創を覆っている．大部分の例では，より深部の組織も壊死に陥っている．黒色壊死組織の周辺には，発赤などの急性炎症反応がみられる．

黄色期（滲出期）：黒色壊死組織が除かれると，黄土色の深部壊死組織や不良肉芽が露出する．一般に滲出液が多くなり，感染を合併しやすい．

図2-4● 褥瘡の深達度

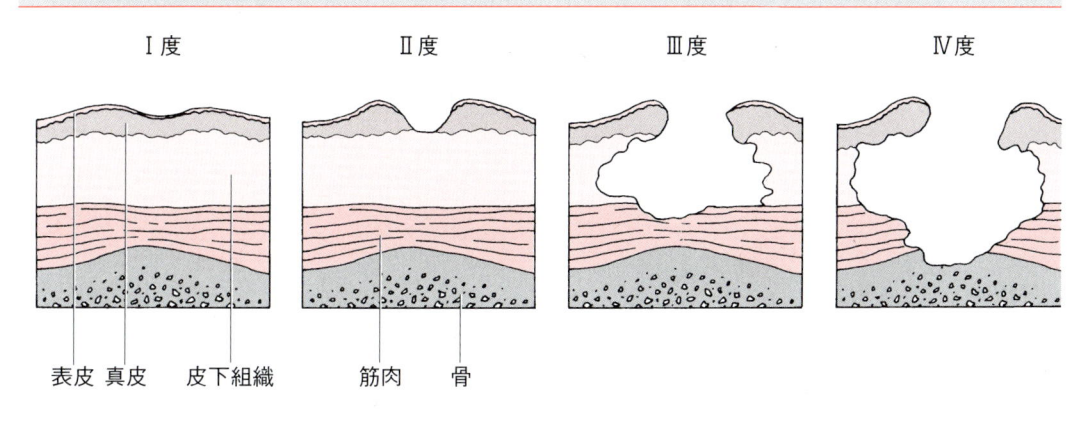

Ⅰ度　　Ⅱ度　　Ⅲ度　　Ⅳ度

表皮　真皮　皮下組織　　筋肉　骨

図2-5● 創面の色調

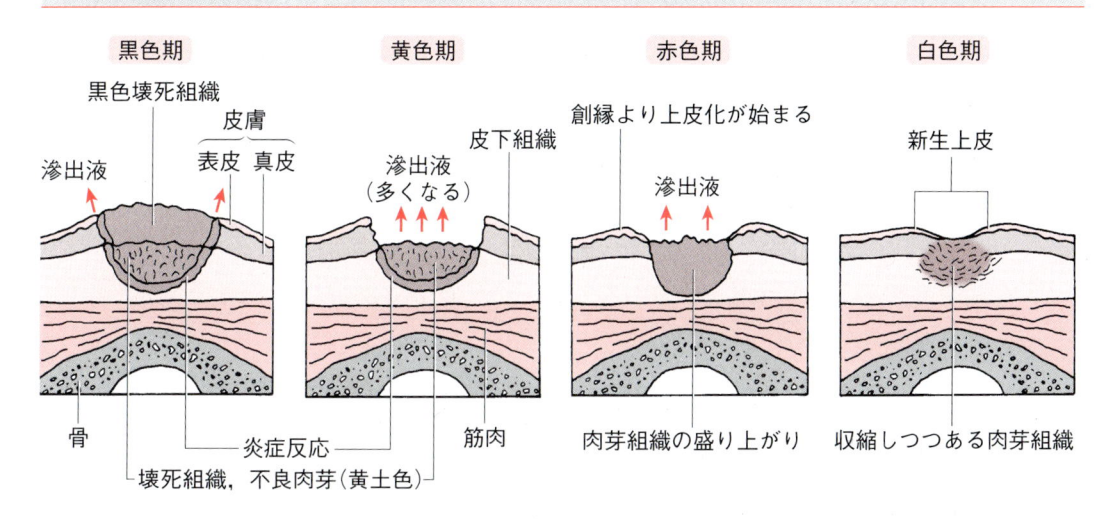

黒色期　　黄色期　　赤色期　　白色期

黒色壊死組織　皮膚（表皮・真皮）　滲出液　皮下組織　創縁より上皮化が始まる　新生上皮　滲出液（多くなる）　滲出液

骨　炎症反応　壊死組織，不良肉芽（黄土色）　筋肉　肉芽組織の盛り上がり　収縮しつつある肉芽組織

赤色期（肉芽形成期）：壊死組織が除かれると，創面から鮮紅色で細顆粒状の肉芽組織が盛り上がり，周囲の炎症反応は消退する．創縁より上皮化が始まる．

白色期（成熟期・上皮形成期）：皮膚表面レベルまで盛り上がった肉芽組織は収縮し始め，傷は急速に縮小する．創縁より表皮細胞が肉芽組織の上に遊走してきて，白色調が強い新たな新生上皮を形成する．

1 褥瘡の要因

褥瘡発生の原因は，圧迫と皮膚組織の耐久性の低下である（図2-6）．
皮膚の圧迫は身体の活動性，可動性，知覚の認知の低下で生じる．
組織耐久性の低下の外的要因は，便，尿，発汗による湿潤，皮膚表面の摩擦，皮膚と筋層のずれである．内的要因は，エネルギー・たんぱく質・ビタミン・ミネラル不足による低栄養，末梢血流量の低下を起こす血圧の

図2-6 ● 褥瘡発生の要因

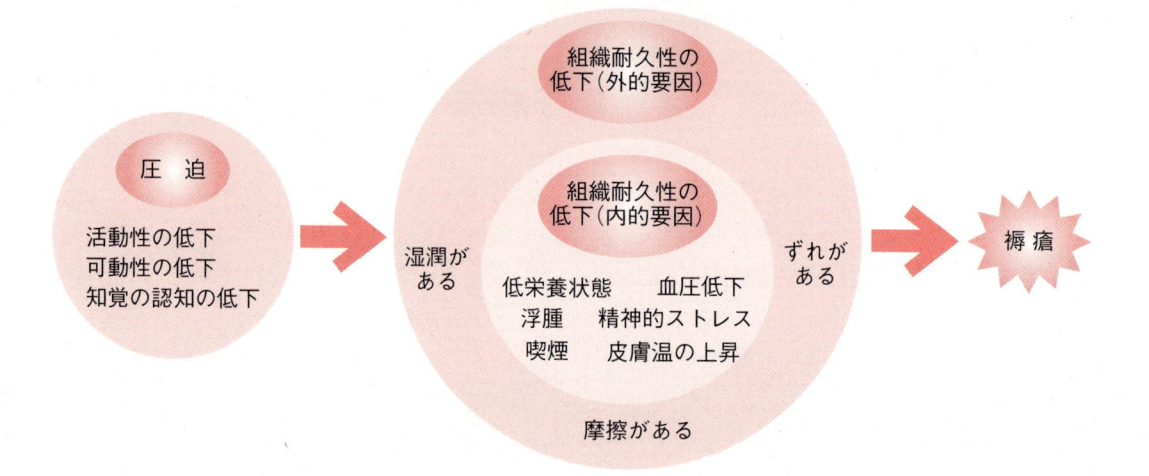

```
   圧　迫                 組織耐久性の
  活動性の低下             低下（外的要因）
  可動性の低下     →    湿潤      組織耐久性の      ずれが     →   褥瘡
  知覚の認知の低下        がある    低下（内的要因）     ある
                                低栄養状態　血圧低下
                                浮腫　精神的ストレス
                                喫煙　皮膚温の上昇
                                    摩擦がある
```

低下である．
　また，組織液の貯留による浮腫，コラーゲンの安定を抑制する精神的ストレス，皮膚への酸素供給能力を低下させる喫煙，皮膚温上昇なども褥瘡を発生させる原因と考えられる．

2　褥瘡のある人のアセスメント

1）褥瘡による身体防御機能障害の程度の把握

　褥瘡の治療や看護の検討のため，褥瘡の発生の原因と褥瘡の程度を把握する．
　①皮膚の状態：内腔の深さと広がり，疼痛の有無，壊死組織や肉芽組織の有無，滲出液の有無と色・量・臭気，感染の徴候など，褥瘡の深達度，創面の色調による分類などのスケールに沿って皮膚の状態を把握する．
　②圧迫の有無：褥瘡の発生部位の圧迫がないか把握する．
　③皮膚組織の耐久性の低下：外的要因として湿潤，摩擦，ずれがないか，内的要因として低栄養，血圧低下などはないか把握する．栄養状態は皮膚の色やつやなどを観察したり，血液のアルブミン値，ヘモグロビン値などから把握する．栄養失調状態では顔色が青色あるいは茶色がかり，浮腫がみられる．脱水では皮膚が乾燥してかさつき，皮膚をつまんでもしわになったままの状態となる．

2）褥瘡の程度と日常生活への影響の把握

剝離の拡大の防止のため体位変換，体位の制限が行われる．部位によっては入浴も制限され，身体の清潔や入浴の楽しみを失う場合もある．

褥瘡の発生しやすい患者は，体位変換も困難で，全身状態も決して良好とはいえない人が多い．そのような人に褥瘡が一度発生すると最も危険な合併症である感染も生じやすい．

3 | 褥瘡のある人の看護

褥瘡のある人の看護では，発生の原因を把握し，感染の予防のために褥瘡の程度に合わせて被覆と清潔の保持を行い，圧迫・摩擦・湿潤・ずれを回避し，栄養状態を整える必要がある（図2-7）．

1）感染を予防するための援助

褥瘡により，被覆の障害が生じているので，病原微生物による感染が起こりやすい．感染を起こすと褥瘡の治癒が阻害され，さらに敗血症に陥り重症化するおそれもある．感染予防のため，褥瘡の程度に合わせて，褥瘡部位の保護と清潔の保持を行う．

2）褥瘡の治癒を促進するための援助

（1）皮膚の圧迫の回避のための援助

皮膚の圧迫，ずれ，摩擦によって局所の循環障害が起こり皮膚に発赤が起きていないかを観察し，あれば圧迫，ずれ，摩擦を取り除く体位にする．必要に応じて体圧分散のためにクッションやエアマットレスを使用する．

（2）栄養状態を整えるための援助

新しい皮膚の形成に必要な栄養を摂取できるよう援助する．
① 栄養所要量に合わせ，十分なエネルギー，たんぱく質，ビタミンなどを摂取する必要がある．食欲がない場合などは嗜好を取り入れて，食への興味や楽しみをもてるよう工夫する．
② 嚥下障害がある場合は，粘稠度の高いポタージュや食塊形成が容易なプリンを勧めるなど，工夫をして誤嚥を予防し摂取を促す．

運動機能の障害で食事の姿勢がとれない，食器が使えないときは，自助具を利用して摂取する工夫をする．

D 熱傷

熱傷とは，高温の気体・液体・固体との接触によって皮膚や粘膜が傷害

図2-7 ● 褥瘡のある人の看護

	感染の予防 深達度	被覆の方法		清潔保持の方法	
	Ⅰ度	・ポリウレタンフィルムドレッシング材		・ムートンで除湿	
	Ⅱ度	・ハイドロコロイドドレッシング材		・水疱は破らない ・壊死組織は非観血的デブリードマン ・創は生理食塩水で洗浄	
Ⅲ・Ⅳ度	炎症期 黄色壊死	〈化膿なし〉 ・自己融解または機械的デブリードマン	〈化膿あり〉 ・機械的デブリードマン	・化膿の4徴（発赤・腫脹・熱感・疼痛）の有無の観察 ・デブリードマンと生理食塩水での洗浄が基本 ・局所ではなく、全身的な抗菌薬を投与する	・創表面の炎症細胞に影響が最小で創深部の細菌増殖を抑えるものを使用する ・処理前後の流水による手洗いを励行し、ディスポ手袋を使用する
	炎症期 黒色壊死	〈化膿なし〉 ・壊死を軟らかくしながら少しずつ除去	〈化膿あり〉 ・機械的デブリードマン		
	増殖期	〈滲出液多い〉 ・吸収するドレッシング材を使用する 〈滲出液少ない〉 ・湿潤を守るためのドレッシング法を行う	〈ポケットあり〉 ・ポケット内の肉芽を盛り上げて、癒着させるか、外科的切除を行うか医師と相談する	・湿潤環境を保つ ・肉芽組織は血流に富み感染に抵抗性がある．消毒は肉芽組織形成を障害するので行わない ・入浴は血流の増加、創面の異物処理を促進するので勧める	
	成熟期	・上皮化促進のため適度なドレッシング材で湿潤を保つ ・再発予防のためドレッシング材を予防的に貼用することもある		・本人および家族が、スキンケアの必要性を理解し、セルフケア行動ができるよう指導する	

観察：圧迫・湿潤・ずれ・摩擦／皮膚の状態／血圧・栄養状態
→ 圧迫・摩擦・湿潤・ずれの回避
→ 栄養状態を整える

を受けた状態である．熱傷の受傷範囲が広範囲にわたる重度の場合は，ショック，体液喪失，感染などにより，生命の危険を招く．

1 熱傷の要因

　熱傷は，日常生活で遭遇することの多い事故である．本人や周囲の者の不注意による熱傷，火災や事故による熱傷があり，その程度は軽いものから，厳重な全身管理の必要な重度熱傷まで様々である．熱傷の程度は熱の温度および作用時間に影響される．高温あるいは化学物質による熱傷は短時間で生じる．カイロなどは低温だが，長時間の接触により熱傷が生じる．

2 熱傷のある人のアセスメント

1）熱傷ショック状態の把握

広範囲の熱傷では体液の喪失により熱傷ショック状態になる．熱傷ショックを予測し，治療の検討を行い，生命の危機を回避するために，循環・呼吸状態を把握する．

2）熱傷の深度・範囲などの把握

熱傷の程度を把握し，程度に合わせた処置や看護の検討，治癒期間や後遺症の予測をする．

熱傷の深度は，第Ⅰ度，第Ⅱ度，第Ⅲ度で把握する（表2-1）．

熱傷の範囲の計算は成人ではウォーレスの9の法則が用いられる（図2-8）．

熱傷の重症度は熱傷の深度と範囲からアルツの分類が用いられ治療の必要性が予測される（表2-2）．

受傷部位では顔面，手，足などよく動かす部位は治癒しにくい．また，皮膚だけでなく，眼結膜や気道粘膜の熱傷は視機能障害や呼吸機能障害を

表2-1 ● 熱傷の深度と瘢痕形成

		症状	瘢痕形成の可能性
Ⅰ度		発赤と軽度の疼痛	なし
Ⅱ度	（真皮浅層）	水疱，びらんを形成．疼痛あり	なし
	（真皮深層）	水疱，びらん，潰瘍形成	あり
Ⅲ度		壊死，炭化	あり

図2-8 ● 熱傷面積の算出方法

〈ウォーレスの9の法則（成人）〉

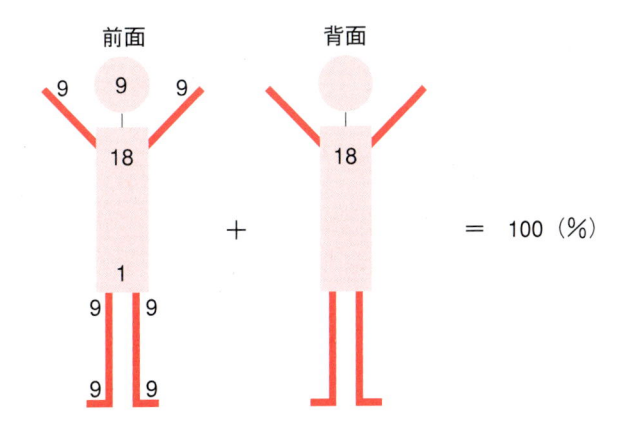

前面：9　9　9　18　1　9　9　9　9
背面：18
＝ 100（％）

表2-2 ● 熱傷の重症度の分類（アルツ）

軽症	①Ⅱ度熱傷で15%以下
	②Ⅲ度熱傷で2%以下
中等度	①Ⅱ度熱傷で15～30%
	②Ⅲ度熱傷で10%以下
重度	①Ⅱ度熱傷で30%以上
	②Ⅲ度熱傷で10%以上
	③顔・手・足の熱傷
	④気道の熱傷
	⑤軟部組織の損傷や骨折を伴うもの

引き起こすので複雑な治療処置が求められる．

3）熱傷による日常生活への影響の把握

熱傷により被覆の障害が生じ，感染が生じやすくなる．感染を予防するために，日常生活における感染予防に対する意識を把握する．

また，熱傷によって生じる疼痛の程度と日常生活への影響を把握し，疼痛の軽減を図る必要がある．

4）治癒過程に影響する疾患や治療の把握

栄養障害がある場合や，治療のために抗癌薬，免疫抑制薬，抗血栓薬が使用されていると治癒過程に影響を及ぼす．

3 熱傷のある人の看護

1）熱傷ショックに対する救急看護

①呼吸不全や循環不全はないか，意識，血圧，呼吸，脈拍，体温を観察する．
②皮膚の剝離に注意して衣服を取り除き，全身の熱傷の範囲と深度を観察する．
③呼吸機能を保つため気管内挿管，人工呼吸器装着による呼吸管理を行う．安全で効果的な換気ができるように挿管チューブの固定，人工呼吸器の設定条件，作動状況などを呼吸状態の観察と併せて確認する．
④循環血液量を保つため輸液を行う．血圧，心電図，動脈圧，時間尿量などを継続観察する．
⑤血圧の低下時は，カテコールアミン（ドパミンなど）を投与する．

2）感染を予防するための援助

熱傷により被覆の機能を失うと病原微生物による感染が起こりやすい．

損傷部位の清浄化のためにシャワーで洗い流したり，薬浴や消毒を行う．壊死した組織はデブリードマンによって除去する．

被覆の機能の代用としてドレッシング材を使用する．皮膚移植を行うこともある．

接触する環境からの感染を防ぐため，熱傷部位以外の皮膚や接触する寝衣やリネン類も清潔を保つ．

3）疼痛を緩和するための援助

軽度の熱傷では冷やすと痛みが和らぐ．感染を予防できる方法で行う（直接冷タオルなどを当てず，包帯やガーゼの上から氷のうを使って冷やすなど）．また，適切な鎮痛薬の使用により痛みの軽減を図る．包帯交換の処置は痛みが増強するので，事前に鎮痛薬を使用して鎮痛薬の効果があるうちに処置を行い，痛みや恐怖心を軽減する．

広範囲の熱傷では，受傷部位の安静のために，活動制限があり，感染予防やショックの治療のために医療器具に取り囲まれる．こうした環境にいると孤立感を感じ，不安が痛みを増強させる．頻回の訪床で訴えをよく聴いたり，家族の面会などを勧め不安を軽減する．

4）皮膚の再生を促進するための援助

皮膚組織の再生を促すため栄養補給が必要である．できるだけ経口的に摂取できるよう，嗜好を取り入れ食事形態や食事時間の調整をする．

5）瘢痕による外見の変化や機能障害に適応できるための援助

入院初期には，受傷への悔いの思いや疼痛により精神的に不安定になりやすい．傷が治癒しても瘢痕やケロイドにより外見の変化がある場合や，運動機能に障害が残ると予測される場合は精神的な打撃を受ける．患者が，悲しみや悔しさ，とまどいなどの気持ちを表出できるよう患者の気持ちをよく聴き，変化した外見や，機能の障害を受け入れ，生活を再構築できるよう支援することが大切である．

E 感染（皮膚・粘膜の障害による）

1 感染（皮膚・粘膜の障害による）の要因

感染（皮膚・粘膜の障害による）は，汗，皮脂，分泌物の不足，常在菌のバランスの崩れ，全身の栄養障害によって起こる．抗菌の機能が障害されると，病原微生物が侵入しやすく，感染を起こしやすくなる．

2 感染（皮膚・粘膜の障害による）のある人のアセスメント

1）感染（皮膚・粘膜の障害による）の把握

　感染の可能性を予測するために，感染（皮膚・粘膜の障害による）の程度を把握する必要がある．抗菌の機能をもつ常在菌や涙液，唾液などの分泌物の状態を把握する．

2）感染（皮膚・粘膜の障害による）が日常生活に及ぼす影響の把握

　感染（皮膚・粘膜の障害による）に対処するために感染を予防する日常生活活動が行われているか把握する．
　唾液や汗の分泌不足で細菌が繁殖すると悪臭を放つ．それによって対人関係が障害されることがないか把握する．

3 感染（皮膚・粘膜の障害による）のある人の看護

1）感染を予防するための援助

　皮膚や外陰部粘膜は，入浴やシャワー浴で付着した病原微生物を洗い流す．皮膚に直接触れる衣服やシーツ類は，清潔なものを使う．
　口腔粘膜の感染予防として含嗽を励行する．

2）抗菌機能をもつ分泌液の分泌を促進・補充するための援助

　皮膚を清潔にすることによって，汗腺，皮脂腺の機能を促進できる．皮脂の不足はオイルを塗って補う．
　涙液や唾液の不足は，人工涙液，人工唾液で補う．

3）消臭の工夫

　感染（皮膚・粘膜の障害による）により生じる口腔や足などの悪臭は，スキンケアを行えば防げることを説明し，消臭効果のある製品の使用などを勧める．

② 2次バリア（免疫機能）障害

　2次バリア障害には非自己と自己の識別・排除の機能の障害であるアレルギー，自己免疫疾患，免疫不全がある．

アレルギーは異物を排除しようとする免疫反応の1つであるが，反応の結果が生体に傷害をもたらす．

自己免疫疾患では自己抗体がつくられたり，自己組織に反応するT細胞が発現するなどして（自己免疫現象），組織傷害が起こる．

免疫不全とは，免疫系のいずれかに欠陥があるため，身体防御不全を生じている状態である．

A アレルギー

アレルギーとは，抗原抗体反応の結果，生体に傷害をもたらすものであり，過敏性とほぼ同義である．アレルギーは4つの型に分類される（表2-3）．アレルギーという名称は，狭義ではIgEが関与するⅠ型アレルギー疾患に用いられる．広義では異物として認識される抗原に対する免疫系の過敏反応をすべて含める（自己抗体が血液中にある自己免疫疾患はⅡ～Ⅳ型アレルギーに含まれる）．

1 アレルギーの要因

1）Ⅰ型アレルギーの発症プロセスとⅠ型アレルギー疾患

特定の抗原（アレルゲン）に対して生体がIgE抗体をつくると，アレルゲンが再侵入してきたとき肥満細胞上のIgE抗体に反応し，肥満細胞からヒスタミンなどの化学伝達物質（ケミカルメディエーター）を放出する．Ⅰ型アレルギーは，この化学伝達物質が作用し，様々な症状を引き起こすものである．

表2-3 ● アレルギーの分類

アレルギー分類	抗体	メカニズム	疾患
Ⅰ型 即時型 アナフィラキシー	IgE	IgEクラスの抗体と抗原との反応で肥満細胞からヒスタミンなどが放出	アトピー　蕁麻疹 気管支喘息　薬剤アレルギー アレルギー性鼻炎 アナフィラキシー
Ⅱ型 細胞傷害型	IgM IgG	細胞・組織に向けられた抗体によってその細胞・組織が傷害	不適合輸血による溶血性貧血 グッドパスチャー症候群 自己免疫性溶血性貧血 特発性血小板減少性紫斑病
Ⅲ型 免疫複合型 アルサス型	IgG	免疫複合体（抗原抗体結合物）の形成により臓器が障害	血清病　糸球体腎炎 全身性エリテマトーデス
Ⅳ型 遅延型 ツベルクリン型	T細胞	T細胞と抗原と反応しリンホカインを放出することで炎症が起きる	移植反応 接触皮膚炎

図2-9 ● I 型アレルギーの発症プロセスと I 型アレルギー疾患

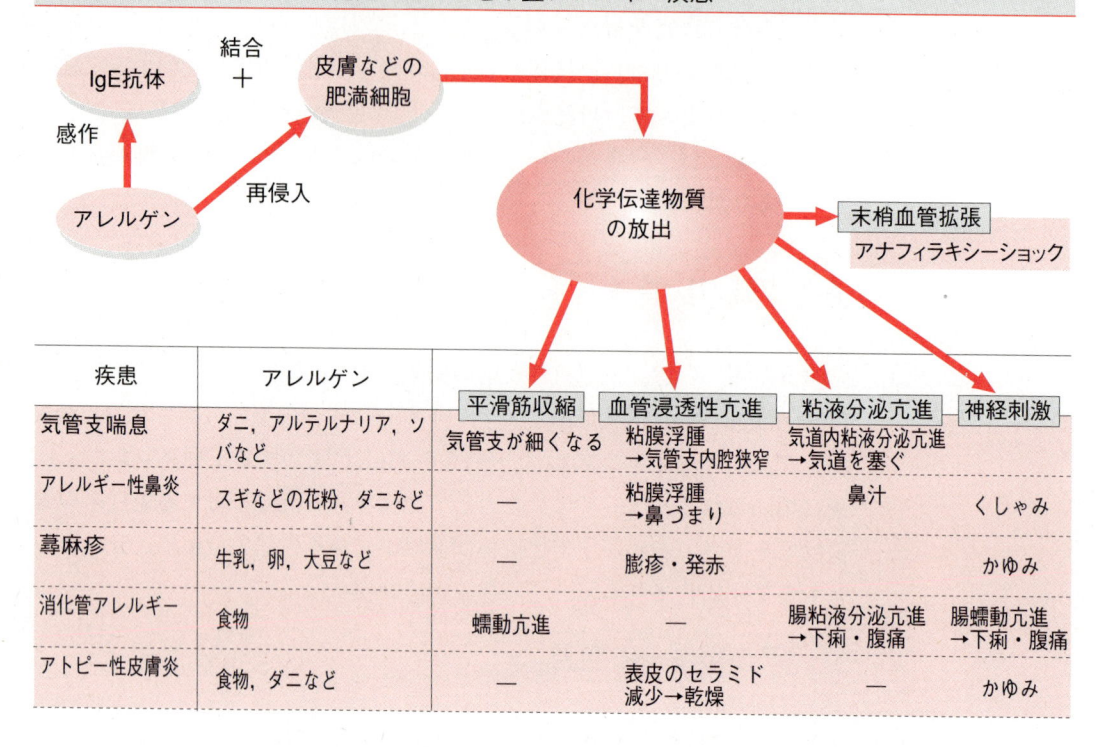

疾患	アレルゲン	平滑筋収縮	血管浸透性亢進	粘液分泌亢進	神経刺激
気管支喘息	ダニ, アルテルナリア, ソバなど	気管支が細くなる	粘膜浮腫→気管支内腔狭窄	気道内粘液分泌亢進→気道を塞ぐ	
アレルギー性鼻炎	スギなどの花粉, ダニなど	―	粘膜浮腫→鼻づまり	鼻汁	くしゃみ
蕁麻疹	牛乳, 卵, 大豆など	―	膨疹・発赤		かゆみ
消化管アレルギー	食物	蠕動亢進	―	腸粘液分泌亢進→下痢・腹痛	腸蠕動亢進→下痢・腹痛
アトピー性皮膚炎	食物, ダニなど	―	表皮のセラミド減少→乾燥	―	かゆみ

　血管内で化学伝達物質が大量に放出されると，末梢血管の拡張が生じ血圧が低下しショックが起こる．これをアナフィラキシーショックといい救急処置が必要である．I 型アレルギーの疾患は図に示したとおりである（図2-9）．

2）Ⅱ型アレルギーのメカニズムとその疾患

　細胞膜の表面に結合した抗原にIgG抗体が結合し，補体系を活性化し細胞破壊を起こす．Ⅱ型アレルギーの疾患は，表のとおりである（表2-4）．

3）Ⅲ型アレルギーの発症プロセスとⅢ型アレルギー疾患

　抗原と抗体が結合し，免疫複合体となる．この免疫複合体を好中球が貪食するときにたんぱく分解酵素や活性酵素，ヒスタミンを放出する．これによって周囲の組織が傷害される．また，補体を活性化させて化学伝達物質を遊離し，炎症性の傷害を与える．
　Ⅲ型アレルギーの疾患は，動物の血清を注射したときに起こる発疹・関節炎・腎炎の症状を呈する血清病，抗体がある人の皮膚に抗原を注射したときの炎症反応（アルサス現象），糸球体腎炎，過敏性肺臓炎，関節リウマチなどである．

表2-4 ● II型アレルギーの疾患

自己抗体がつくられる組織	その疾患
赤血球	自己免疫性溶血性貧血
血小板	特発性血小板減少性紫斑病
肺胞および腎糸球体の基底膜	グッドパスチャー症候群
アセチルコリンレセプター	重症筋無力症
同種抗体（他人の細胞・組織に対する抗体）	血液型不適合による溶血性貧血，新生児溶血性黄疸
TSHレセプター	甲状腺機能亢進症

4）Ⅳ型アレルギーの発症プロセスとⅣ型アレルギー疾患

　Ⅳ型アレルギーは，抗体が関与せず，抗原と反応したT細胞がリンホカインを産生し，マクロファージや好中球の浸潤，血管透過性亢進による血漿の滲出，線維芽細胞の増殖，フィブリンの析出，毛細血管の増殖などの炎症反応を起こし，組織を傷害するものである．この反応は2日後ぐらいに最大となるので遅延型アレルギーともいう．

　ツベルクリン反応はこのⅣ型アレルギーである．

　接触皮膚炎，移植片対宿主反応，薬物による薬疹・肝障害はこのⅣ型アレルギーの疾患である．

2 アナフィラキシーショック時のアセスメント

　アナフィラキシーショックによる生命への影響を予測し，救命のための治療を開始するため，直ちにアセスメントを行う．

1）アナフィラキシーショックの症状の把握

　アナフィラキシーの症状は，アレルゲンが身体に侵入して肥満細胞や好中球からIgE抗体を介して化学伝達物質（ヒスタミンやロイコトリエンなど）を放出するため，末梢血管抵抗が低下し，血管の透過性が亢進するために生じる．

　この結果，血圧の急激な低下をきたす重篤な症状がアナフィラキシーショックである．アナフィラキシーショック時は数分のうちに死に至ることもあるので，至急救命処置を開始するために速やかにアナフィラキシーショックの症状を把握する（図2-10）．

① 初期症状

　アナフィラキシーショックを予測し，早期に治療を開始するためアナフィラキシーショックの初期症状を理解する必要がある．

　末梢血管抵抗の低下によって各臓器の血流量が低下するため，以下のような症状が起こる．

図2-10 ● アナフィラキシーショックのメカニズムと症状

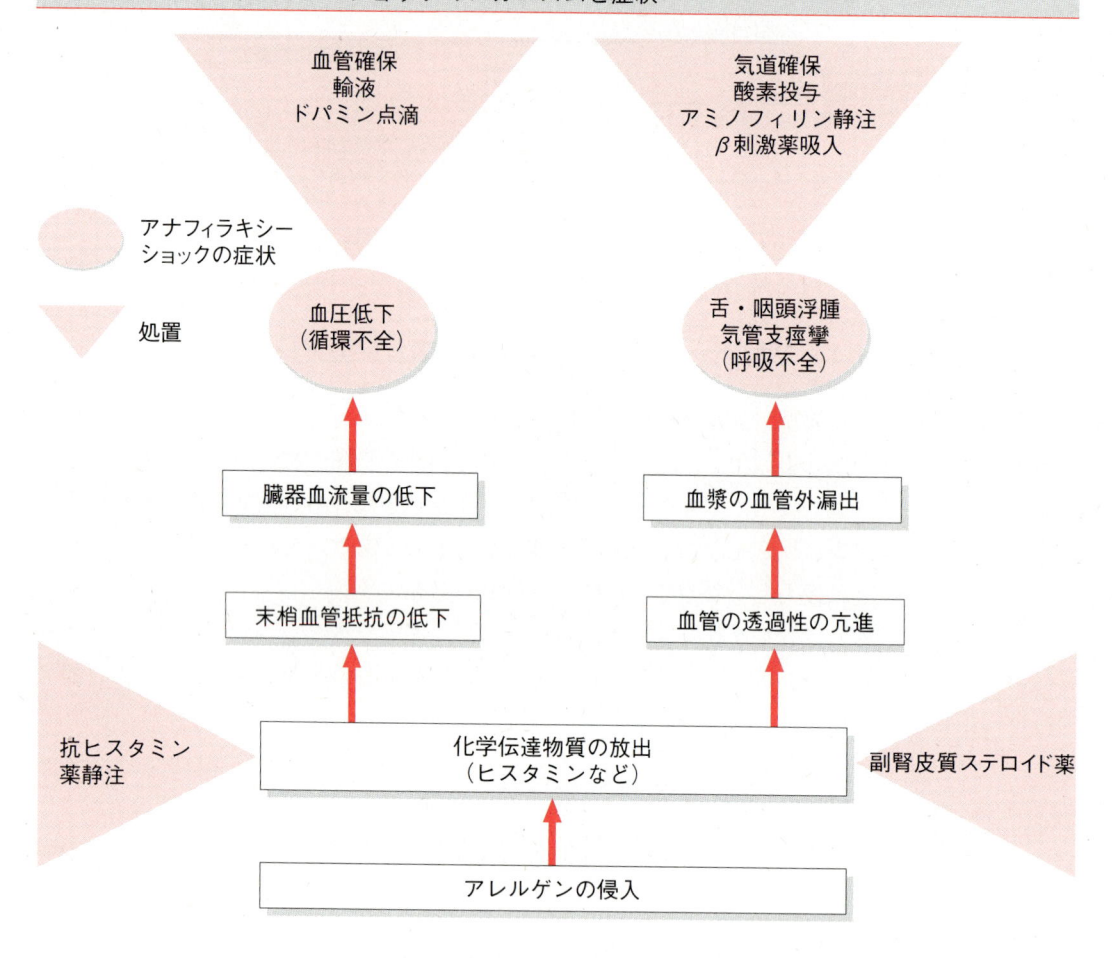

頭痛，めまいなど（脳の血流量の低下），尿量低下（腎の血流量の低下），頻脈・徐脈・血圧低下（心血流量の低下），呼吸促迫，チアノーゼ（肺血流量の低下）．

血管の透過性の亢進によって血漿の血管外漏出が起こると，気道では舌・咽頭浮腫や気管支痙攣が生じる．皮膚では顔面紅潮が生じ，消化管では下痢，腹痛などが生じる．

② **重要症状**

血圧低下，呼吸困難，不整脈，乏尿，意識障害などが急激に生じる．初期症状が現れる間もなくショックに陥る場合も多いので，早期に正確な症状を把握する必要がある．

2）アナフィラキシーショック予防のためのアレルゲンの把握

アナフィラキシーショックを予防するためにアレルゲンを把握する必要がある．アレルゲンとしては薬物（抗菌薬，ホルモン薬，非ステロイド抗

炎症薬，麻酔薬など），血液成分（輸血，血液製剤など），毒素，食物などがある．本人および家族のアレルギーの既往の有無を聴く．

3 アナフィラキシーショック時の救急看護

1）生命の危機を回避するための看護

① 心肺停止の場合

心肺停止の場合は直ちに心肺蘇生術を開始する．強心薬であるエピネフリン1000倍液0.3～0.5mlを皮下注あるいは筋注する．必要に応じ15～20分間隔で繰り返す．

安全・確実に蘇生を行うことができるよう日頃から救急用物品を準備し，救急時の対応を訓練しておく．

② 循環不全の改善

血圧低下，循環不全，末梢血管抵抗の低下に対しては，血管の確保と輸液が必要である．

最初の1時間で500～2000mlの乳酸加リンゲルを輸液し，収縮期血圧を100mmHg以上に保つようにする．血圧の維持ができなければさらにドパミンを静注する．血圧の安定が維持できるよう，輸液の管理を行い，血圧の動態を継続して観察をしていく．

③ 呼吸不全の改善

咽頭浮腫で気道狭窄がみられるときは，気道確保と酸素投与を行う．また，気管支拡張のためアミノフィリンの静注とβ刺激薬吸入を行う．改善がみられなければ気管挿管や気管切開を行う場合もある．

気道の確保が継続できるよう，気道内の分泌物の吸引を行う．挿管チューブの固定や気管切開部の感染予防に留意する．

④ ヒスタミン作用の阻止

ヒスタミンの作用を阻止するため，ヒスタミンH_1拮抗薬とH_2拮抗薬を併用する．

ステロイドは即効性はないが，アナフィラキシー症状の遷延化や再発防止に有効である．

2）アナフィラキシーショックの発症を予防するための援助

① アレルゲンがはっきりわかっている場合

患者自身がアレルゲンを知り，アナフィラキシーショックの危険を理解し，回避できるよう指導する．

病歴などにはアレルゲンを明記して，スタッフで情報を共有する．

② アレルギーテストの実施時

誘発試験，減感作療法時にもショックを起こす恐れがあるので注意して観察する．

B 自己免疫疾患

1 自己免疫疾患の要因

通常でも自己の組織に向けた免疫反応は起こっていて，老廃組織などを除去するのに役立っているが，自己免疫疾患は何らかの原因で自己組織に対する抗体が過剰につくられたり，T細胞によって自己の組織の傷害が起こる病気のことである．なぜこのような疾患が起こるのかははっきりわかっていないが，遺伝的素因をもつ人にウイルス感染，外傷，出産，薬物，紫外線などの環境因子が加わって発症すると考えられている．

自己免疫疾患には，特定の臓器のみ障害される臓器特異的自己免疫疾患と，全身の臓器が障害される全身性自己免疫疾患とがある（表2-5）．

自己免疫疾患のなかで，全身の結合組織にフィブリノイド変性（類線維素変性）がみられるものを膠原病という．膠原病に類似した病態を示すものを膠原病類縁疾患という（表2-6）．

また，自己免疫疾患のなかで，臨床症状において，運動器（関節，筋肉，

表2-5 ●臓器特異的自己免疫疾患と全身性自己免疫疾患

臓器特異的自己免疫疾患	全身性自己免疫疾患
・橋本甲状腺炎 ・甲状腺機能亢進症 ・インスリン依存性糖尿病 ・インスリン抵抗性糖尿病 ・アジソン病 ・重症筋無力症 ・悪性貧血 ・自己免疫性溶血性貧血 ・特発性血小板減少症 など	・全身性エリテマトーデス ・関節リウマチ ・全身性硬化症 ・皮膚筋炎・多発性筋炎 ・シェーグレン症候群 ・多発性動脈炎 など

表2-6 ●膠原病と膠原病類縁疾患

膠原病	主な膠原病類縁疾患
全身性エリテマトーデス	混合性結合組織病
全身性硬化症（強皮症）	シェーグレン症候群
多発性筋炎・皮膚筋炎	ベーチェット病
結節性動脈周囲炎（結節性多発動脈炎）	結節性動脈周囲炎関連疾患 ・ウェゲナー肉芽腫症・血管炎症候群など
関節リウマチ	関節リウマチ関連疾患 ・悪性関節リウマチ・若年性関節リウマチなど
リウマチ熱	

骨，靱帯，腱など）の痛みとこわばりを主訴とする疾患をリウマチ性疾患という．

2 自己免疫疾患のある人のアセスメント

　自己抗体やT細胞の反応が炎症を引き起こし，全身症状とともに様々な部位で慢性の炎症反応が現れるのが特徴である．疾患の種類によって障害される機能は異なるが（表2-7），その機能がどれだけ障害を受けているかアセスメントする必要がある．

　この炎症による各機能障害が，どの程度日常生活に影響を及ぼしているのか，生じている身体的苦痛はないかを把握する（図2-11）．

　慢性疾患の場合は，増悪と寛解を繰り返し，長期にわたる自己管理が必要であること，障害の程度によっては介護を受けなければならないことなどから，生活の制限があり，ストレスをもちやすい．ストレスはまた増悪因子の一つなので，それにうまく対処できているかを把握する．そのほかの増悪因子として，日光，感染，妊娠・出産，などがある．

① 発　熱

　発熱がみられるときは，全身の組織で炎症反応が引き起こされている活

表2-7● 自己免疫疾患の症状

①発熱		すべての自己免疫疾患
②関節炎・関節痛 筋肉炎	関節の腫脹，疼痛，変形 運動障害，筋萎縮，筋力低下 筋肉痛	関節リウマチ，強皮症， 全身性エリテマトーデス
③皮膚症状・ 粘膜症状	硬化・色素沈着 蝶形紅斑 レイノー現象 皮下結節 ヘリオトロープ疹 ゴットロン発疹 眼，口腔粘膜乾燥 口腔粘膜潰瘍	強皮症 全身性エリテマトーデス 強皮症，全身性エリテマトーデス， 結節性動脈周囲炎 関節リウマチ 多発性筋炎・皮膚筋炎 多発性筋炎・皮膚筋炎 シェーグレン症候群 ベーチェット病
④循環器症状	動脈炎 心内膜炎 肺性高血圧	結節性動脈周囲炎 全身性エリテマトーデス，関節リウマチ 混合性結合組織病
⑤呼吸器症状	肺線維症 間質性肺炎	強皮症，多発性筋炎，皮膚筋炎 関節リウマチ，全身性エリテマトーデス， シェーグレン症候群
⑥腎症状	ループス腎炎	強皮症，全身性エリテマトーデス
⑦消化器症状	消化吸収障害，嚥下困難， 腹部膨満感，便通異常	強皮症
⑧神経症状	痙攣，意識障害	全身性エリテマトーデス
⑨眼症状	角結膜炎 虹彩炎，ぶどう膜炎	シェーグレン症候群 サルコイドーシス，若年性関節リウマチ

図2-11 ● 自己免疫による主な炎症症状と生命・生活への影響

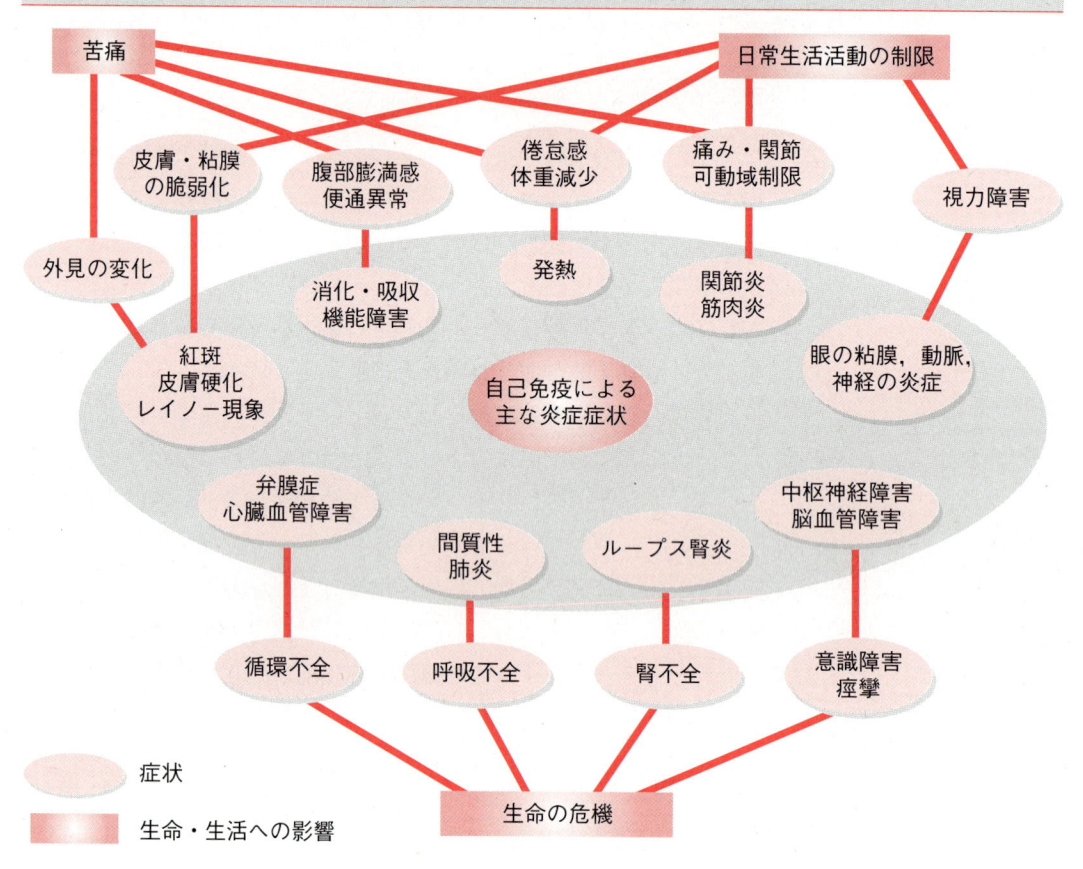

```
                    苦痛                              日常生活活動の制限

       皮膚・粘膜      腹部膨満感    倦怠感      痛み・関節
       の脆弱化       便通異常    体重減少    可動域制限         視力障害

  外見の変化         消化・吸収              関節炎
                  機能障害      発熱       筋肉炎
           紅斑                                      眼の粘膜，動脈，
           皮膚硬化           自己免疫による            神経の炎症
           レイノー現象        主な炎症症状

           弁膜症                               中枢神経障害
           心臓血管障害                         脳血管障害
                     間質性      ループス腎炎
                     肺炎

       循環不全      呼吸不全      腎不全         意識障害
                                             痙攣

  ○ 症状
  ■ 生命・生活への影響                生命の危機
```

動期である．

　全身性エリテマトーデスの発症時や増悪時には，38℃以上の高熱になる．

　この発熱に対する解熱薬，抗生物質は無効だが，副腎皮質ステロイド薬で効果が現れる．副腎皮質ステロイド薬だけが効くことから，感染症による発熱と見分けることできる．しかし，自己免疫疾患患者は，一般的に易感染状態にあるので，感染症を合併して，発熱していることもある．発熱によって倦怠感，体重減少が発生する．日常生活活動の制限が生じることがある．

　② 関節炎・筋肉炎

　ほとんどの疾患で関節炎が起こる．ステロイド薬が効き，関節の運動障害を残さず軽快する．

　しかし，関節リウマチでは，関節の腫脹，発赤，関節液の貯留を認め，進行すると骨が破壊され，関節の変形や運動障害を起こす．

　強皮症では，皮膚の硬化のため，関節が屈曲拘縮し運動機能障害を起こ

す．

　皮膚筋炎，多発性筋炎，強皮症などでは，筋肉痛が強く現れる．進行すると，筋萎縮，筋力低下，歩行困難などの運動機能障害を引き起こす．関節炎・筋肉炎によって痛みや関節可動域の制限が起こり，苦痛や日常生活活動制限が生じやすい．

③ 皮膚症状（紅斑，皮膚の硬化・レイノー現象など），粘膜症状

　強皮症で，皮膚の硬化，色素沈着を起こす．鼻や口の周囲に放射状のしわを有する特徴的な仮面様顔貌となる．舌小帯の萎縮もみられる．

　全身性エリテマトーデスでは，顔面の蝶形紅斑が特徴である．

　関節リウマチは，皮下結節が特徴である．

　多発性筋炎・皮膚筋炎では，両眼瞼部の紫紅色の浮腫性紅斑（ヘリオトープ疹），手指の関節背面の落屑を伴う紅斑（ゴットロン発疹）がみられる．

　全身性エリテマトーデス，強皮症，結節性動脈周囲炎ではレイノー現象がみられる．レイノー現象とは，寒冷刺激または精神的ストレスによって手指の血流障害が起こり，皮膚の色が紫から白色に変化する現象である．

　シェーグレン症候群は，涙腺・唾液腺に炎症を起こすので，涙液・唾液の分泌が低下し，眼・口腔粘膜の乾燥症状が現れる．

　ベーチェット病では，口腔粘膜の潰瘍（アフタ性口内炎），陰部粘膜の潰瘍，虹彩毛様体炎が起こる．皮膚・粘膜症状が生じると皮膚・粘膜が脆弱化して，感染などを生じやすい．

④ 循環器症状

　全身性エリテマトーデスでは無菌性の心内膜炎がみられる．

　混合性結合組織病は，肺高血圧症の合併が多い．循環器症状が進むと循環不全となる．

⑤ 呼吸器症状（間質性肺炎，肺線維症）

　関節リウマチ，全身性エリテマトーデス，シェーグレン症候群では間質性肺炎がみられる．

　強皮症，多発性筋炎，皮膚筋炎では肺線維症がみられる．呼吸器症状が進むと呼吸不全となる．

⑥ 腎症状（ループス腎炎）

　ループス腎炎は，全身性エリテマトーデスで発症頻度が高い．疾患の予後を左右する．ループス腎炎が進むと腎不全となる．

⑦ 消化器症状

　強皮症で，平滑筋の変性・硬化により，全消化管の消化吸収機能が障害される．食道の蠕動の低下により，逆流性食道炎が起こり，嚥下困難，胸やけの症状が出る．腸管の障害により，腹部膨満感，便通異常が現れ，苦

痛が生じる．

⑧ 神経症状

全身性エリテマトーデスは，脳血管の炎症によって痙攣，意識障害などの中枢神経症状や末梢神経障害が現れる．

⑨ 眼症状

角結膜炎はシェーグレン症候群で生じやすい．虹彩炎，ぶどう膜炎はサルコイドーシス，若年性関節リウマチなどで生じやすく，視力障害を引き起こす．

3 自己免疫疾患のある人の看護

自己免疫疾患は，寛解と再燃を繰り返し，慢性的な経過をたどるなかで，急性増悪や感染などの合併症により生命の危機に直面することもある．

多くの症状は，炎症により引き起こされたものである．進行すると，様々な細胞や組織の破壊が進み，様々な機能障害が現れてくる．

根本的治療がないため，副腎皮質ステロイド薬や免疫抑制薬など薬物治療で免疫反応を軽減すること，増悪因子を回避し症状の悪化を防ぐことになるが，患者は様々な機能障害を抱えて日常生活を送らなければならない．

患者は苦痛を伴う症状や機能障害を抱え慢性的な経過をたどることから，日常生活上の不安や将来への不安を抱く．また，本人だけではなく，家族の負担も大きい．

自己免疫疾患をもつ患者の看護は，寛解期ができるだけ長く続くように患者自身のセルフケア行動を支援することが中心となる．

1）増悪因子を回避し症状の増悪を防止するためのセルフケアへの援助

物理的・化学的刺激やストレス，感染，妊娠，外傷，疲労など免疫反応の調整を乱す増悪因子の回避のために，患者自身がセルフケア行動がとれるよう支援する．

（1）刺激の回避

①紫外線，寒冷刺激が増悪因子となる．全身性エリテマトーデスでは，紫外線が増悪因子の一つなので紫外線を浴びないようサンスクリーンや帽子・衣服，サングラスなどで遮光する．

②レイノー現象は，寒冷刺激を受けると悪化するので寒冷を避け，保温に努める．

（2）免疫機能の安定化

①副腎皮質ステロイド薬や免疫抑制薬を使用するため免疫機能が低下

し，易感染状態となる．感染が起こると免疫系が刺激されるため，自己免疫疾患も悪化する．このため，皮膚や粘膜の清潔を保ち，感染を起こさないことが重要である．感染予防のためうがいや手洗いの励行，全身の皮膚の清潔を保つための入浴やシャワー浴，創傷を起こさないなど日常生活のセルフケア行動がとれるよう指導していく．

②妊娠・出産は，自己免疫反応を悪化させる因子なので，医師との相談のもと計画的な妊娠・出産を行う必要があることを説明する．

③疾患の根本的治療がないこと，寛解期に入ってもセルフケアの努力を続けていかなくてはならないこと，皮膚・関節症状などによる外見の変化や生活上の制限があり自己像や価値観が変化すること，などによって，悲観，医療者への不信，家族への気がね，職場・学校での遠慮などに起因するストレスがある．このような様々なストレスに対して，患者の訴えをよく聴き，相談に乗り具体的な解決法を患者が見出せるよう生活の様子や症状をアセスメントし，一緒に検討していく．

2）体力の保持と日常生活の維持のための援助

①活動期は，炎症や疼痛が強く，体力の消耗が激しいので体力を保持するため安静を保ち，十分な睡眠や休息をとる必要がある．安静の必要性を理解してもらい，トイレなど必要な歩行以外はベッドで臥床するなど具体的な活動範囲の説明をする．

②関節リウマチで関節症状が最も強いときには，関節の局所的な安静を必要とするが，それ以外の時期には，関節の拘縮や変形の予防のためにリウマチ体操などの運動を行う．

③食欲不振，嚥下障害，消化吸収障害，関節の変形のための食事動作の障害などにより十分な栄養摂取ができず，体力の低下が起こりやすい．良質なたんぱく質，ビタミン，ミネラル類を含む食品を，食べやすく消化しやすいよう調理の工夫をする．食欲が増すように，嗜好，彩り，食器，食事環境などに配慮する．

④嚥下障害がある場合は，食物を嚥下しやすい形態に工夫する．食事動作に障害がある場合は食器の工夫や自助具を使用する．

C 免疫不全

免疫不全とは，免疫機能の担い手のどこかの部分が先天的・後天的に欠損して身体防御機能が低下している状態である．免疫不全の状態では，病原微生物に対する抵抗力が弱くなり，感染を起こしやすい．これを易感染状態という．

図2-12 ● 免疫不全の要因

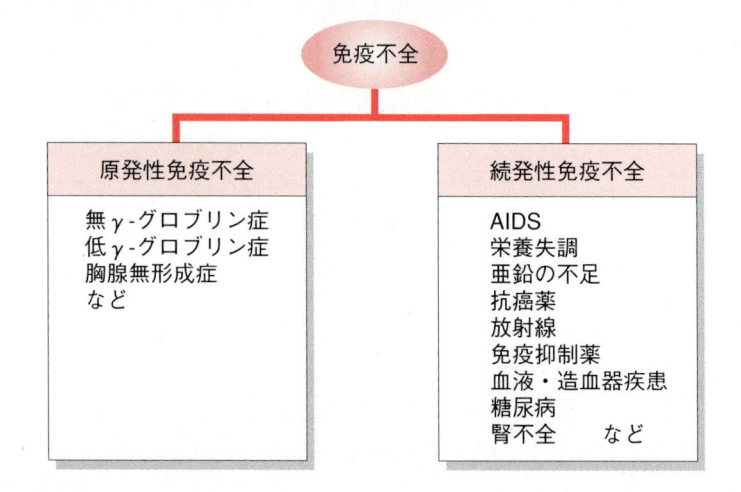

```
                    免疫不全
                   ／      ＼
         原発性免疫不全      続発性免疫不全
         無γ-グロブリン症      AIDS
         低γ-グロブリン症      栄養失調
         胸腺無形成症        亜鉛の不足
         など             抗癌薬
                         放射線
                         免疫抑制薬
                         血液・造血器疾患
                         糖尿病
                         腎不全　　など
```

　易感染状態では，頻回に感染症に罹患する（反復感染），感染症が治りにくい（難治性），感染症が長引く（遷延化），症状が悪化しやすい（重症化），病原性の低い微生物に感染する（日和見感染）といったことが起こる．

　一方，免疫機能に欠陥があると，感染の反復によりリンパ球が刺激され突然変異を起こしやすいことなどから，悪性腫瘍が発生しやすい．また，アレルギー疾患，自己免疫疾患の合併も多い．

　免疫不全には原発性免疫不全と続発性免疫不全がある．原発性免疫不全とは，先天的に免疫系に欠損があることによるものである．

　続発性免疫不全とは，免疫系は本来正常であったが，薬物や疾患によって後天的に障害され，免疫不全が起きたものである（図2-12）．

1 免疫不全の要因

　免疫不全は，抗体（B細胞），T細胞，補体，好中球の産生障害あるいは機能低下などによって起こる（表2-8）．

2 免疫不全のある人のアセスメント

1）易感染状態と免疫の程度の把握

　どの免疫の担い手が障害されたかによって易感染状態の性質が違ってくる．

　免疫の程度に応じた感染予防や治療のために易感染状態の性質や免疫機能検査項目を把握する．

（1）易感染状態の性質の把握（表2-9）

表2-8 ● 免疫の担い手とその障害の要因

		産生障害	機能低下	喪失
免疫の担い手	抗体（B細胞）	・先天性疾患（先天性無γ-グロブリン血症，選択的免疫グロブリン欠損症，重症複合免疫不全症） ・後天性低γ-グロブリン血症 ・免疫抑制薬，副腎皮質ステロイド薬，抗癌薬，抗生物質，抗痙攣薬 ・副腎皮質ホルモンの過剰分泌 ・栄養障害（たんぱく質，エネルギー，ビタミン，ミネラルの不足）	・モノクローナル免疫グロブリン血症（骨髄腫，マクログロブリン血症，悪性リンパ腫，リンパ性白血病，自己免疫疾患などによる） ・病原微生物の感染によるB細胞の損傷	・たんぱく喪失性腸症 ・ネフローゼ ・広汎な滲出性皮膚病変
	T細胞	・先天疾患（ディジョージ症候群，ネゼロフ症候群） ・骨髄におけるリンパ球・T細胞前駆細胞の発生障害 ・栄養障害（たんぱく質，エネルギー，亜鉛の不足）	・慢性皮膚粘膜カンジダ症におけるサイトカインの産生不全（染色体異常） ・免疫抑制薬，抗癌薬，副腎皮質ステロイド薬 ・放射線照射 ・ストレス反応（副腎皮質ホルモンの過剰分泌）	
	補体	・補体欠損症 ・肝硬変や肝炎	・腎炎やSLEによる消費の増加	
	好中球	・感染症，再生不良性貧血，急性白血病による骨髄浸潤 ・抗癌薬，副腎皮質ステロイド薬，代謝阻害薬 ・放射線照射 ・ストレス ・肝機能の障害 ・好中球減少症	走化性: ・先天的な好中球の形態異常 ・補体の不足 ・なまけもの白血球症候群など 貪食・殺菌: ・慢性肉芽腫症，グルコース6リン酸脱水素酵素欠乏症 ・補体の不足 ・栄養障害（エネルギー，たんぱく質の不足）	

2次バリアの担い手である抗体，T細胞，補体，好中球のどれが障害されたかによってどのような感染にかかる傾向があるか（易感染状態の性質）を知ることができる．

① 抗体（B細胞）の障害

抗体の障害では，好中球の食作用を助けること（オプソニン化），補体を活性化させ細菌の細胞膜を溶解すること，ウイルスを中和することができなくなる．したがって，細菌（化膿菌など）やウイルスの感染が生じやすい．

② T細胞の障害

T細胞の障害では，マクロファージの活性化に必要なリンフォカインの産生，ウイルス感染細胞の除去，抗体産生の促進ができなくなる．したがって細菌，真菌・ウイルスなど様々な感染が重症化しやすい．

③ 補体の障害

補体の障害では好中球のオプソニン化，細菌の細胞膜を溶解することができなくなる．したがって細菌による感染が重症化しやすい．

④ 好中球の障害

表2-9 ● 免疫の担い手と易感染状態の性質

免疫の担い手	役割	易感染状態の性質
抗体（B細胞）	オプソニン化	化膿菌感染の重症化
	細菌細胞膜溶解	グラム陰性菌感染の重症化
	ウイルスの中和	エンテロウイルス・アルポウイルス・肝炎ウイルス感染の重症化
T細胞	リンフォカイン産生	結核・ハンセン病・リステリア・サルモネラ感染の重症化
		ニューモシスチス肺炎の発生
	ウイルス感染細胞除去	ウイルス感染の重症化
	抗体産生促進	抗体産生不全による化膿菌感染の反復
補体	オプソニン化	化膿菌感染反復
	細菌細胞膜溶解	ナイセリア（骨髄膜炎菌・淋菌）感染の重症化
好中球	遊走	化膿菌の感染
	貪食	真菌の感染
	殺菌	

好中球の障害では，細菌や真菌を，貪食・消化できなくなる．したがって細菌の感染が生じやすい．

(2) 免疫の程度の把握

① 易感染性の要因の把握

免疫の程度を知るために易感染症の要因を把握する．免疫の障害を引き起こす癌，骨髄腫，白血病，悪性リンパ腫，HIV/AIDSなどの疾患の有無を確認する．

何らかの免疫の障害の存在を示唆する疾患として自己免疫疾患の有無も確認する．

また，抗癌薬，免疫抑制薬，副腎皮質ステロイド薬，抗生物質など免疫を障害する薬物の使用の有無を把握する．

ストレスも免疫を低下させる要因の一つなので家庭や職場の人間関係などの悩みはないか把握する．栄養の不足は免疫の担い手の機能の低下を招くので，十分に栄養が摂取されているか確認する．

② 免疫の程度を把握

抗体，T細胞，補体，好中球の状態を検査項目より把握する．
検査項目と基準値は表のとおりである（表2-10）．

2）感染の症状の把握

易感染状態では感染を予防するのが第一であるが，感染を起こしてしま

表2-10 ● 免疫の検査項目と基準値

担い手	検査項目	基準値
抗体 （B細胞）	・免疫グロブリンの血清中濃度	IgG　700〜1400（mg/dl） IgA　160〜330（mg/dl） IgM　60〜149（mg/dl） IgD　0.4〜36.5（mg/dl） IgE　微量
	・ウイルス抗体	感染がなければ陰性
T細胞	・末梢血のCD4細胞（ヘルパーT細胞）の比率	33〜46（％）
	・末梢血のCD8細胞（サプレッサーT細胞／キラーT細胞）の比率	21〜34（％）
	・CD4／CD8の比	1.02〜2.00
補体	・補体値（CH50）	20〜40（U/ml）
好中球	・白血球数 ・白血球百分率・分画	4000〜9000/μl 杆状核好中球　2.0〜13.0（％） 分節核好中球　38.0〜58.0（％） 好酸球　0.2〜6.8（％） 好塩基球　0〜1.0（％） リンパ球　26.2〜46.6（％） 単球　2.3〜7.7（％）

ったら，早期に治療を開始し重症化を避けなければならない．

　早期に治療を開始するためには，感染の症状を正確に観察し把握しなければならない．

　感染の全身症状としては，発熱，倦怠感，悪寒などがみられる．呼吸器感染では喀痰の量の増加や性状の変化，咳などがみられる．尿路感染では尿の混濁，尿量減少などがみられる．消化管感染では下痢，腹痛，悪心などがみられる．

3）免疫不全の日常生活への影響の把握

　免疫不全では，易感染性の程度に合わせた感染の予防行動が必要になる．重症化すると，隔離が必要になり，日常生活活動の制限が生じるとともに孤独感などの精神的苦痛も大きい．患者に必要な予防行動が継続してできるためには，感染の予防行動の日常生活への影響を把握する必要がある．

3　免疫不全のある人の看護

　免疫不全のある人に行われる看護は，易感染の性質に合わせた感染予防の援助と，感染予防行動を維持するための支援である．

1）易感染の性質に合わせた感染を予防するための援助

　白血球の減少に応じた感染予防対策を行う．

白血球の減少は易感染性を示し，その程度が感染予防の指標となる．経時的にみたときに，この白血球の値は減少している過程なのか，増加している過程なのか判断する必要がある．同じ白血球の値でも，減少過程にある患者は急激に減少するおそれがあるため，感染予防対策を1段階上げて，より厳重なケアが必要である（図2-13）．

また，抗癌薬による化学療法後の副作用による骨髄抑制は，一般的に投与後7〜14日頃に出現するので予測した対応が必要である．

① 環境からの感染防止

侵入する病原微生物をできるだけ少なくして感染の機会を減らすため環境の整備を行う．ベッド周囲は整理整とんをして，ほこりがつかないようにする．床頭台やベッド柵などは0.5%ヒビテン®液などの消毒液で拭く．

生花は，花びんの水からの細菌が繁殖しやすいので，持ち込みをしないよう説明する．

面会人には感染予防のため，手洗いとマスク着用の必要性を説明し，協力を得る．

② 皮膚からの感染予防

皮膚に付着する病原微生物から生じる感染を予防するために，シャワー浴や入浴を行い，皮膚の清潔を保つ援助を行う．倦怠感がある場合などは，清拭や足浴，手浴など，その方法を工夫する必要がある．

③ 尿道粘膜からの感染予防

排便後は，尿道粘膜への感染の危険性が高くなるため，温水洗浄便座を使い，肛門，陰部を洗浄し清潔に保つように説明し，実施してもらう．排便がないときも1日1回は行う．シャワー浴や入浴は陰部，肛門周囲を広く清潔に保つことができるため効果的である．

④ 腸粘膜からの感染予防

経口で摂取される食物や水の中の細菌などによって腸粘膜からの感染が生じる．生ものや生水は加熱して摂取する．缶詰類は殺菌されているので摂取が可能である．また，手についた細菌などは口を通して腸粘膜からの感染を生じるので，手洗いの必要性を説明し，協力を得る．真菌感染の予防ではファンギゾン®シロップを内服する．

⑤ 気道粘膜からの感染予防

口腔・気道内の細菌感染予防にはイソジンガーグル®による含嗽が有効である．真菌感染予防にはファンギゾン®による含嗽が有効である．口腔粘膜の損傷を避けるため，軟らかい歯ブラシによる歯みがきを行う．

白血球数が1000〜2000/μlに低下すると，空気清浄器を使用する．空気清浄器は吸入する空気をフィルターを通すことで細菌などの除去ができる．清潔な空気を送るため，使用中は患者と空気清浄器の間に立たないよ

図2-13 ● 白血球程度に応じた感染予防

環境からの感染の予防
・ベッド周囲を毎日清掃（ほこりをたてないよう留意）
・生花の持ち込み禁止
・面会者は手洗い，マスクの着用

皮膚からの感染の予防
・衣類やリネン類は常に清潔なものを使用
・皮膚の清潔を保持（毎日の入浴，シャワー浴）

尿道粘膜からの感染の予防
・温水洗浄便座を使用して排泄後，陰部の清潔を保持

気道粘膜からの感染の予防
・イソジンガーグル®による含嗽
・軟らかい歯ブラシでの歯みがき
・マスクの着用
・空気清浄機
・真菌予防でファンギゾン®シロップによる含嗽と内服
・手洗いの励行

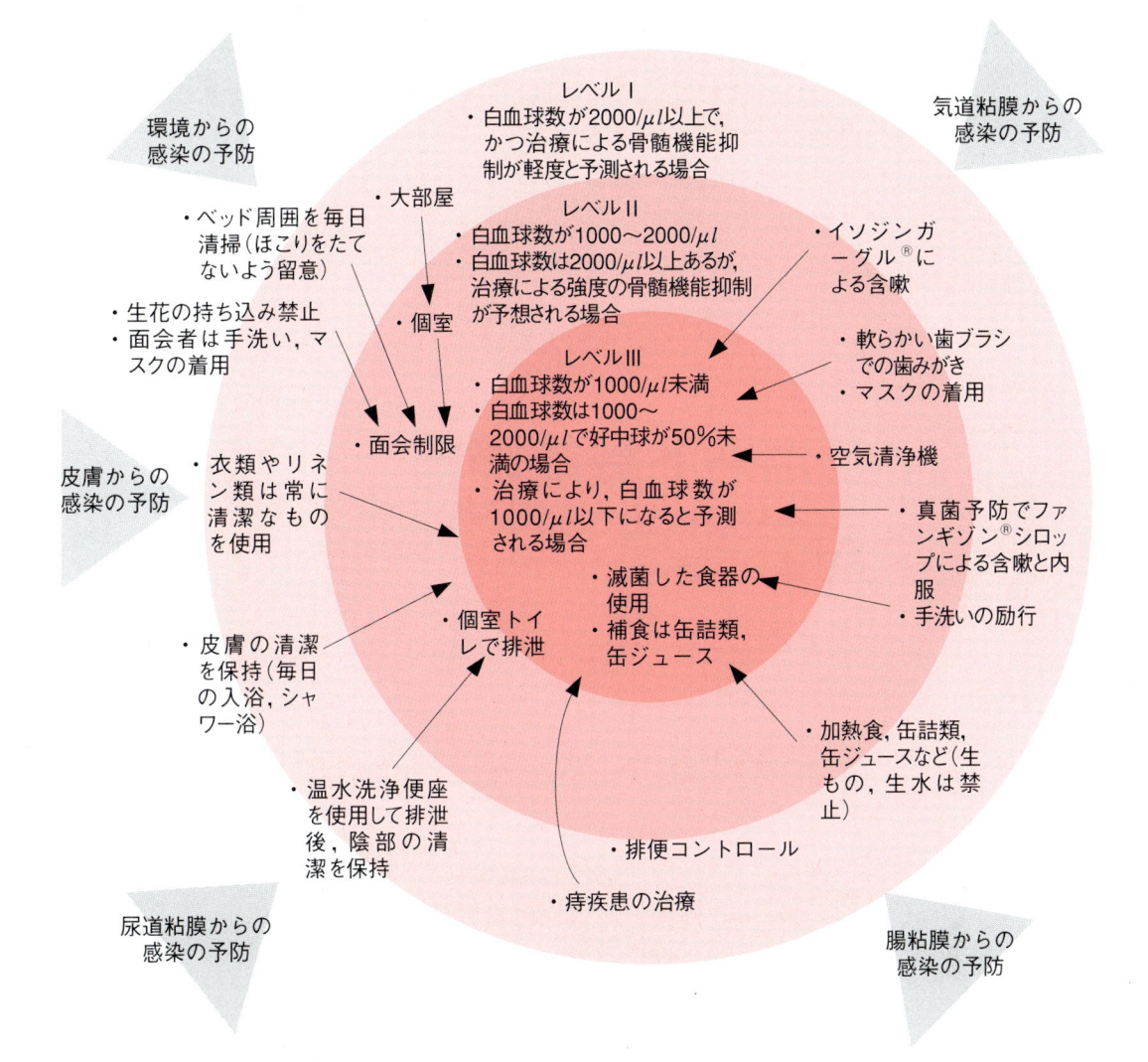

腸粘膜からの感染の予防
・加熱食，缶詰類，缶ジュースなど（生もの，生水は禁止）
・排便コントロール
・痔疾患の治療

レベルⅠ
・白血球数が2000/μl以上で，かつ治療による骨髄機能抑制が軽度と予測される場合

レベルⅡ
・白血球数が1000～2000/μl
・白血球数は2000/μl以上あるが，治療による強度の骨髄機能抑制が予想される場合

レベルⅢ
・白血球数が1000/μl未満
・白血球数は1000～2000/μlで好中球が50％未満の場合
・治療により，白血球数が1000/μl以下になると予測される場合

・大部屋
・個室
・面会制限
・個室トイレで排泄
・滅菌した食器の使用
・補食は缶詰類，缶ジュース

う注意する．外出時や面会時などはマスクを使用する．

2）感染の予防行動を継続するための援助

(1) 日常生活上での援助

　感染の予防行動は患者のセルフケアによるところが大きい．一時的な免疫の低下であれば，一定期間の感染予防でよいが，原因により生涯にわたって免疫の低下状態が続くために，感染予防を継続していかなければならない場合もある．

　日常生活のなかに予防行動を取り入れ，それを継続していくには，患者の生活スタイルや思いをよく聴き，共に考え励ましていく姿勢が大切であ

る．

（2）隔離状態での援助

　重症の免疫低下であれば，免疫機能が快復するまで隔離の状態に置かれる．

　隔離では行動の自由が制限されることにより孤立感，疎外感を感じストレスがたまりやすい．可能な範囲で家族や友人などの面会時間を増やしたり，テレビやラジオなどから社会の情報を得られるよう配慮し，孤立感，疎外感の軽減を図る．訪室の際には訴えをよく聴いたり，ケアを通じて人との交流を実感できるようにするなど，ストレスを軽減する援助が必要である．

3 サポート機能障害

A　中　毒

　中毒は，解毒能力を超えた有害物質の侵入と，解毒の担い手である肝臓の酵素機能の障害によって起こる．

1 中毒の要因

　われわれの身の周りにある中毒を引き起こす主な有害物質は，一酸化炭素や農薬，そして鉛，水銀などの金属などがある．睡眠薬やアルコールなどは一定量以上摂取することで中毒を引き起こす．

　肝機能障害による酵素の機能が低下している場合は，解毒の能力が低下して通常解毒できるものが解毒できずに中毒を引き起こす．

2 中毒のある人のアセスメント

1）中毒の原因の特定と中毒の程度の把握

　中毒は，意識障害を伴い重症である場合が多い．直ちに原因毒物の特定，中毒の症状と程度を把握して，中毒の特殊性に合わせた処置を行う必要がある．

　意識があれば本人から聴取することにより中毒物質の特定が容易だが，意識障害に陥っているとすれば，発見者や家族などから情報収集を行い，薬毒物迅速スクリーニング簡便キットで判定する．発見現場の状況や残留容器などからも推測ができる．自殺企図の可能性や抗精神病薬の内服の有無も確認する．

表2-11 ● 中毒の症状と機能検査

機能	検査項目	急性一酸化炭素中毒	有機リン剤中毒	除草剤パラコート中毒	睡眠薬中毒	急性アルコール中毒
脳・神経	脳波	意識遷延	意識遷延			
	コリンエステラーゼ		減少			
腎	尿素窒素	腎不全	腎不全	腎不全		
	クレアチニン					
循環	心電図	心筋障害				
呼吸	動脈血ガス分圧	PaO_2, pH, BEの低下	PaO_2, pH, BEの低下	PaO_2の低下	PaO_2の低下	PaO_2の低下
	Ht値	血液濃縮				
	胸部X線	肺水腫	肺水腫, 肺線維症	肺線維症	肺水腫	
肝	GOT, GPT	肝障害	肝障害	肝障害		

また，発見・申告した薬物と原因薬物が異なることもあるので注意が必要である．

2）中毒による機能障害の把握

中毒によって起こる機能障害を検査によって把握し，障害の程度を予測し，治療の検討を行う（表2-11）．

3 中毒のある人の看護

生命を守るための救急看護として以下のことを行う．

(1) 解毒の促進

中毒物質の内服であれば胃洗浄を行い，毒物の吸収を阻止する．体内に吸収されてしまった中毒物質は，血液浄化法や強制的に利尿や換気を行い排出を促す．

さらに解毒薬，拮抗薬が投与される．

(2) 中毒による機能障害の防止

中毒による機能障害を最小にするために迅速な救急処置を行う．

B 出血傾向

出血傾向とは，止血過程にかかわる血管壁，血小板，血液凝固因子，線溶系のうちの一つでも障害されることによって，出血しやすくなった状態をいう．

1 出血傾向の要因

出血傾向の要因として血管壁の障害では，血管の構造の異常である遺伝

性出血性毛細血管拡張症（オスラー病）と，血管が脆弱した単純性紫斑病などの血管の収縮障害によるものがある．

血小板の障害では，造血機能障害や播種性血管内凝固（DIC）症候群などによる血小板数の減少や機能低下が要因である．

血液凝固因子の障害では，血友病，ビタミンKの欠乏などによる生成障害，DICなどによる過剰消費が要因である．線溶系では，感染などによる血栓の溶解の亢進，障害が要因となる．

2 出血傾向のある人のアセスメント

(1) 出血傾向の把握

出血傾向を予測するため，出血しやすい部位とその症状を把握する（図2-14）．出血している部位によってそれぞれ現れ方に違いがあるので注意して観察を行う．

(2) 出血傾向の日常生活への影響の把握

血小板数によって出血予防のために日常生活活動の制限が必要である．血小板数が3万～5万/μlでは軽い刺激で出血が起こり，3万/μl以下では何もしなくても紫斑が現れる．1万/μl以下だと皮下出血が頻発する．

図2-14●出血の部位とその症状

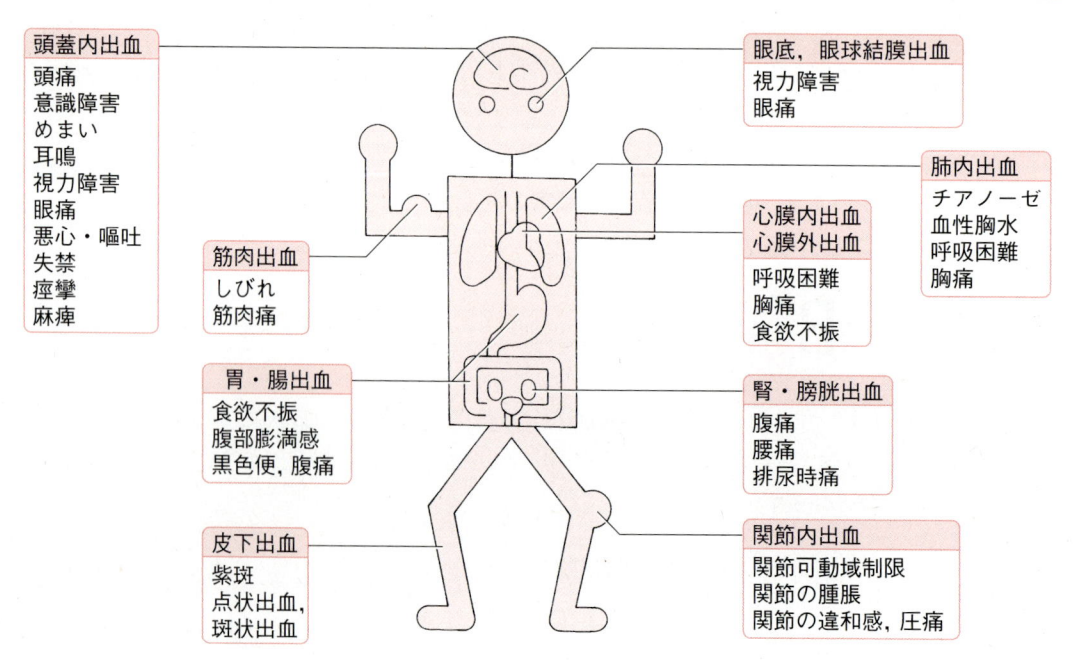

頭蓋内出血
頭痛
意識障害
めまい
耳鳴
視力障害
眼痛
悪心・嘔吐
失禁
痙攣
麻痺

眼底，眼球結膜出血
視力障害
眼痛

筋肉出血
しびれ
筋肉痛

肺内出血
チアノーゼ
血性胸水
呼吸困難
胸痛

心膜内出血
心膜外出血
呼吸困難
胸痛
食欲不振

胃・腸出血
食欲不振
腹部膨満感
黒色便，腹痛

腎・膀胱出血
腹痛
腰痛
排尿時痛

皮下出血
紫斑
点状出血，
斑状出血

関節内出血
関節可動域制限
関節の腫脹
関節の違和感，圧痛

3 出血傾向のある人の看護

1）出血を早期発見し，止血するための援助

（1）出血の早期発見
①血小板や凝固因子などの血液データを把握して，出血の可能性を予測する．
②出血しやすい部位と現れる症状を把握して観察する．出血の徴候はすぐに報告するように説明する．

（2）止血方法（表2-12）
①止血には，3つの方法がある．
・ガーゼを当てて手で圧迫したり，手術により結紮，縫合し血流を遮断

表2-12●出血部位とその止血法

出血部位	起こりやすい状況	止血法
歯肉・口腔	硬い食物，歯みがきの物理的刺激	・圧迫が可能であれば滅菌ガーゼで圧迫する ・圧迫不可能な部位や出血が持続するときは，オキシセル®ガーゼかボスミン®ガーゼ，スポンゼル®にトロンビン末を塗布し，患部に貼用する ・縫合が必要な場合もある ・感染予防と不快感の軽減のため，止血したらイソジンガーグル®による含嗽を行う
鼻出血	くしゃみや鼻をかむ刺激 毛細血管の多いキーゼルバッハ部位の出血が多い	・頭部を高くして，安静を保つ ・鼻翼を鼻中隔に向かって圧迫し，乾綿球を詰める ・鼻根部に冷罨法を施行して血管を収縮させる ・止血しないときは止血薬を染み込ませた綿球を詰める ・多量出血が長時間になる場合は耳鼻科の処置を受ける
皮膚の出血	点状出血は表在毛細血管からの出血であり血小板数が3万/μl以下になると発生しやすく，1万/μl以下では頻発する	・創傷の場合は滅菌ガーゼで圧迫止血する ・大量出血，止血困難であれば縫合 ・採血，点滴部位は内出血を起こしやすいので，抜針後十分圧迫固定し，止血を確認する
臓器出血	喀血：肺・気道への刺激 吐血：上部消化管への刺激 下血：下部消化管への刺激	・バイタルサイン，意識状態の観察をしてショック状態時は救命救急処置を行う ・吐血，喀血では誤嚥しないよう顔を横に向ける ・輸血や止血薬の投与，必要により手術による血管の結紮
頭蓋内出血	血圧の上昇，転倒などが誘因となるが，誘因が不明なときもある	・手術による血管の結紮 ・バイタルサイン，意識状態の観察をしてショック状態時は救命救急処置を行う

する．
- 出血部位を挙上したり冷却したり血流を抑制する．
- 止血薬を使用し止血機能を促進する．

②出血部位によって止血方法を工夫して対応する．

(3) 救急時の対処

出血傾向のある患者は，出血によるショックの危険性があることを常に念頭において，救急時の対処もできるようにしておくことが大切である．

(4) 感染の予防

出血部位は易感染状態なので，感染予防に努める．

(5) 不安や恐怖感を緩和するための援助

患者や家族は，血液を見ることで，不安や恐怖感を抱くので，冷静に血液を取り除き，適切な処置を行いながら，温かい声をかけていくことが必要である．

2）出血傾向を改善するための援助

(1) 栄養素の補給の指導

各止血機能に必要な栄養素を補給する必要性を説明し理解して，栄養素の摂取ができるよう指導する．

- 血管壁…ビタミンCで強化を図る．
- 血小板…ビタミンB，鉄で貧血を予防し血小板数の減少を予防する．
- 血液凝固因子…カルシウム，ビタミンKは生成に関与する．

(2) 血小板の補給への援助

血小板数減少による出血傾向の改善には血小板輸血を行う．

3）出血予防のためのセルフケア行動の看護

出血の予防のため活動制限の必要性を理解しセルフコントロールできるよう，わかりやすく説明する．制限がある生活の苦痛を理解し，制限のなかで少しでも満足できる生活方法を一緒に考える．

第3章

身体防御機能障害の検査・治療に伴う看護

1 身体防御機能の検査に伴う看護

身体防御機能の検査には，1次バリアの障害の検査，2次バリアの障害の検査，サポート機能の障害の検査がある（表3-1）．

A 1次バリア（皮膚・粘膜）の検査に伴う看護

1次バリアである皮膚や粘膜は，身体内部を外的影響から防御する機能をもっている．外的影響から身体を最初に防御する皮膚や粘膜に異常が起これば，その機能を果たせなくなる．

1次バリアの異常を知る検査には皮膚や粘膜の状態を肉眼でみる検査，刺激に対する反応をみる検査，障害の原因や程度の把握の検査がある（表3-2）．

1）皮膚や粘膜の状態を把握する検査

皮膚や生殖器の粘膜は，状態や反応を特別な検査器具を使わず直接肉眼

表3-1 ● 身体防御機能障害の検査

身体防御機能障害の種類		検　査
1次バリア障害	被覆	・肉眼による観察 ・硝子圧法 ・皮膚生検
	遮光	
	感染防御	・粘膜生検 ・ガム試験 ・シルマー試験 ・細菌等の検査 ・皮膚描記法 ・貼付試験 ・光貼付試験
2次バリア障害	過剰反応 （アレルギー）	・皮膚描記法　・光貼付試験　・吸入誘発試験 ・貼付試験　・単刺反応 ・血清中の抗体を調べる検査　・皮内試験
	誤作動 （自己免疫）	・自己抗体，抗核抗体　・LE細胞 ・炎症反応を調べる検査　・皮膚生検，筋生検 ・画像検査　・RBC，PLT
	免疫不全	・血清補体価　・CD4，CD8，CD4/CD8 ・免疫グロブリン　骨髄穿刺，骨髄生検
サポート機能障害	解毒	・ICG
	止血機能	・毛細血管抵抗試験 ・活性化部分トロンボプラスチン時間 ・出血時間　・フィブリン分解産物 ・血小板機能検査　・プロトロンビン時間

表3-2 ● １次バリアの検査

検査	皮膚や粘膜の状態を把握する検査	反応を把握する検査	障害の原因を把握する検査
皮膚 被覆 / 感染防御 / 遮光	異常の有無を肉眼で把握する. 脆弱：色調, つや, 弾力性, 乾燥の有無, 発疹の有無など. 断絶：部位, 大きさ, 深さ, 出血量, 感染の有無など.	硝子圧法：透明なガラス板で皮疹を圧迫して, 色調が消えるかをみる. 真皮血管の拡張・充血による紅斑は, 圧迫によって血流が止まり, 色調が消える. 消えないものは真皮内の出血による紫斑である.	皮膚生検：炎症や変性の原因や程度をみる. 局所麻酔下で病変部の一部を脂肪組織の深さまで採取し, 顕微鏡で調べる. 細菌等の検査：皮膚感染症が疑われた場合に, 真菌, 細菌, ウイルスの確認をする.
粘膜 被覆 / 感染防御	口腔粘膜以外は, 喉頭鏡, 内視鏡などの器具を用いて診る. 角膜：かすみ, 視力低下 鼻粘膜：出血, 鼻汁の有無 口腔・咽喉頭：色調 気管・気管支：痰の有無, 炎症 消化管：吐血, 下血 生殖器：分泌物の有無, 出血 泌尿器	唾液の分泌量測定（ガム試験）：チューインガムを10分間かみ, 唾液量を測定する. 10m*l*以下は分泌低下. 乾燥ガーゼを2分間かみ, その重さで唾液量を測定する方法を, サクソンテストという. 5m*l*（g）以下は分泌が低下している. 涙液の分泌量測定（シルマー試験）：ワットマン濾紙（5×40mm）を下眼瞼外側につけ, 5分間放置して, 涙で湿った部分の長さを測定する. 10mm以下は分泌が低下している.	粘膜生検：内視鏡検査の際に粘膜の一部を採取し, 細胞診を行い, 細胞の形態の変化を把握する. 細菌等の検査：粘液を採取して粘膜の細菌, ウイルスの感染の有無を把握する.

で把握できる．呼吸器，消化器，泌尿器などの粘膜の状態は内視鏡で確認する．内視鏡を使用する検査では，検査前の処置や検査後の安静などの必要がある．

（1）患者が検査の目的と必要性を理解し，協力できるための援助

内視鏡検査では，検査前に，粘膜の状態をよく観察できるよう絶食や下剤の投与，排尿などの処置があることを説明する．また，検査の流れや検査後の安静の必要性などについても説明し，協力を得る．

（2）安全・安楽に検査を行うための援助

①皮膚の場合は，皮膚を露出することによる羞恥心がある．カーテン・スクリーンをし，バスタオルなどで覆って病変部以外の露出を避ける．

②露出により寒さを感じないように室温を保ち，掛け物で保温する．

③下部消化管，泌尿器の内視鏡での検査の場合は特に羞恥心への配慮が

必要である．

④検査中は検査の手技によって粘膜や皮膚の損傷を起こさないよう，体動を少なくするように声をかけて協力を得る．また，体位による苦痛が生じないよう体位の調整・保持の援助が必要である．

(3) 粘膜の損傷の早期発見のための援助

①内視鏡の挿入により，粘膜に擦過傷が起こる場合がある．擦過傷の回復を促進するため，検査後は粘膜の保護のために，一定の時間，飲食の中止や安静が必要になることを伝え協力を得る．

②擦過傷による損傷の早期発見のために，粘膜分泌液に血液の混入がないか色調を観察し，併せて検査部位の痛みや不快感を把握する必要がある．

2）刺激を与えて反応を把握する検査

アレルギーによって起こる皮膚の状態を知るために皮膚描記法，貼付試験，光貼付試験が行われる．これらの検査は皮膚に物理的刺激や，薬物による刺激，紫外線による刺激を与え，皮膚がどのように変化するかを観察する方法である．粘膜では，唾液測定のためにガム試験，涙液を測定するためにシルマー試験が行われる．

(1) 患者が検査の目的と必要性を理解し，協力できるための援助

皮膚に刺激を与える検査なので，反応が起こると，痛みやかゆみなどの苦痛が生じることを説明する．検査によっては，長時間テープや薬液を皮膚につけて24〜48時間後の反応をみるため，入浴ができなかったり，衣服でこすらないよう注意するなどの生活の制限があることを説明し，協力を得る．

(2) 安全・安楽に検査を行うための援助

①アレルギー反応を引き起こすので，皮膚の状態と自覚症状を確認する．

②検査部位の保護のため，入浴ができないなどの生活への支障は，ほかの方法に変更したり工夫したりするよう相談にのる．

3）障害の原因を把握する検査

皮膚や粘膜の組織の一部を採取し，顕微鏡で調べる検査を生検という．局所麻酔下で行われるが，針を刺したり，メスを使うので痛みを伴い，痛みに対して不安を感じやすい．

(1) 不安の緩和のための援助

①検査の目的と流れ，方法について説明し，検査へのイメージがもてるようにする．

②皮膚生検は局所麻酔下で行われるので痛みは最小限であることを伝え不安を軽減する．
　③粘膜生検は，内視鏡下で行われることが多い．患者へは内視鏡中，生検鉗子により組織を一部採取する場合があるが，痛みはほとんど感じないことを伝え，不安を軽減する．

(2) 安全・安楽に検査を行うための援助
　①感染を起こさないよう検査時に，検査用具や検査者の手指が無菌的に保たれるよう配慮する．
　②安全に採取するために体動をしないよう声かけをして協力を得る．

(3) 検査後採取部の感染を起こさないための援助
　採取部位は，感染を起こしやすいため清潔を保つよう指導する．

B　2次バリア（免疫機能）の検査に伴う看護

1　アレルギー検査

1) 皮膚に現れるアレルギー反応を調べる検査

　抗原に対するIgE抗体があると，皮膚の肥満細胞で反応を起こし，ヒスタミンが遊離され，皮膚の毛細血管が拡張し，皮膚が発赤することを利用した即時型の反応（I型アレルギー）を調べる検査である．搔破反応（スクラッチテスト），単刺反応（プリックテスト）は検査方法が簡便であるので，多数の抗体をスクリーニングできる．スクラッチテスト・プリックテストの結果，陽性・弱陽性の場合に皮内反応（スキンテスト）を行い原因抗体を特定したり，減感作療法の開始濃度を決定する．
　検査前は，ヒスタミンの反応を抑制する抗ヒスタミン薬の使用を48時間前から中止するよう指導する．

　① 皮膚描記法
　先端が鈍なもので皮膚表面を擦過し，反応をみる．蕁麻疹で膨疹，アトピー性皮膚炎で蒼白となる．

　② 搔破反応（スクラッチテスト）
　針で皮膚に傷をつけ，アレルゲン液を滴下し，どのアレルゲンに反応するかを調べる．

　③ 単刺反応（プリックテスト）
　針先を皮膚に1回刺してつくった傷に，アレルゲン液を滴下し，どのアレルゲンに反応するかを調べる．

　④ 皮内反応（スキンテスト）

0.02mlのアレルゲン液を皮内注射し，反応をみる．

⑤ 貼付反応（パッチテスト）

貼付反応（パッチテスト）はT細胞が抗原と反応した際にサイトカインが放出され，紅斑，浮腫，水疱，丘疹などをきたす遅延型の反応（Ⅳ型アレルギー）を調べる検査である．

アレルゲン貼付試験用絆創膏を皮膚に貼付後，24～48時間で除去し，30分後の反応をみる．

⑥ 光貼付試験

光線過敏症の有無を調べるために行う．被検物質を背部に対照的に貼付し，完全に光を遮断する．24時間後に被検物質を除去し，背部の片側のみに紫外線（UVA）を照射し，再び光を遮断する．24～48時間後に判定する．

2）アレルギー反応を誘発させる検査

1）の検査で陽性になったアレルゲンが，実際に起因アレルゲンであるのかどうかを確定するための検査である．眼結膜反応，鼻粘膜反応，気管支反応（吸入誘発試験），食事試験がある．

アレルゲン液をそれぞれ皮膚，粘膜に接触させ，アレルギー反応を引き起こすので危険性もある．危険なアレルギー反応の観察と反応出現時の対応が必要である．

気管支の吸入誘発試験では，急性喘息発作や肺炎を起こすことがあるので注意が必要である．

（1）患者が吸入誘発試験の目的と必要性を理解し，協力できるための援助

喘息発作を誘発させる検査であるため，多少の呼吸困難，咳などの症状が起こることがあるが，最小限で済むよう行うことと，救急時にはすぐに対応ができることを説明し，不安を軽減し，検査への協力が得られるようにする．

（2）安全・安楽に吸入誘発試験が行われるための援助

①検査当日は気管支拡張薬，抗ヒスタミン薬などは中止して行うため，喘息の発作が起きやすい状態である．喘息の症状の観察を行い，吸入中，咳，息苦しさなどの自覚症状が出現した場合はすぐに吸入を止める．

②抗原吸入後は，重篤な喘息発作やアナフィラキシーショックに備えて咳，息苦しさなどの観察を行うと同時に，発症した場合はすぐに気道確保や酸素吸入ができるように準備をしておく．検査後も喘息発作が起こる可能性があることを説明し，患者が対処方法

を理解しているか確認する．

3）血清中の抗体を調べる検査

重症のアトピー性皮膚炎や蕁麻疹のために，皮膚の検査ができない場合などに，採血をして血清中の抗体を調べる．

アレルギー疾患があると，血清中総IgEが高値となる．しかし，必ずしもこの値だけで判断せず症状を詳しく聴取したり，誘発試験の結果と合わせて検討する必要がある．

2 自己免疫の検査

1）自己免疫の有無を調べる検査

（1）自己抗体

自己に対する免疫が亢進している状態では，血液中に自己抗体が出現する．自己抗体は身体の様々な成分に対してつくられるが，SLE，シェーグレン症候群では抗核抗体が陽性となる．また，関節リウマチでは，リウマチ因子が陽性となる．自己抗体の有無は疾病の診断や経過観察のために測定される．

（2）抗核抗体

基準値：定性法；陰性，定量法；20～40倍未満

抗核抗体は細胞の核成分に対する抗体であり，膠原病や自己免疫疾患の診断時に測定される．また，疾患の活動期に高値を示し，寛解時には低値を示すので，疾病の活動性の指標となる．

大量の副腎皮質ステロイド薬投与，免疫抑制薬投与により，免疫グロブリン値が低くなると，疾病の活動期であっても抗核抗体値が低下する．

（3）LE細胞，LE因子

基準値：陰性

LE細胞は抗核抗体によって変性した白血球の核を好中球が貪食してできた細胞であり，全身性エリテマトーデス，シェーグレン症候群，強皮症に罹患していると陽性となるため，診断時に測定される．LE因子は，抗核抗体の一種のLE因子（抗DNA-ヒスト抗体）を調べる検査であり，全身性エリテマトーデスでは，30～90％が陽性となるため，診断時に測定される．

もし，LE細胞やLE因子が陰性でもSLEは否定できず，ほかの検査と総合して検査結果を考えていく必要がある．

自己免疫の検査は採血を調べることで自己免疫の状態を把握することができる．

採血による検査に伴う看護は次のとおりである．

① **検査の目的を理解し，協力できるための援助**

採血の目的について説明する．また，全身性エリテマトーデスは，血小板減少による出血傾向があるので，採血後は確実に止血することが必要である．患者にも止血方法について説明し，止血に協力してもらう．

② **採血による苦痛を最小限にし，検査を終了できるための援助**

関節症状がみられ肘関節の伸展が難しい関節リウマチなどでは，肘静脈以外の部位を選んで採血する．

③ **検査結果について知り，病識を正しくもつための援助**

検査の結果は疾病の診断や活動状態を示すため，患者は検査データに対して敏感である．疾病が初めて診断される場合は，ほかの検査結果も合わせて，医師により病名や治療方法について説明される．看護師はできるだけ説明時に同席し，患者の疾病や治療への受け止めや，医師の説明が理解できたかを確認し，患者が正しく病識をもち今後セルフケアに取り組んでいけるように説明を補足する．また，患者のニーズや必要に応じて医師に再度患者への説明を依頼する．経過観察のため検査している場合には，患者に採血の結果を知らせるとともに，データを知り，どのように受け止めたかを確認する．また，1回1回の採血結果に一喜一憂している患者に対しては，データを長期的に把握しながら自分の病状をとらえていくようアドバイスを行う．検査の意味が理解できていない患者に対しては何を調べている検査かを説明する．

2）自己免疫の身体への影響を調べる検査

(1) 生　検

皮膚・筋などの組織を採取して調べる生検は，確定診断と病気診断の目的で行われる．

できるだけ患者の苦痛や不安が少なく安全に実施できるよう，患者の理解と協力が必要である．

① **患者が生検の目的と必要性を理解し，協力できるための援助**

検査前には，検査の目的，検査の方法，所要時間，検査前の準備，検査後の安静，検査による合併症の危険性などについて医師より説明がある．患者が理解できたかを確認し，看護師より具体的に検査前後の注意点を説明する．筋生検の場合，検査後，安静の必要性から床上排泄か膀胱留置カテーテルが翌日まで用いられる．床上排泄となる場合には，検査前に排泄の練習が必要である．

② **安全・安楽に生検が行われるための援助**

検査中は安全でスムーズに検査が進むように，消毒の介助や検査中の血

圧，脈拍の測定を行うとともに，患者の不安が軽減するよう声かけをしたり，検査に適した安全安楽な体位の調整を行う．

③ 生検後，合併症を起こさず，安静時間の苦痛を軽減する援助

検査後，出血や組織の損傷などの合併症を防ぐため，安静が必要となる．安静時間と安静度を説明し，協力を得る．検査直後は血圧と出血や痛みなどの症状を頻回に確認する．安静中に必要と思われる身の回りの品（尿器やティッシュペーパーなど）を整える．

疼痛や気分不快感などの変化を観察するとともに，患者にもすぐに知らせるよう協力を依頼する．

(2) 画像検査

X線，CTスキャン，MRIなどの画像検査は，非侵襲的に病変の詳細な観察ができ有効である．

検査前は，検査の目的，所要時間，検査方法などの説明をする．患者は頻回のX線撮影で，被曝に対する不安感があるので，安全性についての説明も必要である．

自己免疫疾患（例，関節リウマチなど）の場合，検査中，撮影の体位によって骨関節痛が引き起こされることがある．痛みを我慢せず伝えてもらい，痛みのないように体位を工夫する．不可能であれば，撮影の体位について主治医に報告し撮影体位を検討してもらう．

(3) 白血球数（WBC），C反応性たんぱく（CRP），赤血球沈降速度（BSG）

基準値：WBC　4000〜9000/μl
　　　　CRP　0.6mg/dl以下
　　　　BSG（1時間値）男性10mm以下　女性15mm以下

自己免疫が起こると身体組織が自己によって攻撃されることにより炎症が起き，WBC，CRP，BSGなどの炎症を現すデータが上昇する．これらのデータが高値になれば疾病の活動性が高いと考えられ，データが基準値であれば疾病の活動性が抑えられていると考えられる．WBC，CRP，BSGは，感染がある場合も上昇するので，自覚症状や発熱，ほかの自己免疫を示すデータと合わせて経過を把握することが大切である．

検査に伴う採血の看護についてはp.315の「自己免疫の有無を調べる検査」を参照のこと．

(4) 赤血球数（RBC），血小板数（PLT）

基準値：RBC；男　410万〜530万/μl，女　380万〜480万/μl
　　　　PLT；12万〜40万/μl

RBC，PLTは自己抗体により破壊されるため自己免疫がある場合に減少する．RBC，PLTは，ほかの自己免疫を示すデータと合わせて経過を把握する必要がある．また，RBC，PLTが低ければ貧血症状の有無や貧

血による日常生活への影響を把握し，倦怠感を最小限にするように援助する．PLTが低い場合には，値に応じて易出血の危険がある．採血後の止血を確実に行うとともに，転倒などの事故による創からの出血を起こさないよう危険防止に努める必要がある．

検査に伴う採血時の看護についてはp.315の「自己免疫の有無を調べる検査」を参照のこと．

3 免疫不全の検査

1）血清補体価（CH50）

基準値：30～40U/ml

血清補体価はSLEなどでは抗原抗体反応により補体成分が測定されるため低くなり，関節リウマチなどでは高値となる．SLEでは疾病の活動が抑えられるとCH50は基準値に近くなるので，疾病の活動性の指標とされる．

2）免疫グロブリン

基準値：IgG；850～1800mg/dl，IgA；80～400mg/dl，IgM；40～230mg/dl，IgD；9mg/dl以下，IgE；400U/ml

血清中の免疫グロブリンの約80％がIgGであり，抗体のほとんどはIgGに属するため，自己免疫疾患ではIgGが増加する．

また，自己免疫疾患ではIgA，IgM，IgEも増加する．逆に免疫不全症候群ではIgG，IgA，IgM，IgEが低下する．

3）CD4，CD8，CD4/CD8

基準値：CD4；陽性リンパ球数　700～1300/μl
　　　　CD8；陽性リンパ球数　400～1000/μl
　　　　CD4/CD8比；2.0

CD4は身体の免疫機能の中心を担うヘルパーT細胞数が身体にどのくらいあるかを調べる検査である．CD4陽性リンパ球が低下すると様々な日和見感染が生じやすくなる（図3-1）．特にHIVに感染している患者ではCD4をもつT細胞が選択的にHIVに感染するため免疫の働きが低下し，数も減少する．そのためHIVによる免疫機能障害の指標として測定される．

CD8はサプレッサーTリンパ球がどのくらいあるかを調べる検査である．CD8は抗体産生をつくりすぎるのを抑制する働きをもつ．

CD4/CD8については免疫機能が正常であれば，CD4とCD8の比（CD4/CD8）はほぼ2になるが，免疫機能が低下しているとCD4/CD8は低下してくる．

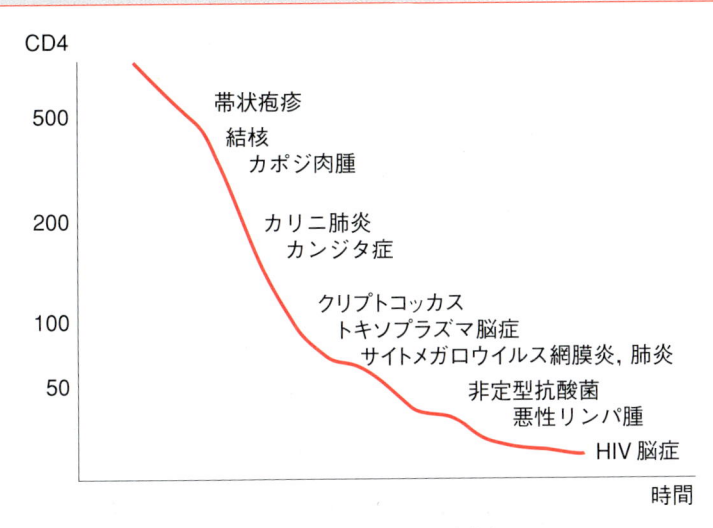

図3-1 ● CD4による日和見感染の発生状況

```
CD4
500 ─ 帯状疱疹
       結核
       カポジ肉腫
200 ─    カリニ肺炎
         カンジタ症
           クリプトコッカス
100 ─      トキソプラズマ脳症
            サイトメガロウイルス網膜炎, 肺炎
 50 ─         非定型抗酸菌
              悪性リンパ腫
                    HIV脳症
                              時間
```

資料／国立大学保健管理施設協議会エイズ特別委員会, HIV感染症, 1999, p.61.

〈免疫機能の状態を把握し，病状の悪化予防ができるための援助〉

　CD4，CD8，CD4/CD8はHIV/AIDS患者の免疫機能の指標となる．患者は検査データの結果に対して敏感になっており，値を知りショックを受けることや，逆に重要視しないこともある．検査の結果に対する患者の受け止めをよく聞きながら，免疫機能に応じた日常生活を送れているか相談にのる．

4）骨髄穿刺，骨髄生検

　血液・造血器の疾患，特に白血病細胞が骨髄で造られるため，骨髄穿刺や骨髄生検により骨髄液や骨髄組織を採取して（造血の状態や変化を調べる）検査が行われる．

　骨髄穿刺は局所麻酔後に，骨髄穿刺針と注射器で胸骨や腸骨（後上腸骨棘）の骨髄液を吸引する．その骨髄液から，有核細胞数，巨核球数，骨髄像（細胞百分率），ME比*，染色体異常などを調べる．正常値は有核細胞数10万〜25万/μl，巨核球数50〜150/μl，ME比は3〜4：1である．また，骨髄が線維化しているか，細胞が充満している場合は，drytapといって，骨髄液が吸引されないことがある．

　化学療法の効果を調べる場合には骨髄の芽球を調べる．骨髄の芽球が5％以内のことを完全寛解（complete response；CR）という．CRの条件はこのほかに骨髄に正常赤芽系，顆粒球系，巨核球があることである．また，末梢血に芽球がないことが条件となる．一方，白血病患者の場合は，半数以上に病型に特徴的な染色体異常がみられる．骨髄生検はさらに正確

ME比：顆粒系細胞（好中球，好酸球，好塩基球）と赤芽球系細胞の比率．

な診断のために骨髄穿刺に引き続き行われる．骨髄生検が予定されている場合は，胸骨内板の穿通を防ぐため腸骨から行う．骨髄生検では，細胞のほかに脂肪組織・血管などの情報が得られるためさらに正確なデータが得られる．

　針を骨に刺すので苦痛を伴う検査である．検査前，患者は不安や恐怖心を抱きやすいので，声かけをして苦痛を最小限にするよう援助する必要がある．

(1) 患者が骨髄穿刺または骨髄生検の目的と必要性を理解し協力できるための援助

　検査前は，検査方法や体位について説明する．皮膚から骨膜まで局所麻酔を行うが，麻酔注射のときや骨髄液を吸引するときには痛みが伴うことも説明し，安全のため動かないよう協力を求める．検査は胸骨から行う場合には仰臥位，腸骨から行う場合には腹臥位とする．

(2) 安全・安楽に検査を行うための援助

①検査中は，これから何をするのか説明しながら，痛みに対して励ましの声をかけたり，手を握ったり，身体の一部に触れて患者に安心感を与えることで体動をなくし，安全かつスムーズに骨髄液を医師が採取できるようにする．

②検査室で穿刺する皮膚部分を滅菌消毒し，無菌操作が守られるよう検査の介助を行う．

(3) 検査後の出血などの合併症を予防するための援助

①検査後は，止血するまで穿刺部を圧迫止血する．胸骨から検査した場合は検査部位に砂嚢を載せて，腸骨から検査した場合は腸骨を下にし，30分〜1時間は安静臥床とし，出血を予防する．出血傾向の強い場合は，必要に応じて安静臥床時間を延長する．その後，検査部位を直接肉眼で観察し，完全に止血されたことを確認してから安静を解除する．

②骨髄液の吸引により血圧低下，徐脈になり迷走神経反射による悪心・嘔吐の症状を起こすこともあるので，脈拍，血圧の測定を継続し，嘔吐があるときは安静が守られるよう介助する必要がある．

C サポート機能の検査に伴う看護

1 肝臓中毒の検査

1）ICG

　肝臓の解毒能の検査には肝機能がどのくらいあるかを調べるICGがある．

　ICG（indocyanine green）は色素であるICGを静脈内に注入し，15分後（R_{15}値）にどのくらい色素が肝臓に停滞しているかを採血して調べる．また，ICGを静脈注射した後，5分，10分，15分に採血し，ICGの消失率を求める場合もある．R_{15}値が0～10％であれば正常であるが，R_{15}値が高いほど肝臓の総合的な予備能力は低下しており，これに伴い，解毒能も低下していることが予測される．

〈検査の目的と流れを説明し，協力できるための援助〉

　検査の目的と流れを説明し，正確な時間に採血を行う必要があることを伝えて協力を得る．

2 出血傾向の検査

　出血傾向の原因は，血管壁の障害，血小板の障害，血液凝固因子の障害，線溶系の障害に分けられる．検査方法は，血液中の血小板や凝固因子を調べるものと，出血の時間を観察するものがある（図3-2）．

図3-2 ● 出血傾向を把握する検査

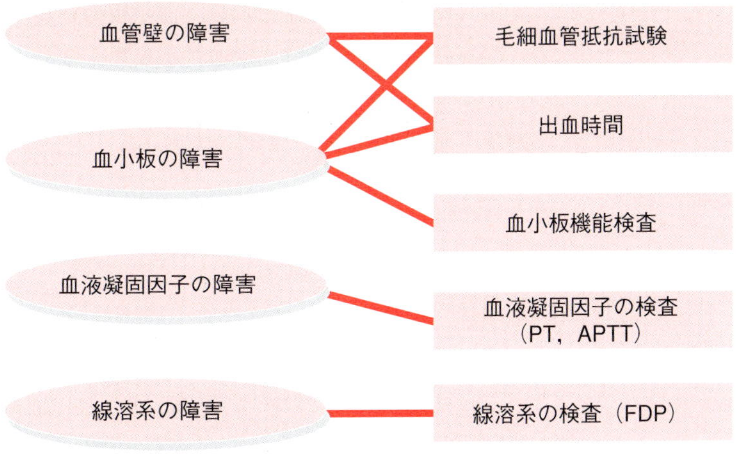

原因	検査
血管壁の障害	毛細血管抵抗試験
血小板の障害	出血時間
	血小板機能検査
血液凝固因子の障害	血液凝固因子の検査（PT, APTT）
線溶系の障害	線溶系の検査（FDP）

検査では，出血傾向が，局所か，全身かを確認する．皮下出血は血管壁・血小板の障害で多い．関節出血，筋肉内出血などは血友病などの血液凝固因子の障害に多い．過去の手術や抜歯時の出血状況，家族歴，服薬歴，肝障害や尿毒症など出血をきたす疾患の有無を問診する．

　患者は止血機能が低下している場合も多いので，確実に止血できるように，指で採血部位を最低5分間は圧迫止血するように説明する．また，採血部位の止血のために止めるテープはきつく貼り，はがれないようにする．止血が悪い場合は採血部位をガーゼで縛るなどの工夫が必要である．

1）毛細血管抵抗試験

　毛細血管抵抗の低下を調べる．前腕肘に血圧計のマンシェットを巻き，最高血圧と最低血圧の中間値（高血圧時は90mmHgくらい）で5分間加圧する．マンシェットをはずして2分後に直径2.5cmの円内の出血斑を数える．基準値は10個以下である．血管壁の異常，血小板の減少・機能異常などがあると出血斑は10個以上となる．

　5分間の加圧は苦痛が伴うので，事前に説明をして協力を得る．

2）出血時間の検査

　血小板の数と機能，毛細血管の機能を調べる．耳朶にランセットで小さな傷をつけ，出血させ，30秒ごとに血液を濾紙に吸い取り，止血するまでの時間を測定する（デューク法）．1～3分が正常．5分以内は血小板，毛細血管機能には異常がないと判断される．血管壁の異常，血小板の減少・機能異常で出血時間の延長がみられる．血液凝固因子の障害の疾患では異常はみられない．

3）血小板機能の検査

　空腹時に静脈より採血を行い，血小板の粘着・凝集の機能を調べる．粘着・凝集の機能の亢進は，虚血性心疾患，糖尿病などの場合に起こる．血小板が正常であるのに粘着・凝集の機能の低下がある場合は，血小板機能異常症（血小板無力症）が考えられる．

4）プロトロンビン時間（PT）の検査

　10～12秒が基準値である．
　血漿に，組織トロンボプラスチンと塩化カルシウムを加えて凝固時間を調べる．血液凝固の外因系凝固の第Ⅶ，Ⅹ，Ⅴ，Ⅱ（プロトロンビン），Ⅰ（フィブリノゲン）の異常で時間が延長する．

5）活性化部分トロンボプラスチン時間（APTT）の検査

30～40秒が基準値である．

血漿に，カオリン，カルシウムイオンを加えてフィブリンが検出されるまでの時間を測定する．内因系凝固因子の第Ⅸ，Ⅻの欠乏症である血友病，第Ⅸ因子合成に必要なビタミンKの欠乏などで時間が延長する．

6）フィブリン分解産物（FDP）の検査

5 μg/ml以下が基準値である．

止血後のフィブリン血栓の溶解（線溶）時に生じるフィブリン分解産物を測定する．線溶系が亢進するのは，播種性血管内凝固（DIC）症候群，血栓症，悪性腫瘍，熱傷，手術後である．

2 身体防御機能障害の治療に伴う看護

身体防御機能障害の治療は，1次バリア障害の治療，2次バリア障害の治療，サポート機能障害の治療がある（表3-3）．

表3-3 ● 身体防御機能障害の程度と治療

身体防御機能障害の種類		治　療
1次バリア障害	被覆	・外用薬による治療 ・理学療法（光線療法，電気凝固療法） ・凍結療法 ・全身温熱療法
	遮光	
	感染防御	・手術療法
2次バリア障害	過剰反応（アレルギー）	・減感作療法
	誤作動（自己免疫）	・自己免疫の薬物による治療 ・免疫抑制薬 ・血漿交換療法
	免疫不全	・抗癌薬の治療　薬によるHIVの治療 ・骨髄移植 ・免疫不全の進行を防ぐ薬物による治療
サポート機能障害	解毒	・毒物の吸収を阻止する治療 ・毒物の排泄を促進する治療 ・毒物の解毒・拮抗薬の与薬
	止血機能	・出血傾向の治療（血小板輸血）

A 1次バリア（皮膚・粘膜）障害の治療に伴う看護

　治療には外用薬を主とした薬物による方法と，理学療法・手術療法によって，皮膚・粘膜の回復力を促進して，感染症などの障害を予防する方法がある．治療の効果を最大限にするためには，正しいスキンケアと全身状態の安定が重要となる．看護では，局所の観察だけにとどまらず，全身の栄養状態や免疫力，治療による不安などの精神状態のアセスメントを継続的に行う．そして，皮膚・粘膜の清潔を保ち，乾燥を防ぎ，紫外線からの保護を目的としたスキンケアを行う．

1 外用薬による治療

　外用薬による治療を行うことにより，炎症症状（瘙痒感，痛みなど）の抑制，殺菌・消毒，角質の正常化，皮膚組織再生の促進，さらに紫外線の遮断，皮膚の保湿などの効果が期待できる（表3-4）．

表3-4 ● 主な外用薬とその援助

目的	薬剤など	作用と貼付する際の援助
炎症を抑える（かゆみ，痛みを抑える）	副腎皮質ステロイド外用薬 抗ヒスタミン薬	・副腎皮質ステロイド外用薬の強力なものの長期使用は，局所的・全身的に副作用が出るので注意が必要である．顔面，腋下，陰部は副作用を生じやすいので塗布回数を減らす． ・抗ヒスタミン薬には，かゆみを止める作用がある．
病原微生物の殺菌	抗生物質 抗真菌薬	・衣類，リネン類を毎日洗濯し，布団をよく干し，環境を清潔にして，病原微生物を排除する． ・入浴やシャワー浴で皮膚の清潔を保つ．
角質の正常化	尿素 サリチル酸 ビタミンD_3	・尿素は表皮での水分含有量を高め，乾燥を防ぐが，皮膚に傷があるときには，ぴりぴり痛むので注意する． ・サリチル酸は角質剥離作用があるので，絆創膏になっているものを2〜5日ごとに取り換え，鶏眼などの除去をする． ・ビタミンD_3は，表皮細胞の増殖抑制作用があるので，疥癬などの角化異常の治療に使う．
皮膚組織再生の促進	ドレッシング材 肉芽組織促進薬	・創部は状態に応じて洗浄し清潔にしたうえで，適切なドレッシング薬や肉芽組織促進薬を選択する．
紫外線の遮断	サンスクリーン剤	・外出時に露出する部分に塗布する．帽子，衣服などでさらに遮光をするとよい．汗や水で落ちてしまうので，頻繁に塗り直す． ・日常生活ではSPF（日焼け止め指数）5〜20，PA（UVAに対する防御効果）+以上のものがよい．
皮膚の保湿	保湿薬	・表皮の水分を保持するため弾力性が保たれ，損傷を防ぐ．

（1）外用薬の効果が高められるための援助

　外用薬の目的を知り，効果が高められるよう，貼付または塗布する．薬を皮膚につける前は，汗や細菌，前回に使用した外用薬を取り除き，皮膚を清潔にするために，シャワーや清拭を行う．石けんやシャンプーは低刺激性のものを使用する．

　前回薬物を使用した部位に発赤発疹などの皮膚症状がないか観察する．

　粘膜への外用薬として眼粘膜は点眼薬・眼軟膏，鼻粘膜は点鼻薬がある．粘膜への外用薬は，冷たさ，痛みなどの刺激があるため，患者が使用する薬用量を減らしたり，点眼の場合はすぐに瞼を閉じて薬物が外に出てしまうことも多い．

　患者に薬物の効果的な使用方法を伝え，少しの間，刺激を我慢するよう協力を依頼する必要がある．

（2）副作用の早期発見のための援助

　外用薬と同じ目的で内服薬も外用薬と併用して用いられる．内服は，全身的な副作用が生じるので，全身状態の観察をするとともに患者に副作用とその徴候を説明し，出現時にはすぐ知らせるよう指導する．

2　理学療法，手術療法

　理学療法や手術療法には，以下のような方法があり，それぞれ皮膚・粘膜の回復を促進し，感染などの外的影響から身体を防御する．

1）光線療法

　赤外線，紫外線，レーザーなどの光を利用する．

　赤外線による熱線を利用し，血行促進，鎮痛，消炎効果が得られる．

　紫外線のなかの長波長紫外線（UVA）の反応を利用し，治療を行うものをPUVA療法という．尋常性乾癬，尋常性白斑，成人Tリンパ球白血病（ATL）などに用いられる．

（1）治療効果が正しく得られるための援助

　PUVA療法の実施の際は，光中毒物質であるソラレンの内服（照射1～2時間前），または外用塗布（照射30分前）後，UVAを患部に照射する．照射時間に合わせたソラレンの投与を確実に行えるよう援助する．また，PUVAの光毒性反応はUVAを照射後2～3日目に最も強くなる．患者にもこのことを伝え，皮膚を強くこすったり，寝衣などで刺激を与えないように説明し，協力を依頼する．ほてり，ヒリヒリ，発赤など皮膚症状の観察を行い，患者が激しい日焼けを負わなくて済むように援助する．また，治療中は照射野以外は黒い布で覆い，サングラスをかけ，不要な曝露を避けるようにする．

(2) ソラレンによる副作用を防御するための援助

患者にUVAから眼や皮膚を保護する必要性について説明し，協力が得られるように援助する．

ソラレンは内服5時間以内にほとんど尿中へ排出されるが，照射終了後も自然界に存在するUVAによる光感受性をもたらす．そのため紫外線過剰吸収による腫瘍や水疱が起こることもある．

ソラレンによる副作用を予防するため内服後から最低8時間，できれば照射後24時間は室内の蛍光灯，テレビ，日光から眼や皮膚を保護する必要がある．そのためサングラスやカーディガンの着用，日傘の使用を勧める．ソラレンを外用した場合は，照射終了後ソラレンを石けんでよく洗い落とす．

2）電気凝固療法

1メガサイクル以上の高周波交流を使い，患部の組織を乾燥，破壊する．疣贅，脂腺腫などの良性腫瘍を摘出するために用いられる．

〈安全に検査が終了できるための援助〉

治療は一方の導子に針またはメスをつなぎ，片方の導子に鉛板をつなぎ，生理食塩水を浸したガーゼを巻いた鉛板を患者の腰の下に密着するように置き，手で持ってもらい電流を流す．電流を流すときに鉛板と皮膚が密着していると患者が熱傷を起こすことになるので，治療中は体動をしないように，導子を持っているときはしっかり持つように説明する．

3）凍結療法

ドライアイスや液体窒素を利用し，患部を超低温（-60〜-200℃）にして凍結させ，患部組織を破壊する．

〈患者の不安を軽減するための援助〉

治療は麻酔なしか軽度の鎮痛薬の使用で行われる．麻酔をしない場合には痛みに対する患者の不安が強くなるので，ドライアイスや液体窒素を組織に塗布したときに痛みがあることをあらかじめ説明し，不安を軽減することが必要である．

治療後は病変部が痛むことがあることを説明する．痛みが強ければ鎮痛薬などの使用について医師と調整することを説明し，症状の観察を行うとともに患者にも症状を知らせてもらえるよう協力を依頼する．

4）全身温熱療法

温泉療法は，慢性湿疹類，各種循環障害性皮膚疾患，感染症など応用範囲は広いが，適応を誤ると悪化するので，専門医の指導が必要である．

硫黄の薬湯には「湯の花」などがある．

5）手術療法

切除縫縮術，植皮術，削皮術，などがある．

① 切除縫縮術（縫縮術）

縫縮術は主として小腫瘍に対して行われ，病変部を切除後，縫合する．抜糸は通常1週間で行われるが，直径7mm以下の母斑の場合には縫合しないこともある．

② 植　皮　術

熱傷や広範囲の切除術後，病変部の身体防御機能を早期に回復するために行われる．

③ 削皮術（皮膚剝削術）

比較的浅い皮膚病変を直接除去する治療で，顔面，頭部の病変に適応となることが多い．治療後約7〜10日で上皮化が完了し，その後一時局所の発赤を認めるが，2〜3か月で発赤は消失する．

縫縮術，植皮術，削皮術に伴う援助は，(1)手術を安心して受けられるための援助，(2)手術後の感染を予防し，回復を促進するための援助がある．

(1) 手術を安心して受けられるための援助

手術の目的，方法，所要時間，手術前後の経過について，医師より説明された後で，理解度や疑問を確認し，手術に対するイメージがもてるように具体的な説明を追加する．

特に植皮術は熱傷など緊急の場合に適応されることも多く，患者が手術に対する心の準備を十分もてないまま行われることもある．看護師は緊急の場合でも患者のそばにおり，患者が不安や恐怖を感じているか観察し，患者が状況を把握し，落ち着いた気持ちで手術を受けられるように説明や声かけを適宜行う必要がある．

(2) 手術後の感染予防と早期発見のための援助

手術後の感染予防のため手術部位を術後に清潔にする．消毒時に術後の創部の発赤，滲出液，滲出液の悪臭などを観察し，感染の早期発見に努める．植皮術の場合，手術後も採皮部と植皮部の感染防止に努める．植皮部，採皮部の創部の安定がみられたらシャワーなどで洗い流し，清潔に保つ．特に病変部が肛門周囲の皮膚の場合には，介助で清潔を図る．

(3) 局所の安静を保ち，植皮部，採皮部の治癒の促進のための援助（植皮術の場合）

治療後，局所の安静を保つことで治療が促進されることを説明し，血行が再開し，植皮片にも血流が再開するまでの4〜5日間は特になるべく安

静を保ち，創部をこすったり，ぶつけないようにすることを説明する必要がある．

（4）ボディイメージの変化による精神的な苦痛の緩和

皮膚は外から見えるため，患者も外見上の変化に敏感になりやすい．

植皮術の場合，採皮部がケロイド様に盛り上がったり，周囲の皮膚と色調が異なることもあるが，皮膚の色調は2～3年すると周囲の皮膚となじみ目立たなくなること説明する．

削皮術後の場合は，出血が多くなければ，ガーゼ交換は不要である．手術後7～10日目の上皮化完了後からはガーゼの貼用や日焼けクリーム塗布を行い紫外線を遮断して，色素沈着を防止する．

B　2次バリア（免疫機能）障害の治療に伴う看護

1 減感作療法

アレルギー疾患の治療の原則は，アレルゲンの回避・除去である．しかし，花粉やハウスダストなどは，日常生活で回避することがほとんど不可能なものである．このようなアレルギー疾患に対して，減感作療法が行われる．

減感作療法は，皮膚への抗原の与薬により，IgE抗体の産生を少なくし，IgG抗体を産生して，IgE抗体の反応を阻害するなどの反応を利用している．

方法は，水溶性抗原を上腕伸側の皮内と皮下の中間に注射する．週1～2回の与薬で，50%増量法が用いられることが多い．終了までに数年かかる．

（1）安全に注射を行うための援助

注射後のアナフィラキシーに対する観察と対処が必要である．また，注射部位の発赤，疼痛，腫脹などの反応に対しては，抗ヒスタミン軟膏や副腎皮質ステロイド軟膏を塗布する．

（2）治療継続の支援

患者は治療期間が長く，頻回の注射のための通院の煩わしさ，副作用に対する不安が生じてくる．治療が継続できるように，通院時には定期的に声をかけ，不安や不満を表出できる信頼関係を築きながら励ましていくことが必要である．

2 自己免疫疾患の薬物による治療

1）ステロイド薬

　ステロイド療法は，急性期炎症症状に著明な効果があり，特に全身性エリテマトーデス（SLE）患者には有効に作用する．その反面，大量与薬による副作用に留意しなければならない．副作用の有無・程度について観察し，早期発見に努める．

　ステロイド薬にはプレドニン®，デカドロン®，サクシゾン®，リンデロン®などがあり，抗炎症作用のほか免疫抑制の作用もある．

（1）副作用の早期発見のための援助

　副作用は比較的早期に出るものから，長期与薬により出現するものまで，多彩であり，十分な観察とアセスメントが重要である．

　基礎疾患が重篤であることが少なくないので，早期に発見し，対処することが大切である．

① 免疫力低下による易感染状態に対する援助

　細菌（一般細菌，結核菌），ウイルス，真菌などによる肺炎，尿路感染症や足，陰部の真菌感染が多い．身体の保清（入浴，清拭），食後の歯みがき，外出後のうがい，外出や人ごみを避ける，マスクを使用するなど皮膚・粘膜から感染源となる物質の侵入を防ぐ必要性を説明し，実施できるよう指導する．

② 消化性潰瘍に対する援助

　予防的に抗潰瘍薬を併用する．

　胃部不快感，胃痛などの症状を観察し，患者にも何か症状がある場合は，医療者に教えてくれるよう説明し，協力を得る．

　便の性状を観察し，血が混じっていたら報告をするよう説明する．また鮮血反応検査を定期的に行う．

　食事は規則的に，消化のよいものとして，消化管の負担を軽減することを勧める．

③ 糖尿病に対する援助

　口渇，多尿，多飲などの症状が急激に出現することも少なくないので内服開始時に説明し，症状を理解し，出現時は報告できるよう指導する．軽度の場合は食事療法でよいが，インスリン注射が必要になることがある．

④ 肥満，満月様顔貌に対する援助

　脂肪沈着の結果，肥満，満月様顔貌が生じるが，ステロイド薬減量により改善することをよく説明し，不安を軽減する．

　食欲増進作用で，過食，肥満になる．開始時，食欲にまかせて食べ過ぎ

ない規則的な生活をして，間食をしないよう説明する．

⑤ 皮膚の脆弱に対する援助

皮膚が薄く，弱くなる．血管壁ももろくなり出血しやすくなるので打撲，強い圧迫を受けないよう日常生活で注意できるよう指導する．

⑥ 精神症状に対する援助

特に大量与薬で，躁うつ，妄想，人格の変化などの症状が急激に出現することがある．全身性エリテマトーデスによる精神症状との鑑別が問題になることが多い．向精神薬の与薬が必要になったり，ステロイド薬の減量をせざるをえないこともある．

⑦ 骨粗鬆症に対する援助

ステロイド骨粗鬆症により腰椎の圧迫骨折や大腿骨骨頭無腐性壊死を起こしやすいので，重い物を持ったり，転倒により大腿骨骨折を起こさないよう生活上で注意するよう指導する．特に閉経後の女性は骨塩量が少ないので骨折しやすい．

予防，治療のために食事で牛乳や小魚などカルシウムを多く摂るよう説明する．カルシウム剤，活性ビタミンD剤を内服する．

（2）治療継続の支援

自己判断でステロイド薬を減量，中止すると病気の増悪や副腎が萎縮し機能低下しているので副腎不全でショックを起こしやすい．このことを患者に説明し，自己判断で増減，中止しないように指導する．

2）非ステロイド抗炎症薬

非ステロイド抗炎症薬は，炎症作用を引き起こす．プロスタグランジンの合成を阻害することで炎症を抑える働きをする．

軽症のSLEの発熱，筋肉痛，レイノー現象に対して，解熱，鎮痛作用対処の治療薬として使用される（表3-5）．

非ステロイド抗炎症薬には多くの種類があり，それぞれの治療では様々な副作用が起こる（表3-6）．

消化性潰瘍や胃炎などの胃腸障害が最も多く認められる．悪心，胃痛，下痢などの自覚症状と消化管による出血でヘモグロビン値の低下や便潜血

表3-5 ● 非ステロイド抗炎症薬の種類

サリチル酸 アントラニール酸	アスピリン，バファリン，ポンタール
フェニル酢酸 インドール酢酸	ボルタレン，ナパノール，インダシン，インテバン，インフリー，クリノリル
プロピオン酸	ブルフェン，ニフラン，メナミン，ロキソニン，ナイキサン
ピラゾロン誘導体	ブタゾリジン，ケタゾン
オキシカム	バキソ，フェルデン，チルコチル

表3-6 ● 非ステロイド抗炎症薬の副作用

消化器	悪心，嘔吐，胃痛，口内炎，逆行性食道炎，下痢，膵炎
腎，泌尿器	腎機能障害，浮腫，腎炎
肝	肝炎
心，血管	高血圧，血管炎，虚血性心疾患の悪化，動脈管の早期閉塞
呼吸器	間質性肺炎，アスピリン喘息
中枢神経	無菌性髄膜炎，難聴，筋緊縮，頭痛，めまい，痙攣
皮膚	光線過敏症，薬疹
骨，筋肉	無菌性骨壊死
血液	血小板機能抑制（出血），血小板減少，好中球減少，自己免疫性溶血性貧血
全身性	アナフィラキシー，発熱

の陽性などの検査成績に注意する．

　プロスタグランジン合成阻害により腎血流量が低下し，浮腫や高血圧が起こる．もともと腎機能が低下している高齢者や心不全，肝硬変，利尿薬内服中の併用には注意する．

3）免疫抑制薬

　ステロイド薬を使用することにより重篤な副作用が起こったときや，ステロイド薬の効果が現れないときに使用される．多くの場合，ステロイド薬の併用が行われる．

　エンドキサン®，イムラン®，メソトレキセート®などの薬物が使われ，骨髄抑制や発癌性などの副作用がある．主な副作用は，以下にあげたとおりである．

　①共通して生じる副作用：骨髄抑制，肝障害，無精子症，無排卵，催奇形性，発癌性，感染抵抗低下
　②アザチオプリン（イムラン®・アザニン®）に特徴的な副作用：急性発症の無顆粒球症，アレルギー性肝炎
　③サイクロホスファマイドに特徴的な副作用：出血性膀胱炎などの膀胱障害，脱毛
　④メソトレキセート®に特徴的な副作用：消化性潰瘍，間質性肺炎，肝障害，エンドキサン®による卵巣機能低下のために起こる月経異常，月経停止と出血性膀胱炎は特に問題があり，若年の女性への使用は慎重を要する．

　胃腸障害は薬物自体によるもので，服薬中止により速やかに軽快する．
　造血臓器への障害は，大量または連用により生じるため，白血球数，リンパ球，血小板数など検査データの推移を観察することが必要である．また，白血球数，リンパ球数が減少すると日和見感染が起こりやすい．感染が病状を悪化，再燃させる原因となるので感染予防に努める．

3 血漿交換療法

血漿交換療法とは,患者血液より血漿を分離し,血中の有害な物質を除去することを目的とした治療法である.

抗体,免疫複合体,たんぱく質結合物質などの免疫関連病因物質を含む血漿を除去し,ほぼ当量のアルブミン液や新鮮凍結血漿を交換液として補充する.つまり,分離血漿より原因となる物質のみを取り除き患者に有用な物質に変換することである(図3-3).

長時間にわたり大量の血漿成分が置換されるため,循環動態に大きな影響を与え,以下のような副作用が生じる.

①**クエン酸中毒**:クエン酸が血中のCaと結合し,Caイオンの低下により出現する口唇周囲のしびれ感で始まり,筋肉の攣縮,悪寒,悪心,テタニー,失神,不整脈の症状をきたす.対策としてはFFP20単位当りグルコン酸カルシウム1アンプルを静注する.

②**感染**:免疫グロブリン値や補体の減少が起こるので,一般感染症に対する注意が必要である.B型肝炎,C型肝炎に対する注意も必要である.

③**心血管系への影響**:循環血液量低下,低血圧(体外回路に多くの血液を必要とするため),めまい,頻脈,発汗,悪心,耳鳴りなどが出現する.

　循環血液量増加,うっ血性心不全(血漿たんぱくの低下から末梢の浮腫を起こして,うっ血性心不全を起こす),頻脈,高血圧,起座呼吸,頸部静脈の怒張などが出現する.

④**そのほか**:出血傾向,血栓,溶血,蕁麻疹や発熱などのアレルギー反応,低体温などがあるので観察を怠らない.

図3-3● 血漿成分吸着法の回路

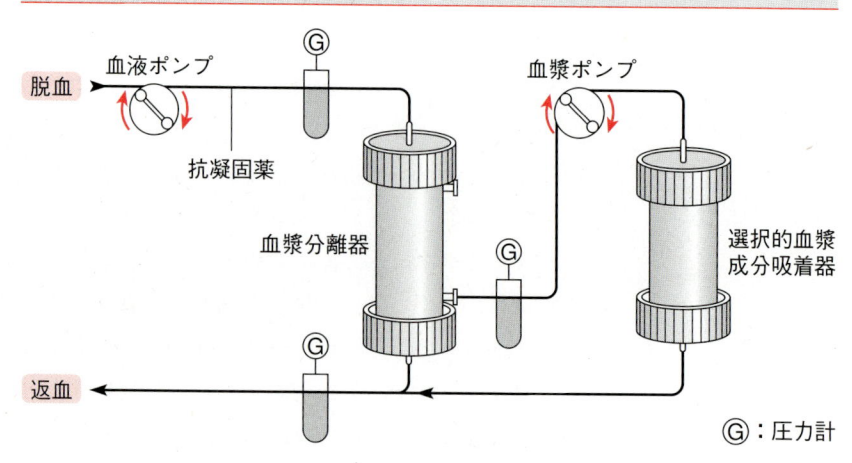

(1) 患者治療の目的を理解し協力できるための援助

患者はこれから何が行われるのだろうかという，漠然とした不安に陥りやすいので，施行の目的，方法を説明し，理解を促す．

(2) 安全・安楽に治療を受けるための援助

施行前よりバイタルサインのチェックを行い，副作用の早期発見に努める．採血は太い針を使用するため，穿刺部位の固定が必要になる．

床上安静が必要なため，苦痛を伴うことがある．許される範囲での体位変換を行う．体外循環による体温低下があるので保温をする．また，訪床し，訴えを聞き不安の緩和を図る．

(3) 治療後の合併症予防のための援助を行う

穿刺部位の止血の確認を行う．副作用としてアレルギー症状，発熱などに十分注意し，一晩は床上安静を保つ．

4 免疫不全の治療

1）化学療法

血液の悪性腫瘍である白血病の治療は，多種類の抗癌薬を使う化学療法で，腫瘍細胞を死滅させ骨髄の造血機能を正常化させることである．正常な機能をもった血液が造血されることによって，2次バリアである免疫も正常化し，身体防御ができる（図3-4）．

図3-4 ● 化学療法の白血病細胞数および好中球に及ぼす影響

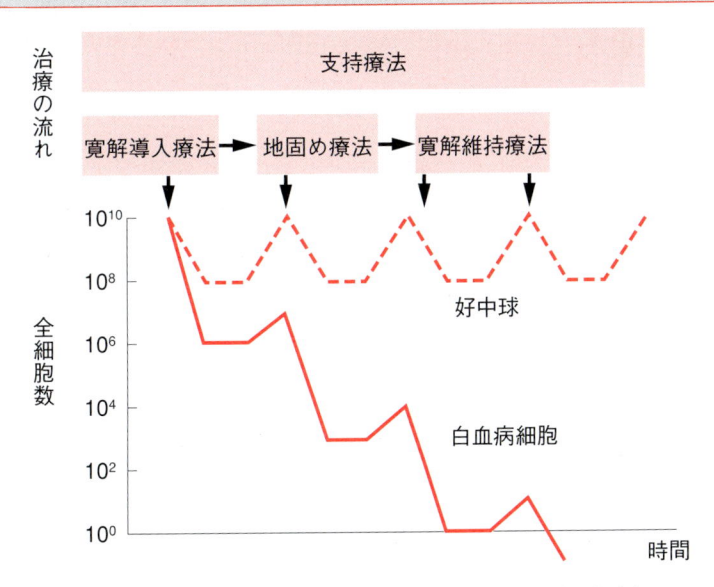

出典／澄川美智，他：白血病患者の看護，臨牀看護，24(11)：1606，1998を一部改変．

抗癌薬にはアルキル化薬，代謝拮抗薬，抗腫瘍抗生物質，植物アルカロイド，酵素製剤，トポイソメラーゼ阻害薬などがあり，細胞周期の異なる点で作用する（図3-5）．代謝拮抗薬は時間依存性の薬であり，長時間かけて投与するほうが効果的であり，アントラサイクリン薬の抗腫瘍抗生物質，アルキル化薬，トポイソメラーゼ阻害薬は濃度依存性の薬であり，短時間に大量の薬を投与するほうが効果的である．

　これらの抗癌薬に共通する副作用としては骨髄抑制，悪心・嘔吐，食欲不振，脱毛，肝・腎障害などがある．また，抗癌薬の種類によって特に副作用が出現しやすい部位がある（図3-6）．これらの副作用は重篤であるため，副作用に対する拮抗薬を使用して出現を予防したり，症状が出現した場合は処置が必要となる．

① 寛解導入療法

　多種類の抗癌薬を使って骨髄中の白血病細胞を根絶し，造血機能を正常化することである．FAB分類のM3はATRAの連日経口与薬が第1選択と

図3-5●細胞周期と主な白血病薬

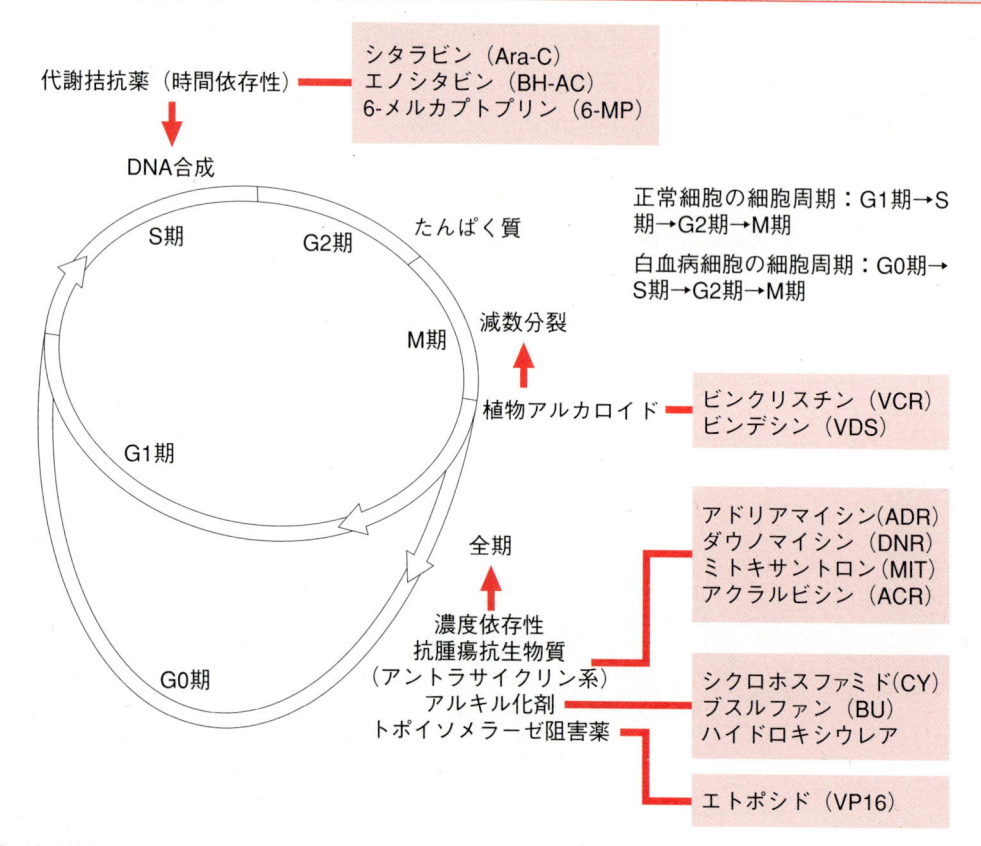

出典／麻生範雄：白血病の化学療法の実際，月刊ナーシング，15(4)：22，1995を一部改変．

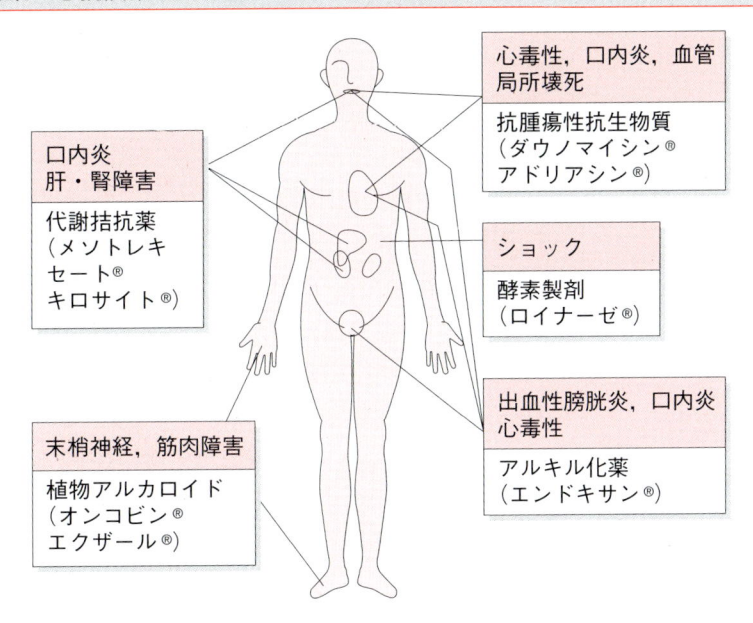

図3-6 ● 抗癌薬と副作用の出現しやすい部位

心毒性，口内炎，血管局所壊死
抗腫瘍性抗生物質
（ダウノマイシン®
アドリアシン®）

**口内炎
肝・腎障害**
代謝拮抗薬
（メソトレキセート®
キロサイト®）

ショック
酵素製剤
（ロイナーゼ®）

**出血性膀胱炎，口内炎
心毒性**
アルキル化薬
（エンドキサン®）

末梢神経，筋肉障害
植物アルカロイド
（オンコビン®
エクザール®）

なる（分化誘導療法）．

② **地固め療法，寛解維持療法**

寛解の状態を確実なものにして，維持するために地固め療法，寛解維持療法が行われる．

③ **支持療法**

化学療法を行うと骨髄の機能が抑制され，血液細胞が減少するため，易感染状態や貧血，出血傾向が現れる．これらの症状に対して支持療法が行われる．

易感染状態に対しては，抗生物質・真菌薬の投与やサイトカイン（G-CSF）の投与，無菌室，準無菌室への隔離などが行われる．

貧血，出血傾向に対しては輸血が行われる．

（1）安全に抗癌薬の治療が行われるための援助

抗癌薬の投与量は患者の体表面積を基準にして決められている．必ず投与前には患者名，薬品名，投与量，輸液に必要な時間を複数の看護師で確認する．また，患者に対しても薬の名前，投与にかかる時間，副作用と看護師がどのように副作用緩和のために対応するのかを十分オリエンテーションする必要がある．

抗癌薬の投与開始直後しばらくは患者のそばにおり，息苦しさや発疹，血圧の低下の有無など薬によるアレルギー症状の有無や，心毒性の強い抗癌薬（抗腫瘍抗生物質）の場合には，心臓への負担が過度に出ないか確認する．

また，抗癌薬による治療中は頻回にベッドサイドに行き，副作用症状や抗癌薬が血管外へ漏れていないか，予定どおりの速度で投与が行われているかを確認する．もし抗癌薬が血管外へ漏れている場合は，組織の壊死を起こすので，直ちに輸液を中止し，可能であれば薬液を体外へもみ出す．また，必ず医師へ報告し，薬が漏出した部位の診察と処置を依頼する．

(2) 感染予防に対する援助

抗癌薬の与薬により，骨髄中の造血機能が抑制され，好中球が減少することにより細菌感染，ウイルス感染，真菌症などの感染症罹患の危険が出現する．

白血球数が1000/μl以下（好中球500/μl以下）になると感染の頻度が増加し，好中球100/μl以下では致命的な感染症が発症しやすい．

感染症は，患者自身の皮膚や生活環境に常在する菌によって引き起こされることが多いので，患者の身体や環境をアセスメントする必要がある．

そして，感染予防は，うがい，手洗いなど患者自身のセルフケアに負うところが多い．また，白血球数が1000/μl以下になると生ものを食べることが禁止され，加熱食となる．患者や家族へ感染予防について指導・教育を行い，致命的な感染症を防ぐため，患者・家族の理解度や実践状況を把握する．

抗癌薬の副作用による倦怠感が強いと，うがい，手洗い，保清などの感染予防を患者が自立して実行することが難しくなる．看護師は，患者を励ましながら感染予防を促し，患者が継続して実行できるように援助する必要がある．また，痔核がある場合，感染を起こしやすいので，早期から痔核への治療や排便コントロールをするとともに肛門周囲の清潔を保つ必要がある．

(3) 出血予防に対する援助

抗癌薬の与薬により，骨髄中の造血機能が抑制され，血小板が減少する．血小板数が3万/μl以下で致命的な出血の可能性が高い．血小板の寿命は5～9日と短く，白血球減少に次いで出現する．

検査データと出血を起こしやすい部位（粘膜，皮下，各種臓器）の観察と症状の把握が必要である．また，患者・家族が出血傾向の理解と転倒，外傷，打撲による出血の予防行動をとるよう指導する．

歯みがき，ひげ剃り，排便など，日常生活上でも出血しやすいので注意するよう説明する（表3-7）．

(4) 貧血予防に対する援助

抗癌薬の与薬により，骨髄中の造血機能が抑制され，赤血球が減少する．赤血球が減少すると，全身への酸素運搬能力が低下し，酸素供給不

表3-7 ●日常生活上の出血予防行動

日常生活活動	出血予防行動
移動	転倒・転落・外傷・打撲を起こさないよう注意する．病棟，病室内の環境整備を行い，危険なものは片づける．
歯磨き	硬い歯ブラシは柔らかい歯ブラシに変更し，歯肉の刺激を避ける．さらに出血傾向がみられるときは，綿棒や含嗽のみとする．
衣類	ゴムのきつい下着やズボン，硬い素材の衣類やシーツ類は，皮下出血の原因となるので避ける．
食事	硬いものは口腔粘膜を傷つけるので軟らかい，刺激の少ないものを摂取する．
排泄	排便時の努責は，頭蓋内出血の原因となる．硬便は肛門出血の原因となる．排便コントロールをしてスムーズな排便にする．
医療処置	血圧測定時のマンシェット，採血・静脈注射時の駆血帯の圧迫は，内出血を起こしやすいので，短時間で素早く最小の圧迫で行う．採血・静脈注射時の針は細いものを使用し，抜針後は圧迫止血をして止血を確認する．皮下・筋肉注射は血腫を起こしやすいので，原則として行わない．

足により貧血症状が起こる．赤血球の寿命は120日と長いため，貧血症状は数週間から数か月を経過して現れる．赤血球250万/μl以下，Hb7.0g/dl以下で日常生活に支障をきたす．

動悸，息切れ，めまい，頭痛などの貧血症状が出現すると，注意力・集中力の低下を招き，今までできていた日常生活上の活動に制限が出てくる．

動作時に，一過性の脳の酸素不足による失神発作を防ぐために，貧血が強いときには，ベッドから起き上がるときはゆっくりと起き上がり，頭を下にする動作を避けるよう指導する．排便時の努責は避ける．移動は無理をせず，歩行が不安定であれば車椅子で移動の介助をしたり，清潔ケアの援助を行う．

(5) 消化器症状の緩和の援助

化学療法の副作用として，消化器症状が出現すると安楽の変調をきたす．主な症状としては，悪心・嘔吐，食欲不振，下痢，便秘などである．抗癌薬の種類や与薬量によって症状の有無や頻度は変わってくるので，把握しておかなければならない．

悪心・嘔吐は，血中の抗癌薬が延髄の嘔吐中枢を刺激したことで起きるものが多い．そのため嘔吐中枢へ作用する5-HT3受容体拮抗制吐薬（カイトリル®，ナゼア®など）の投与が医師の指示で行われる．5-HT3受容体拮抗制吐薬は抗癌薬による治療前や強い悪心や嘔吐があるときには投与すると効果的である．少しでも嘔吐による患者の体力の消耗を予防するために患者の悪心・嘔吐の状況を把握しながら，投与するタイミングを患者や医師と調整していくことが必要である．

症状緩和のためには，体位はファウラー位などにして，腹部の緊張を緩

め，心窩部をクーリングする．嘔吐後は冷水でうがいを行い，嘔吐物は素早く片づけ，換気をして不快感を取り除く．

食欲不振時は，好きなものを好きな時間に摂れるように配慮する．必要時は，点滴で栄養の補給を行う．

下痢は，抗癌薬による腸粘膜の直接障害と，白血球数減少による腸管の局所感染によるものが多い．排便後は，肛門周囲のただれを起こさないよう，温水洗浄便座や清浄綿を使って清潔を保つ．

便秘は，腸蠕動が抑制されることによってなりやすい．予防と対策として，繊維の多い食物や水分を摂る，緩下薬を使用するなどがある．

(6) 口内炎の予防に対する援助

口内炎は，抗癌薬により細胞が破壊される過程で，生体のpHが酸性化し，口腔粘膜に酸化ストレスを与えることによって起こるものと，白血球数減少による口腔内の局所感染によって起こるものがある．

化学療法前には口腔内を観察し，感染源となりうる歯や炎症の有無の確認が必要である．治療中は口腔内の観察と自覚症状の把握とともに，口腔のセルフケアの実施状況を把握する必要がある．口腔内の清潔を保ち，乾燥を防ぐため，起床時，毎食前・後，就寝前，外出後などにイソジンガーグル®液で含嗽したり，マスクを着用する．また，抗癌薬与薬時に氷片を口に含む方法（クライオセラピー）で，血管を収縮させ，抗癌薬の口腔粘膜へ移行する量を減少させる方法もある．口内炎の疼痛に対しては，鎮痛薬の内服や含嗽液で緩和する．口内炎による疼痛が激しい場合には塩酸モルヒネなど麻薬の持続注入が行われる．食事は刺激の少ない軟らかく冷たいものがよい．

(7) 脱毛への援助

毛髪は，人にとって美容上大きな役割を果たしている．化学療法の副作用による脱毛は，可逆的ではあるにしてもショックを受け，ボディイメージに大きく影響する．客観的に他人からわかる部分であるため男女を問わず，社会生活に支障を及ぼすことがある．

正しい理解で不要な不安が軽減するように，脱毛は化学療法が終われば回復することを説明する．脱毛でつらく落ち込んでいる気持ちを共に理解していることを示す．抜けた髪の毛はすぐに粘着テープで取り除く．また，かつらやスカーフ，バンダナ，帽子などを利用する．

(8) 治療継続の支援

白血病の患者が，つらい化学療法を長い期間続けていくには，患者自身の闘病意欲が影響する．疾患や化学療法の受け入れ状態を把握しておくことが大切である．受け入れ状態が不十分であれば，再度，十分なインフォームドコンセントを受けられるよう，医師との調整が必要である．

抗癌薬の副作用による症状は，身体的苦痛だけではなく，精神的苦痛を引き起こす．症状によって，疾患自体が悪化したのではないか，症状がこのまま治まらないのではないかと不安が大きくなる．事前に副作用の症状や期間などを説明して，不要な不安を取り除くことと，その都度わかりやすく説明していく必要がある．そして，患者の苦しみを理解し，苦痛の軽減のために最大の努力をして，誠意をもって話し合い，信頼関係を築くことが重要である．

　患者にとって長い治療を心身共に支えてくれるのは家族であることが多い．しかし，家族は患者が化学療法の副作用に苦しむ姿や，脱毛した姿を目の当たりにするとショックを受け苦しむことが多い．家族の苦しみを理解していること，共に患者の支えになっていくことを話し合い，家族との信頼関係を築き，支援していく．

2）骨髄移植

　骨髄の造血機能に異常があり，正常な造血が望めない患者に行われる治療である．いったんレシピエント（患者）の骨髄を死滅させ，正常なドナーの幹細胞を移植する．ドナー由来の幹細胞が生着し，正常な血球が増殖・分化するのを待つ．

　対象となる疾患には，白血病（病態により対象となる，ならないがある），骨髄異形成症候群，再生不良性貧血，先天性免疫不全症などがある．

　骨髄移植を行うために患者は無菌化や自分の造血幹細胞を死滅させる治療をスケジュールどおりに行わなくてはならない．約2週間前からCレベルの個室（クリーンベッド使用，家族や医療者の入室時にはマスク，帽子着用，サンダルのはき換え，ガウンの着用が必要）で生活する．そして，感染予防のために滅菌食と抗菌薬と抗真菌薬を服用し，消化管の無菌化を行う．また，上気道感染の予防のために，イソジンガーグル®とファンギゾン®含嗽を行う．また，皮膚からの感染予防のために剃髪，全身の除毛も行う．骨髄移植や多種の輸液のためIVHを挿入したり，無菌室へ試験入室し吸入，うがいなどをスケジュールに従い行って1日過ごすなど具体的なイメージをつけてもらう．

　移植前5日目より大量化学療法や全身照射（TBI：6回に分けて総線量12Gyを照射）が行われることで，副作用が強く現れ，患者の体力は消耗してしまうことが多い．

　約1～2週間で骨髄は生着するが，それまではすべての血球がないことや，大量の免疫抑制薬を使用しているため極度の易感染状態にある．また，生着後もリンパ球が非自己であるドナー由来の細胞を攻撃するGVHD（移植片対宿主病：生着後1週間～1か月以内に出現するGVHDを急性

GVHD，1か月以降に出現するGVHDを慢性GVHDという）が起こる．そのため治療の決定は患者と家族に病名を告知し，治療のメリット，デメリットを十分説明し，決定してもらうことが必要となる．

骨髄移植が成功して退院するまでに約100日（最近は短縮傾向にある）を要し，身体が元に戻るまでには約2～3年かかる．患者と家族の身体的・精神的・社会的な負担は多大である．

また，大量の抗癌薬と放射線により生殖腺が障害されることが多い．そのため治療後にも挙児が得られるように希望に応じて精子，卵子の冷凍保存をしている．女性の場合は，卵子の保存施設の少ないことや卵子の採取が大変であるため，実際にはあまり実施されていない．

(1) 納得して治療を決定できるための援助

移植を受ける患者は，発病し告知を受け，寛解導入療法，地固め療法，寛解維持療法など長期間苦痛を伴う治療を行う．そのため入院生活も長くなり精神的にもつらく，予後への不安と闘っている．寛解を得ても癌細胞がすべて死滅したわけではなく，身体のなかには癌細胞が残っており，再発の危険がある．移植をしなくても完治する患者もいるが，移植をしなければ完治が望めない場合は骨髄移植が適応となる．患者は説明を受けた後，移植を受けるか化学療法を続けるかの選択をしなければならない．

看護師は，移植の話が患者にされる時点からかかわることが望ましい．移植についての説明は医師が行うが，専門的であり，治療成績や治療方法のメリット，デメリットについて話すが，移植をする，しないを決定するのは患者自身である．看護師は，その決定に当たり，患者が得たい情報を提供し，決定するまでの間，精神的な支えになり，悩みや相談にのることが必要である．

また，骨髄移植のために約1か月間，無菌室などの個室で過ごすなど患者が具体的に治療を受けた後の自分の姿をイメージできるような情報も提供する必要がある．その結果，移植を受けることを選んだ場合，その時点で今度は移植を受ける患者の看護の実際に入る．骨髄移植を成功させるために医師，病棟看護師，無菌室看護師，栄養士でチームカンファレンスを行い，患者と家族を支えていくよう努める．

(2) 骨髄移植までの日程と治療薬の目的を理解し，感染予防や処置に協力できるための援助

骨髄移植を施行するまでには，約2週間前より移植を行うための中心静脈を利用した輸液ルートづくりや腸内細菌の無菌化や化学療法，吸入，含嗽，内服など，多くのことを患者は行わなくてはならない．また，狭い準無菌状態の個室や無菌室で約1か月過ごすことになる．骨髄移植の前処置として行われる治療は非常に強いため，骨髄抑制が強く起こり，感染によ

って死亡する場合もある．

　感染を予防し，治療を安全に終了するために患者に骨髄移植までの日程，行われる治療や処置とその目的，感染予防の方法について十分オリエンテーションをすることが必要である（図3-7）．また，無菌室のイメージを明確にするために，体験入室を行うなどの工夫がされている．

　指定された日時までに無菌室で使用する下着などの必要物品を準備するよう説明し，材料部で滅菌してもらうことが必要となる．

(3) 治療が安全に行われるための援助

　骨髄移植前は，患者の造血幹細胞を死滅させ，感染予防するために大量の抗癌薬や免疫抑制薬，抗生物質，抗真菌薬など多くの薬物が投与される．特に抗癌薬は種類や量を間違えると死につながる．そのため薬物の投与にあたっては患者名，薬の名前，量，投与時間，投与方法の確認を複数で行う必要がある．また，輸液は多数あるため，定時に与薬する薬の輸液忘れや薬物投与時間の大幅な遅れがないように気をつける．

　化学療法の副作用による心毒性や感染の早期発見のため1日2回以上は体温，脈拍，血圧，Spo_2を測定する．また，化学療法の副作用による腎毒性の早期発見のため起床時と夕方に体重を測定し，体重の増加がある場合には医師に報告し，必要に応じて利尿薬投与の準備を行う．また，シクロホスファミド（エンドキサン®）大量投与による出血性膀胱炎の有無を確認するため尿の性状を観察する必要がある．血尿傾向にある場合など状況に応じて膀胱灌流（3wayバルーンカテーテルを使用し，24時間，一方のルートから膀胱に生理食塩水を注入し，一方のルートから持続的に排尿させる方法）を行う．

　骨髄輸注は静脈より注入される．医師が指示した滴下速度どおりに注入されているか頻回に観察し，輸血と同様，副作用の有無を確認する．

(4) 感染予防のための援助

　感染予防に関しては，CDCが推奨しているスタンダードプリコーションと感染経路別予防策を行う．また，患者自身にも感染の危険性と予防の必要性を説明し，行動できるよう指導していく必要がある．

　大量化学療法やTBIは副作用の悪心・嘔吐，倦怠感が強く起こり，体力を消耗する．そのような辛い時期でも無菌化のために吸入や含嗽，手をアルコール綿で消毒するなどの感染予防行動を行うことは患者にとっては非常に辛いことである．また，それを見ている家族も大変辛く感じる．多くの患者は強度の倦怠感により自分で保清や，感染予防行動を行えなくなる．そのため内服や必要に応じて保清や感染予防行動のセッティングなど一部を看護師が介助する．しかし含嗽や吸入は患者自身が行わなくてはならないことであり，辛い時期ではあるが，励ましながら感染予防行動が継続で

図3-7 ● 造血幹細胞移植の患者用クリニカルパス（移植2週間前から移植前日まで）（自治医科大学病院血液内科病棟）

造血幹細胞移植　第Ⅰ期（day−14〜day−8）患者様用　　　　様　担当；医師　　　　看護師

	月　日 day−14	月　日 day−13	月　日 day−12	月　日 day−11	月　日 day−10	月　日 day−9	月　日 day−8
目標	無菌室内で一人で生活するイメージができ、清潔行動などの生活パターンを身につけましょう。 移植についての予定を把握し、闘病意欲をもってがんばりましょう							
活動	病棟内は自由に移動できます。タバコはやめましょう。面会の方はベッドサイドまで来ていただいて結構です。病棟内は自由に移動できます							
食事			消化管を無菌化するために加熱食が出ます。缶に入った水も出ます。好き嫌いについては栄養士と相談できます。その間ペットボトルは大丈夫ですが開栓後はコップに開けてその日のうちに飲みきるようにしましょう。差し入れについては医師・看護師に相談してください				
清潔	シャワーに入り清潔をこころがけましょう。1日4回（朝・昼・夕・眠前）イソジンガーグルでのうがいと歯ブラシでのブラッシングを行ってください						移植前の治療により脱毛が起きるため髪を短くします（剃髪）
検査	移植同意書に署名捺印していただきます。抗生物質のアレルギーテスト（皮内反応）を行います。 これから採血は毎日行います 熱が出たとき、血液の培養を行います			骨髄穿刺をします		肺炎などの早期発見のため毎日指で酸素濃度を測ります 体の水分バランスや、肝静脈閉塞性疾患の早期発見、腎臓の働きを確認します。→1日2回の体重測定、蓄尿をします	
					週に1度、感染を起こしていないか、のどの粘膜、尿、便の培養を行います		
処置						IVH挿入（鎖骨の下から太い点滴の管を入れます）週に1度、または必要時IVHの消毒をします。むれたりかゆかったりしたら声をかけてください	
治療							
（点滴）							肝静脈閉塞性疾患予防のため、移植後40日までヘパリン（血液を固まりにくくする薬）を点滴内に入れます。24時間点滴します。
（輸血）						血小板2万／μl以下で血小板を輸血します ヘモグロビン8.0g／dl以下で赤血球を輸血します	
内服				←消化管滅菌剤の内服（クラビット、アムホテリシンBシロップまたはうがい）1日3回朝・昼・夕 ←尿酸値を抑える薬の内服（アロシトール）1日3回朝・昼・夕 ←肺炎予防の薬の内服（バクタ）1日2回朝・夕ーーーーーーーーーーーーーーーーーーーーーーー→			
その他の指導	移植オリエンテーション、心理テスト、口腔ケア、ブラッシング指導、無菌室オリエンテーション、無菌室内に入れる物の準備・確認、ご家族の方に対して差し入れ・持ち込み物品・洗濯・面会方法についての指導を行っていきます。わからないこと、困ったこと、不安なことがあったらどんな小さいことでも、医師・看護師に声をかけてください							

図3-7 （つづき）

造血幹細胞移植　第Ⅱ期（day-7～day-1）患者様用　　　様　担当：医師　　　　看護師

	月 日 day-7	月 日 day-6	月 日 day-5	月 日 day-4	月 日 day-3	月 日 day-2	月 日 day-1
目標	無菌室内で一人で生活するイメージができ，清潔な行動などの生活パターンを身につけましょう．移植についての予定を把握し，闘病意欲をもってがんばりましょう					前処置治療の副作用を最小限に抑えられるようケアや処置に参加しましょう	
活動	病棟内は自由に移動できます．タバコはやめましょう．面会の方はベッドサイドまで来ていただいて結構です					無菌室入室 面会はガラス越しインターホン使用となります	
食事	消化管を無菌化するために加熱食が出ます．缶に入った水も出ます．好き嫌いについては栄養士と相談できます．その間ペットボトルは大丈夫ですが開栓後はコップに開けてその日のうちに飲みきるようにしましょう．差し入れについては医師・看護師に相談してください						免疫抑制薬の血中濃度を変化させるグレープフルーツは食べられません
清潔	シャワーに入り清潔をこころがけましょう						無菌室内のシャワーまたは清拭で清潔を保ちましょう．陰部・肛門は備え付けのオスバン綿で排泄ごとに消毒してください
	1日4回イソジンガーグルでのうがいと歯ブラシでのブラッシングを行ってください．治療も入り白血球が少なくなるので，夜間トイレなどに起きたら水だけでもいいので口内をすすぐようこころがけてください						
検査	肺炎などを早期に発見するため，毎日指で酸素濃度を測ります						
	体の水分バランスや肝静脈閉塞性疾患の早期発見，腎臓の働きを確認するため1日2回の体重測定と蓄尿をしてください						
	週に1度，感染を起こしていないか，のどの粘膜，便，尿の培養を行います						
	採血は毎日行います						
	熱が出たら静脈の培養を行います			治療によって体のバランスが崩れるため1日2回尿検査をします			
処置	週に1回，または必要時にIVHの消毒を行います					入室後は先生が診察のため入室し室内清掃を行います．週に一度シーツ交換をします	
治療	TBI（全身照射）1日2回を3日間			口内炎予防のため治療の薬を投与している間，口の中を氷で冷やし，頬に冷却シートを貼ります		
（点滴）	頭のむくみを予防するための点滴を行います．熱があり，感染が疑わしいときは抗生物質を投与します． 肝静脈閉塞性疾患予防のため，移植後40日までヘパリンを投与します			←治療薬投与（　日～　日） ※吐き気止めも入ります．追加で使用できますので，がまんせず声をかけてください．また，治療の点滴が入っている間，口内荒れ予防のため，氷を口に含み冷却シートを貼ります			
（輸血）	血小板2万/μl以下で血小板を輸血します．ヘモグロビン8.0g/dl以下で赤血球を輸血します						
内服	消化管滅菌剤1日3回						
	←帯状疱疹予防の内服（ゾビラックス）1日5回（6時，10時，14時，18時，22時）を移植後35日まで行います						
	（内服が困難になったら点滴にします.）肺炎予防の内服1日2回と，尿酸値を抑える内服1日3回は　／　までで終了です						
その他の指導	TBIで皮膚がかゆくなる可能性があります →かゆみ止めを使います TBIで吐き気が出る可能性があります →適宜吐き気止めを使います 　内服も大変ですがんばってください			様々な副作用が出ることがあります．そのつど迅速に対応していき，少しでも楽に治療が受けられるようにしたいと考えています．		入室後はご家族に荷物をお持ち帰りいただきます

きるように支援する．

　また，腸内細菌殺菌のため腸内が易感染状態となるので無菌食（食品を蓋つき耐熱ガラス容器に入れ，アルミホイルで二重包装して，超高速ガスレンジで200℃30分間またはオートクレーブで加熱調理したもの）となる．治療の開始前に生ものが禁止となることや，ジュースも缶ジュースのみとし，飲み口をアルコールで消毒することなどを説明する．また，食事の前には手を洗い，アルコールで消毒するように説明する．無菌室入室時は0.02％のヒビテン・グリコネート®の全身薬浴を行い，入室するので介助で全身をきれいに洗い，滅菌した寝衣を着用してもらうことが必要になる．

（5）出血予防のための援助

　大量化学療法やTBIの副作用で，血小板も1万を切る日々が数週間続く．易出血状態にあり，1度出血すると止血が困難であり，患者が不安になる．また，口腔内の出血は不快感を伴い悪心を誘発することにもなる．鼻腔からの出血は，止血が困難であるばかりか，綿球での止血により呼吸困難感があり，しばしば不眠の原因になる．その状態が長く続くことでストレスも増強する．出血を予防し出血が起きても早期に対処し不安を増強させないよう声かけをする．赤血球，血小板はデータが低くなると輸血を行い，出血を予防するので安全に輸血が行えるよう援助する必要がある．

（6）体力の消耗を最小とするための援助

　化学療法，TBIによる倦怠感，悪心が強く，起き上がることさえできなくなる患者もいる．積極的に制吐薬の使用を行う．また保清，内服，含嗽，吸入のセッティングは看護師が行う．臥位でも可能であれば臥位でこれらのことを行う．また倦怠感が極度に強い場合には，必要に応じて膀胱留置カテーテルを挿入することもある．食事は無菌食であるため食欲が低下しやすく，嗜好も変化する．食事が摂取できるようにできるだけ栄養部と調整をとる必要がある．しかし化学療法，TBIの副作用で悪心も強くなり，食事摂取ができなくなる患者が多い．家族が差し入れすることができる場合は，患者の食べられそうな食べ物の差し入れで協力してもらう．その場合，生ものや刺激の強い食品は禁止であることや，缶詰やレトルト食品は食べてもよいこと，差し入れした食品は病棟で電子レンジでの加熱が必要であることを伝えて準備してもらう．

　食品がまったく食べられなくなった場合は，医師に報告し，体力の消耗を防げるよう高エネルギー輸液の内容を調整してもらうことが必要である．

（7）化学療法，TBIによる苦痛を緩和するための援助

　骨髄移植を行うための前処置として通常の5倍もの抗癌薬や大量放射線療法が行われる．治療に伴う副作用は特に悪心，倦怠感，頭痛などが強く

現れ，その症状は数日から1週間ほど続き，その後，粘膜障害の下痢により肛門痛や口腔内潰瘍による疼痛が出現する．粘膜障害による症状は，QOLや闘病意欲を著しく低下させるため，早期の対処が重要である．疼痛に対しては，清潔が保てず感染の原因にもなりかねないため，積極的に鎮痛薬を与薬する．

鎮痛薬の使用法に関しては，癌疼痛ラダーに従い，最終的には麻薬を使用することもある．出血傾向があるため，NSAIDsや坐薬，筋肉注射は禁忌である．

(8) 重篤な急性移植片対宿主病（GVHD）の早期発見

移植片対宿主病（GVHD）には移植後3日目〜100日目に起こる急性GVHDと移植後100日を経過してから起こる慢性GVHDがある．GVHDは強く症状が出ると生着不全となり治療の効果が得られないため，免疫抑制薬の投与が行われる．しかしGVHDが全然みられないとGVL効果（ドナーの細胞が患者の白血病細胞を攻撃すること）も得られず，治療効果が低くなる．そのためGVHDは重篤でなければある程度起こるほうがよいとされている．

急性GVHDは主に皮膚，肝臓，消化管に起こる．急性GVHDの症状が，これらの臓器に強く出ていないか観察する．皮膚は手掌，足底，顔面などのピリピリ感，瘙痒感，発疹，紅斑の症状の有無を把握する．

肝臓は急性GVHDによりVOD（肝細小静脈閉塞性疾患）を起こしやすく，早期発見することが最も大切であり，GOT，GPT，TBの上昇，凝固系データの異常，黄疸，右季肋部痛，体重増加などの症状を把握する．消化管は粘膜が傷害されるため下痢や腹痛，麻痺性イレウスが起こりやすいので，腸蠕動音の聴取や便の性状の確認を行う．

(9) 骨髄移植後の重症感染症を予防するための援助

骨髄移植後は好中球や免疫機能が低下しているために，細菌，真菌，ウイルスなどに感染しやすい．移植後の時期に応じて罹患しやすい感染症がある（図3-8）．

移植後の時期と合わせて，皮膚症状や痛み，かゆみ，発熱，血尿の有無などの観察を行い感染の早期発見に努める必要がある．

また，感染を予防するために生着後も継続して，含嗽や吸入を行う必要もあることを患者に伝える．

(10) 精神的苦痛を緩和するための援助

患者は移植前を病棟のCレベルの個室で過ごし，骨髄移植から生着して，自己の白血球が増加する間，無菌室で過ごす．特に無菌室入室中は家族や面会者とはインターホンを使用して話せるが，直接，相手に触れることもできず，ガラス窓を通しての面会である．また，治療による倦怠感も強い

図3-8 ● 同種骨髄移植後の各時期における感染症

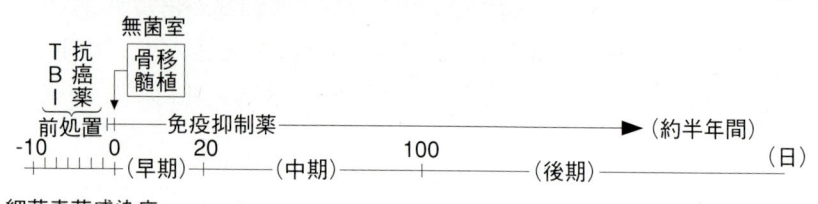

```
        無菌室
      │骨移│
   抗  │髄植│
 T 癌  └──┘
 B 薬
 I
 ├─前処置─┼──免疫抑制薬──────────────→（約半年間）
 -10   0    20          100                              （日）
 ├┼┼┼┼┼┼┼┼┼┼┤（早期）├──（中期）──┼──────（後期）──────────┤
```

細菌真菌感染症
　　　　　グラム陰性杆菌，グラム陽性菌など（敗血症）　　グラム陽性菌など（呼吸器感染症）

ウイルス感染症
　　　　　HSV（口内炎）　CMV（間質性肺炎，造血抑制）　　VZV（帯状疱疹，間質性肺炎）
　　　　　　　　　　アデノウイルス（出血性膀胱炎）

TBI ：全身放射線照射
HSV ：単純ヘルペスウイルス　　　カリニ感染症
CMV ：サイトメガロウイルス　　　　　　　　　　　　　　（間質性肺炎）
VZV ：水痘帯状疱疹ウイルス

出典／朝野茂隆編集代表：血液内科学，中外医学社，1999．

ため，患者はこの期間，精神的な苦痛が大きい．

　無菌室では看護師や医師は手袋を着用してではあるが直接患者に触れたり，直に話すことができる．

　患者の身体的な消耗を最小限にするように心がけながら患者の体調のよいときは雑談などで気分転換を図るとともに患者の辛いこと，苦しいことは何かを十分聴き，対応し，身体的な苦痛を緩和することで，少しでも精神的な苦痛が緩和されるよう援助する．

　また，患者の精神的な苦痛を少しでも軽減するように，患者の性格や，どのようなときに，どのような対処をするのかストレスコーピングを知ることは重要である．

　無菌室退室直後は骨髄生着という大きな目標を達成できたことや，無菌室を退室できたという安心感から，張りつめていた緊張が消失し，虚脱感を感じ，一時的に無気力状態になることも多い．このような場合には，患者が病棟の環境に慣れるまで感染予防など必要最低限度のことを行えるように介助していく．

　もう一つ忘れていけないことは，家族の存在である．移植という辛く危険を伴う治療を受ける患者にとって家族の支えは必要不可欠である．

　家族にとっても患者が無事生着するまでの間は，直接患者に触れたり話したりできないことや，治療が成功するか否かという不安から，患者の状態悪化や辛い状況に対し，家族が不安を感じたり動揺して精神的な苦痛が大きい．

　看護師は患者だけでなく家族の不安や悩みについてもそれを傾聴し，少

しでも不安を緩和し，家族が患者を精神的に支えていけるように家族を含めてケアしていくことが大切である．

(11) 安心して家で生活できるための援助

骨髄移植後は，骨髄移植前の化学療法や放射線療法の副作用による倦怠感，悪心などや，狭い個室内での活動量の減少から，患者が予想しているよりも筋力の低下が強く起きていることが多い．そのため，身体状態が安定していれば一般病室に帰室後，早期から徐々に行動拡大を行う必要がある．

また，胃腸が無菌化から元の腸内細菌のいる正常な状態に戻るまでに約2週間かかる．そのため生着後もしばらくは加熱食が続き，常食は生着後約2か月以降に許可となる．移植前の化学療法による粘膜障害，味覚障害，消化吸収障害，悪心などが続いていることが多く，患者の食欲も低下していることが多い．そのため乳製品や納豆，脂肪分や繊維の多い食品など下痢が誘発されそうな食品は1つずつ試すことが必要である．これらの食品を摂取して下痢や腹痛が起こらなければ食べても大丈夫と判断し，少しずつ摂取しても大丈夫な食品の種類を増やしていく．また，免疫抑制薬を使用している期間は，免疫抑制薬の血中濃度を増加させる生のグレープフルーツ，スィーティー，果汁100％グレープフルーツジュースなどの摂取を控えてもらう．

免疫抑制薬は生着後も継続して内服するので，医師の指示どおり正しく内服できるよう説明する．

患者は退院できることは嬉しい反面，不安も強いので，安心して生活できるために必要な知識や情報を提供する．

ドナーの骨髄が生着しても，大量に使用された抗癌薬や免疫抑制薬の影響で身体の抵抗力が低下しているので，イソジンガーグル®でのうがいや手洗い，身体を清潔に保つこと，人の多い所への外出を避けるなどの感染予防は継続する必要があることを説明する．特に移植後3～6か月には帯状疱疹が発生しやすいため，皮膚のピリピリ感や湿疹などの観察事項を説明し，症状が現れたら受診するように説明する．

身体状態の経過の把握や慢性GVHD（多臓器の障害される自己免疫疾患に似た症状を呈する．主に皮膚，粘膜，肝臓，肺などに症状が出やすい）などの異常の早期発見のため，定期受診が必要であることを伝える．

3) 薬によるHIVの治療

HIVに感染した場合，HIVウイルスの増殖を抑え，免疫細胞（CD4陽性リンパ球）の破壊を抑制することにより，AIDSによる死亡数とAIDS関連日和見感染症の発現頻度を減少させるために薬によるHIVの治療が行われる．治療目標は血中ウイルス量（HIV RNA量）を検出限界以下に抑え続

けることである．HIVの治療薬には，非核酸系逆転写酵素阻害薬（NNRTI），核酸系逆転写酵素阻害薬（NRTI），プロテアーゼ阻害薬（PI）の3種があり，HIVの複製サイクルの異なる地点に対して効果を発揮する（図3-9）．

薬によるHIVの治療はこれら3種の薬を組み合わせた多剤併用療法（highly active antiretroviral therapy；HAART，ハート）で行われている．初回にはNRTIから2剤選び，PIまたはNNRTIから1剤選ぶ組み合わせが推奨されている．単剤による薬の投与は推奨されておらず，併用してはいけない組み合わせもある．治療の開始時期はAIDSが発症している場合や血中HIV量とCD4陽性リンパ球により決まる．

HIVの治療薬の特徴は定められた時間間隔どおり正確に，毎日内服しなければならないことである．なぜならば飲み忘れや，薬の中断によって薬に対するHIVの耐性ウイルスができるからである．HIVの治療薬は内服条件が様々であるため選択する治療薬の組み合わせによっては1日5回以上も内服しなくてはならないこともある．そのため，抗HIV療法を開始するにあたっては，まず服薬**アドヒアランス***を確実にするための服薬指導が必要である．治療薬は患者の病状やライフスタイル，患者の内服に対する固い意志を確認して，医師と患者で話し合いながら継続可能な治療薬の組み合わせが決定される．

（1）生活のなかで無理なく効果的に内服できるための援助

> **アドヒアランス**：同じ「服薬遵守」を意味する用語でも，従来用いられてきた"コンプライアンス"には，患者が医療提供者の決定に従って服薬するという印象があるが，"アドヒアランス"は，患者が積極的に治療方針の決定に参加し，自らの決定に従って治療を実行（服薬）し，それを続けていく姿勢を重視した用語である．

図3-9 ● 抗HIV薬の作用点

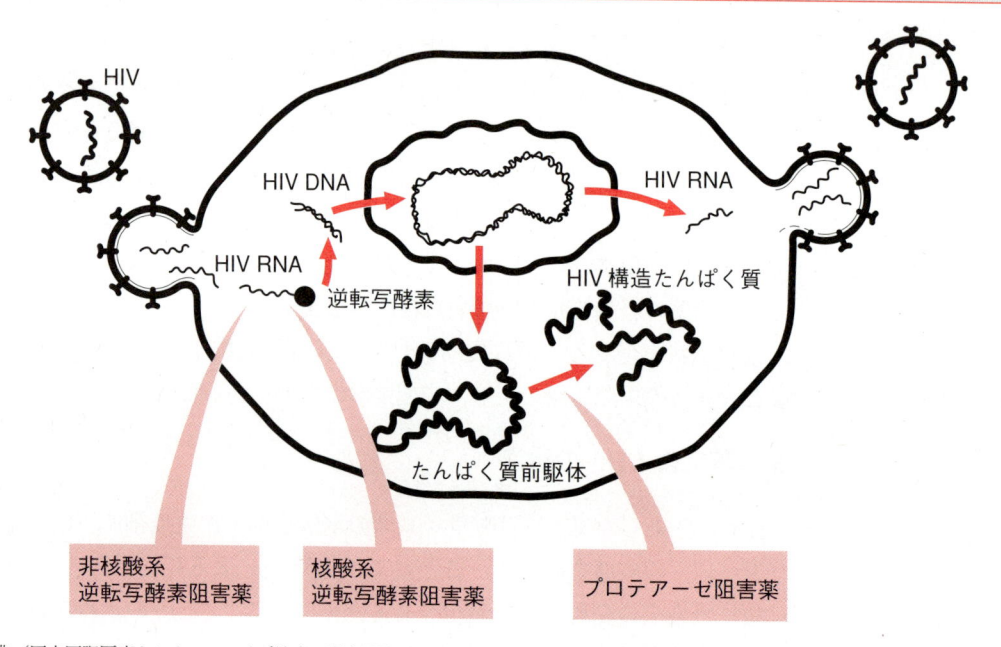

出典／国立国際医療センター，エイズ治療・研究開発センター：抗HIV療法と服薬支援，2002, p.4を一部改変．

HIVの薬は内服時間の間隔，1回の錠数，1日の服薬回数，薬の形態などが様々である．そのためHIV／AIDS患者は内服時間によって生活を制限されやすく，内服治療に伴うわずらわしさや負担感を抱くことが多い．また，そのため内服の自己中断も起こりやすい．内服忘れや中断ができるだけ起こりにくい服薬スケジュールとなるように内服開始時に薬物の種類をよく医療者（医師・薬剤師など）と話し合う必要がある．また，薬によっては1日に，1.5l以上の水分摂取を必要としたり，空腹時に内服しなければいけない薬などがあり，薬の副作用を防いだり，効果的に投与するために内服に伴う条件が複雑で，実行が難しい薬もある．

　一度開始した後で，やはり現実の生活に適さない場合や生活スタイルの変化がある場合，内服回数の少ない薬や内服しやすい薬への変更などを医療者と相談することが大切であることを患者に伝え，具体的に相談に応じる．薬の変更が必要な場合は，医師と連絡調整を行う．また，あらかじめ内服を忘れたときの対処の方法や薬に関して困ったことがある場合，だれと連絡を取るとよいのかなど窓口を知らせておき，患者が困らないようにする必要がある．

　特に内服開始後は定期的に面接を行い，治療薬選択を検討し，内服が生活のなかで習慣化されていくように援助する必要がある．

　治療薬選択の際には経済的負担についても検討する必要がある．

　抗HIV薬には副作用があるが（表3-8），薬の開始時期にAIDS患者は無症候性の場合が多いため，薬を開始することで副作用による苦痛などから，服薬治療にジレンマを訴える場合があるため，副作用を確認するとともに，患者にあらかじめ知らせておき，治療薬の選択時に考慮することも必要である．

(2) HIV／AIDS患者であることや内服に伴う悩みの緩和

　HIVに感染したことのショックや今後への不安，内服を継続する大変さ，また，治療に伴う経済的な負担など患者は様々な悩みを抱えている．患者が現実を受け止め，自分自身のからだを大切にした生活を行えるよう，患者の悩みをよく聴き，支援していく必要がある．若い患者であれば，疾病があることで職業の継続が難しい場合も多い．

　治療費の負担が大きいことで内服を中断する患者もいる．そのようなことがないように特に治療費を私費で払っている患者の場合には経済的な負担にも応じ，必要であればメディカルソーシャルワーカー（MSW）の紹介も行う．また，社会資源の活用の説明として，健康保険が使えること，身体障害者の認定も受けることができることや「更生医療制度」の利用等を知らせ，治療継続を可能な限り支援する．

　また，悩みが大きく，治療には携わらない医療者ではない第三者に自分

表3-8 ● 抗HIV薬の種類と重要な副作用

NRTI（核酸系逆転写酵素阻害薬）

ジドブジン AZT/ZDV	ジダノシン ddI	ザルシタビン ddC	ラミブジン 3TC	サニルブジン d4T
食欲不振 貧血 骨髄抑制（汎血球減少，白血球減少） 悪心・嘔吐 倦怠感 頭痛 重篤な乳酸アシドーシスおよび重度の脂肪肝	膵炎 下痢 悪心・嘔吐 末梢神経障害 食欲不振 重篤な乳酸アシドーシスおよび重度の脂肪肝	末梢神経障害 膵炎 口内炎 悪心・嘔吐 重篤な乳酸アシドーシスおよび重度の脂肪肝	食欲不振 重篤な乳酸アシドーシスおよび重度の脂肪肝	末梢神経障害 膵炎 重篤な乳酸アシドーシスおよび重度の脂肪肝

NRTI（核酸系逆転写酵素阻害薬） / NNRTI（非核酸系逆転写酵素阻害薬）

アバカビル ABC	テノホビル・ジソプロキシル TDF	エムトリシタビン FTC	デラビルジン DLV	ネビラピン NVP	エファビレンツ EFV
過敏症（皮疹，発熱，悪心・嘔吐，下痢，腹痛，眠気，倦怠感，筋痛・関節痛，息切れ，のどの痛み，咳など） 重篤な乳酸アシドーシスおよび重度の脂肪肝	下痢 悪心・嘔吐 倦怠感 膵炎 めまい 発疹 腎機能障害 重篤な乳酸アシドーシスおよび重度の脂肪肝	下痢 乳酸アシドーシス 浮動性めまい 悪心 腹痛 頭痛 不眠症 無力症	発疹 悪心 頭痛 疲労感 肝機能障害	発疹 中毒表皮壊死症 皮膚粘膜症候群 発熱 肝機能障害	発疹 眩暈 集中力障害 不眠 悪夢

PI（プロテアーゼ阻害薬）

インジナビル IDV	サキナビル SQV	リトナビル RTV	ネルフィナビル NFV	アンプレナビル APV	ロピナビル LPV
腎石症（1.5l/日の水分必要） 悪心・嘔吐 腎不全 出血傾向 血糖値上昇・糖尿病 体脂肪再分布／蓄積・高脂血症など	出血傾向 血糖値上昇・糖尿病 体脂肪再分布／蓄積・高脂血症など	悪心・嘔吐 下痢 食欲不振 口周囲感覚異常 味覚異常 出血傾向 血糖値上昇・糖尿病 体脂肪再分布／蓄積・高脂血症など	下痢 悪心 発疹 脱力感 出血傾向 血糖値上昇・糖尿病 体脂肪再分布／蓄積・高脂血症など	悪心 下痢・軟便 発疹 出血傾向 血糖値上昇・糖尿病 体脂肪再分布／蓄積・高脂血症など	下痢・便の異常 悪心 腹痛 肝機能障害 出血傾向 高血糖

出典／HIV感染症治療研究会：HIV感染症「治療の手引き」，第3版，1998，p.11.

の病気のことを話したいと患者が思うことも多い．そのような場合はカウンセラーの紹介を行う．

C サポート機能障害の治療に伴う看護

1 中毒の治療

　毒物の特定ができたら，治療法を中毒情報センターへ問い合わせる．
　基本的治療としては，毒物の吸収阻止，毒物の排泄促進，毒物の解毒・拮抗薬の与薬，合併症の予防，全身管理である．

1）毒物の吸収を阻止する治療

毒物が体内に吸収される前に対処する方法である．

皮膚についた農薬，有機リン剤，有機塩素剤，ニコチンなどは皮膚からも吸収されるため，すぐに水または生理食塩水で流す．

服用後，3～4時間以内であれば下剤，吸着剤の内服により，濃度勾配の作用で薬物を吸着させ，排泄される．

また，胃洗浄は大量の錠剤などの固形物の内服の場合や大量の食物との服用の場合に適応となる（表3-9）．

2）毒物の排泄を促進する治療

体内に吸収された薬物は，血漿交換療法や強制利尿，強制換気によって排泄の促進をする．

3）毒物の解毒薬・拮抗薬の与薬

主な解毒・拮抗薬は表3-10のとおりである．

（1）薬物が正しく，安全に投与されるための援助

中毒を起こしている患者は意識が低下していることが多く，嘔吐しやすい．そのため薬物が正しく安全に投与されるように，輸液が確実に静脈に入っているか，ルートが抜けていないか，輸液漏れがないかを頻回に確認し，ルート抜去や輸液漏れなどの事故を予防する．また，腕や身体の角度

表3-9● 胃洗浄に伴う看護

手順	看護の実際
必要物品：イリゲーター，チューブ，T字コネクター，ペアン，バイトブロック，排液びん，微温湯，毒物に対応した薬物，ガーグルベースン，防水シーツなど（施行者は防水エプロン，ビニール手袋，マスク着用）	・患者，家族に毒物が吸収されないよう胃洗浄を行うことを説明するので，理解がなされたか確認する．
患者の体位：左側臥位（誤嚥予防，洗浄液が胃内容物を十二指腸に送らないように）	・不安が軽減されるように，声をかけながら体位をとる． ・バイタルサインの確認を行い，異常の早期発見に努める．
バイトブロックをくわえ，胃洗浄チューブの先端にキシロカインゼリーを塗って，口腔から約50cm挿入する． 空気音や胃内容物の逆流によって胃に入ったことを確認する． 胃の内容物を検体として採取しておく．	・緊張するとスムーズに挿入できないので，声をかけリラックスさせる． ・意識レベルが低下していると嚥下反射が起こらず，気管に入りやすいので注意する．
洗浄液（微温湯）を成人では1回200～300mlを注入する（小児は5ml/kg）．ペアンを開放して排液をする．	・排液が悪いときは，心窩部をマッサージする． ・合併症の早期発見のため，バイタルサインや意識レベルを頻回に観察する．
終了したらチューブを抜く．	・洗浄液と排液のIN-OUTバランス，CVP（中心静脈圧），血清電解質のチェックを行う． ・終了したことを伝え，体位を整える．

表3-10 ● 主な解毒薬・拮抗薬

中毒の種類		薬品名
解毒薬	薬物	炭酸水素ナトリウム（メイロン®） チオクト酸（チオクタン®）
	アルコール	シアナミド（シアナマイド®）
	重金属・その他　水銀	チオプロニン（チオラ®）
	鉄	メシル酸デフェロキサミン（デスフェラール®）
	シアン化系	チオ硫酸ナトリウム（デトキソール®）
	有機リン剤	プラリドキシムヨウ化メチル（パム®）
	ヒ素・水銀，銀，銅，金，ビスマス，クロム，アンチモン	ジメルカプロール（バル®）
	鉛	エデト酸カルシウム・ニナトリウム（ブライアン®）
拮抗薬	モルヒネ	ナロルファン，レバロルファン
	マグネシウム	カルシウム
	アセチルコリン	アトロピン
	ヒスタミン	抗ヒスタミン薬
	バルビツール酸系	ベメグリッド
	葉酸	ロイコボリンカルシウム

によって輸液の滴下速度が変わることがある．医師に指示されたとおりの速度で薬物を投与されるよう輸液速度の確認と調整を行う．

(2) ベッドからの転落，誤嚥などの事故防止

中毒を起こし意識が低下している患者の場合，ベッドからの転落や誤嚥が起こりやすい．顔を横に向け吐物による窒息や誤嚥性肺炎を防ぐことが必要となる．

また，ベッドから転落しないで安全に薬物投与が行われるよう，ベッド柵を使用したり，頻回に患者の状態を確認する必要がある．

2 出血傾向の治療：血小板輸血

血小板数の減少またはその機能低下による出血傾向の改善のために，血小板輸血が行われる．出血傾向がない場合は，2万/mℓ以下を原則とする．出血傾向が著明でないときは，血小板輸血を行わないのが原則である理由は，頻回の血小板輸血によって抗体が産生される確率が高くなり，血小板輸血の効果が低下するからである．

使用する濃厚血小板「日赤」は採血後，72時間以内に使用しなければならない．20～24℃の常温で，振盪保存する．これは，血小板が常に代謝して，機能を維持しようとするので，温度と酸素が必要だからである．振盪しないと血小板が沈下し，凝集する．特に低温で凝集が進む．凝集した血小板は止血の機能がなくなるので，保存状態に注意する．

(1) 血小板を安全に輸血するための援助

表3-11 ● 血小板輸血に伴う看護

実施の手順	内容	看護の実際
①輸血同意書の取得	主治医は輸血の必要性，リスクなどについて患者（または家族）に説明し，一連の輸血を行うごとに，必ず輸血同意書を得る．	・医師の説明に同席し，患者が理解しているか，その言動や表情を観察する． ・説明後でも疑問や不安があれば再度医師から説明してもらう配慮をする．
②血液型の検査と記録	輸血を実施するまでに患者の血液型（ABO型，Rho（D）型）を検査する．検体には患者姓名，採血日，所属科などを記入する．検査結果を患者に知らせるとともに，カルテに血液型検査報告書を貼付する．	・採血時は，血液型の検査のための採血であることを伝え，不安を与えないようにする． ・検体容器には必ず患者姓名，採血日，所属科などを記入し，ベッドサイドで患者と容器の確認をして，取り違えのないよう注意する．
③輸血指示の確認	主治医は複写式の輸血申し込み伝票（血液型検査報告書を確認し，血液型，患者姓名，ID番号，血液製剤の種類・量，使用日時などを記入）と交差適合試験用の患者血液（血液検査用とは別に採血したもの）を輸血部門へ提出し，また，該当患者の処置指示書に上記輸血内容を記載する．輸血実施者は輸血前に輸血申し込み伝票と処置指示書を確認する．	・検体の取り違えによる事故を防ぐため，交差適合試験用の検体を採る．その旨患者に説明し，採血をする． ・検体容器には必ず患者姓名，採血日，所属科などを記入し，ベッドサイドで患者と容器の確認をして，取り違えのないよう注意する．
④輸血バッグの確認 患者ごとに実施	次の3つの事項を医療従事者2人で，声を出して照合し，所定欄にサインする． ① 血液型について，血液バッグと交差適合試験適合票（以下適合票）ならびにカルテの三者で照合する．さらに，血液バッグと適合票の患者姓名・製造番号が一致し，有効期限内であることを確認する． ② 放射線照射が主治医の指示どおり行われているか確認する． ③ 血液バッグの外観に破損，変色，凝集塊などの異常がないか確認する．	・血小板輸血バッグが到着したら，①～③の事項を声を出して医師と看護師により照合し，サインする． ・輸血前には看護師2人で再度①～③の事項を声を出して照合する． ・照合が終わったら血小板輸血用ルートをつける． ・室温20～24℃で振盪保存する． ・72時間以内に使用しなければならないので時間に注意する．
⑤患者の確認	・患者に姓名と血液型を自ら言ってもらう．意識のない患者は，ベッドサイドでカルテを用いて，医療従事者2人で患者確認を行う． ・患者リストバンドの姓名と血液型および適合票の姓名，血液型と一致していることを確認する．リストバンド未装着者は，ベッドサイドでカルテを用いて，医療従事者2人で患者確認を行う．	・患者に血小板を輸血することを伝える．輸血目的，所要時間，輸血中の注意点などを説明する．患者が輸血の説明を受けていないと言ったときは，カルテで指示の確認をして，主治医に確認する． ・ベッドサイドで看護師2人で再び照合する． ・患者に姓名と血液型を言ってもらい，さらにリストバンドで確認をする．
⑥適合票にサイン	患者と血液バッグの照合後，ベッドサイドで適合票のサイン欄にサインして輸血を開始する．	・サインと開始時間を記入する． ・輸血ルートを接続し，注入を確認する．
⑦輸血患者の観察	輸血開始後5分間，患者の状態を観察する．15分後と終了時にも観察し，輸血副作用の有無・内容を記録する．	・発赤，発疹，瘙痒感，息苦しさ，血管痛，気分不快感など輸血によるアレルギー反応の有無を継続的に観察する．特に輸血開始後15分間は症状が現れやすいので患者のそばにいて観察する．急変に備えて救急処置ができるように酸素や気道確保の準備を常に行う．
⑧使用輸血の記録	カルテに血液バッグの製造番号（貼付ラベル）を記録する．	・輸血の記録は，10年間の記録の保管が義務づけられている．輸血の種類と単位，実施開始時間と終了時間，副作用の有無を記入する．

出典／日本輸血学会：輸血実施手順書，日本輸血学会配布ポスター，2001より引用，改変．

血小板輸血を安全・安楽に実施するためには，次のような手順で行う．
①輸血同意書の取得
②血液型の検査と記録
③輸血指示の確認
④輸血バッグの確認
⑤患者の確認
⑥適合票にサイン
⑦輸血患者の観察
⑧使用輸血の記録

表3-11に実施手順に沿った看護の実際を示した．

(2) 輸血中の副作用を予防するための援助

① 輸血開始直後に起こる副作用に対する援助

輸血後数分から数時間以内に発症する副作用には，ABO型不適合による溶血，アナフィラキシーショックなどが起こることが予測される．

輸血開始後5分間は輸血速度を遅くし，ベッドサイドで患者の状態を観察する．血管痛，気分不快感，胸痛などの症状が現れたら直ちに輸血を中止し，主治医に報告するとともに，患者のバイタルサインを測定する．ショック症状が現れたら，直ちに救急処置を行う．

副作用の症状がなく，5分間経過したら，輸血速度を指示速度に合わせる．15分後にもう一度副作用の症状の有無を確認する．重大な副作用は15分以内に起こることが多い．

② 不安や緊張を軽減するための援助

輸血開始後，患者は，副作用が出現するのではと不安や緊張をみせることが多い．頻回に訪室して，順調に輸血が進んでいることを伝え，不安と緊張を軽減する．また，少しでも体調に異常を感じたら知らせるように伝える．

③ 輸血数日後にみられる副作用に対する援助

輸血後移植片対宿主病（posttransfusion graft-versus-host disease；PT-GVHD）は，輸血後7～14日頃に，発熱や下痢，肝機能障害などの症状で現れる．予防のため，放射線照射済みの輸血を使用する．

ウイルス感染症は数週間から数か月後に発症する．

輸血後の副作用の症状について患者に説明し，症状があればすぐに報告するようにしてもらう．

第4章

身体防御機能障害をもつ患者の看護

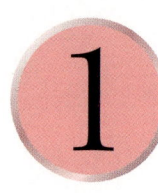

1 1次バリア障害をもつ患者の看護

A アトピー性皮膚炎（1次バリア障害）患者の看護

　アトピー性皮膚炎は，増悪・寛解を繰り返す瘙痒感のある湿疹を主病変とする疾患であり，患者の多くはアトピー素因をもつ．

　アトピー性皮膚炎の発症機序は明らかではないが，表皮のランゲルハンス細胞にダニなどの抗原が反応し，ランゲルハンス細胞がサイトカインを放出し，炎症反応を引き起こすIV型アレルギーと，特定の抗原に対しIgE抗体がつくられ，それが肥満細胞に結合し，ヒスタミンなどの化学伝達物質が放出されるI型アレルギーが関与しているとされている．

　放出されるヒスタミンは神経終末を刺激してかゆみを引き起こすとされている．

　アトピー性皮膚炎は，かつては乳幼児期に好発し，学童期には治癒するケースが多かったが，近年は，環境や生活様式の変化などで成人のアトピー性皮膚炎の患者が増えている．成人期の症状の特徴は，皮疹が顔面や上半身に強く，乾燥したり苔癬化（色素沈着し皮膚が肥厚する）しやすいことである．

　アトピー性皮膚炎の治療は，①原因（アレルゲン）および悪化因子の検索と対策，②異常な皮膚機能（水分保持能の低下，かゆみの閾値の低下，易感染性など）の補正のためのスキンケア，③炎症を抑制するための薬物治療（表4-1）が治療のガイドラインとなっている．

　看護では，皮膚のバリア（1次バリア）の機能がどの程度障害されているか把握し，原因・悪化因子を回避・排除し，機能を回復させたり補ったりするスキンケアや，薬物治療を患者が継続できるよう支援していくことが大切である．そのためには患者が正しい知識を習得し，日常生活上のセルフケアの継続ができるように援助することが大切である．

1）アセスメントの視点と情報収集

（1）皮膚のバリア（1次バリア）の機能障害の把握
①湿疹の出現している部位，範囲，湿疹の程度を把握する．抗菌の障害により皮膚の常在菌が増え，易感染状態であるためかゆみによって皮膚を搔破していると，その部位に感染が起こりやすい．発赤，腫脹，膿などの感染の様子はないか観察する．
②湿疹部以外の全身の皮膚も，角質のセラミドが減少して被覆の障害が

表4-1 ● 薬物治療の実際

	薬物	代表的な薬品名	作用	副作用
外用薬	ステロイド外用薬	プロピオン酸クロベタゾール，プロピオン酸デキサメタゾン，フルオシノニド，吉草酸ベタメタゾン，トリアムシノロンアセトニド，デキサメタゾン配合薬，など	抗炎症作用	①ホルモンとして直接皮膚に影響する． ・薬を塗った部分に毛が生える． ・血管が拡張して皮膚が赤くなる． ・皮膚が萎縮して薄くなる． ・顔，胸に使用している場合にきびができる． ②免疫能力を抑えるために起こる感染症がある． ・すでにある細菌感染症（水虫・ヘルペスウイルス感染症など）が悪化する． ＊このような副作用は，軟膏の使用をやめてから，数か月前から1年で徐々に回復する．
	免疫抑制薬	プロトピック軟膏（タクロリムス水和物）	免疫抑制作用 ステロイド薬のように皮膚の萎縮や血管の拡張などのホルモン作用による副作用がない． 16歳以上の患者のみ使用できる．	①塗布後のほてり感，ひりひり感，灼熱感の刺激が60～70％にみられる．これは，皮膚の吸収をよくするため，軟膏が工夫されているために起こる．発疹が改善すると刺激感もなくなる． ②免疫能力を抑えるために起こる感染症がある． ・すでにある細菌感染症（水虫・ヘルペスウイルス感染症など）が悪化する．
内服薬	抗ヒスタミン薬 抗アレルギー薬	フマル酸ケトチフェン 塩酸アゼラスチン オキサトシド など	止痒効果	①中枢神経系の副作用として，めまい，眠気などがある． ②抗コリン作用による副作用として，口渇，粘膜乾燥などがある． ③消化器系の副作用として，悪心，嘔吐，下痢などがある．

起こり，水分保持能が低下する．乾燥していないか，皮膚の状態を観察する．

(2) 湿疹やかゆみによる日常生活上の問題の把握

① かゆみのために，睡眠が十分に取れない，注意力や集中力がなくなり，イライラして精神的に不安定になってしまうなど日常生活上の問題を把握する．さらに仕事や家庭生活に影響を及ぼしていないかを聞く．

② 成人期には顔面の紅潮や乾燥，苔癬化が顕著となるので人前に出にくかったりするなど，生活が制限され，それによる精神的苦痛を把握する必要がある．

(3) 日常生活上でのセルフケア実施の理解

① アレルゲンとの接触を回避したり，排除する行動がとれているか患者から聞く．アレルゲンとしてはダニ，カビ，ハウスダスト，食物，日光などがある．また，ストレスや疲労，発汗，感染などは症状を悪化させる因子となる．行動がとれていても発症・増悪する場合はほかの

因子の関連を考えて聞く．

②必要なスキンケア，薬物治療の実施状況について患者から聞く．

セルフケアの継続は本人の努力によるところが大きい．単にセルフケアができている，できていないで評価するのではなく，日々の努力やできていない状況も聞き，できていなければなぜできないのか共に考えていく姿勢で，患者との信頼関係のもとで情報収集し，アセスメントすることが大切である．

2）生じやすい看護上の問題（図4-1）

①水分保持能の低下により皮膚が乾燥し，損傷しやすくなる．
②かゆみがあり易感染状態のため，皮膚の掻破によって感染しやすい．
③かゆみによって日常生活に影響を及ぼす．
④アレルゲンを回避するセルフケアが負担となり，継続が困難となる．

3）目標と看護

（1）保湿薬や環境調整により皮膚の状態を整えるための援助

①入浴やシャワー浴で汚れを落とした後，保湿薬で水分と油分を補い乾燥を防ぐ．保湿を目的とした主な外用薬は，ワセリン，亜鉛華軟膏，親水性軟膏（ウレパール軟膏・ケラチナミン軟膏），尿素含有軟膏（パスタロンソフトなど），ヘパリン類似物質軟膏（ヒルドイド軟膏など），アズレン軟膏（アズノール軟膏）がある．

②冷暖房による乾燥を防ぐため，加湿器などを利用する．また，室内に水をはった容器を置いたり，濡れタオルを置いたりすることも有効で

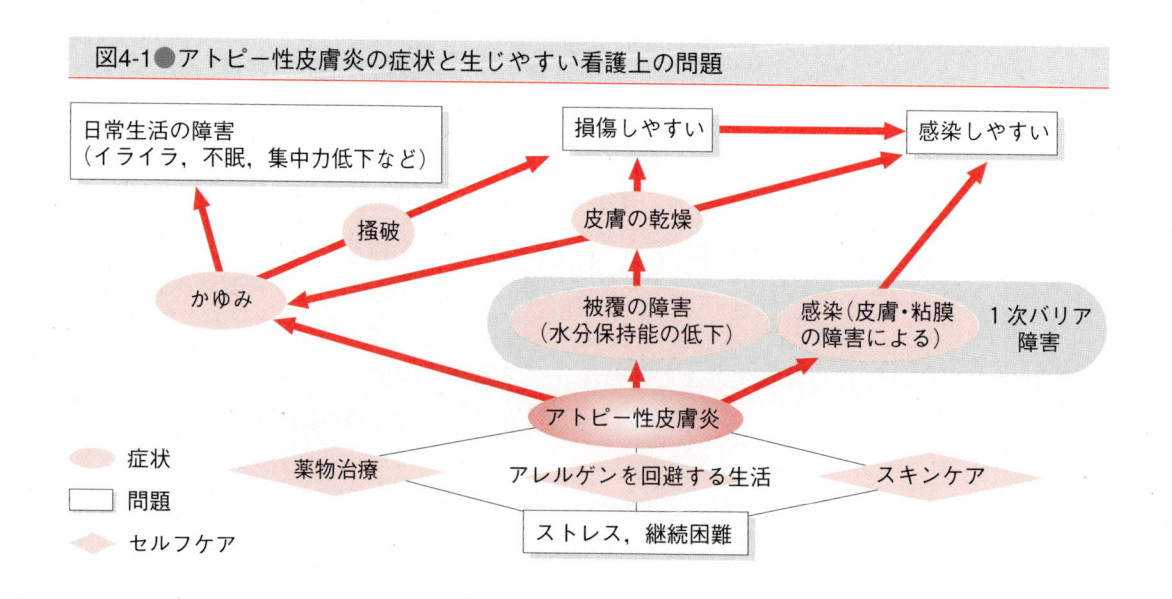

図4-1 ● アトピー性皮膚炎の症状と生じやすい看護上の問題

ある.

(2) 皮膚を掻破せず，感染を起こさないための援助

①スキンケアの方法を指導する.

毎日入浴・シャワー浴を行い，皮膚を清潔に保つ.

汗や垢，古い薬物は速やかに落とす．肘窩，膝窩，頸部など汗や垢がたまりやすい部分は注意して観察する．石けん，シャンプーは洗浄力の強いものは避け，強くこすると皮脂が取れ過ぎてかゆみを誘発することがあるので，こすり過ぎないように注意する．ナイロンタオルやボディブラシは使用しない．炎症が強い部位は，石けんの泡を手に取り，なでるようにやさしく洗う．洗浄成分が皮膚に残ると刺激になるため，十分にすすぐ．

かゆみを増強させるので，湯の温度は低温がよい．入浴後にほてりを感じさせる沐浴剤・入浴剤は避ける．入浴後は，肌が乾燥する前に適切な外用薬を塗布する．

②かゆみによって皮膚の掻破が起こるので，かゆみを軽減するケアを行う．

③爪を短く切り，皮膚を掻かないようにする．夜間，無意識に掻いてしまう場合は，綿手袋を装着したり，湿疹部位を包帯やガーゼで保護する．

④室内を掃除して清潔にし，適温・適湿を保つ．

⑤新しい衣服や下着，シーツ類は使用前に水洗いする．

(3) かゆみによる苦痛を軽減するための援助

①入浴後や就寝時布団に入ったときにからだが温まり，血管が拡張してかゆみが増強しやすい．入浴後は体のほてりをよくさます．就寝時は室温や掛け物の調節を行う．冷罨法はかゆみの閾値を上げるので，かゆみのある部位を冷やすことはかゆみの緩和に効果がある．また，かゆみのある部分を軽く叩くことで痛覚を刺激し，かゆみを緩和できる．

②冬季は低湿度により皮膚の乾燥が助長され，かゆみが増強する．保湿剤を使用して皮膚の乾燥を防ぎ，加湿器などにより湿度を保つ．夏季は高温のため血管が拡張し，発汗が刺激となってかゆみを引き起こす．室温や湿度を調整し，汗はすぐに洗い流すようにする．

③紫外線も悪化の要因となるので，帽子や衣服で遮光する．

④ストレスはかゆみを悪化させる大きな要因といわれている．気分転換法やリラックス法を行い，ストレスをためない．

(4) セルフケアを継続するための援助

①皮膚テストや血液検査でアレルゲンを把握し，患者本人がどのように回避・除去するのか具体的方法を検討する．乳幼児期では，食物がア

図4-2 ● ダニアレルゲンの回避・排除方法

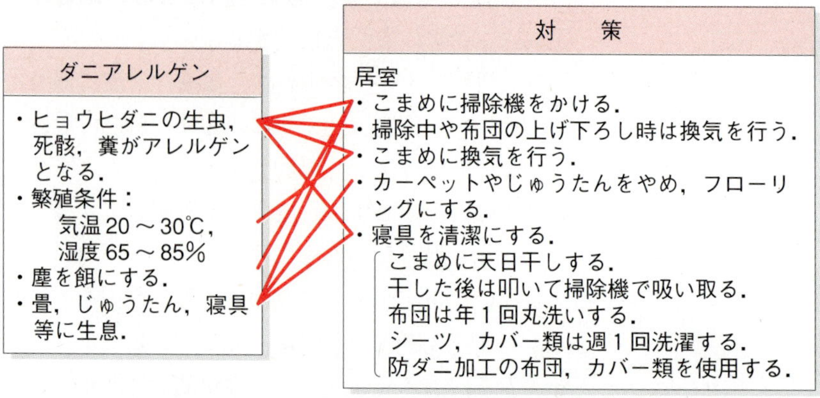

ダニアレルゲン
- ヒョウヒダニの生虫, 死骸, 糞がアレルゲンとなる.
- 繁殖条件：
  気温20～30℃,
  湿度65～85％
- 塵を餌にする.
- 畳, じゅうたん, 寝具等に生息.

対　策
居室
- こまめに掃除機をかける.
- 掃除中や布団の上げ下ろし時は換気を行う.
- こまめに換気を行う.
- カーペットやじゅうたんをやめ, フローリングにする.
- 寝具を清潔にする.
  - こまめに天日干しする.
  - 干した後は叩いて掃除機で吸い取る.
  - 布団は年1回丸洗いする.
  - シーツ, カバー類は週1回洗濯する.
  - 防ダニ加工の布団, カバー類を使用する.

レルゲンとなることが多いが, 成人期では, ダニ・ハウスダスト・カビなど環境的要素がアレルゲンとなりやすいので回避・排除方法を指導する（図4-2）.
②家族, 職場の理解と協力を得られるよう, 働きかける.
③ストレスの解決方法を身につけ, ストレスをコントロールする.
④薬物療法を自己判断で中止しないように説明し, 理解を得る. 必要により, 主治医から説明を受けられるよう配慮する.
⑤かゆみからくるイライラ感, 皮膚の変化によるボディイメージの変化への不安などを, いつでも表出できるような信頼関係を築く.
⑥セルフケアの努力を認めていることを伝え, 支援していく.

B 皮膚癌（1次バリア障害）患者の看護

　皮膚癌には, 有棘細胞癌, 基底細胞癌, 悪性黒色腫などがある. ここでは, 高頻度にみられる, 基底細胞癌の患者の看護について述べる.
　基底細胞癌は表皮の基底細胞に発生する癌である. 基底細胞が癌化して, ケラチンを産生しなくなり, 真皮や皮下組織に浸潤して, 表面上は黒色の少し盛り上がった結節を形成し, 大きくなると中心に潰瘍が形成される. 鼻部を中心とした顔面正中部に好発する. 好発年齢は40～60歳で男女差はない.
　治療は手術による切除が有効である. 表在性のものは局所の化学療法も有効である. 顔面から深部へ浸潤すると, 鼻, 眼窩, 口唇, 耳などの広範囲にわたる切除を行うので, 切除後は外観の改善のために再建する必要がある. 進行期は全身の化学療法が行われる.
　予後は, 転移がまれなので, 手術で切除ができれば良好であるが, 深部

の血管や脳内へ浸潤すると予後は悪い．

1）アセスメントの視点と情報収集

（1）癌の進行による生命の危機状態の判断
　癌が進行して，筋肉や骨を破壊して血管，脳へ浸潤が進むと，大出血や意識障害などで生命を脅かす．進行を画像検査などで把握するとともにバイタルサインや出血，意識状態などの観察をする．

（2）癌が表在することによるボディイメージの変化などの精神的苦痛の理解
　癌が顔面にでき，進行すると形態を変化させ，手術後も瘢痕が他者からすぐに見えやすいことからボディイメージの変化による不安や悩みをもつことが考えられるので，患者の訴えをよく聴き，精神的苦痛を明らかにする．
　直接訴えられず，精神的苦痛が不眠や食欲不振，抑うつ状態になって現れる場合もあるので患者の行動も観察する．

（3）癌の予後や治療に関する不安や悲嘆の理解
　癌という疾患から予後や治療を悪くイメージしやすいので，患者の疾患に対する不安や悲嘆の訴えをよく聴き，不安や悲嘆を明らかにする．手術を受ける場合には，手術への期待とともに手術のリスクへの不安も起こりやすい．患者の言動，表情，動作などを観察し，不安の内容や悲嘆について把握する．

2）生じやすい看護上の問題

　①癌や手術によってボディイメージの変化による精神的苦痛が生じる．
　②癌の予後や治療に対する不安がある．

3）目標と看護

（1）ボディイメージの変化を受け入れ，新たなボディイメージを再構築するための援助
　手術によるボディイメージの変化につき，術前にイメージでき，理解して手術に臨めるように術前に説明をする．術後の変化がイメージしていたものより大きいときには，ショックを受け否定的になったり，医療不信に陥りやすい．変化を受け入れ，新たな自己の価値を見出していくには時間がかかる．いつでも自己の感情を表出できるような信頼関係を築き，見守る姿勢が大切である．また，患者を支える家族も辛い気持ちでいるので，家族も感情を表出できるような信頼関係を築き，共に患者を支えていけるよう援助する．

(2) 癌の予後や治療に対する不安や悲嘆を軽減するための援助

不安や悲嘆を表出できる信頼関係を築き，患者の訴えをよく聴く．感情を表出することで，自分の気持ちがまとまって，落ち着くこともある．

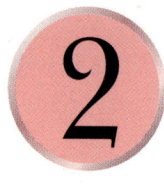

2 2次バリア障害をもつ患者の看護

A MRSA感染症（2次バリア障害）患者の看護

メチシリン耐性黄色ブドウ球菌（methicillin resistant *Staphylococcus aureus*；MRSA）は，黄色ブドウ球菌のうち，セフェム系をはじめ多くの抗菌薬に対して耐性を示すもので，院内感染の起因菌として頻度が高いことが知られている．

近年は，治療薬であるバンコマイシンに耐性を示すMRSAが発見されて問題になっている．

黄色ブドウ球菌は自然界に広く分布する嫌気性のグラム陽性球菌で，皮膚や鼻腔内に常在している．乾燥に強く，ゴミや塵に付着して空中や部屋の隅などに約1か月も生存しうる．グラム陰性菌に比べて，消毒薬に対する抵抗性が強い．

MRSAと通常の黄色ブドウ球菌とは病原性の違いはないとされている．健康な状態では，MRSAを保菌しても感染症を発症することはほとんどないといわれているが，手術，免疫抑制療法，移植などの医療処置を受けたり，各種カテーテル挿入患者，新生児や高齢者，寝たきり状態の患者は，2次バリア（免疫）が低下しており，MRSAによる感染症を発症する危険性が高い．

MRSA感染症には，腸炎（消化器手術患者に多い），敗血症（免疫不全患者，手術患者，カテーテル類挿入患者に多い），肺炎（低栄養状態，気管切開患者に多い）などがあり，発症すると患者の抵抗力が弱いため，重篤化，難治化しやすい．

感染経路は接触伝播であり，自分のもつ菌が原因となる自己感染と，医療従事者やほかの患者を介する交差感染がある．特に，医療従事者の手指を介してMRSAが伝播されることが報告されており，医療従事者が感染予防対策を徹底して実施することが重要である．

1）アセスメントの視点と情報収集

(1) 感染による症状の把握

MRSA感染症には腸炎，敗血症，肺炎，骨髄炎，膀胱炎などがあり，

症状が異なるため，患者に出現している症状と出現時期，MRSA検出部位を把握する．また，患者の抵抗力の程度を把握するために，患者が現在受けている治療や医療処置の内容，装着している医療器具やカテーテル類の種類と使用期間を確認する．さらに検査データから栄養状態を把握する．

(2) 感染や隔離による精神的苦痛の理解

MRSAは院内感染の発生などで社会問題ともなったため，「怖い菌」というイメージが強く，患者や家族は過剰な不安を抱きやすい．また，原疾患の回復が遅れたり，悪化するのではないかと不安をもつことが考えられるため，感染に対する患者と家族の認識や心情を把握する．

MRSAが喀痰や下痢などから検出されたり，周囲への感染の恐れがある場合は個室に隔離されることもある．感染や隔離による日常生活への影響や精神的苦痛を把握する．

2) 生じやすい看護上の問題

①MRSA感染を受けたことにより病状の悪化や回復の遅れに対し不安を抱くことがある．
②発熱，倦怠感，腸炎などの感染症状発現に関連した身体的苦痛がある．
③周囲との接触などにより，他患者へ感染させるおそれがある．
④隔離により孤立感や疎外感を抱くおそれがある．

3) 目標と看護

(1) 疾患の理解のための説明と指導

MRSAがどのような細菌であり，どのような治療を行うかについて，誤解を抱かせないように，患者および家族に説明して，感染対策の協力を得る．

食事前後や，トイレ後，鼻をかんだ後の手洗いと具体的な実施手技，含嗽の励行などを患者・家族に説明して，患者がセルフケアできるよう協力を得る．家族や面会者に対しては，健康者にMRSAは感染しないこと，保菌定着を予防し院外への伝播を防ぐために面会の前後に手を洗う必要のあることを説明する．日々のケアのなかでは患者の訴えを傾聴し，疑問に答え，温かく接することが不安の除去につながる．

(2) 感染症状に伴う苦痛を軽減するための援助

発症時には，発熱，倦怠感，悪寒，戦慄，末梢冷感，食欲不振などの症状が出現し，苦痛が大きい．患者の訴えに応じてクーリング，掛け物や温枕などによる保温を行い，苦痛の軽減を図る．発熱による脱水予防のために水分摂取を勧める．

MRSA腸炎では，下痢と高熱で発症し，腹部膨満，頻脈，乏尿，麻痺性イレウス症状，悪寒・戦慄などがある．経口または点滴により抗菌薬が与薬される．喪失した水分の補給は，水分出納バランスの観察を適切に行いながら実施する必要がある．下痢の回数は程度の差はあるが，1日数十回に及び，2000～4000ml/日の場合もある．苦痛があるときは，どのような痛みであっても遠慮することなく看護師に報告するよう説明する．

(3) 感染の拡大を防ぐための援助

周囲の環境の汚染や他患者への感染を防ぐために，患者に他病室への入室を避けるよう説明する．喀痰や鼻汁からMRSAが検出されている場合は，分泌物（鼻をかんだ後のちり紙など）はビニール袋などに入れ，密封して処理する．

MRSAは乾燥に強く，環境に長時間生存が可能なため，患者が触るドアノブやベッド柵，床頭台などは消毒薬で清拭する．聴診器，血圧計，体温計などの医療器具は専用にすることが望ましい．

入浴は，浴室を他患者と共用する場合は順番を最後にし，入浴後は熱湯シャワーなどで周囲や浴槽を洗浄し，塩素系消毒薬で消毒する．

感染徴候があり，排泄物，喀痰，滲出液などから多量に排菌があり，周囲への感染源となるおそれがある場合は，個室に隔離してケアに当たる．ただし，被覆されている創部の場合や周囲に拡散しない場合は隔離の必要はない．患者の精神的安楽や人権擁護の面からもむやみに隔離はしない．

また，MRSAは医療従事者の手指からの伝播が多いことから，看護師は感染の仲介者とならないために正しい知識をもち，感染予防対策を徹底して実施する必要がある．

感染予防対策は，1996（平成8）年に米国疾病対策管理センター（CDC）が提唱した標準予防策（スタンダードプリコーション；standard precautions）が病院感染予防のガイドラインとして知られている（表4-2）．これらの予防策を確実に実施し，感染の拡大を防ぐ．また，気管内吸引，各種カテーテル類の挿入や挿入部の消毒，創傷部位の消毒時には厳密な無菌操作で行い，医療処置による感染を防ぐ．特に患者ごと，処置実施の前後の手洗いなどで医療従事者の手指衛生の徹底が感染伝播防止につながる．

(4) 隔離による孤立感や疎外感を軽減するための援助

隔離の必要性がある場合にはその理由を説明し，理解してもらい協力を得る．訪室の際は十分に訴えを聴き，孤立感や疎外感を軽減させる．

B 全身性エリテマトーデス（2次バリア障害）患者の看護

全身性エリテマトーデス（SLE）は自己免疫疾患で，遺伝的素因をもっ

表4-2●標準予防策（スタンダードプリコーション）

感染症の有無にかかわらず，すべての患者のケアに実施すべき感染対策．「血液，すべての体液，分泌物，排泄物，創傷のある皮膚，粘膜」を感染の可能性がある対象とする．
① 手袋と手洗い
　前述した血液や分泌物等を扱うときには手袋を着用する．
　手袋を外した後は必ず手洗いを行う．
② マスク，ゴーグル，ガウンの使用
　前述した血液や分泌物等が飛び散る可能性がある場合は，マスク，ゴーグル，ガウンを着用．
③ 環境対策
　血液や体液で汚染されたリネン類は，防水性の袋に入れて感染性廃棄物として処理する．
　血液や体液が飛散した場合は，手袋を着用し，ペーパータオルで拭き取り消毒薬で処理する．
④ 注射針の処理
　使用済みの注射針はリキャップせずに使用直後に専用容器に捨てる．
⑤ 患者配置
　環境を汚染する患者，または適切な衛生環境を維持できない患者は個室管理とする．

た人が感染，ホルモン，紫外線，薬物などの環境因子により，免疫異常が起こり細胞の核に対する自己抗体が産生され，抗体や免疫複合体が全身の組織障害を起こすとされている．腎，神経，肺，心臓，関節など全身の多臓器が侵され，症状も再燃と寛解を繰り返しながら少しずつ進行する難治性の疾患が多い．早期診断と副腎皮質ステロイド薬や免疫抑制薬の治療により，コントロールが可能になり生存率が向上したが，生涯にわたり生活調整を必要とし，患者の社会的・精神的負担は大きい．免疫異常をもとにした炎症性疾患であるので，治療は炎症を抑え，免疫異常を是正することにより，日常生活に適応できることを目指している．

全身性エリテマトーデス患者は，活動期，再燃期に様々な全身の炎症症状を呈し，治療に用いられる薬物の副作用も出現しやすく身体的苦痛が大きい．また，免疫が低下し易感染状態にある．

1）アセスメントの視点と情報収集

(1) 臓器障害，疾病の活動性の把握

① 全身症状からの把握

全身性エリテマトーデスは初発症状として発熱，関節痛，紅斑が多くみられ，全身に炎症を起こす疾患であり，症状に伴う苦痛を緩和するために症状を的確に把握する（図4-3，4）．

② 検査データからの把握

血沈は促進し，CRPも陽性になるが，活動性が高く血沈が亢進していても，CRPが陰性のことがある．

・血清中のγ-グロブリンの増加がみられる．

図4-3 ● SLEの多臓器障害

中枢神経症状
- 痙攣
- 神経症状
- 脳血管症状
- 脊髄炎
- 脳神経症状

脱毛
蝶形紅斑
ディスコイド疹
光線過敏
口腔内潰瘍

全身症状
- 発熱
- 全身倦怠感
- 易疲労性
- 貧血

手掌紅斑
皮膚梗塞
レイノー現象
爪郭周囲紅斑

胸膜炎
間質性肺炎

筋炎

リンパ節腫大

肝腫大
肝機能障害

心外膜炎
心内膜炎
心筋炎
冠動脈病変

消化器症状

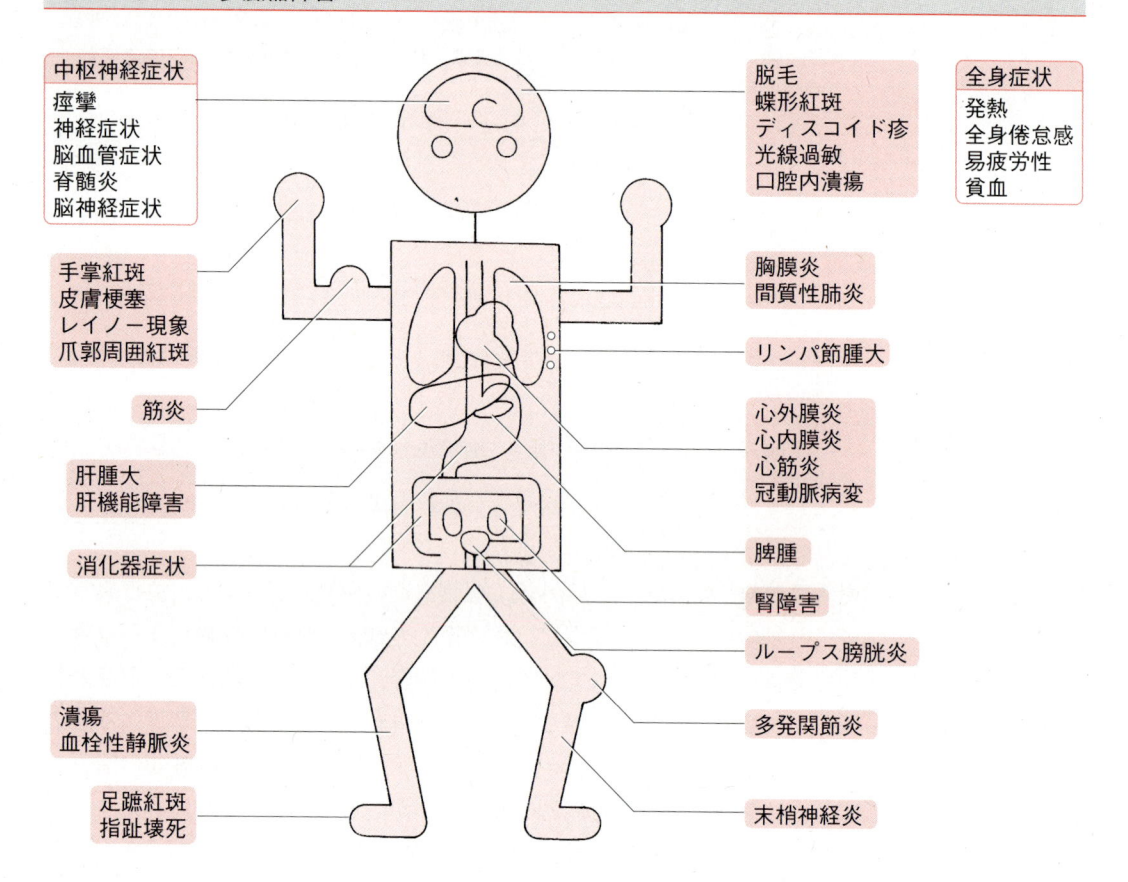

脾腫

腎障害

ループス膀胱炎

潰瘍
血栓性静脈炎

多発関節炎

足蹠紅斑
指趾壊死

末梢神経炎

図4-4 ● 蝶形紅斑

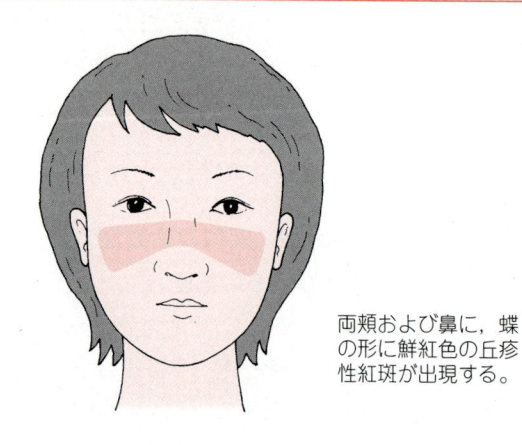

両頬および鼻に，蝶の形に鮮紅色の丘疹性紅斑が出現する。

・貧血がある（正色素性貧血，溶血性貧血）．
・抗核抗体は診断に最も役立つ検査である．急性期の全身性エリテマトーデスは抗核抗体がほとんど100％陽性に出る．

- 尿所見ではたんぱく尿が1日0.5g以上または尿円柱，赤血球，白血球などを認める．
- 白血球減少（4000/μl以下），リンパ球減少（1500/μl以下），血小板減少（10万/μl以下）．
- 抗ＤＮＡ抗体，抗Sm抗体は陽性，LE細胞試験で約80％陽性．
- ワッセルマン反応が偽陽性に出る．
- 血清補体価は活動期に低下する．これは主として免疫複合体による消費のためで，SLEの活動期には，C1, C4, C3, CH50などが低下する．
- 皮膚，腎，リンパ節などの生検も診断のために行われる．腎生検は診断だけでなく予後にも役立つ．
- 末梢リンパ球のT，B細胞は減少し，特に活動期には著明である．
- IgG，IgA，IgMの増加がみられる．

③ 起こりやすい感染症（肺炎，結核）の徴候

疾患からくる免疫低下とステロイド薬の副作用による免疫低下によって感染しやすい．SLEの死因として腎障害の頻度は減少し，感染症が増加している．ステロイド薬の開始により潜在化していた感染症が顕在化することが多く，特に，肺結核が起こりやすい．発熱，呼吸状態などの感染の徴候の観察が必要である．

(2) 副腎皮質ステロイド薬，免疫抑制薬などの副作用の有無の把握

副腎皮質ステロイド薬の副作用には重篤なものとして感染症誘発，副腎皮質不全，消化性潰瘍，糖尿病，精神変調，高血圧症，骨粗鬆症などがあり，軽症なものとして満月様顔貌，多汗，多尿，食欲亢進，浮腫，頻脈，心悸亢進，不眠，興奮，脱力感などがある．

免疫抑制薬の副作用には，肝障害，骨髄抑制，出血性膀胱炎，生殖機能障害などがみられる．非ステロイド系抗炎症薬の副作用には，胃腸障害の頻度が高い．次に腎障害，高血圧が起こりやすい．これらの症状が出現していないか継続的に観察することが必要である．また，副腎皮質ステロイド薬，非ステロイド薬，消炎薬の副作用が原因で起こる消化器症状として，吐血，下血がみられ，便潜血陽性となる．便の性状，腹部不快，悪心の有無の観察も必要である．

(3) 疾病の受け止めの把握

慢性疾患であることを理解しているか，疾病を受け止め疾患とともに生きる姿勢をもっているかについてアセスメントする．疾病の理解とどのような自分らしい日常生活を送ろうとしているのか，将来に向けて意欲を維持でき，実践する力があるか否かについての情報を得る．

(4) 日常生活の状況の把握

- 症状から日常生活の行動に及ぼす影響（食事，清潔，排泄，移動など）

の把握をする．
・増悪因子（日光照射，寒冷，妊娠，出産，薬物，感染症，外傷，手術，過労，精神的ストレス）を回避し，セルフケアできているか確認する．

（5）家族や周囲の者の疾病に対する理解やサポートの有無の把握

20〜40歳代の女性に好発するので，家庭内での役割変化に伴う問題が生じやすい．そのため妊娠・出産によりSLEが増悪しやすいため，挙児（子どもをもうけること）についての悩みも多い．また，男性の場合は，職業などへの影響もあり，社会的役割の変化や収入の減少が生じる場合もある．

これらの問題は患者一人では解決できないことが多く，家族や周囲との話し合いが必要である．しかし，家庭や周囲の者が疾病や患者に対して理解が不十分である場合は十分なサポートが得られず，患者が一人で悩むことが多い．また，家庭や社会生活での役割の変化や，収入の変化などの影響がないか，家庭や周囲からのサポートが得られているかを把握する．

（6）精神的ストレスの有無の把握

疾患が長期化することで日常生活が制約され，家庭や職場での役割が十分果たせないことへの悩みから，闘病意欲の低下をきたし，精神的・社会的問題が生じやすい．精神的に支えてもらえる人や相談できる人の存在を確認する．

2）生じやすい看護上の問題 (図4-5)

①自己抗体による全身組織の障害のため，全身症状による苦痛が大きい．
②副腎皮質ステロイド薬・免疫抑制薬の使用により易感染，消化性潰瘍など重篤な副作用が起こりやすい．
③長期入院により社会的役割が果たせないことによるストレスが大きい．また，結婚，妊娠・出産，職業など人生の選択の悩みが大きい．
④日常生活でのセルフケア不足が病状悪化につながる．
⑤セルフケア不足や疾病の活動性の亢進により，急性増悪・再燃の危険がある．

3）目標と看護

（1）全身組織障害による全身症状の緩和

① 発熱による体力の消耗を最小限にする

発熱は再燃や発症のときにみられ，38℃以上の高熱であることが多い．そのため倦怠感，食欲減退，体重減少，体力の消耗による抵抗力の減退が

図4-5 ● 全身性エリテマトーデス患者に生じやすい看護上の問題

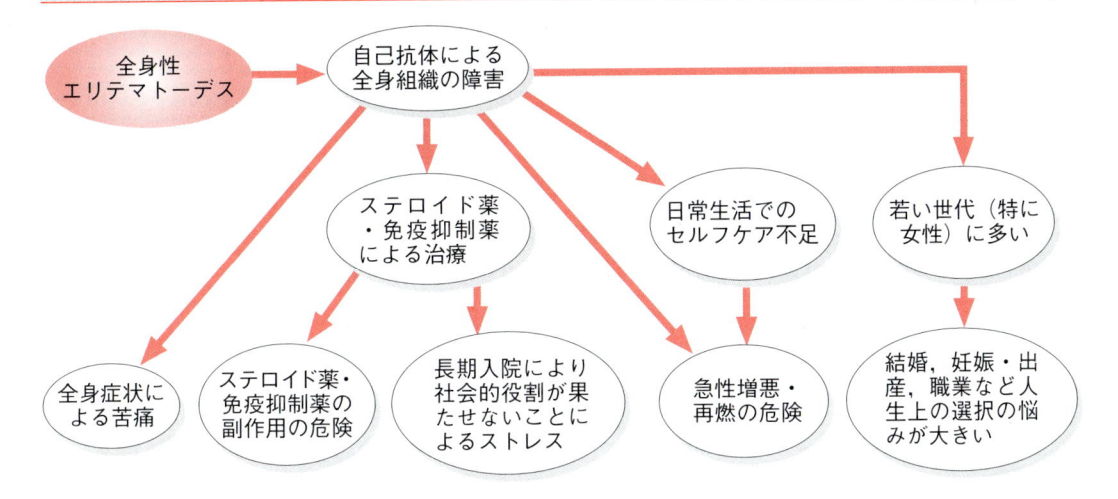

```
全身性エリテマトーデス → 自己抗体による全身組織の障害
  ├→ 全身症状による苦痛
  ├→ ステロイド薬・免疫抑制薬による治療
  │    ├→ ステロイド薬・免疫抑制薬の副作用の危険
  │    └→ 長期入院により社会的役割が果たせないことによるストレス
  ├→ 日常生活でのセルフケア不足 → 急性増悪・再燃の危険
  └→ 若い世代（特に女性）に多い → 結婚，妊娠・出産，職業など人生上の選択の悩みが大きい
```

起こる．栄養価の高い食事の摂取を勧め，体力の増強に努めるように伝える．

体力の消耗を避けるために安静を保持する．

解熱の補助に加え少しでも快適に過ごしてもらうため頭部や腋窩に冷罨法を行う．副腎皮質ステロイド薬などの治療の効果により解熱することが多いが，医師の指示により解熱薬を併用する．

発熱による発汗のため身体が不潔になりやすいので清潔の保持に努め，必要に応じて陰部洗浄，イソジンガーグル®による口腔洗浄，含嗽をする必要がある．

② **関節症状の緩和**

関節痛，関節炎，関節変形による手指の運動制限，活動制限が生じる．筋力の低下が進むと食事行動，清潔行動がうまくとれない．寝返り，体位変換がスムーズにできなくなる．

関節可動域を低下させないための訓練を行う．痛みが大きいときは安静に，小さいときは軽い運動をする．関節可動域を広げるためのマッサージの方法，ベッド上での運動を指導する．

局所的な痛みに対して，医師の指示により非ステロイド抗炎症薬の軟膏や湿布薬を使用する．

痛みの軽減を図るため，筋肉や関節に温湿布や冷湿布を行う．

③ **皮膚症状の緩和**

赤血球，血小板，リンパ球減少による末梢血管の炎症と，血管炎による皮膚損傷のため顔面から頸部，前胸部にかけての蝶形紅斑，皮膚の色素沈着，毛細血管拡張による出血傾向，脱毛がある．

直射日光による刺激で紅斑が増強するため，帽子，日傘，長袖の衣類，

サングラスなどで日光を避け，露出しないように指導する．窓ガラスごしの日光浴（日差し）も刺激になるため，カーテン，スクリーンをする．外出は紫外線量の多い午前9時から午後4時頃までは避ける．

摩擦による発赤に注意し，手袋，靴下をつけ，衣服が直接当たらないように皮膚の保護をし，寒冷を防ぐ．潰瘍に対しては軟膏塗布する．刺激の少ない石けんを使用する（皮膚症状の悪化は，全身症状との関連が強く，特に顔の蝶形紅斑は，急性悪化のとき必ず起こり，寒冷，紫外線で悪化する．紅斑の出現中は，化粧，石けんによる洗顔は避ける）．頭髪のブラッシングは，毛の軟らかいブラシを使用する．

皮膚を清潔に保つ．入浴は毎日疲労しない程度に短時間で行う．入浴後は手指にクリームを塗って皮膚を保護し乾燥を防ぐ．

指先の外傷を予防する．刃物の取り扱いは特に注意させる．深爪をしない．傷つけたときは抗生物質の軟膏で処置し，感染予防を図る．その後早期に医師の診察を受ける．

皮膚病変が患者に及ぼす心理的影響を配慮し，その苦痛を受け止めて対処する．また，治療によって紅斑が消失することを説明し，積極的に治療に参加するように指導する．

④　レイノー症状の緩和

四肢末端の細動脈の機能的攣縮が起こり，内膜の肥厚による内腔の狭小，閉塞などの器質的変化が起こる．四肢末端の皮膚が蒼白，チアノーゼを呈する．

冷えた手指はすぐ温め，ハンドクリームを塗り，軽くマッサージをし，血液の循環をよくする．

(2) 副腎皮質ステロイド薬・免疫抑制薬による副作用の予防と早期発見するための援助

① 感染予防のための援助

副腎皮質ステロイド薬の副作用で，易感染状態，免疫抑制薬の副作用で骨髄抑制が生じやすい．

感染予防の必要性と予防方法について，患者と家族に指導する．予防方法としては身体の清潔を保持し（清拭，口腔ケア，手・足浴，陰部洗浄），感染を予防するため，手洗いやイソジンガーグル®で含嗽を徹底する．室内環境を整備し，室内も清潔に保つ．

感染症の患者との接触を避け，インフルエンザ流行期は外出を控えることなどについて説明する．

また，発熱，のどの痛み，CRPの上昇の有無など，感染の徴候を継続的に観察する．

② 消化器症状に対する援助

消化管や腸間膜の血管炎に起因する虚血により，消化管出血や潰瘍，梗塞が起こったものである．急性に出現し，悪心・嘔吐，下痢，下血などを伴う．激烈な腹痛は，急性腹症とみなされる．これらの症状の有無を継続的に観察する．

消化性潰瘍が激しい場合には医師の指示があるまで絶食とする．必要性を十分説明して理解してもらう．絶食中も含嗽や朝，夕の歯みがきは行い，口腔の清潔を保つ．症状が緩和したら，流動食から開始，徐々に元の食事に戻す．消化のよいものを摂り，刺激の少ないものとする（高たんぱく，高ビタミン，高エネルギーで水分量の多い食品を選ぶ）．

食欲亢進症状の有無を観察し，ステロイド薬の副作用で食欲亢進が起こる場合は，エネルギー制限が必要である．腎障害，糖尿病の合併があるときは，障害に応じた食事療法が必要である．

③ 精神症状を早期発見するための援助

副腎皮質ステロイド薬の使用により，不眠やうつ傾向が生じていないか観察する．また，家族や周囲の者から，ふだんの患者と比較して変化している印象がないか確認する．

(3) ストレスの軽減や人生上の選択の自己決定を行え，安定した精神状態で過ごせるための援助

長期入院が必要であり，そのため社会的役割の遂行が難しくなることや，結婚，妊娠，育児などについての悩みをもつ患者も多いことから，ストレスが大きくなりやすい．

結婚生活自体が病状に支障を及ぼすことはないが，相手の理解と協力が必要なので，それぞれに応じて支援を行う．

妊娠，出産可能の目安は病状が1年以上安定していること，副腎皮質ステロイド薬が中等量（10mg）以下であること，また，免疫抑制薬は使用していないこと，腎障害や高血圧がないこと，生活環境が安定していることであるが，医師と十分相談できるよう配慮する．

患者の悩みや訴えをよく聴き，相談相手となると共に，患者を支えてくれる家族や周囲の者に対してストレスが表出できているか否かを確認する必要がある．

(4) 病状悪化を予防するためのセルフケアの支援

全身性エリテマトーデスの増悪因子（過労，日光（紫外線），かぜなどの感染症，精神的ストレス，妊娠，出産）を説明し，これらを生活のなかでどのように調整するかを患者と相談する．

過労は避け，翌日に疲れが残らない程度に活動や労働を行うことが望ましい．家事も過労の原因になるので，一度に作業を行わない工夫や，家族や周囲のサポートを得るとよいことを伝える．また，日光（紫外線）を避

けるため，海水浴やスキー，登山を控えたり，帽子や日傘，カーディガンなどで紫外線を避けることが必要であることを話す．

副腎皮質ステロイド薬の内服が継続されるので，かぜや感染症にかからないように，人混みなどは避け，うがい，手洗いなどの感染予防を行う．

かぜを引いた場合は，市販薬などを飲まずに主治医から与薬を受ける．

外科的手術，抜歯が必要な場合は，主治医の指示に従う．

けがをしたときは，全身性エリテマトーデスで副腎皮質ステロイド薬を内服していることを担当医師に伝えて治療を受けることが必要となる．

レイノー現象の予防のため，誘因となる寒冷曝露を避けるよう説明する．

冬季は室温は20℃前後，湿度は70％前後に管理する．家庭では靴下を着用し，ホットカーペットを使用して保温に努める．寒い日の外出は避ける．外出時は革製の手袋，ブーツを着用する．就寝時には手袋，靴下の着用を習慣づける．

夏季は冷房の効き過ぎに注意する．手指が水に直接触れる回数を減らす．水仕事のときは温水を用い，ゴム手袋を使用する．

たばこは細小動脈を収縮させ，レイノー症状を悪化させるため，喫煙者に禁煙の必要性を十分に説明する．

食べ物は皮膚，粘膜が弱いため極度な香辛料，塩分，熱いもの，冷たいものなど刺激の強い食物は制限する．

腎障害がある場合には，障害の程度に応じて塩分制限，たんぱく制限，浮腫のある場合は水分制限，高エネルギー食を多く摂取できるための工夫をする．

薬物治療の目的や必要性および薬物の内容と副作用について知らせ，副作用の発現の症状があれば，必ず医師に相談するよう指導する．

副腎皮質ステロイド薬は，自己判断で中止，増減すると病気の増悪や副腎不全によるショックが起こるので，確実に内服を継続できるよう指導する．

また，悩みを相談したり，ストレスを発散することも必要であることを説明し，精神的なストレスをためない工夫をするように指導する．特に妊娠・出産，育児，職業の継続については悩みも大きいので，患者の希望や価値観を尊重しながら，疾病の増悪が生じないよう希望や生活の調整をしていくことが必要となる．外での作業が多い職業や肉体的な労働の強い職業の場合には職場での配置転換や転職が必要となり，収入の減少が生じる場合もある．患者へは特定疾患医療により，医療費はかからないことや友の会などの患者会を紹介し，同じ疾病をもつ患者と話す機会をもつことで，様々な悩みを解決していけるように援助する．

患者自身が全身性エリテマトーデスの活動性の変化を把握できるように，自己抗体やCH50，CRP，血沈などのデータを伝え，日常生活の振り返りを行い，生活調整の必要性や具体的な方法について相談にのっていくことが必要となる．

(5) 急性増悪の早期発見と対応

全身性エリテマトーデスの患者は，疾病の活動性亢進による中枢神経系ループスによる神経症状や昏睡状態になることや副腎皮質ステロイド薬，免疫抑制薬の長期投与により，心嚢炎，胸膜炎を起こし呼吸困難となることがある．また，副腎皮質ステロイド薬の減量に伴い，全身性エリテマトーデスが再燃することもある．

中枢神経系ループスによる神経症状では，脳ヘルニアが起き，意識が低下し，昏睡状態になると気道の確保や酸素吸入が必要となる．中枢神経症状が強ければ人工呼吸器による呼吸の代行が必要となる場合もあり，迅速な対応が必要となる．人工呼吸器を装着した場合は，それまでの日常生活のケアをとおして知った患者の嗜好や考え方にできるだけ沿うようにして，患者を尊重したケアを提供する．全身性エリテマトーデスの中枢神経症状は，落ち着きのなさやつじつまの合わない言動，過度の落ち込みなどふだんの患者と異なる言動が最初にみられることが多い．日常生活のケアをとおして患者の性格などを把握しておくことが必要となる．

中枢神経症状を早期発見するために，中枢神経症状の出現を念頭におきながら，患者に変化がみられていないか観察することが必要となる．精神症状は，副腎皮質ステロイド薬の大量投与によっても起こるため，鑑別は難しい．しかし，患者の言動に異変を感じた場合には，医師に情報提供し，患者が適切な治療を受けられるようにする責任がある．

心嚢炎，胸膜炎による呼吸困難が起きている場合には，呼吸が行いやすい起座位，ファーラー位などの体位とし，医師の指示により酸素吸入を行う．息苦しさなどの自覚症状やSpo_2，体温，血圧，脈拍数などを経時的に把握し，呼吸困難症状の悪化を予防する必要がある．

全身性エリテマトーデスの再燃の場合には，発熱や関節炎など，患者の初発症状が繰り返し出現することが多い．その後，CH50の低下やCRP，BSGの上昇など炎症反応も上昇する．患者の体温の変化や自己抗体，CH50，CRP，BSGなどの全身性エリテマトーデスの活動の指標となるデータを継続的に把握する必要がある．

C HIV／AIDS（2次バリア障害）患者の看護

HIV感染症とは，性行為による接触や，非加熱血液製剤の投与，母子感

染，麻薬注射の回し射ち（日本は少ない），医療従事者の針刺し事故などにより，ヒト免疫不全ウイルス（human immunodeficiency virus；HIV）が感染した状態である．その結果，免疫不全となり，厚生省（現厚生労働省）が指定した23の日和見感染症や悪性腫瘍（表4-3）が発生した場合を後天性免疫不全症候群（acquired immunodeficiency syndrome；AIDS）という．原因のうちでは性行為による場合が多い．

近年，HIV/AIDS患者は増加しており，2004（平成16）年以降，新たな感染者は毎年1000人を超えている．しかし，10年程度の無症候期間中は自覚症状がないため，実際の感染者数は何倍もいると考えられる．本人のQOLのためにも周囲の人のためにも，早く感染に気づくことが大切である．

HIV感染症の自然経過（図4-6）では，急性期はHIV感染からHIV血症がピークを越え，無症候期に入る前の1～3か月を指し，その後，AIDS発症まで約10年の無症候期がある．無症候期の後ARC（AIDS関連症候群）期となり，細胞性の免疫不全が著明となり，身体の消耗が進行し，AIDS期となる．血中のHIV量は少ないが，リンパ組織にHIVが大量に存在しており，CD4陽性リンパ球に感染を起こしている．無症候期の血中HIV量が多いほど早く進行し，AIDS発症，死亡に至る時間が短い．

病期が進行してくると複製力の強いウイルスに変異するため，血中HIV量も著しく増加してくる．CD4陽性リンパ球数がその時点での免疫障害の程度を示すのに対し，HIV量はその後の病気の進行速度を示す指標となる．CD4陽性リンパ球数とHIV量により薬によるHIV治療の必要性が決定される．適切な薬物でHIV量を減らすことが延命につながる．HIVの治療薬は一度開始すると生涯内服が必要となる．そのため身体の免疫状態やHIV量と内服継続の意思とを総合的に把握しながら患者と相談のうえ内服開始が決定される．

HIVは通常の状態では感染力は弱く，食事やトイレ，風呂，食器の共用などの日常生活行為を通じては感染しない．

最近，抗HIV薬が急速に進歩し，3薬以上を併用するとこれまでにない良好な効果が得られ，AIDSに進行するのをかなり遅らせることが可能となってきた．しかし，1度感染すれば時期の違いはあれ発病する可能性があるため，感染者の恐怖心は強い．無症候期が長いことや性交渉により感染するという病気のイメージなどから偏見や差別など社会的問題も大きく，患者が一人で悩む場合も多い．

1）アセスメントの視点と情報収集

①感染体験と感染経路の把握：性感染・血液媒介感染であれば血液製剤，麻薬中毒，母子感染など感染の機会を知る．

表4-3 ● 厚生省エイズ動向委員会によるAIDS診断のための指標疾患(2007)

A. 真菌症	1. カンジダ症(食道,気管,気管支,肺) 2. クリプトコッカス症(肺以外) 3. コクシジオイデス症 　①全身に播種したもの 　②肺,頸部,肺門リンパ節以外の部位に起こったもの 4. ヒストプラズマ症 　①全身に播種したもの 　②肺,頸部,肺門リンパ節以外の部位に起こったもの 5. ニューモシスティス肺炎　(注)*P.carinii*の分類名が*P.jirovecii*に変更になった
B. 原虫症	6. トキソプラズマ脳症(生後1か月以後) 7. クリプトストリジウム症(1か月以上続く下痢を伴ったもの) 8. イソスポラ症(1か月以上続く下痢を伴ったもの)
C. 細菌感染症	9. 化膿性細菌感染症(13歳未満で,ヘモフィルス,連鎖球菌等の化膿性細菌により以下のいずれかが2年以内に,2つ以上多発あるいは繰り返し起こったもの) 　①敗血症 　②肺炎 　③髄膜炎 　④骨関節炎 　⑤中耳・皮膚粘膜以外の部位や深在臓器の膿瘍 10. サルモネラ菌血症(再発を繰り返すもので,チフス菌によるものを除く) 11. 活動性結核(肺結核または肺外結核)※ 12. 非結核性抗酸菌症 　①全身に播種したもの 　②肺,皮膚,頸部,肺門リンパ節以外の部位に起こったもの
D. ウイルス感染症	13. サイトメガロウイルス感染症(生後1か月以後で,肝,脾,リンパ節以外) 14. 単純ヘルペスウイルス感染症 　①1か月以上持続する粘膜,皮膚の潰瘍を呈するもの 　②生後1か月以後で気管支炎,肺炎,食道炎を併発するもの 15. 進行性多巣性白質脳症
E. 腫瘍	16. カポジ肉腫 17. 原発性脳リンパ腫 18. 非ホジキンリンパ腫 　(LSG分類により　①大細菌型(免疫芽球型),②Burkitt型) 19. 浸潤性子宮頸癌※
F. その他	20. 反復性肺炎 21. リンパ性間質性肺炎/肺リンパ過形成:LIP/PLH complex(13歳未満) 22. HIV脳症(認知症または亜急性脳炎) 23. HIV消耗性症候群(全身衰弱またはスリム病)

※C11活動性結核のうち肺結核およびE19浸潤性子宮頸癌については,HIVによる免疫不全を示唆する所見がみられる者に限る

②感染の経時的状況の把握:現段階がHIV感染のどの位置にあるのかをHIVウイルス量,CD4の値などの検査データなどから把握する.HIV抗体検査は感染体験後6週間〜3か月間は明らかにならない.この期

図4-6 ● HIV感染症の自然経過（模式図）

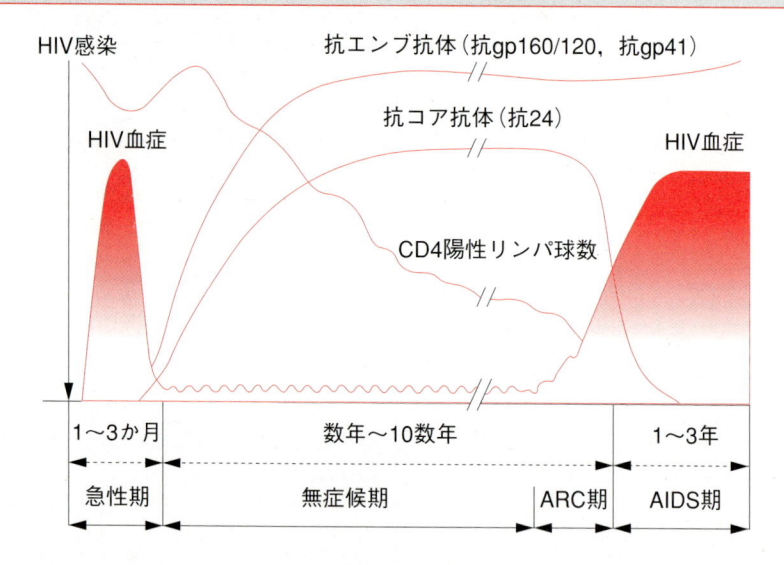

急性期	無症候期	ARC期	AIDS期
1〜3か月	数年〜10数年		1〜3年

間をウインドウ・ピリオド（空白期間）という．

③日和見感染症状の有無の把握：感染を受けやすくなっているため，全身の観察を行う．初期は発熱や体重減少，リンパ節の腫脹，下痢，食欲不振などが起こる．その後，日和見感染が起こると，咳嗽，喀痰，皮膚障害，下血などの消化管出血がみられる．また，免疫能が低下すると生じやすい結核の既往の有無についても確認する必要がある．

④病状に対する患者の受け止め方と認識の把握：無症状でも不安をもって外来受診することが多い．本人がどのように疾病を認識しているのかをコミュニケーションや表情などから把握しておくことは，以後の闘病生活を援助するうえで大切である．しかし，個人のプライバシーに深くかかわるので慎重に対応する．また，周囲の偏見や差別の対象となりやすいため十分配慮する．

⑤家族背景およびサポート状況と患者周囲への感染告知の有無の把握：HIV感染者の場合，小児など特殊なケースを除き，本人にほぼ100%病名が告知される．感染経路の如何にかかわらず，検査結果が出るまで不安を抱いて結果を待つ気持ちは察してあまりあるものがある．その時点から以後の闘病期間のサポート状況を把握しておくことに大きな意味がある．

HIV感染をしている場合，家族や配偶者，パートナーなど周囲からのサポートがなければ患者は孤独であり不安も大きい．周囲への感染告知は感染経路についても知らせなければならず，患者にとって言いにくい場合もある．また，同性間，異性間にかかわらず性交渉により

感染した場合は，患者とパートナーまたは配偶者との間で被害者意識，加害者意識が生まれ，その後の関係がうまくいかなくなるなどの問題が生じることもある．

　患者がだれに感染告知をしているか，告知した相手の受け止めはどうであるかを確認する．

⑥経済的問題の把握：患者によってはHIV感染を職場や周囲の人に知られたくないと考えている．そのため検査や治療にかかる費用はすべて私費扱いとしている場合もある．またわざわざ自宅から遠い病院に通院する患者もいる．抗HIV製剤の内服をしていると1か月に10万〜20万円の医療費がかかり，経済的に大きな問題となりやすい．治療費に困り，内服を中断するとHIVの耐性菌もできやすく，病状の悪化を招く．生涯にわたり検査や治療が行えるように，患者が経済的な問題で困っていないかを把握する必要がある．

　特に，小さな市町村であれば周囲へHIV感染が知られるのではないかという不安から私費扱いとしたり，わざわざ都心の病院に通院する場合もある．

⑦生活習慣の把握：疲労，睡眠不足，栄養不足，飲酒は免疫力を低下させる．このような生活習慣の有無を確認する．

2）生じやすい看護上の問題

①感染の告知を受けた後の精神的苦痛（不安や怒り，絶望，恐怖，罪悪感，孤独など）が大きい．
②配偶者やパートナー，家族など周囲の人へ感染したことを患者が告知できず，周囲からのサポートが得られにくい．
③セルフケア不足により，病状が進行する可能性が大きい．
④内服方法が複雑であり，副作用などにより正しく内服を継続することが難しい．
⑤免疫機能の低下による日和見感染症状のため生じる苦痛や日常生活活動の低下に伴う苦痛がある．
⑥他者に感染が拡大する危険がある．

3）目標と看護

(1) 自分の疾病の受容ができ，今後の生活を前向きに考えることができるための援助

患者がHIV感染の検査を受けるということは，検査の結果にかかわらず感染したかもしれないという不安があるからである．

そのうえ，検査結果がHIV抗体陽性であった驚きやショックは計り知れ

ない．その後，徐々に自分が感染したことに対して，生きる希望を失くしたり，罪悪感をもったり，自分を感染させた相手に対する怒りや，周りに感染のことを知らせると孤立してしまうのではないかという寂しさや不安など様々な感情が起こる．また，自分がだれかを感染させたのではないかという不安ももちやすい．

　看護師は，患者に感染が告知されるときには同席し，患者が今どのような思いでいるのかを把握しながら，HIV感染の事実に対して気持ちの整理ができるよう話しを聞いていく．また，必要に応じてカウンセラーの紹介を行う．そして今後，定期的な検査や通院が必要であることを理解してもらえるように説明する．まだAIDSを発症しない段階で見つかったものは，適切な時期に治療を開始してもらえるので，不安を抱え込まずに済むことも合わせて伝える必要がある．

　患者が心理的な援助を必要とする場合は，HIV感染が陽性と判断した後，CD4数が低下してきたとき，HIVの治療薬を開始するとき，周囲の人へ自分の感染を告知した後や，ARC，AIDSの症状が起こり，先行きに不安を感じたり，体重減少やカポジ肉腫などボディイメージの変化が起きてきたとき，入院をしたときなどである．

　しかし，患者は毎日の生活のなかで自分が感染者であることから感じる孤独感や不安をもちやすいので，患者の気持ちを傾聴し，共感的な態度で接しながら，患者がHIV／AIDSである自分を少しずつ認められるようにかかわり，現在のありのままの自分を肯定できるように援助していく．

(2) 定期受診や検査の必要性を理解し，通院を継続できるための援助

　HIV感染陽性であってもARC期以前であれば無症状のことが多い．症状がなくても身体内部の免疫機能の低下が進行している場合もあるため，定期的にHIVウイルス量やCD4陽性リンパ球数などのデータを把握し，適切な時期に治療薬を開始する必要がある．患者には定期検査の必要性や身体症状などの診察も必要であることを伝える．

(3) AIDSを発症させないように生活調整を行えるための援助

　HIVウイルス量やCD4などの検査データを継続的に把握するとともに免疫力を低下させないために次のような生活調整が必要となる．

　規則的な生活を心がけ，1日8時間以上の睡眠をとるようにする．

　バランスよく栄養を摂取できるよう食事に配慮する．生の肉や魚介類，生卵，しぼりたての牛乳，井戸水などには細菌がついていることが考えられるので避ける．入浴やシャワー浴をできるだけ毎日行い，全身の清潔を心がけることで日和見感染を防ぐ．毎食後の歯みがきで口腔内の微生物の繁殖を防ぐ．外出の際はマスクをして，帰ったらうがいと手洗いを行う．

ペットは日和見感染を起こす微生物をもっているので，できれば自分で世話をせず，ほかの人に頼む．ペットに触れたときはよく手を洗い，ペットを飼っている場所の近くでは食事をしないようにする．

たばこや大量の飲酒は免疫力を低下させるので，できるだけ禁煙し，酒類は控える．

(4) 内服を正確に継続できるための援助

現在は，抗HIV治療薬の開発も進み，1日1回の服用でよいものもありかなりQOLの向上が図れるようになってきているが，なかにはHIVの治療薬は内服条件や薬物間の相互作用の影響を避けるため，1日に何度も内服が必要となり，日常生活が制限されるものもある（図4-7）．

たとえば食後に内服が必要な薬であれば，食欲がないときや気分が悪いときでも何か摂取しなくてはHIVの治療薬を内服できないために生活が規定されてしまう．しかも治療薬の飲み忘れや中断によりHIVウイルスの薬物耐性がつくられやすくなり，HIV／AIDSを悪化させてしまう．

患者にとっては服薬をより正しく継続することが課題となる．内服をできるだけ正確に継続するためには，治療開始時に服薬について十分に話し合い，患者の生活からみて無理のない服薬スケジュールとなるように治療薬の選択を患者と決めていく．

また，薬による治療の開始前に内服を継続する必要性や中断するとなぜいけないのかを説明し，理解してもらうことが必要である．

実際の生活では予定外のことも起こり，どのように内服を調整したらよいか迷うことも多い．困ったときにどのように対処したらよいか，相談窓口を伝えることも必要となる．

また，副作用が嫌で内服を自己中断することもあるので，あらかじめ副

図4-7●AZT＋3TC＋IDVの3剤を使った内服スケジュールの例

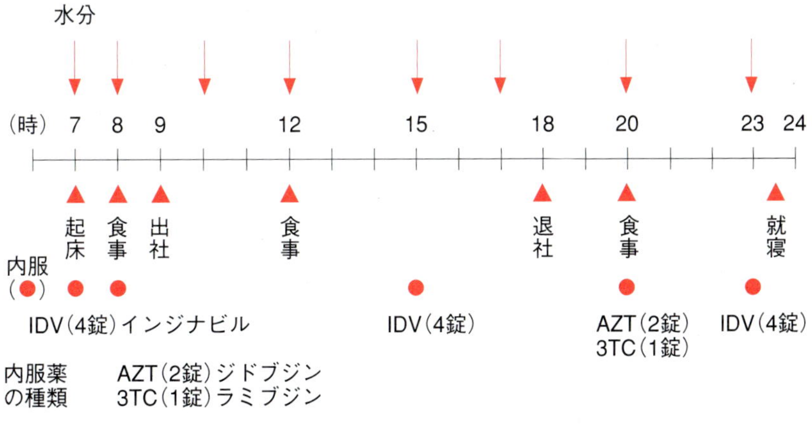

作用について伝え，自己中断しないように説明することも必要である．

(5) 周囲からのサポートが得られるための援助

患者は周囲に自分が感染者であることを告げると相手から嫌われる，理解してもらえないという不安をもちやすい．しかし，長い療養生活や病状が悪化する可能性などを考えると，患者を正しく理解し，協力してくれる周囲からのサポートが必要となる．

患者が孤立せず，パートナーや配偶者，家族からサポートが得られるためには患者がHIV感染の告知を周囲の人にすることが必要となる．

感染の告知は，HIV感染に対する社会の偏見（性交渉により感染した同性愛者であるなど）などから，非常に難しく勇気が必要となる．

そのため看護師は患者の周囲への告知の意志を尊重しながら，患者が信頼できる周囲の人へHIV感染をどのように告げるとよいか，告げた後，相手の反応がどうであったかなどについて，患者と話し合い，患者が周囲から孤立せず，サポートが得られるように相談にのる．

(6) 社会資源の紹介

HIV／AIDSの患者にとって定期検査や受診，治療に要する費用は大きな問題の一つである．非加熱製剤による感染の場合，医療費はすべて国の負担となるが，そのほかの原因で感染した場合は自己負担となる．

HIV感染は健康保険の適応があること，身体障害者の認定を受けることができるので「自立支援医療（更生医療）」の制度を利用すれば，経済負担は軽減されるなどの情報を提供する必要がある．

しかし，患者によっては感染が周囲の人に知られることを恐れて，保険を使わずすべて自費で払う，地元の市町村ではなくて少し離れた大都市の病院に通うなどしている場合もある．健康保険組合は守秘義務があることなどを伝え安心を得るようにする．

長期に医療が必要となるため，患者の行っている方法で経済的に支障が起きていないか，衣食住などの生活は充足されているのかなどについて確認しながら，患者が確実に継続できる医療の受け方について相談にのる必要がある．

患者が一人で悩むことのないように生活や治療に関する情報交換や悩みを共感できる人とのつながりをつくるように勧める．また，患者会やボランティア団体を紹介する．

(7) 感染の拡大を予防するための援助

HIV感染者が他者に感染を拡大しないように，次のことに気をつけてもらうよう指導する．

日用品であるかみそりや歯ブラシなどは自分専用にして，ほかの人と共有しない．血液や精液の付いたティッシュペーパー，体液のついたごみ，

生理用ナプキンなどはビニール袋に入れて，口を固く結んで捨てる．血液の付いた衣類や寝具は衣類用の漂白剤につけてから洗濯をする．

性生活ではコンドームの使用によりセーフティーセックスを行うようにする．献血，臓器移植はしないよう指導する．

D 急性白血病（2次バリア障害）患者の看護

急性白血病は，骨髄において造血幹細胞が腫瘍化し，成熟血球への分化・成熟が低下，あるいは停止したまま，異常増殖し続ける疾患である．腫瘍細胞，白血病細胞は芽球とよばれる幼若な細胞のみにみられ，正常に成熟した血球は減少してしまう．そのため，正常な好中球減少による易感染状態，赤血球減少による貧血，血小板減少による出血傾向などの症状がみられるようになる．また，肝臓や脾臓などに白血病細胞が浸潤し，腫脹を生じさせて機能低下を起こすほか，中枢神経系に浸潤して麻痺や疼痛などの症状が出現することもある．急性白血病は放置すれば数か月で死に至る重篤な疾患であり，診断された当日から入院，治療が必要となる．

急性白血病は，骨髄系とリンパ系のどちらの種類の幹細胞が腫瘍化したかにより骨髄性白血病とリンパ性白血病とに分類される．また，FAB分類をもとに治療が行われ，予後が推測される．

骨髄異形成症候群（MDS）は，特殊な白血病であり，骨髄性，リンパ性，単球性の3系統で血球減少があり，赤芽球系，あるいは白血球系の芽球に軽度の異常があるが，典型的な白血病ほど急激な経過をとらず，緩徐に進行する．直ちに強力な化学療法を必要とせず，経過観察をしながら適宜弱い化学療法を用いて治療が進められる．そのため，典型的な急性白血病患者の看護とは異なる．むしろ，慢性白血病患者の看護のほうを参考にされたい．

患者は緊急入院に続き，侵襲を伴う検査，治療が行われることで，不安が生じやすくなる．また，病名や予後などが告知されることがあり，精神的ショックを受けていることが多い．白血病の治療は長期にわたることが多く，治療中は，患者が感染や出血を予防するセルフケアを行うことが生命維持のために重要である．看護師は患者が不安を解消し，前向きにセルフケアができるように指導，援助していくことが必要である．

1）アセスメントの視点と情報収集

（1）白血病の進行と治療効果の把握

末梢の血液像をみることによって白血病の進行が判断できる．白血病が進行すると癌細胞が増殖し，骨髄以外のところにも出現し，末梢血にも癌

細胞がみられるためである．治療後の造血能力の回復を知ることができる検査でもある．

また，骨髄穿刺・骨髄生検により得た骨髄液と骨髄組織により抗癌薬による治療の後，血球の回復した段階で治療の効果を知ることができる．

(2) 患者の日常生活の制限についての把握

① 疾患や化学療法によって起こる正常な血球の減少が日常生活に与える影響

白血病による正常な白血球の減少や，抗癌薬の副作用による白血球の減少によって，易感染状態となる．正常な白血球数に応じた感染予防のセルフケア指導を行い，それが実践できているかを観察する．感染を起こすと，発熱や倦怠感が生じ，さらに日常生活が制限されるため，患者の状態をよく観察し，援助の必要性を検討する．

赤血球減少による貧血で，活動時の動悸や息切れなどが生じ，日常生活に支障をきたしていないか観察する．また，貧血により，頭痛，手足の冷えなどの症状が出現することもあるため，患者にこれらの苦痛がないかを把握する．

血小板減少による出血傾向がないか，出血予防のため，安全な生活を送っているかを観察する．

② 化学療法の副作用が日常生活に与える影響

悪心・嘔吐や口腔粘膜のびらんによって苦痛が生じていないか，睡眠や食欲に影響を与えていないか観察する．

副腎皮質ホルモン投与によるムーンフェイスや，抗癌薬による脱毛のためにボディイメージが変化し，抑うつ状態や悲嘆の言動がないか観察する．

(3) 治療に対する患者の受け止め方や理解を明確にするための情報収集

急性白血病の場合は，緊急入院，場合によっては告知，抗癌薬による治療を，診断されたその日のうちに始めなければならない．告知をされても，病名を受け入れる心の準備がないままに，辛い治療が始められることになる．そのため病気や治療の説明を理解することが難しいので，患者の病気や治療への理解について確認をしていく必要がある．また，患者と同様に家族も衝撃を受ける．治療中の患者を支えていく存在である家族の疾病や治療への受け止めと，抱えている不安を把握する必要がある．

急性白血病の化学療法は，寛解導入療法，地固め療法，寛解維持療法など，間隔をあけて何度も行われ，長期にわたる．化学療法を一度経験すると，副作用などが体験されたことで苦痛が予測できる反面，化学療法前は憂うつな気分となりやすい．患者が疾患や治療，予後に対する不安や死に

対する恐怖などを抱えていると，前向きな姿勢で治療生活を送ることができない．患者がどのような不安をもち，病気や治療に対してどのように理解しているのかについて把握する．

易感染状態となり，個室に隔離された患者の場合，制限された空間のなかでは気分転換も難しい．家族との会話が唯一の気分転換となることが多い．家族から患者の様子や悩みについて情報を得るようにする．また，家族も，患者の病気や予後に不安を抱えていることがある．患者，家族ともにどのような精神的苦痛があるのかについて情報を収集する．

2）生じやすい看護上の問題

①疾患および化学療法による正常な血球減少のため，感染，出血，貧血が起こり，日常生活制限が起きる可能性がある．
②化学療法の副作用によって生じる粘膜障害（口腔粘膜・腸粘膜），悪心，嘔吐などの身体的苦痛がある．
③化学療法の副作用による脱毛により，ボディイメージの混乱が起こる．
④疾患や予後に対する不安や死への恐怖をもちやすい．

3）目標と看護

（1）血球減少による日常生活上の制限を起こさないための援助

① 感染予防への援助

易感染状態であることを説明し，理解して感染予防行動ができるよう指導する．たとえば，病原微生物との接触を避けるため，生ものは食べない，外出時はマスクをして，病室に戻ったら手洗い，うがいをすることを習慣づける．特に化学療法後は骨髄抑制による易感染状態となり，病原微生物の感染を受けやすいので，イソジンガーグル®やファンギゾン®による含嗽，ファンギゾンシロップ®の内服，ファンギゾン®吸入を適宜行うよう指導する．

病室は埃を除去し，床に物を置いたりせず，清潔に保つ．必要に応じて，空気清浄機の使用や個室へ収容して清潔を保つ．

皮膚は清潔に保ち，損傷を予防する．保清の方法は患者の状態によって変わるので，患者と共に考え，実行可能な方法をとる．陰部は特に不潔になりやすいため，可能であれば排泄後はシャワートイレで洗い流したり，洗浄綿を使用して陰部，肛門周囲を清潔にする必要がある．

家族や面会者に対し，感染予防のため，病室の外で埃を払い，ウェルパス®消毒液などで手洗いを行い，マスクを着用してから入室してもらうように説明する．

② 貧血予防のための援助

貧血になりやすいことを説明し，理解してもらい，症状に応じた日常生活を送れるよう指導する．

貧血による倦怠感・動悸が強い場合は，日常生活のセルフケアが無理なところは介助する．貧血があるとふらつきが起きやすく，転倒しやすくなるため，移動時は注意する．患者には，急激な体動を避け，ゆっくりと移動するよう説明する．

女性の場合，出血を防ぐために，婦人科を受診して，月経を停止する治療を行うことがある．患者の月経が停止しているか否かを確認するとともに，患者の思いや不安などを聴くことが必要である．

貧血に対する輸血の治療を安全に施行する．

③ 出血予防のための援助

出血傾向であることを説明し，理解して出血の予防行動ができるよう指導する．

出血の原因となる硬い歯ブラシ，鼻を強くかむ，爪を伸ばす，締めつける衣類，かみそりの使用，便秘，転倒，打撲などを避ける生活を送るよう指導する．男性患者の場合，ひげ剃り時に出血しやすいので，電気かみそりの使用を勧める．

また，採血や血圧測定の際に駆血帯やマンシェットを必要以上に強く巻かないように注意する．

(2) 化学療法によって生じる口腔粘膜のびらん・痛み，悪心・嘔吐などの副作用の身体的苦痛を軽減するための援助

① 口腔粘膜のびらん・痛みなどの苦痛を軽減するための援助

治療前・中に氷を口に含むなどして口腔内血管を収縮させ，抗癌薬の口腔粘膜に到達する量を減らして口腔粘膜のびらんを予防する．

痛みによって経口摂取が不可能とならないよう，食前にキシロカイン®で含嗽を行い，痛みのコントロールを図る．

刺激により，粘膜を損傷しないよう，軟らかい歯ブラシや綿棒を使用し，刺激の強いものや硬いものは食べないようにする．また，合わない入れ歯ははずす．

② 悪心・嘔吐の苦痛を軽減するための援助

治療前には制吐薬が投与される．

治療の早期（数時間〜1日）から症状が現れるが，抗癌薬の種類や投与量，個人差によって症状の強さは異なる．症状をよく観察し，悪心・嘔吐が起きた場合でもすばやく対応し，不快感や恐怖心をできるだけ軽減する．

悪心を誘発するにおいや食べ物を避け，悪心がないときには消化のよい

臭気のない好みに合った食事を摂るよう説明する．患者によっては，あえて化学療法前の食事を軽くしたり，まったく摂取しない方法をとったりすることがある．患者の嗜好に応じた食事の提供の仕方を考慮する．

(3) ボディイメージの混乱を軽減するための援助

抗癌薬による脱毛は，一時的なものであり，治療後は徐々に軽減することを説明する．

脱毛時の工夫として，髪を短くすることにより，抜け落ちた髪の不快感を軽減したり，帽子やかつら・バンダナの使用でカバーするなどがあるので，患者と相談し，共に考えていく．

(4) 疾患や予後に対する不安や死への恐怖を軽減するための看護

不安が増強すると，不眠や食欲不振など，抑うつ状態となるので，不安が表出できるような信頼関係を築く．表出することにより，自分の気持ちを整理することができ，安定した精神の状態となる．

また，一度骨髄移植を希望しても同胞（きょうだい）や両親とHLAが不一致の場合，骨髄バンクに登録して，ドナーを探さなくてはならない．

ドナーが見つかるまでの間，患者や家族は，再発するのでは，手遅れになるのでは，または本当にドナーが見つかるのだろうかといった様々な不安を抱きやすい．そのためにその都度患者や家族の不安の内容を確認しながら，必要に応じて情報を提供し，安定した気持ちで化学療法を続けていけるように援助する必要がある．

(5) 治療の決定への支援

寛解導入療法により完全寛解（CR）が得られ，地固め療法，寛解維持療法が行われる．CRを得ても白血病細胞がすべてなくなったわけではなく，再発の危険もあるので，根治的な治療として骨髄移植がある．

患者と家族には医師から骨髄移植についてなぜ勧めるのか，どのような治療なのか，危険性，費用などについて説明される．看護師は患者と家族が十分考えて今後の治療を決定できるように援助する役割をもつ．そのため骨髄移植の説明が医師から患者の家族に行われる場合には，同席し，医師の説明が理解できたか，疑問はないか，骨髄移植ができる場合と，移植せず，化学療法だけで治療を維持する場合の長所と短所がわかったかを確認する．治療の決定は時間を十分かけて行うことが望ましいが，実際にはあまり長い時間をかけて検討できず地固め療法を行う前後の時期くらいまでに決定できるようにすることが多い．なぜならば急性白血病の場合，CRであっても常に再発の危険があるので骨髄移植を行うのであれば，できるだけCRの保っている早い時期に行うほうが治療成績がよいからである．患者と家族は疾病の告知でパニックになっていた時期から，CRを得てようやく落ち着きを取り戻した時期に，再び移植の話を聞き，動揺し悩

むことが多い．

　看護師は患者と家族の話しを傾聴し，治療を決定するために不足している情報は何か，何に迷って治療がなかなか決定できないでいるかについてアセスメントし，不足な情報を提供し，治療への思いについて気持ちを十分聴いていき，考えを整理する手助けをする必要がある．骨髄移植のイメージがつかない患者へは，移植経験をもつ患者の了解を得て，直接骨髄移植の体験談を聞く機会を設定することも治療の決定をするのに有効である．

　もしも経済的な事情で移植に踏み切れないでいる場合には，高額医療費貸付制度などの社会資源の紹介や，患者の家族が治療中に無料や格安で宿泊できる施設の紹介などを行う．治療の決定の主体は患者と家族であり，看護師は治療の決定にあたっては，中立的な立場にある．患者と家族が治療を決定した後は，その決定を支持し，患者と家族が納得して治療を受けられるよう援助する．また，一度決定した後も，患者と家族がその決定でよかったのか悩むことが多い．看護師は十分話しを聴き，患者と家族が気持ちを整理できるようにする．また，再決定が必要な場合は医師と調整を行い再決定への援助を行う．

E　慢性白血病（2次バリア障害）患者の看護

　慢性白血病は骨髄性とリンパ性に分類され，治療，予後が異なる．

　慢性骨髄性白血病は，急性白血病と同様，造血幹細胞が腫瘍化，白血病化（急性転化）が起きる．しかし，分化・成熟機能はある程度維持されているため，芽球から成熟したものまで，各段階の顆粒球が増加する．初期には血小板も増加していることがある．ほとんどの慢性骨髄性白血病の患者に22番の染色体が9番染色体に転座した異常がみられ，このことが発症の原因として考えられている．

　慢性骨髄性白血病は，治療しなければ数年で急性転化するといわれる．急性転化すると，幼弱な芽球が増加し始め，急性白血病と同じような状態になり，数か月で死に至る．慢性骨髄性白血病の場合，急性転化すると，急性骨髄性白血病よりも化学療法の効果が低く，生命維持が困難である．そのため，急性転化を起こさないようにすることが治療目標となる．骨髄移植が最も治療効果の高い治療法であるが，患者の年齢が高い場合や，白血球の型の適合するドナーがいない場合は不可能である．急性転化を予防するための治療として，インターフェロンαと抗癌薬であるハイドロキシウレア（ハイドレア®）が用いられることが多い．

　慢性リンパ性白血病は，成熟したリンパ球が骨髄，リンパ節，末梢血，

脾臓などで異常な増殖を示す疾患である．リンパ球の型からB型とT型に区別されるが，ほとんどがB型である．治療は，経過観察を行いながら，白血球の増加や血小板の減少などがある場合のみ，急性転化を起こさないように化学療法が行われる．

急性転化を起こした慢性白血病患者の看護は，急性白血病患者の看護に準じる．ここでは，急性転化を起こす前の患者への看護について説明する．

1）アセスメントの視点と情報収集

（1）急性転化の徴候の把握

慢性白血病患者の場合，無症状に経過し，集団検診のときなどに発見されることが多い．なかには急性転化を起こすまで病気に気づかない患者もいる．慢性白血病の場合，急性転化の発現が予後を左右するため，定期的な受診により，患者の状態を把握することが必要である．主な検査としては末梢の血液像をみるための血液検査や骨髄穿刺などが行われる．

患者には体の調子が悪いときは，かぜなどと自己判断せずに，まず，受診をするよう説明しておく．

（2）慢性白血病による血球異常の程度や，治療の副作用に応じた生活が行えているかを判断するための情報収集

慢性白血病の血球異常により易感染状態になりやすい．易感染状態に対しては，人ごみを避ける，マスクを着用する，外出後は手洗い，含嗽を行うなどを注意してもらう．

また，急性転化を予防するためにインターフェロンや抗癌薬内服による化学療法を行った場合は，骨髄抑制が起きて，易感染状態，貧血，出血傾向が生じやすい．患者の状態をよく観察して必要な援助や助言を行っていく．

（3）治療に対する患者の受け止め方や理解を明確にするための情報収集

慢性白血病の患者への告知の内容や治療に対する不安などを把握する．慢性白血病の療養生活には患者が主体的に感染予防を行っていくことが求められるため，納得して治療を受けることができているかどうかを把握することが重要である．

2）生じやすい看護上の問題

①疾患および治療による副作用のため，易感染状態となりやすい．
②疾患および治療による副作用のため，貧血，出血傾向となりやすい．
③インターフェロンによる治療を行った場合，副作用による日常生活制

限が起きやすい．
④疾患や予後に対する不安や死への恐怖をもちやすい．

3）目標と看護

（1）疾患や治療の副作用による易感染状態から感染を起こさないための援助

慢性白血病は，インターフェロン，化学療法などの副作用から易感染状態が増強される．患者が感染を予防するための手洗い，うがい，マスクの着用などが習慣づけられているか否かを確認する．感染が起きると，治療を継続することが困難となり，中断せざるを得なくなる場合があることを説明し，患者自身が感染予防を意識して日常生活を送ることができるよう指導する．また，患者自身でも白血球数などの検査データから自分の易感染状態に応じて感染予防を注意できるように，白血球数の意味やそのときどきの患者の白血球数を伝えるとよい．化学療法に使われる抗癌薬は，ハイドロキシウレアが多く，経口による投与が行われる．そのため患者は輸液で行われる化学療法よりも副作用が軽いと考えやすい．しかし，内服投与であっても抗癌薬であるため骨髄抑制や間質性肺炎など重篤な副作用もあることを説明し，医者から指示された分量を正しく服用することが大切であることを理解してもらう必要がある．

（2）貧血や出血傾向を考慮した安全な生活ができるための援助

疾患の進行や治療の副作用から貧血や出血傾向となりやすい．貧血による移動時のふらつきによる転倒などが起きないように注意してもらう．また，出血傾向がある場合は，軟らかい歯ブラシを用いる，かみそりは使用しないなどの生活上の注意を守ることができているかを確認し，必要時はアドバイスする．

（3）急性転化を予防する治療を安心して受けるための援助

慢性白血病は急性転化を起こさないことが治療目標となる．インターフェロンによる治療や化学療法などが患者の生命維持に必要な治療であることが理解されているかを確認する．

インターフェロンによる治療の場合，患者あるいは家族は自己注射の手技を習得しなければならない．清潔操作と同一部位に繰り返し注射しないことなどを指導する．あらかじめ，副作用による発熱や，脱毛，発汗，易感染状態，抑うつ状態になることがあることなどを説明しておく．発熱時には鎮痛薬が使用できること，脱毛は一時的なもので治療後には時間はかかるが元に戻ること，バンダナやかつらなどを利用するとよいことなどを説明する．また，家族にはインターフェロンによる抑うつ状態や自殺企図などが起きることがあることを話し，患者の状態をよく観察して，何か不

安なことがあれば相談してもらうように伝えておく．

(4) 疾患や予後に対する不安や死への恐怖を軽減するための看護

慢性白血病の患者はいつ急性転化が起きて生命の維持ができなくなるのかと不安を抱えながら生活している．また，感染を予防するために日常生活上の制約などが多く，ストレスが生じやすい．患者の療養生活での努力を認め，よくねぎらうことが大切である．また，患者のつらい思いを聴き，信頼関係を築きながら，長い闘病生活を支えていけるようにする．

(5) 治療の決定への支援

慢性白血病に対する根治的な治療として骨髄移植やミニ移植がある．治療の決定への支援は急性白血病の治療の決定への支援と同様であるが，慢性白血病の場合は，ハイドロキシウレアとIFNで病状がコントロールされやすく，患者と家族が治療を決定するのに急性白血病より時間をかけて考えることができる．しかし，病状が落ち着いていれば，急性転化した場合についてイメージすることが難しく，骨髄移植やミニ移植の必要性が実感できないことも多い．そのため看護師は患者と家族が疾病の見通しがイメージできているかを確認することも必要である．

F 悪性リンパ腫（2次バリア障害）患者の看護

悪性リンパ腫は，血液中やリンパ節，皮膚や腸管などに分布しているリンパ球が腫瘍化し，全身に腫瘍細胞が広がる疾患である．ほかの悪性腫瘍と同様にまだ原因は不明である．ホジキンリンパ腫と非ホジキンリンパ腫に分類され，わが国では非ホジキンリンパ腫が圧倒的に多い．

至る所のリンパ節が腫脹し，2次バリア（免疫）の低下により易感染状態となる．さらに多剤の抗癌薬の治療と放射線治療を行うことにより造血機能が低下し，白血球・血小板が低下する．そのため感染しやすく，出血しやすい状態となる．化学療法で寛解が得られ，HLAの一致するドナーがいたり，自己の幹細胞が移植できる場合には，末梢血管細胞移植が完治を目的に行われる．

1）アセスメントの視点と情報収集

(1) 告知に対する受け止め方（本人の思い，家族の思い）の把握

悪性リンパ腫は診断が確定するまでに，CT・エコー・バイオプシーなど苦痛を伴う検査が行われる．そのため，入院時には病名を告知されている場合も多い．患者がいつ，だれにどのような形で告知をされたのか，どのように理解し，受け止めているのかを知ることは，これから治療をするうえで重要である．また，家族のだれがどのように告知を受け，どう理解

しているのかも知っておく必要がある．告知を受けていない場合についても，だれがどのような説明を受けているのか，それをどう理解しているのかを知る必要がある．

多種・多量な抗癌薬による治療や放射線治療が繰り返し行われる．そのため治療による副作用や入退院の繰り返し，制限の多い生活により，身体的・精神的に大きな影響を受けることになる．リンパ節はからだの至る所にあるので，何か所にも腫瘍ができ，腫脹や痛みを伴う．腹部の臓器にできた場合は，消化器症状が出るため不快感が増す．また，リンパ節の腫脹は患者自身が自覚できるため，不安が増強する．

(2) 入院するまでの症状と現在の症状の把握

初発症状はリンパ節の腫脹である．通常は痛みを伴わず，違和感がある程度である．

どこにリンパ腫がどの程度あるのか，バイオプシーの結果，ホジキンなのか非ホジキンなのか，さらにステージがわかる．その結果によって放射線か抗癌薬の治療かが決まり，抗癌薬の種類が決まる．

(3) 検査所見の把握

リンパ生検（確定診断をつけるとともに，ステージの確定）や骨髄穿刺（骨髄浸潤の有無）から身体症状の観察をする（今患者はどのような状態にいるのか，生命の危険性）．

(4) 治療が身体と心に及ぼす影響と危険性についての把握

抗癌薬・放射線療法が行われる．抗癌薬の治療は，白血病と同じように多剤併用療法が何クールかで行われる．ホジキンも非ホジキンもステージによって治療方法が分かれる．リンパ腫が限局している場合は，放射線療法が行われる．

2）生じやすい看護上の問題

①化学療法による骨髄抑制のため出血・感染・貧血が起こり，日常生活制限が起きる可能性がある．
②放射線治療による皮膚炎や化学療法の副作用によって生じる粘膜障害，悪心，嘔吐などの身体的苦痛．
③疾患の予後に対する不安や死への恐怖．
④化学療法や放射線治療の副作用によるムーンフェイス，脱毛によりボディイメージの混乱が起こる．

3）目標と看護

(1) 血球減少による日常生活上の制限を起こさないための援助

急性白血病の患者への看護と同様に血球減少による感染予防と貧血予

防，出血予防に対して援助する．

放射線治療も行っている場合には，特に血球減少が起こりやすいので，注意深く白血球，赤血球，血小板のデータの変化を把握する必要がある．

（2）化学療法による口腔粘膜のびらん，痛み，悪心・嘔吐などの副作用による身体的苦痛を軽減するための援助

急性白血病の患者への看護と同様，化学療法の副作用による口腔粘膜のびらん，痛み，悪心・嘔吐の苦痛を軽減するための援助を行う．

（3）ボディイメージの変化に対する援助

悪性リンパ腫はリンパ節が腫脹するため外見上の変化を患者が知っており，悪い病気ではないかという心配や不安が大きい状態で受診し診断される．

また，抗癌薬や放射線治療により脱毛が起こり，患者が落胆するので患者の気持ちをよく聴き，一般的な現象であることや，脱毛時の工夫について説明する．患者はたいていバンダナなどを頭に巻いて過ごしているが，外出時などの場合はかつらを着用することも多い，その場合には脱毛前の患者が思い出され，健康的な姿に見えることを伝えると患者は喜び，自信をもつことが多いので声をかけていく．

（4）放射線治療によって起こる皮膚症状の軽減をするための援助

局所照射で生じるものは皮膚炎（紅斑，乾燥，色素沈着），脱毛などである．

全身照射で生じるものは全身倦怠感・悪心などの放射線宿酔や骨髄抑制などである．

照射開始から数日後に照射部位の皮膚が発赤し，乾燥しかゆみが生じる．照射後，照射部位をクーリングすると皮膚の発赤が落ち着く．照射された前面だけでなく，放射線が抜ける後面も皮膚症状が生じやすいので，皮膚のクーリングや刺激を避けることが必要であることを説明する．また，衣類や寝具による摩擦や石けん，日光，乾燥などの刺激を避け，皮膚の清潔を保つように指導する．軟膏やクリームは皮膚面に散乱線が生じ放射線治療を妨げるので使用しない．

（5）放射線宿酔に対する援助

照射開始後全身に倦怠感，悪心，嘔吐，頭痛，食欲不振などが一過性に現れる．症状出現時は，安静にして休養し，必要に応じて日常生活の援助をする．

（6）疾患や予後に対する不安や死への恐怖を軽減するための援助

患者や家族は辛い治療を受けながらも，悪性リンパ腫になったことに対して，なぜなのかといったことや何か悪いことをしたためかなどと考えている．また，治療の効果が出るかなど不安も大きい．

リンパ節の腫脹がある患者の場合，手でさわってリンパ節の増減がわかるため，治療の効果を患者が推測でき，自信をもつこともあれば，逆に不安になることもある．

患者が感じている不安や治療，今後に対しての思いを傾聴し，情報の提供で不安が軽減できるようであれば情報を提供する．また，患者がただ自分の思いを聞いてほしい場合があり，その場合は，時間をかけて患者の思いを傾聴することで患者が現在の自分を見つめ，気持ちを整理できるように援助する．

(7) 治療の決定への援助

寛解が得られると完治を目指して末梢血幹細胞移植による治療が進められることが多い．急性白血病の患者への看護と同様，患者と家族が十分治療の長所，短所について理解し，納得して治療を選択できるように援助する．

3 サポート機能障害をもつ患者の看護

A 播種性血管内凝固(DIC)症候群(サポート機能障害)患者の看護

播種性血管内凝固（DIC）症候群とは，様々な基礎疾患の存在下に，血管内で広範囲に血液凝固系が活性化されて，全身の微小血管内に微小血栓が形成され，その結果，多臓器が障害されるとともに，血小板や血液凝固因子が消費され，線溶系が亢進し，著明な出血傾向をきたす症候群である．予後が悪く，死亡率が高い．

DIC症候群の基礎疾患は，白血病，悪性リンパ腫などの造血器悪性腫瘍，固形癌，重症感染症，大動脈瘤，劇症肝炎などである．

DICの症状は，線溶系が優位な場合は，皮下出血，注射部位からの出血などの出血症状がみられる．凝固系が優位な場合は，血栓による循環不全から発熱，呼吸困難，意識障害，乏尿などの臓器症状がみられる（表4-4）．

DICの治療は，呼吸・循環・電解質バランスなどの全身状態の管理をしながら，基礎疾患の治療を行うのが原則である．

ヘパリン療法などの抗凝固療法は，致死的な出血性合併症，臓器循環不全を防止するために行われる．

血小板輸血，新鮮凍結血漿輸血，アンチトロンビンの輸液による補充療法は，血小板，凝固因子を補充し，止血機能を正常化させ，致死的な出血合併症を防ぐ．

1）アセスメントの視点と情報収集

（1）発症の危険性を予測するための情報収集

①DICでは，血小板の破壊・消費の亢進がみられるため，その数は減少する．凝固因子も消費が亢進するのでAPTTとPTの時間が延長する．微小血栓形成のため血漿フィブリノゲン減少と赤血球沈降速度の遅延がみられる．線溶系の亢進により，FDPの増加がみられる．

②採血時の止血困難，皮下出血，鼻出血，消化管・尿路・中枢神経系出

表4-4● 厚生省（現厚生労働省）のDIC診断基準（1988年改訂）

Ⅰ	基礎疾患	得点	Ⅴ	診断のための補助的検査成績，所見
	あり	1		1）可溶性フィブリモノマー陽性
	なし	0		2）D-dimerの高値
Ⅱ	臨床症状			3）トロンビン-アンチトロンビンⅢ複合体の高値
	1）出血症状（注1）			4）プラスミン-α₂プラスミン・インヒビター複合体の高値
	あり	1		
	なし	0		
	2）臓器症状			5）病態の進展に伴う得点の増加傾向の出現，特に数日内での血小板数あるいはフィブリノゲンの急激な減少傾向ないしFDPの急激な増加傾向の出現．
	あり	1		
	なし	0		
Ⅲ	検査結果			
	1）血清FDP値（μg/ml）			
	40≦	3		6）抗凝固療法による改善．
	20≦　<40	1	Ⅵ	注1：白血病および類縁疾患．再生不良性貧血，抗腫瘍薬与薬後など骨髄巨核球減少が顕著で，高度の血小板数減少をみる場合は，血小板数および出血症状の項は0点とし，判定はⅣ-2）に従う．
	10≦　<20	1		
	10>	0		
	2）血小板数（×10³/μl）（注1）			
	50≧	3		
	80≧　>50	2		
	120≧　>80	1		注2：基礎疾患が肝疾患の場合は以下のとおりとする．
	120<	0		
	3）血漿フィブリノゲン濃度（mg/dl）			a．肝硬変および肝硬変に近い病態の慢性肝炎（組織上小葉改築傾向を認める慢性肝炎）の場合には，総得点から3点減点したうえで，Ⅳ-1）の判定基準に従う．
	100≧	2		
	150≧　>100	1		
	150<	0		
	4）プロトロンビン時間			
	時間比（正常対照値で割った値）			b．劇症肝炎および上記を除く肝疾患の場合は，本診断基準をそのまま適用する．
	1.67≦	2		
	1.25≦　<1.67	1		
	1.25>	0		注3：DICの疑われる患者でⅤ．診断のための補助的検査成績，所見のうち2項目以上満たせばDICと判定する．
Ⅳ	判定（注2）			
	1）7点以上　　DIC			
	6点　　DICの疑い（注3）			
	5点以下　　DICの可能性少ない		Ⅶ	除外規定
	2）白血病そのほか注1に該当する疾患			1）本診断基準は新生児，産科領域のDICの診断には適用しない．
	4点以上　　DIC			
	3点　　DICの疑い（注3）			2）本診断基準は劇症肝炎のDICの診断には適用しない．
	2点以下　　DICの可能性少ない			

血などが現れやすい．
③臓器不全の症状として，急性腎不全では血尿，たんぱく尿，乏尿・無尿，クレアチニン上昇がみられる．循環不全では，心電図の異常，呼吸困難，血痰などがみられる．これらの症状がみられたときには，直ちに医師に報告し，治療が開始となる．
④ショックや重症感染症，熱傷，肝障害では，DICの危険が高いので，入院時よりDICを把握する検査が行われる．

(2) 生命の危機状態における身体的・精神的苦痛を明らかにするための情報収集

　DICを引き起こすような状態は基礎疾患も重症で，生命の危機状態にあることが多い．生命の危機を感じると，死に対する恐怖や出血するのではないかと不安などが増大する．言語的コミュニケーションが可能であれば，患者の苦痛や不安の訴えを聴き，アセスメントする．意識状態が低下し，コミュニケーションが不可能な場合は，患者の表情，動作などから苦痛を判断する必要がある．

2）生じやすい看護上の問題

①多臓器不全，出血傾向による生命の危機状態となる．
②出血に対する不安や恐怖がある．

3）目標と看護

(1) 生命の危機を回避する治療が効果的に行われるための援助

①治療の原則は，基礎疾患の除去である．急性白血病における寛解導入，敗血症における抗菌薬の与薬，ショック，アシドーシスの改善などである．この基礎疾患の治療に時間がかかる場合は，対症療法としてヘパリン療法などの抗凝固療法，血小板・新鮮凍結血漿を輸血する補充療法がある．
②治療中は，一過性に出血傾向や凝固能の亢進がみられるので出血などを注意深く観察する．出血を起こさないように圧迫や摩擦，打撲，創傷などは避ける．採血などを行ったときは必ず止血を確認する．ヘパリン療法中は筋肉内注射で血腫ができるために避ける．ヘパリンは少量を持続点滴で行うことが多いので，輸液ポンプを使用して正確に輸液を行う．
③症状出現時は出血の危険性や治療による制限，体力の消耗などから日常セルフケア行動が取れない場合が多い．苦痛が最小限となるようセルフケアの援助を行う．

(2) 出血に対する不安や恐怖を軽減するための援助

①出血に対する不安や恐怖が強いので，患者の訴えを傾聴し，不安の軽減に努める．採血後に内出血などが起こると不安が増強するので，よく止血をする．
②DICの基礎疾患は重篤な場合が多いので，DICを合併すると予後が悪く，全体の約65％が死亡する．患者の身体的苦痛を緩和し，残された時間を家族とともに有意義に過ごせるよう配慮する．
③家族の精神的苦痛も増大するので，いつでも相談できるような信頼関係を築いておくことが大切である．

索引

あ

RBC　317
IgE　256
IgA　256
IgM　256
ICG　321
IgG　256
IgD　256
IVP　98
悪性高熱症　20
悪性リンパ腫　389
悪性リンパ腫患者　389
アザチオプリン　331
アジソン病　162
アシデミア　81
アシドーシス　61,81
汗　250
アトピー性皮膚炎　356
アトピー性皮膚炎患者　356
アトピー性皮膚炎の治療　356
アドレナリン　14,155
アナフィラキシーショック　288,289
アナフィラキシーショックの症状　289
アナフィラキシーショックのメカニズム　290
アナフィラキシーショック予防　290
アニオンギャップ　73,82
アルカレミア　81
アルカローシス　61,81
アルサス現象　288
αグルコシダーゼ阻害薬　215
アレルギー　287
アレルギーテスト　291
アレルギーの分類　287
アレルギーの要因　287
アレルギー反応　260,313

アレルゲン　357
安静療法　115

い

易感染状態　297,387
意識障害　178
萎縮　271
萎縮性瘢痕　271
移植後の合併症　127
移植片対宿主病　345
胃切除後発症群　180
胃洗浄　351
痛みの軽減　276
Ⅰ型アレルギー　287,313
1型糖尿病　236
1次バリア　244
1次バリア障害　266
1次バリアの検査　310
1次バリアの担い手　246
1,5-アンヒドログルシトール　194
1,5AG　194
1日血糖曲線　189
遺伝性出血性毛細血管拡張症　305
胃粘膜　249
インスリノーマ　162
インスリン　155
インスリン自己免疫症候群　181
インスリン製剤の種類　216
インスリン注射の原則　220
インスリン注射の部位　224
インスリン注射の方法　220,223
インスリン抵抗性　214
インスリン抵抗性検査　200
インスリンの作用不足　160
インスリンの注射時間　224
インスリンの分泌過剰　162
インスリンの分泌不足　160,170
インスリン分泌の過剰　181
インスリン補充　216

インターフェロン　388

う

ウイルス抗体　36
ウォーレスの9の法則　283
うつ熱　24,39
うつ熱の要因　26
運動強度　209
運動種目　209
運動処方　209
運動神経　14
運動療法　208
運動療法士　209

え

AIDS患者　373
AIDS期　374
栄養指導　206
栄養の供給　277
栄養の補給　41
栄養不良　31
エクリン汗腺　250
エコー検査　99
Sao$_2$　82
SLE　364
sCr　89
HIV　347
HIVウイルス　347
HIV感染症　373
HIV感染症の自然経過　374,376
HOMA-β　199
HD　116
HbA1c　193
Na　94
エネルギー摂取不足　110
エネルギー調整用食品　113
FRA　194
MRI　34,99,203
MRSA感染症　362
MRSA感染症患者　362

397

MRSA腸炎　364
MDS　381
LE因子　315
LE細胞　315
遠位尿細管機能　88
塩基　62
塩基過剰　81
塩基の喪失　67
塩基の蓄積　68
炎症期　275,278
塩分　110
塩分の摂取過剰　110

お

OGTT　196
黄色期　278
黄色ブドウ球菌　362
悪寒　28,32
悪心・嘔吐　384
オスラー病　306
オプソニン化　256
温感受容器　13
温泉療法　326
温度受容器　13
温熱中枢　11

か

外見の変化　285
外シャント　117
外部環境　21
外部環境の変化　20
回復期　132
開放性腎生検　90
開放性損傷　274
潰瘍　271
外用薬　324
加温　41
加温の方法　41
化学的刺激　273
化学療法　333,391
化学療法の副作用　341,382
過換気　65
過換気症候群　76
角化細胞　248

核酸系逆転写酵素阻害薬　348
核心温　8
角膜　248
隔離　304,364
過呼吸　66
かさぶた　271
画像検査　317
褐色細胞腫　160
褐色脂肪組織　14
活性化部分トロンボプラスチン時
　間の検査　323
割創　274
活動量の調整　143
カテコールアミン　14,155
カテコールアミン濃度　202
痂皮　271
かゆみ　357
カリウム　95,114
寛解維持療法　335,385
寛解導入療法　334,385
感覚受容器　13
感覚神経　14
環境調整　358
間質性肺炎　295
緩衝機能　63
緩衝系　60
眼症状　296
関節炎　294
関節症状の緩和　369
関節リウマチ　294,295
感染　267,285,332
完全寛解　319,385
感染経路別予防策　341
感染症　36,336
感染の全身症状　301
感染の把握　286
感染の予防　275,308
感染防御　246
感染防止　273,274
感染予防　104,336,341,370,383
感染予防対策　301
肝臓中毒の検査　321
眼軟膏　325
寒冷中枢　11

き

記憶T細胞　259
記憶B細胞　259
気管支の吸入誘発試験　314
気管挿管　71
拮抗薬　351
基底細胞癌　360
気道粘膜　248
機能の障害　276
揮発性酸　61
救急時の対処　308
球形吸着炭　108
丘疹　270
急性拒絶反応　127
急性GVHD　345
急性腎不全　132
急性増悪の早期発見　373
急性転化　386
急性白血病　381
急性白血病患者　381
強塩基　62
強制換気　351
強制利尿　351
強皮症　294,295
拒絶反応　127
キラーT細胞　259
亀裂　271
筋肉炎　294

く

空腹時血糖　189
クエン酸中毒　332
クスマウルの大呼吸　72
クッシング症候群　159
クッシング病　160
クリアランス　84
グリコアルブミン　194
グリコヘモグロビン　193
グルカゴノーマ　160
グルカゴン　154
グルカゴン測定　203
グルカゴン注射　185
グルカゴンの分泌過剰　160

グルカゴンの分泌不足　161
グルコース　14,152
グルコースの供給低下　181
クレアチニン　89
クロール　95
クロールイオン　94

け

経口投与　103
経静脈性腎盂造影　98
軽度の熱傷　285
K　95
KUB　97
外科的糖尿病　162
血液緩衝系　63
血液凝固因子の障害　306
血液透析　116
血液透析療法　122
血液培養　36
血痂　271
血管収縮　262
血管壁の障害　305
血球減少　390
血漿カリウム濃度　65
血漿クロル濃度　65
血漿交換療法　332,351
血漿成分吸着法の回路　332
血小板機能の検査　322
血小板血栓　262
血小板数　317
血小板の障害　306
血小板輸血　352,354
血清カリウム　95,110
血清クレアチニン　89
血清クロル　95
血清ナトリウム　94
血清補体価　318
血清リン　95
結節　270
血中インスリン　199
血中カテコールアミン　37
血中カテコールアミン検査　202
血中ケトン体　198
血糖　152

血糖自己測定　189
血糖値　188
血糖調節機能　152,163
血糖調節機能障害　158
血糖調節機能障害の治療　204
血糖調節機能障害の要因　159
血糖調節機能の検査　188
血糖調節機能の中枢　158
血糖調節の担い手　154
血糖のセンサー　157
ケトアシドーシス　67,166
解毒　262,305
解毒薬　351
ケトン体　67
解熱薬　39
減感作療法　328
倦怠感　29
原発疹　270
原発性免疫不全　298

こ

降圧薬　106
高アニオンギャップ性代謝性アシドーシス　74
抗HIV療法　348
好塩基球　259
効果器　10,156
抗核抗体　315
高カリウム血症　95,110
抗癌薬　334
抗癌薬の副作用　336
抗菌　244
口腔粘膜　249
高血糖　159,163,166,170,178
高血糖の要因　170
膠原病　292
膠原病類縁疾患　292
抗甲状腺薬　48
抗甲状腺薬の副作用　50
好酸球　259
甲状腺亜全摘術　50
甲状腺機能亢進症　18
甲状腺機能低下症　18
甲状腺クリーゼ　48

甲状腺ホルモン　14,30
甲状腺ホルモン過剰　46
甲状腺ホルモンの補充　41
高浸透圧性非ケトン性昏睡　164,172,178
更生医療　147
光線過敏症　314
光線療法　325
酵素　3,249
抗体　256
高体温　20,24
高体温の治療　37
高体温の程度　27
抗体の障害　299
好中球　259
好中球の障害　299
後天性免疫不全症候群　374
行動性体温調節　8
口内炎　338
口内炎の予防　338
高ナトリウム血症　95
紅斑　295
広範囲の熱傷　285
広範性対称性神経障害　175
高リン血症　96
呼吸器感染　301
呼吸器症状　295
呼吸性アシドーシス　65,70,82,101
呼吸性アルカローシス　65,75,82,102
呼吸性アルカローシスの要因　75
呼吸不全　291
黒色壊死組織　278
黒色期　278
Cockcroft-Gaultの式　89
骨髄異形成症候群　381
骨髄移植　339,340
骨髄生検　319
骨髄性白血病　381
骨髄穿刺　319
骨髄バンク　385
骨髄輸注　341
骨粗鬆症　330

コルチゾール　201
混合性結合組織病　295
コンピュータ断層撮影　98

さ

サイクロホスファマイド　331
採血による検査　316
サイトカイン　24
再分布性低体温　19
細胞障害性T細胞　259
細胞傷害物質　259
サイロキシン　14
削皮術　327
擦過傷　274
サポート機能　244
サポート機能障害　267,304,392
サポート機能障害の治療　350
サポート機能障害の要因　263
サポート機能の検査　321
サポート機能の担い手　262
酸　61
Ⅲ型アレルギー　288
酸素の供給　277
酸の過剰産生　66
酸の喪失　67
酸の蓄積　67

し

CRP　36,317
CH50　318
GFR　89
Cl　95
Cl反応性アルカローシス　77
Cl不応性アルカローシス　77
GLUT2　157
CO_2ナルコーシス　72
Ccr　85
CT　34,98,204
CT検査　204
CD8　318
CD4　318
CD4/CD8　318
C反応性たんぱく　317
GVHD　345

GVL効果　345
C-ペプチド反応検査　199
シェーグレン症候群　295
地固め療法　335,385
磁気共鳴画像　99
磁気共鳴画像検査　203
糸球体濾過量　89
刺激の回避　296
止血　262
止血の確認　275
止血のメカニズム　262
止血方法　307
持効型インスリン　223
自己管理ノート　191
自己抗体　315
自己免疫疾患　260,292,296,364
自己免疫疾患の要因　292
自己免疫の検査　315
四肢の創傷　275
視床下部　11
支持療法　335
刺創　274
持続携行式腹膜透析　118
死体腎移植　126,128
シックデイ　189,237
湿疹　357
シャイ-ドレーガー症候群　26
社会資源　380
弱塩基　62
遮光　244,246
遮光障害　252
遮光障害の要因　252
遮光の障害　267
シャント　116
シャントの管理方法　123
重症化　298
重炭酸イオン　81
重炭酸緩衝系　63
重炭酸ナトリウム　103
手術療法　327
出血傾向　105,264,267,305
出血傾向の原因　321
出血傾向の検査　321
出血傾向の治療　352

出血傾向の把握　306
出血傾向の要因　305
出血時間の検査　322
出血の早期発見　307
出血予防　276,336,344,384
循環器症状　295
循環不全　291
障害者医療費助成制度　147
消化管感染　301
消化器症状　295,370
消化器症状の緩和　337
消化性潰瘍　329,371
常在菌　249
消臭　286
小腸・大腸粘膜　249
小腸粘膜　249
蒸発　11
上皮形成期　279
食塩調整用食品　113
食事療法　108,143
褥瘡　277
褥瘡の重症度　278
褥瘡の深達度　279
褥瘡の要因　279
植皮術　327
食品交換表　206
自律神経　14
自律神経障害　175
自律性体温調節　8
腎移植　68,126
腎炎　103
腎機能障害期　138
神経症状　296
人工呼吸器　71
人工透析　68
腎後性急性腎不全　132
滲出期　278
腎症状　295
腎シンチグラフィ　100
腎性急性腎不全　132,138
腎生検　90
腎性腎不全　132
腎前性急性腎不全　132
腎臓の機能　84

腎臓病食品交換表 111
身体障害者手帳 147
身体防御機能 244
身体防御機能障害の治療 323
身体防御機能の検査 310
腎・尿管・膀胱部単純撮影 97
腎尿細管 63
心肺停止 291
真皮 248
腎不全期 138
腎予備力低下期 138

す

膵島移植 226
水分摂取の工夫 143
水疱 270
スキンケア 359
スキンテスト 313
スクラッチテスト 313
スタンダードプリコーション 341,365
ステロイド骨粗鬆症 330
ステロイド薬 103,329
ステロイド療法 329
ストレス糖尿病 162
スパイラルCT 99

せ

正アニオンギャップ性代謝性アシドーシス 74
生検 316
成熟期 275,279
精神症状 330,371
生体腎移植 126,127
成長ホルモン 154
成長ホルモン検査 201
成長ホルモンの分泌過剰 160
赤色期 279
脊髄損傷 26,37
赤血球数 317
赤血球沈降速度 317
摂取エネルギーの調整 204
接触伝播 362
切除縫縮術 327

切創 274
設定温度 8
セットポイント 8
セラミド 248
セロトニン 262
遷延化 298
全身温熱療法 326
全身性エリテマトーデス 295,364
全身性エリテマトーデス患者 364
全身性エリテマトーデスの再燃 373
全身性自己免疫疾患 292
前増殖網膜症 173

そ

造影CT 98
臓器特異的自己免疫疾患 292
造血幹細胞 339,341
創傷 274
増殖期 275
増殖網膜症 173
搔破反応 313
創面の色調 278,279
促進型拒絶反応 127
続発疹 270
続発性免疫不全 298
組織耐久性の低下 279
速効型食後血糖降下薬 211
ソラレン 326

た

ターゲス 189
ダイアライザー 116
体温 8
体温測定の目的 34
体温調節 8
体温調節機能 8
体温調節機能障害の原因 34
体温調節機能の検査 34
体温調節反射 11
体温調節レベルの変化 21,24
体温の伝導役 16
体腔冷却法 40

代謝 60
代謝性アシドーシス 65,66,72,81,135,145
代謝性アシドーシスの補正 100
代謝性アルカローシス 65,67,76,81
代謝性アルカローシスの補正 101
代謝の低下 32
大腸粘膜 249
体内の塩基 62
体内の酸 61
ダイナミックCT 98
体熱の産生抑制 15
体熱の放散 11
体表冷却法 39
対流 11
唾液 249,250
高山病 66
多剤併用療法 348
脱水 163
脱毛 338
脱毛への援助 338
多尿期 132
多発性筋炎 295
多発性神経障害 175
WBC 317
単一性神経障害 175
単刺反応 313
単純CT 98
単純性紫斑病 306
単純網膜症 173
たんぱく質 109
たんぱく質調整用食品 113

ち・つ

腟粘膜 249
注射部位 237
中枢神経症状 373
中枢性の過高熱 16
中毒 263,267,304
中毒の治療 350
中毒の要因 263,304
腸炎 362

超音波検査　99
長期透析による合併症　126
長期特定疾病療養費　147
超急性拒絶反応　127
超速効型インスリン　221
貼付試験　312
貼付反応　314
治療用特殊食品　113
ツベルクリン反応　36,289

て

DIC　392
DIC症候群の基礎疾患　392
DICの症状　392
DICの治療　392
T細胞　256,257
T細胞の障害　299
低カリウム血症　95
低カリウム食　110
低換気　65
低血圧　121
低血糖　159,164,180
低血糖の症状　212
低血糖の要因　180
低血糖の予防　237
低血糖への対処方法　185,212
低酸素血症　102
定性検査　197
定性法　96
低体温　20,29,31,40
低体温の程度　31
低体温の要因　29,31
低体温麻酔法　19
低ナトリウム血症　94
低分子抗酸化物質　249
定量法　97,197
低リン血症　96
デーデルライン桿菌　250
点眼薬　325
電気凝固療法　326
点滴静注腎盂造影　98
点鼻薬　325

と

凍結療法　326
糖質コルチコイド　155,161
糖質コルチコイド検査　201
凍傷　31
透析　116
透析維持期の看護　124
透析器　116
透析療法　116
糖尿病　277,329
糖尿病神経障害　175
糖尿病腎症　174
糖尿病性ケトアシドーシス　72, 164,172,178
糖尿病手帳　190
糖尿病網膜症　173
頭部X線　34
動脈血酸素分圧　82
動脈血酸素飽和度　82
動脈血二酸化炭素分圧　64,82
動脈硬化　176
動脈硬化症　176
糖輸送担体　157
トリヨードサイロニン　14

な

内因性クレアチニンクリアランス　85
内シャント　116
内部環境調節機能　2,9,61
ナトリウムイオン　94
75g経口ブドウ糖負荷試験　196
難治性　298

に

Ⅱ型アレルギー　288
Ⅱ型アレルギーのメカニズム　288
2型糖尿病　163,176
肉芽形成期　279
2次バリア　244,253
2次バリア障害　260,267,286
2次バリア障害の治療　328
2次バリア障害の要因　260
2次バリアの検査　313
2次バリアの担い手　255
日射病　20
日本臓器移植ネットワーク　128,148
乳酸アシドーシス　72
尿　250
尿希釈試験　88
尿ケトン体　198
尿細管　60
尿酸産生阻害薬　108
尿酸排泄促進薬　108
尿素窒素　89
尿素窒素/クレアチニン比　90
尿たんぱく　96
尿中カテコールアミン検査　202
尿糖検査　197
尿糖試験紙法　197
尿道粘膜　249
尿毒症期　138
尿毒症症状　145
尿のpH測定　81
尿培養　36
尿比重　97
尿pH　81
尿量　97
尿路感染　301

ね

熱型　26
熱感　29
熱射病　20
熱傷　281
熱傷ショック　283
熱傷の重症度　283
熱傷の深度　283
熱傷の範囲　283
熱伝導　11,29
粘膜　248,310
粘膜下組織　248
粘膜固有層　248
粘膜症状　295

粘膜上皮 248
粘膜疹 270
粘膜生検 313

の

囊腫 270
膿疱 270
膿瘍 271
ノルアドレナリン 14,155

は

肺炎 362
敗血症 362
肺線維症 295
肺胞 63
白色期 279
播種性血管内凝固症候群 392
播種性血管内凝固症候群患者 392
バスキュラーアクセス 116
バセドウ病 46
バセドウ病の治療 46
発汗テスト 37
白血球 34
白血球数 317
発症期 132
パッチテスト 314
発熱 24,293
発熱の要因 24
パラアミノ馬尿酸 84
パルス療法 103
斑 270
反回神経麻痺 52
瘢痕 271
反復感染 298

ひ

P 95
Paco₂ 82
PAH 84
PAHクリアランステスト 85
Pao₂ 82
BSG 317
PSP排出試験 87

PLT 317
B細胞 256,259
PD 118
BUN 89
BUN/Cr 90
ピオグリタゾン 214
非開放性腎生検 90
非開放性損傷 274
非核酸系逆転写酵素阻害薬 348
皮下組織 248
光貼付試験 312,314
肥厚性瘢痕 271
皮脂 249
非重炭酸緩衝系 63
皮疹 270
ヒスタミン 291
非ステロイド抗炎症薬 330
非ステロイド抗炎症薬の種類 330
非ステロイド抗炎症薬の副作用 331
非特異的免疫 256
ヒト免疫不全ウイルス 374
皮内反応 313
皮膚 18,310
皮膚癌 360
皮膚癌患者 360
皮膚筋炎 295
被覆 244,246
被覆障害 251
被覆障害の要因 251
皮膚症状 295,391
皮膚症状の緩和 369
皮膚生検 313
皮膚瘙痒症 145
皮膚組織の再生 285
皮膚の圧迫 279
皮膚の硬化 295
皮膚の脆弱 330
皮膚の損傷 20
皮膚のバリアの機能障害 356
皮膚剥削術 327
皮膚描記法 312,313
非震え熱産生 10

非ホジキンリンパ腫 389
肥満 329
標準予防策 365
表皮 247
表皮の角化細胞 247
表皮の角質細胞 249
日和見感染 298
日和見感染症 126
日和見感染症状 376
びらん 270
貧血予防 336,384

ふ

不安 146
フィッシュバーグ希釈試験 88
フィッシュバーグ尿濃縮試験 87
フィブリン血栓 262
フィブリン分解産物の検査 323
PUVA療法 325
夫婦生活 124
フェノールスルホンフタレイン 87
HOMA-IR 200
不揮発性酸 61
不均衡症候群 122
復温 41
輻射 11
副腎皮質ステロイド 103
副腎皮質ステロイドの副作用 103
副腎皮質ステロイド薬 162
副腎皮質ステロイド薬の副作用 367
副腎皮質ホルモンの分泌不足 161
腹膜透析 118,123
服薬アドヒアランス 348
浮腫 145
物理的刺激 273
ブドウ糖 152
プラスミン 263
プリックテスト 313
震え 28
震え熱産生 10

フルクトサミン 194
プロテアーゼ阻害薬 348
プロトロンビン時間の検査 322

へ

平熱 34
ベースエクセス 81
β₂マイクログロブリン 96
ベーチェット病 295
pH 60,81
pH調節機能 60
pH調節機能障害 100
pH調節機能の検査 80
pH調節機能の担い手 62
pH調節のメカニズム 62
pHの補正 100
pHを調べる検査 81
ベッセルチップ 116
ヘリカルCT 99
ペン型インスリン注入器の使用方法 222
ヘンダーソン-ハッセルバルヒの式 61
便培養 36

ほ

膀胱灌流 341
放散 15
放射線宿酔 391
放射免疫測定法 201
縫縮術 327
膨疹 270
乏尿期 132
保温 41
ホジキンリンパ腫 389
保湿薬 358
補体 256
補体の障害 299
発疹 270,271

発疹の経過 271
発疹の種類 270
ボディイメージの混乱 385
ボディイメージの変化 328,361,391

ま・み・む

マクロファージ 259
満月様顔貌 329
慢性拒絶反応 127
慢性呼吸性アシドーシス 71
慢性骨髄性白血病 386
慢性GVHD 345
慢性腎不全 109,138
慢性膵炎 161
慢性白血病 386
慢性白血病患者 386
慢性リンパ性白血病 386
水制限試験 87
無機リン 95
無菌食 344
無症候期 374

め・も

メソトレキセート 331
メチシリン耐性黄色ブドウ球菌 362
メッツ 115
メラニン細胞 249
免疫インスリン検査 199
免疫機能 68,296
免疫グロブリン 318
免疫の担い手 256
免疫のメカニズム 255
免疫反応 244
免疫不全 260,297,301
免疫不全の検査 318
免疫不全の治療 333
免疫不全の要因 298

免疫抑制剤 228
免疫抑制薬 103,331
免疫抑制薬の副作用 103,367
免疫力低下 329
毛細血管抵抗試験 322
網膜剝離 173

や・ゆ・よ

薬物治療 37
US 99
輸血後移植片対宿主病 354
指先の創傷 275
Ⅳ型アレルギー 289

ら・り

ライフスタイルの調整 143
落屑 271
リウマチ性疾患 293
利尿期 132
リレイ-デイ症候群 18
リン 110,114
リン吸着剤 108
鱗屑 271
リン調整用食品 113
リンパ球 256
リンパ性白血病 381

る・れ

涙液 248,250
ループス腎炎 295
冷感受容器 13
冷却法 39
レイノー現象 295
レイノー症状の緩和 370

わ

ワーファリンカリウム 105

新体系 看護学全書　別巻
機能障害からみた成人看護学③
内部環境調節機能障害／身体防御機能障害

2003年 3月14日	第1版第1刷発行
2007年 1月17日	第2版第1刷発行
2022年 2月 4日	第2版第21刷発行

定価（本体3,900円＋税）

編　　集　　野口美和子・中村美鈴 ©　　　　　　　　　　　　　　　＜検印省略＞

発行者　　小倉　啓史

発行所　　株式会社 メヂカルフレンド社

https://www.medical-friend.co.jp
〒102-0073　東京都千代田区九段北3丁目2番4号　麴町郵便局私書箱48号　電話（03）3264-6611　振替00100-0-114708

Printed in Japan　落丁・乱丁本はお取り替えいたします　　印刷／㈱太平印刷社　製本／㈱村上製本所
ISBN978-4-8392-3263-4　C3347　　　　　　　　　　　　　　　　　　　　　　　　　　　　　000663-059

本書の無断複写は，著作権法上での例外を除き，禁じられています．
本書の複写に関する許諾権は，㈱メヂカルフレンド社が保有していますので，複写される場合はそのつど事前に小社（編集部直通 TEL 03-3264-6615）の許諾を得てください．

新体系看護学全書

専門基礎分野

人体の構造と機能❶ 解剖生理学
人体の構造と機能❷ 栄養生化学
人体の構造と機能❸ 形態機能学
疾病の成り立ちと回復の促進❶ 病理学
疾病の成り立ちと回復の促進❷ 微生物学・感染制御学
疾病の成り立ちと回復の促進❸ 薬理学
疾病の成り立ちと回復の促進❹ 疾病と治療1 呼吸器
疾病の成り立ちと回復の促進❺ 疾病と治療2 循環器
疾病の成り立ちと回復の促進❻ 疾病と治療3 消化器
疾病の成り立ちと回復の促進❼ 疾病と治療4 脳・神経
疾病の成り立ちと回復の促進❽ 疾病と治療5 血液・造血器
疾病の成り立ちと回復の促進❾ 疾病と治療6
内分泌／栄養・代謝
疾病の成り立ちと回復の促進❿ 疾病と治療7
感染症／アレルギー・免疫／膠原病
疾病の成り立ちと回復の促進⓫ 疾病と治療8 運動器
疾病の成り立ちと回復の促進⓬ 疾病と治療9
腎・泌尿器／女性生殖器
疾病の成り立ちと回復の促進⓭ 疾病と治療10
皮膚／眼／耳鼻咽喉／歯・口腔
健康支援と社会保障制度❶ 医療学総論
健康支援と社会保障制度❷ 公衆衛生学
健康支援と社会保障制度❸ 社会福祉
健康支援と社会保障制度❹ 関係法規

専門分野

基礎看護学❶ 看護学概論
基礎看護学❷ 基礎看護技術Ⅰ
基礎看護学❸ 基礎看護技術Ⅱ
基礎看護学❹ 臨床看護総論
地域・在宅看護論 地域・在宅看護論
成人看護学❶ 成人看護学概論／成人保健
成人看護学❷ 呼吸器
成人看護学❸ 循環器
成人看護学❹ 血液・造血器
成人看護学❺ 消化器
成人看護学❻ 脳・神経
成人看護学❼ 腎・泌尿器
成人看護学❽ 内分泌／栄養・代謝
成人看護学❾ 感染症／アレルギー・免疫／膠原病
成人看護学❿ 女性生殖器
成人看護学⓫ 運動器
成人看護学⓬ 皮膚／眼
成人看護学⓭ 耳鼻咽喉／歯・口腔

経過別成人看護学❶ 急性期看護：クリティカルケア
経過別成人看護学❷ 周術期看護
経過別成人看護学❸ 慢性期看護
経過別成人看護学❹ 終末期看護：エンド・オブ・ライフ・ケア
老年看護学❶ 老年看護学概論／老年保健
老年看護学❷ 健康障害をもつ高齢者の看護
小児看護学❶ 小児看護学概論／小児保健
小児看護学❷ 健康障害をもつ小児の看護
母性看護学❶
母性看護学概論／ウィメンズヘルスと看護
母性看護学❷
マタニティサイクルにおける母子の健康と看護
精神看護学❶ 精神看護学概論／精神保健
精神看護学❷ 精神障害をもつ人の看護
看護の統合と実践❶ 看護実践マネジメント／医療安全
看護の統合と実践❷ 災害看護学
看護の統合と実践❸ 国際看護学

別巻

臨床外科看護学Ⅰ
臨床外科看護学Ⅱ
放射線診療と看護
臨床検査
生と死の看護論
リハビリテーション看護
病態と診療の基礎
治療法概説
看護管理／看護研究／看護制度
看護技術の患者への適用
ヘルスプロモーション
現代医療論
機能障害からみた成人看護学❶
呼吸機能障害／循環機能障害
機能障害からみた成人看護学❷
消化・吸収機能障害／栄養代謝機能障害
機能障害からみた成人看護学❸
内部環境調節機能障害／身体防御機能障害
機能障害からみた成人看護学❹
脳・神経機能障害／感覚機能障害
機能障害からみた成人看護学❺
運動機能障害／性・生殖機能障害

基礎分野

基礎科目 物理学
基礎科目 生物学
基礎科目 社会学
基礎科目 心理学
基礎科目 教育学